张之文 温病学 讲稿

中医名家名师讲稿

整理提炼而成。

张之文教授是全国著名温病学家、成都中医药大学名师、长期从事温病学科学有盛名。工作，对中医温病学有高深的造诣，积累了丰富的教学经验，在温病学科享有盛名。

本讲稿是在其面向全国温病师资培训班、研究生、本科生等层次的讲课内容的基础上，

全书分为上、中、下三篇。上篇主要介绍温病学的基本理论，包括温病学的发展简史、温病的概念、病因和发病、辨证、诊法、治疗和预防。中篇主要介绍常见温病的辨证论治，包括风温、春温、暑温、湿温、伏暑、秋燥、大头瘟、烂喉痧疹，尤其是结合名家认识和自身临床体会，突出辨证分析和临床运用。下篇主要介绍温病学代表性古代名著，选取了叶天士《温热论》和薛生白《湿热病篇》的主要条文进行阐释。全书内容精练，辅以表格、图示，并附有温病的舌象照片和斑疹照片，便于教与学。

本书内容源于教材，高于教材，充分反映了张教授独到的教学经验与方法，同时也反映了其学术成果和独到的见解、体会，适于中医院校学生和临床医务工作者学习温病学参考，亦可供相关教学工作者借鉴。

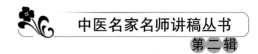
中医名家名师讲稿丛书
第二辑

张之文温病学讲稿

张之文　著
冯全生　整理

人民卫生出版社

图书在版编目（CIP）数据

张之文温病学讲稿/张之文著. —北京：人民卫生出版社，2009.6

（中医名家名师讲稿丛书. 第二辑）

ISBN 978-7-117-11775-3

Ⅰ.张… Ⅱ.张… Ⅲ.温病学说-研究 Ⅳ.R254.2

中国版本图书馆 CIP 数据核字（2009）第 060340 号

| 人卫智网 | www.ipmph.com | 医学教育、学术、考试、健康，购书智慧智能综合服务平台 |
| 人卫官网 | www.pmph.com | 人卫官方资讯发布平台 |

中医名家名师讲稿丛书·第二辑

张之文温病学讲稿

著　　者：张之文
出版发行：人民卫生出版社（中继线 010-59780011）
地　　址：北京市朝阳区潘家园南里 19 号
邮　　编：100021
E - mail：pmph @ pmph.com
购书热线：010-59787592　010-59787584　010-65264830
印　　刷：北京汇林印务有限公司
经　　销：新华书店
开　　本：710×1000　1/16　印张：23.25　插页：8
字　　数：413 千字
版　　次：2009 年 6 月第 1 版　　2022 年 1 月第 1 版第 5 次印刷
标准书号：ISBN 978-7-117-11775-3/R·11776
定　　价：48.00 元
打击盗版举报电话：010-59787491　E-mail：WQ @ pmph.com
（凡属印装质量问题请与本社市场营销中心联系退换）

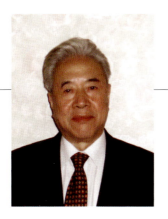

作者简介

　　张之文,1937年生,四川大竹人,成都中医药大学教授,全国著名温病学家。1963年毕业于成都中医学院,留校后从事中医温病学教学、内科临床和科研工作至今。为国务院政府特殊津贴专家,首批四川省委直接掌握联系的高层优秀专家,四川省学术和技术带头人,国家卫生部、人事部、中医药管理局遴选的第二、三批全国老中医药专家学术经验继承导师,四川省名中医,中华中医药学会感染病分会顾问,四川省中医药科教集团专家委员会委员,四川省中医学会常务理事,四川省中医药学会温病与感染病专业委员会名誉主任委员。

　　他精通温病理论,并在全国率先开展温疫学说研究,造诣尤深。从上个世纪60年代开展钩端螺旋体病的中医药防治研究,到现今新发急性传染病的防治,如参加四川省SARS、人感染猪链球菌病、汶川地震后灾后防疫等的中医药防治工作,具有丰富的感染性疾病防治经验。其对外感发热、湿热病、呼吸系统疾病等治疗经验独到,效果好,受到患者称誉。他在海外有较大影响,应邀曾赴日本、瑞士等国家及多次赴台湾长庚大学长庚医院,进行学术交流、讲学及指导临床,受到赞誉。

　　他主编、副主编或编写教材与专著十余部,代表性的有《现代中医感染性疾病学》(主编,人民卫生出版社,2004);公开发表论文数十篇,代表性的如"温疫学说探讨"(中医杂志,1980年10期)、"试论肺化源欲绝及其救治"(中医杂志,1983年7期)、"温病应用活血化瘀法则的探讨"(中医杂志,1979年1期)、"温病学面临的挑战与对策"(成都中医药大学学报,2001年3期)等,对推动现代温病学理论和中医药防治感染性疾病的发展作出了贡献。

　　他先后主持、承担多项国家级、部省级、厅局级课题。主持的项目曾获四川省科技进步三等奖、四川省优秀教学成果二等奖。

出版者的话

自 20 世纪 50 年代始,我国高等中医药院校相继成立,与之相适应的高等中医教育事业蓬勃发展,中医发展史也掀开了崭新的一页,一批造诣精湛、颇孚众望的中医药学专家满怀振兴中医事业的豪情登上讲坛,承担起传道、授业、解惑的历史重任。他们钻研学术,治学严谨;提携后学,不遗余力,围绕中医药各学科的建设和发展,充分展示自己的专业所长,又能结合学生的认识水平和理解能力,深入研究中医教学规律和教学手段,在数十年的教学生涯中,逐渐形成了自己独特的风格,同时,在不断的教学相长的过程中,他们学养日深,影响日广,声誉日隆,成为中医各学科的学术带头人,中医教育能有今日之盛,他们居功甚伟,而能够得到各位著名专家的教诲,也成为莘莘学子的渴望,他们当年讲课的课堂笔记,也被后学者视为圭臬,受用无穷。

随着中医事业日新月异的发展,中医教育又上升到新台阶。当今的中医院校中,又涌现出一大批优秀教师。他们继承了老一辈中医学家的丰富经验,又具有现代的中医知识,成为当今中医教学的领军人物。他们的讲稿有着时代的气息和鲜明的特点,沉淀了他们多年的学术思想和研究成果。

由于地域等原因的限制,能够亲耳聆听名家、名师授课的学生毕竟是少数。为了惠及更多的中医人,我们策划了"中医名家名师讲稿丛书",分辑陆续出版,旨在使后人学有所宗。

第一辑(共 13 种):

《任应秋中医各家学说讲稿》 　　《任应秋内经研习拓导讲稿》

《刘渡舟伤寒论讲稿》 　　　　　《李今庸金匮要略讲稿》

《凌耀星内经讲稿》 　　　　　　《印会河中医学基础讲稿》

《程士德中医学基础讲稿》 　　　《王绵之方剂学讲稿》

《王洪图内经讲稿》 　　　　　　《李德新中医基础理论讲稿》

《刘景源温病学讲稿》 　　　　　《郝万山伤寒论讲稿》

《连建伟金匮要略方论讲稿》

第二辑(共 8 种):

《孟澍江温病学讲稿》 　　　　　《颜正华中药学讲稿》

《周仲瑛内科学讲稿》 　　　　　《李鼎针灸文献讲稿》

《张家礼金匮要略讲稿》　　　　《费兆馥中医诊断学讲稿》
《邓中甲方剂学讲稿》　　　　　《张之文温病学讲稿》

丛书突出以下特点:一是权威性。入选名家均是中医各学科的创始人或重要的奠基者,在中医界享有盛誉;同时又具有多年丰富的教学经验,讲稿也是其数十载教学生涯的积淀。入选名师均是全国中医药院校知名的优秀教师,具有丰富的教学经验,是本学科的学术带头人,有较高知名度。二是完整性。课程自始至终,均由专家们一人讲授。三是思想性。讲稿围绕教材又高于教材,专家的学术理论一以贯之,在一定程度上可视为充分反映其独特思想的专著。四是实践性。各位专家都有丰富的临床经验,理论与实践的完美结合能给读者以学以致用的动力。五是可读性。讲稿是讲课实录的再提高,最大限度地体现了专家们的授课思路和语言风格,使读者有一种亲切感。同时对于课程的重点和难点阐述深透,对读者加深理解颇有裨益。

在组稿过程中,我们得到了来自各方面的大力支持,许多专家虽年事已高,但均能躬身参与,稿凡数易;相关高校领导也极为重视,提供了必要的条件。在此,对老专家们的亲临指导、对整理者所付出的艰辛努力以及各校领导的大力支持,深表钦佩,并致以诚挚的谢意。

人民卫生出版社

2008 年 12 月

前言

　　温病学是研究温病发生发展规律及预防、诊治方法的一门经典临床课程。我从上个世纪60年代开始,即在成都中医学院(成都中医药大学前身)从事温病学教学,也参与中医内科学的部分教学,长期从事临床工作。80年代曾主持在成都中医学院举办的全国温病师资培训班,并担任主讲,多次为全国中医内科急症班以及全军温病学习班主讲《温病学》,后又应邀曾赴日本、瑞士和台湾等地讲学、学术交流及临床指导,在教学上有一些体会。温病与现代感染性疾病等密切相关,我在上个世纪60年代后期至70年代初,参与了国家重大课题钩端螺旋体病的中医药防治研究,80年代参与了温病卫气营血基础理论及临床验证研究工作,近年参与了SARS、人感染猪链球菌病等的防治工作,积累了一些经验。

　　当前,中医越来越受到国人和全世界的重视。人民卫生出版社设计出版中医学课程系列讲稿,是对学习中医人员的一大喜事。近现代,属于温病的传染病流行十分猖獗和严重,人们处在一场传染性疾病的全球危机的边缘,因此,业内对温病学的学习日益重视。整理出版本人的温病学讲稿,是希望对相关人员学习温病学有所裨益,但是限于水平,未必能如所愿,在讲稿即将出版之际,心里反而有忐忑不安之感,故恳请同道对书中疏漏甚至错误予以批评指正。

　　我的学术经验继承人冯全生教授参与了书稿的整理工作,书中的彩色舌象照片引自我和刘碧清教授主编的《温病舌诊图谱》,成都中医药大学基础医学院院长陈钢教授关心和支持了本书的编写,一并致以感谢。

张之文

2008年12月于蓉城

编写说明

　　本书编写遵循温病学课程的临床性质和"经典"属性,以国家中医药管理局颁布的《温病学》教学大纲为基本要求。力求突出基础理论、基本知识、基本技能三方面的内容。尽量做到要点明确,概念明白,原理清楚,重点、难点突出,分析说理条理清晰,逻辑严谨,具有说服力,符合教学要求。

　　在内容上,尽可能结合概念、理论的"源"和"流",古今汇通,明确其深刻含义和临床指导意义,尽量体现其"经典"性;同时,围绕课程的临床学科性质,理论联系实际,突出临床运用。在讨论具体证型的辨证论治时,根据临床思维程序,首先提出证型的辨证要点并进行分析,得出证候的病机,再依据病机确立治疗原则及选方用药等。其程序严谨,理法方药一线贯通。尽可能避免"就事论事"地解释症状以及重复前期课程内容可能带来的学生厌学情绪。教学内容尽可能反映个人的一些理解、认识,对常见温病,结合名家和自身临床,突出辨证分析和临床运用,拓展教材内容,体现课程的实用性。

　　书中采用部分图解或表格形式,归纳相关内容,以求执简驭繁,便于掌握;同时配以部分临床图片,形象直观,以增强教学的直观性,提高教学效果。

目录

上　篇

中 篇

下 篇

附　录

4

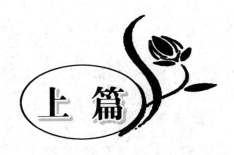

上 篇

第一章
绪　论

　　这一章主要介绍温病学的含义、性质、地位和温病学的形成源流等。通过对本章的学习要求熟悉温病学的概念及学习、研究温病学的意义。了解温病学的形成概况。熟悉朱肱、郭雍、刘完素（河北河间，人称刘河间）、王安道、吴有性（字又可）、叶桂（字天士）、薛雪（字生白）、吴瑭（号鞠通）、王士雄（字孟英）等医家的代表著作及其对温病学的贡献。了解寒温两派学术争鸣的焦点问题。

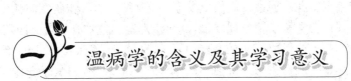

一　温病学的含义及其学习意义

　　什么是温病学？温病学是研究温病发生发展规律及其诊治和预防方法的一门临床学科。

　　温病学属于临床学科还是基础学科？全国统编高等医药院校教材《温病学》（五版教材）模糊地称温病学是"一门学科"。这是因为将其划定为临床范围，觉得被局限了，甚至有贬低其学术价值之嫌，因为历来把温病学作为经典课程，是学习中医所必修的一门主干学科。但从温病学概念内涵所包括的研究对象和研究内容分析，温病学确实属于临床学科性质。因为研究对象是温病，温病包括现代医学的急性感染性疾病，传染病当属其中。近现代传染病流行仍十分严重，人类处在一场传染性疾病的全球危机边缘，没有一个国家和地区可以躲避。可见温病学研究的对象是临床所面对的一大类疾病；研究的内容除温病的发生发展规律外，更重要地的是研究其有效的防治方法。从其研究对象和内容可看出温病学是一门临床学科。但是，温病学的基础理论（例如卫气营血学说、三焦学说）及其独特的诊疗方法又是其他临床学科的基础，故一般称温病学为经典学科也是理所当然的。将《温热论》或《温病条辨》与《黄帝内经》、《伤寒论》、《金匮要略》并称为四大经典著作，可见温病学在中医学中占有极为重要的学术地位。

　　为什么要研究温病学？一是临床的需要，二是继承的需要。感染性疾病的发生和流行给人类健康带来极大的危害，而感染性疾病与温病密切相关，温病学蕴涵着历代医家防治感染性疾病的丰富学术理论及临床防治经验，需要发掘、整理、提高,以服务于临床。

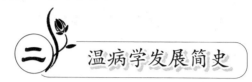

二　温病学发展简史

为什么要研究发展简史?其目的意义在哪里?研究发展简史,不是为研究而研究。温病学属于传统医学——中医学的重要组成部分,它是历代医家防治温病的理论与经验的结晶。研究温病学的形成历史,从中汲取不同时期温病学家的宝贵学术理论与治疗经验,对于温病的预防与治疗有着重要的意义。不同时代、不同流派、众多医家的不同的学术理论和防治经验,不能相互替代或相互否定,因此,传统医学注重传统、强调继承,在继承中兼收并蓄,结合临床应用于实践。通过发展简史的学习,为我们学习和研究温病学提供门径。其与现代自然科学注重现代、研究前沿理论和技术有很大的区别。

温病学是怎样形成起来的?经过了哪些阶段?温病学经历了漫长的历史时期才逐步发展形成为一门独立的学科。总的说来,温病学起源于战国时期的《黄帝内经》,一直到秦汉晋唐,在概念上都隶属于伤寒。经过宋至金元时期的变革发展,才逐渐脱离伤寒藩篱,时至明清,逐步总结出一套完整的理论体系和诊治方法,遂形成一门新兴的临床学科。

(一) 战国至晋唐时期

战国至晋唐时期,《黄帝内经》、《难经》、《伤寒杂病论》等先后问世,中医学形成了初步的理论体系,并涉及有关温病方方面面的论述,诸病如病名、病因、病机传变、脉症、治疗及预防等。但其论述比较简单,理论比较朴素,在概念上,温病隶属于伤寒之中。现分析如下:

1. 温病病名的早期记载是怎样的?与现代温病概念是一样吗?

这个时期没有温病学专著问世,但当时的医著已有温病病名的记载及其相关概念的论述,其病名记载如《素问·六元正纪大论》"民乃厉,温病乃作"、"其病温厉大行"等。与现代温病的概念不同。当时在概念上将温病隶属于伤寒,如《素问·热论》说:"今夫热病者,皆伤寒之类也。"《素问·热论》也提出:"凡病伤寒而成温者,先夏至日者为病温,后夏至日者为病暑。"《难经·五十八难》也说:"伤寒有五:有中风、有伤寒、有湿温、有热病、有温病。"所称有五之伤寒是广义伤寒,中含湿温、热病、温病等。至晋朝,认为温病与伤寒名虽异而所指实同,如葛洪《肘后备急方·治伤寒时气温病方第十三》云:"伤寒、时气、温疫三名同一种耳,而源本小异。"又说:"又贵胜雅言,总名伤寒,世俗因号为时行。"需要指出的是,此时期不排除有个别医家已意识到伤寒与温病的区别,如《备急千金要方》云:"《小品》曰,古今相传,称伤寒为难治之疾,时行温疫是毒病之气。而论治者不判伤寒与时行温疫为异气耳,云伤寒是雅士之辞,天行、温疫是田舍间号耳,不说病之异同也。考之众经,其实殊矣,所宜不同,方说宜辨。"

2. 当时对温病病因有哪些认识?

由于对温病的认识还处于初期,对病因的认识有多种推断,首先被提出的是寒邪,如《素问·生气通天论》说:"冬伤于寒,春必病温。"《灵枢·论疾诊尺》也说:"冬伤于寒,春生瘅热。"说明冬季感受寒邪,是来春发生温病的外源性因素。冬寒内伏化热,过时而发,其发于夏至之前者称为温病,发于夏至之后者称为暑病。说明感受寒邪之后,经过节气的更迁及人体内部复杂的衍变才发病。伏寒化温说是后世伏邪学说之渊薮。晋代王叔和引申《黄帝内经》伏寒化温说,认为冬寒内伏,而更感"异气"则变为各种温病。例如他在《伤寒序例》中说:"中而即病为伤寒,不即病者,寒毒藏于肌肤,至春变为温病,至夏变为暑病。"又指出:"若更感异气,变为他病者,当依后坏病治之。若脉阴阳俱盛,更感于寒者,变为温疟;阳脉浮滑,阴脉濡弱者,更遇于风,变为风温;阳脉洪数,阴脉实大者,更遇温热,变为温毒,温毒为病最重也;阳脉濡弱,阴脉弦紧者,更遇温气,变为温疫。"这些论说为后世伏邪学说的形成与发展产生了积极的影响。其次是时行之气,所谓时行之气即非时之气,认为是导致温病发生与流行的因素,《素问·六元正纪大论》论述了气候异常,火热之气亢盛,温病易于流行。晋朝王叔和在《伤寒序例》中具体提出了时行之气形成的条件与类别,如云:"凡时行者,春应暖而反大寒;夏时应热而反大凉;秋时应凉而反大热;冬时应寒而反大温。此非其时而有其气。是以一岁之中,长幼之病多相似者,此时行之气也。"再次是提出了疠气、乖戾之气为温病致病之源,如《肘后备急方·治伤寒时气温病方第三》说:"其年岁中有厉气,兼夹鬼毒相注,名为温病。"《诸病源候论·温病诸候·温病令人不相染易候》也称:"此病皆因岁时不和,温凉失节,人感乖戾之气而生病,则病气转相染易,乃至灭门,延及外人。"此外,还指出"毒气"是导致温病的因素,如《素问·刺法论》说:"五疫之至,皆相染易",为避免温疫的传染和引起流行,提出"正气存内,邪不可干"和"避其毒气"两个方面的预防思想。温病病因缺少规律性的认识,因而产生了多源性病因说,这些论说虽然在理论上不够系统、完备,但为后世温病病因说的发展、丰富、完善,奠定了基础。

3. 对温病的病机演变有没有规律性的认识?

是有的,还论述得比较详细。

首先《黄帝内经》认识到阴精不足是导致伏寒化温的内在因素,如《素问·金匮真言论》说："藏于精者,春不病温。"说明冬不藏精,阴虚内热,能促使寒邪化热外达。邪热按六经规律传变,即《素问·热论》六经传变次第,一日巨阳受之,二日阳明受之,三日少阳受之,四日太阴受之,五日少阴受之,六日厥阴受之。其邪热衰减规律是,七日巨阳病衰,八日阳明病衰,九日少阳病衰,十日太阴病衰,十一日少阴病衰,十二日厥病衰,至此"大气皆去,病日已矣。"所言"大气",即为邪气。上述传变计日,仅言其传变次序,是其大要,非计日以限病。所谓"两感",是指表里同病。如太阳与少阴同病,阳明与太阴同病,少阳与厥阴同病。如《素问·热论》说:"病一日则巨阳与少阴俱病,则头痛、口干而烦满。"其形成多为纵情肆欲,少阴已溃,御邪能力低下,太阳感邪所致。其病在太阳则头痛,病在少阴则口干烦满。又说:"二日则阳明与太阴俱病,则腹满、身热、不欲食、谵言。"其形成多为饮食劳倦,太阴内伤,中气受损,阳明感邪所致。其病在太阴,故腹满不欲食,病在阳明故身热、谵语。又说:"三日则少阳与厥阴俱病,则耳聋、囊缩而厥。"其形成多为七情不慎,厥阴气逆,少阳复受于邪所致。其病在少阳故耳聋,病在厥阴故囊缩而厥。其"两感"为病者,病情危重,病至三日之后,五脏已伤,六腑不通,荣卫不行,胃气耗尽,预后不好,故曰:"三日其气乃尽,故死矣。"所谓"互病",是指外感与伏邪相互为病,较之两感同中有异,两感是内外同时受邪发病,而互病则是外感先发,而伏邪后发。如《素问·刺热》说:"太阳之脉,色荣颧骨,热病也,荣未交,曰今且得汗,待时而已,与厥阴脉争见者,死期不过三日。其热病内连肾。"所言"太阳之脉",指一日巨阳受之脉症。骨者为肾所主,颧者骨之本,故"色荣颧骨"为肾脏受热的征象。所言"荣未交",指太阳外受之邪与营卫中之伏邪尚未相交,如使其得汗,则可因汗出而病邪外解。其内伏之邪后发者,则待脏气旺盛之时而获自愈。倘若太阳之脉症与厥阴之脉症争见,肾中邪热内发,与太阳外邪交合不解,则较两感为病死亡更速,因为热病内连肾脏,本元耗绝,故死期不出三日之外。《黄帝内经》还论述了热病伤阴与预后的关系,如《素问·热论》说:"阳明者,十二经脉之长也,其血气盛,故不知人,三日其气乃尽,故死矣。"这是指邪热耗竭胃津,脏腑、经脉无所禀受,故死。《素问·玉版论要》说:"病温虚盛死。"这里所指之虚,主要指肾精耗竭,至阴竭阳脱则死矣。可见《黄帝内经》已从体质、传变、两感、互病、伤阴等多方面论述了温病的病机变化。

4. 在诊法方面,特别是关于温病脉症有哪些认识?

关于温病脉证的记载,《黄帝内经》、《伤寒杂病论》等医籍较详细。在脉象方面如《灵枢·论疾诊尺》有"尺肤热甚,脉盛躁者,病温也。"《素问·平人气象论》说:"人呼脉三动,一吸脉三动而躁,尺热曰温病。"其"尺肤热"为邪热灼精所致，"脉躁"则为精被火热煎沸之象。《黄帝内经》还论述了温病危重证的脉象，临床上可根据其表现判断预后。如《灵枢·热病》说："热病七日八日，脉微小，病者溲血，口中干，一日半而死，脉代者一日死。"其脉至而微小或为代脉，不但阴竭，阳气亦耗，故主死候。《灵枢·热病》又提出阴脉之极、阳脉之极主死，如云："热病已得汗而脉躁盛，此阴脉之极也，死。"指出热病得汗，脉仍躁盛，为阴虚已极，阴不维阳，故脉躁盛而主死。又说："热病者，脉尚躁盛，而不得汗者，此阳脉之极也，死。"指出热病其脉躁盛而不得汗，为阳热亢盛已极，阴精耗竭，故主死。在证候论述方面，《素问·刺热》将热病按五脏分属五类而分述其临床表现，即心热病、肺热病、肝热病、脾热病、肾热病。《黄帝内经》还论述了温病的种种危重证候，如《素问·评热病论》说："有病温者，汗出辄复热，而脉躁急疾，不为汗衰，狂言不能食，病名为何？岐伯曰：病名阴阳交，交者死也。"《灵枢·热病》说："热病七日八日，脉微小，病者溲血，口中干，一日半而死，脉代者一日死；热病已得汗出，而脉尚躁，喘且复热，勿刺肤，喘甚者死；热病七日八日，脉不躁，躁不散数，后三日中有汗，三日不汗，四日死。"《伤寒论》指出了温病初起热象偏盛的证候特点，如说："太阳病发热而渴，不恶寒者为温病。"其排除恶寒，突出发热与口渴，作为温病的提纲症，在于强调温病的温热属性。

5. 关于温病的治疗原则及治疗方法有哪些认识？

《素问·至真要大论》提了"热者寒之"、"温者清之"等治疗原则。《素问·热论》还具体提出："治之各通其脏脉，其未满三日者，可汗而已，其满三日者可泄而已。"所谓各通其脏脉，指随经按表里分治，其传经之邪，未及三日的，其病在表，属病之初起，故可从汗法而使邪从表解；其已满三日的，其邪已传里，故可从清泄而使邪解。《灵枢·热病》更有"热病三日而气口静、人迎躁者，取之诸阳，五十九刺，以泻其热而出其汗，实其阴以补其不足者。"等更加具体的治疗法则。其"泻其热而出其汗"是针对病因采取的治疗措施，即令邪与汗并，使邪随汗解，热随汗衰；其"实其阴以补其不足"是针对机体阴伤所采取的治疗措施，因为阴精是维持人体生命活动、抗御温邪、保持阴阳平衡的精微物质，故补益阴精，即能扶正祛邪。养阴以制火，阴复则阳抑，失衡之阴阳则趋于平秘。故吴鞠通称："实其阴以补其不足，此一句实治温热之吃紧大纲。盖热病未有不耗阴者，其耗之未尽则生，尽则阳无留恋，必脱而死也。"（《温病条辨·原病》第8条自注）可见"泻其热而出其汗，实其阴以补其不足"是温病的重要治疗原则。

在具体治疗方法上，从针刺治疗逐步过渡到方药治疗。在较长时期是以针刺方法治疗为主。《黄帝内经》记载了热病主穴五十九腧。《灵枢·水热穴

7

论》指出:"凡此五十穴者,皆热之左右也。"王冰对《灵枢》五十九腧穴名称作了考证、补充。《素问·刺热》也论述了热病主穴,如说:热病腧穴:"三椎下间主胸中热,四椎下间主膈中热,五椎下间主肝热,六椎下间主脾热,七椎下间主肾热:荣在骶也。"主张早期针刺治疗,其病虽未发,而色先见者,乘邪始动,刺而泻之。其配伍原则是五脏热病则针刺表里两经,如《素问·刺热》指出,肝热病者"刺足厥阴、少阳";心热病者"刺手少阴、太阴";脾热病者"刺足太阴、阳明";肾热病者"刺足少阴、太阳"。同时注意脏腑间的生克关系,泻其所胜之实,补其受克之虚,如《素问·刺热》说:"热病先胸胁痛,手足躁,刺足少阳,补足太阴,病甚者五十九刺。"时至东汉,对温病的治疗则逐渐由针刺过渡到方药应用。当时主要以《伤寒论》方药治疗温病。《伤寒论》中清热、攻下、养阴等方药,如白虎汤、承气汤(调胃承气汤、大小承气汤、桃核承气汤)、竹叶石膏汤等均可适于温病。后世在上述治法及方剂基础上衍变出滋阴攻下、养阴清热、攻下化瘀等具有温病特色的治疗方法。唐代称《伤寒论》为众方之祖,但不独尊《伤寒论》而斥诸家,如《小品方》与《伤寒论》被官府并列为医者必读之书,如高宝衡、林亿在《校定备急千金要方·后序》说:"臣赏读唐令,见其制医者,皆习张仲景《伤寒》、陈延之《小品方》。"将《小品方》与《伤寒论》并列。当时在治疗上也不限于应用《伤寒论》方药,如高、林二氏说:"究于《千金方》中,则仲景之法十居其二三,《小品方》十居其五六。"《外台秘要》引录治疗温病方剂,大部分是《肘后备急方》、《小品方》、《许仁则方》等,其典型者有《肘后备急方》"治温毒发斑,大疫难疗"的黑膏方。《小品方》有芍药地黄汤(即犀角地黄汤)治疗伤寒及温病,应发汗而未发汗,内有瘀血之吐血证。今天从温病学角度分析,其黑膏方、芍药地黄汤均为温病营血分证治方药,故实际超越了《伤寒论》主治范围。这些方剂为后世医家治疗温病所沿用。由于唐代在临床上应用《伤寒论》之外方剂渐多,故后世有称《伤寒论》曾在唐代隐没不张。《备急千金要方》指出:用辛温之辛甘姜桂人参之属治疗温病,贵价难得,而强调温病热盛非苦酢之物不解,主张多用苦参、青葙子、葶苈子、苦酒、乌梅等,因为这些药物不仅所在尽有,而除热解毒胜于向贵价药。这实际上是对《伤寒论》方药治疗温病提出了异议,孕育着温病理论及治疗方药的变革。《千金翼方》收载"紫雪"(后世在此方基础上衍化为治疗温病高热神昏的紫雪丹)、葳蕤汤、大青叶汤治疗温病,对后世温病治疗学的形成产生了很大影响。

这个时期涉及到温病的预防方面吗?关于温病预防方面的内容,包括预防思想和预防方法,都有论述。既重视避免直接接触病邪,以免受到传染,又强调正气的御邪作用,如《黄帝内经》在提出"正气存内,邪不可干"的同时,还强调"避其毒气"。晋朝葛洪《肘后备急方》载有屠苏酒预防温病交相染易。《备急千金要方》指出:"天地有斯瘴疠,还以天地所生之物防备之。"把预防温病的方剂列于伤寒章之首,列出辟温方三十余首,其剂型有药酒、丸、散、熏烧、搐鼻、粉身、洗浴、佩带等,体现了预防为主的思想。总之,此期对温病的认识,在病因上主要囿于伤寒成温之说,在概念上将温病隶属于伤寒之中,在治疗上虽然提出了基本原则,但不够系统、具体、全面。

由此可见,这个时期对温病的论述简单,理论朴素,故又称为温病学的萌芽阶段。

总之,这一时期尚无温病学专著,在当时的医学文献中已有温病的因、证、脉、治的记载,但论述较简单、理论朴素。虽有温病病名的记载,但在概念上仍隶属伤寒范围。如《素问·热论》:"今夫热病者,皆伤寒之类也。"有关温病的论述在病因方面提出多源致病说,有如寒邪、毒气、疠气(厉气、戾气、乖戾之气)、时行之气等可导致温病的发生。在证候方面的论述突出温热性质,如"太阳病,发热而渴,不恶寒者为温病"(《伤寒杂病论》)。在脉象叙述方面有"尺肤热甚,脉盛躁者,病温也"(《灵枢·论疾诊尺》)的记载。在治疗上提出了一些基本治疗原则。如"热者寒之"(《素问·至真要大论》);"热病……以泻其热而出其汗,实其阴以补其不足者"(《灵枢·热病》);治疗方式逐渐从针刺为主过渡到以方药为主。有关温病名称的记载如《黄帝内经》、《难经》、《伤寒论》等皆有涉及。

(二) 宋至金元时期

宋至金元时期温病学的发展概况是怎样的? 时至此期,在理、法、方、药诸方面的认识都有了重大发展,促进了温病渐从伤寒体系中分化出来。

宋时的一些医家,既推崇仲景之旨,又能变通其法,反对墨守经方,一成不变。在《伤寒论》"特重于世"的宋代,多用《伤寒论》方法通治温病,如《钦定四库全书提要》在论宋代医家韩祗和的学术观点时云:"张机正伤寒之法,而通之于春夏伤寒,更通之于冬月伤寒。所谓春夏伤寒,即感邪后不即病之温病、暑病。"说明伤寒法能通治温热病。朱肱在《伤寒类证活人书》(1107)四十一问中说:"治热病与伤寒同。"虽然如此,但是他们并不拘泥于经方,死守经方不变,五版教材举出朱肱所说"如桂枝汤自西北二方居人,四时行之,无不应验,自江淮间,唯冬及春初可行,自春末及夏至已前,桂枝证可加黄芩半两。自夏至后,有桂枝证,可加知母一两、石膏二两,或加升麻半两。若病人素虚寒者,正用古方,不在加减也。"灵活运用经方的论述,其实在朱氏以前的庞安时早有论述,庞安时以桂枝汤为例,因时、因地、因人加减,为活用经方作出示范,如他在《伤寒总病论·绪论》(1100)说:"如桂枝汤自西北二方居人,四时行之,无不应验,自江淮间地偏暖处,唯冬及春可行之,自春末及夏至以前,桂枝、麻黄、青龙内宜黄芩也。自夏至以后,桂枝内又须随证增知母、大青叶、石膏、升麻辈取汗也。若时行寒疫及病人素虚寒者,正用古方,不在加减矣。"反映了当时医家对热性病的治疗已具有求变革的思想。庞氏论述风温不再按《伤寒论》作为一种因误治而导致的坏病,指出:素伤于风,复伤于热,风热相搏则变风温。症见四肢不收,头痛,身热,汗出,身重,常自汗出不解,脉阴阳俱浮。治在少阴、厥阴,不可发汗,不可温针,可用《备急千金要方》葳蕤汤及知母石膏汤。庞氏对时行温病作了较具体的论述,提出了诸如青筋牵、黑骨温、黄肉髓等疾病之特征及治疗方药等。朱肱只是继庞氏之说。他们对墨守经方提出的异议,具有明显的变革思想。另如韩氏在《伤寒微旨论·治病随证加减药篇》(1086)就评击过那种因仲景方中无加减,"竟不能更张毫厘"的习俗。对于热病韩氏甚至主张"别立方药而不从仲景方"。因为"若用大热药发表,则必变坏病。"(《伤寒微旨论·可汗篇》)朱肱还把外感热病分为十余种,如伤寒、中风、热病、中暑、温病、温疟、风温、温疫、中湿、湿温、痉病等,还论述了各自的因证脉治,为后世确立和研究四时温病内容提供了基础。朱氏提出了寒毒内藏,其在体内变化、发病与时令气候有关,如:"寒毒藏于肌肤之间,因春温气而变,名曰温病;因夏热气而变……。"这为后世伏气温病学说有关伏邪外发发病条件提供了早期依据。此外,朱氏在《伤寒类证活人书》中记载了民间有善医热证和善医冷证两类医生,若病家留意方书,稍别阴阳,知其热证则召某医生,知其冷(寒)证则又该召某医生。由此可见,当时的民间医生已经分化为寒热两派,这实际是伤寒与温病已开始走向分化。郭雍认为温病的成因并不限于冬伤于寒,他在《伤寒补亡论》(1186)中说:"冬伤于寒,至春发者,谓之温病;冬不伤寒而春自感风寒温气而病者,亦谓之温。"郭氏认为温病既有冬时伏寒而后发的,也有感受时令之邪而即发的,后世有认为温病有伏邪与新感两大类别实即导源于郭氏之说。金元时期提出了变革外感热病的理论与治疗主张。此时期由于战乱,人民生活贫困,疾病劳役严重,温病蔓延流行。当时医家在与疾病作斗争中,逐渐感到"古方今病不相能也",于是在医学领域出现了一场革新。在这场变革中的一位突出代表人物便是刘完素,他也是温病学发展史上一个重要人物。他对当今之医"多赖祖名,倚约旧方,耻问不学,特无更新之法"(《保命集·自序》)颇为不满,竭力主张变革仲景理论、治法、方药用于热病治疗。在理论上,他根据《素问·热论》,重申伤寒六经传变俱是热证,非有阴寒之证,为温病以寒凉清热为主治疗体系的形成奠定了理论基础,开创了先河,如《伤寒医鉴·论六经传变》引刘氏语云:"六经传受,由浅至深,皆是热证,非有阴寒证。"其与张仲景《伤寒论》所论三阳经证为热证实证,三阴经证以阴寒之证为主者不同,这是刘氏对张仲景学说一大变革和创新。刘氏认为仲景著述遗文,文深义奥,后学莫能宗之,以致错用《伤寒论》方造成严重的后果,例如有用麻黄汤治疗太阳中风,用桂枝汤治疗太阳伤寒而致殒人性命者,故刘氏遂"革误人之弊",而变处了双解散、凉膈散、天水散等寒凉清里,辛凉透表的表里双解方剂,以适应临床需要。刘氏在《素问玄机原病式》(1186)说:"《经》所谓:发表不远热,攻里不远寒。余自制双解、通圣辛凉之剂,不遵仲景法桂枝、麻黄发表之药,非余自炫,理在其中矣。故此一时彼一时,奈五运六气有所更,世态居民有所变,天以常火,人以常动,动则属阳,静则属阴,内外皆扰,故不可峻用辛温大热之剂,纵获一效,其祸数作,岂晓辛凉之剂? 以葱白、盐豉大能开发郁结,不惟中病令汗而愈,免致辛热之药攻表不中,其病转甚,发惊狂、衄血、斑出,皆属热药所致,故善用药者,须知寒凉之味,况兼应三才造化通塞之理也。"刘氏因此而立新法、制新方。正如汪琥(苓友)在《伤寒论辨证广注·采集书目》评刘氏《伤寒直格》说:"下卷则自仲景麻黄、桂枝汤外,复载益元散、凉膈散、桂苓甘露饮共三十四方。推其意,以仲景论寒热二证不分,其方又过于辛热,是书之作,实为大变仲景之法者也。"刘氏为了排除变革阻力及传播自己的学术理论,而杜撰了一则神话故事,他在《保命集·自序》中说:"殆至六旬,得遇天人,授饮美酒,一醒之后,目至心灵,大有开悟"而始有诸书之作。刘氏大胆的革新思想,促进了温病从伤寒范围的脱离,所谓"伤寒宗仲景,热病崇河间",正是刘氏学术思想影响的结果。元代有的医家对温病证治作了规律性提示,如罗天益《卫生宝鉴》即按热在上焦、中焦、下焦以及邪在气分、血分不同而施治,对后世温病辨证论治体系的形成有所影响,如在《卫生宝鉴·名方类集泻热门》(1271)说:"上焦热凉膈散、龙脑鸡苏散、洗心散;中焦热调胃承气汤、泻脾散、贯众散;下焦热大承气汤、三才封髓丹、滋肾丸。"又说:"气分热,柴胡饮子、白虎汤;血分热桃仁承气汤、清凉四顺饮子。通治三焦甚热之气,三黄丸、黄连解毒汤。"真正使温病从伤寒体系分化出来者,当首推元末王安道,他首先提出从概念上为温病正名,与伤寒作出区别,他在《医经溯洄集·伤寒温病热病说》(1368)云:"夫惟世以温病热病混称伤寒,故每执寒字以求浮紧之脉,以用温热之药,若此者,因名乱实,而戕人生,其名不可正乎?"并揭出温病病机是里热外达,与伤寒不同,故其治疗不得与伤寒相混,他在《医经溯洄集·张仲景伤寒立法考》中谓"冬伤于寒",即病谓之伤寒,不即病谓之温与暑。夫伤寒温暑,其类之殊,故施治不得相混。指出:"伤寒发于天令寒冷之时,而寒邪在表,闭其腠理,故非辛温之剂不足以散之;温病、热病是后发于天令暄热之时的伏气温病,无寒邪在表,故非辛凉或苦寒之剂不足以解之。"他指出《伤寒论》是为感寒即病的伤寒而设,不是为后发于春、夏的温、暑而设,故不可以伤寒六经病诸方通治温病,至于《伤寒论》中的白虎汤、承气汤、栀豉汤等,虽然也可用于温病治疗,亦不过借用耳,非仲景立法本意。他又在《医经溯洄集·伤寒温病热病说》中称温病"法当清里热为主,而解表兼之,亦有治里而表自解者。""此足以明其热之自内达外矣。"王氏从概念上、病理上、治则上把温病与伤寒作出区别,故被清代医家吴鞠通称其"始能脱却伤,辨证温病"的代表人物。惜其立论甚简,立法未备,未将伤寒与温病证治区别予以系统论述。从宋到金元时期,温病学在理法方药诸方面都有了重大发展,渐从伤寒体系中分化出来,可以说这个时期为温病学的成长阶段,或称变革发展时期。

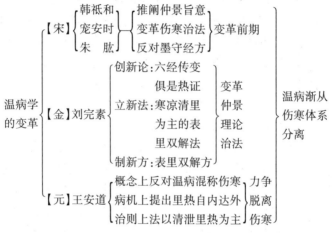

图1-1 宋金元时期温病变革过程简图

总之,宋至金元时期,有关温病的认识在理、法、方、药诸方面都有重大发展,甚至突破,使温病逐渐从伤寒体系中分化出来。

以下主要医家的贡献要熟悉:

① 宋·朱肱《伤寒类证活人书》认为应用《伤寒论》麻黄汤、桂枝汤辛温解表方剂疗外感病不能一成不变,必须因时、因地、因人而灵活加入寒凉清热药。

② 宋·郭雍《伤寒补亡论》认为发于春季的温病,有冬季伏寒而后发者以及感受春时邪而即发者。此被后世认为温病有伏邪、新感两类,实导源于此。

③ 金元刘完素(刘河间)创新论(六经传受俱是热证、六气皆从火化)、立新法(治疗以寒凉为主)、订新方(表里双解方,如防风通圣散),对促进温病学的发展作出了重大贡献。

④ 元末王安道著《医经溯洄集》，从概念、发病机制、治疗原则上把温病与伤寒明确予以区别，提出"温病不得混称伤寒"，后世吴鞠通评价他"始能脱却伤寒，辨证温病"。

（三）明清时期

明清时期温病学自成体系有哪些标志？哪些代表性的医家为温病学的形成做出了杰出的贡献？

时至明清时期，在温病病因、病机、诊断方法、辨证论治诸方面的认识更加深化，因而形成了较为完善的和独特的理论体系，从而使温病学成为一门独立学科，温病学说遂鼎盛一世。

温病学自成体系，必须有自己的代表性专著，其第一部专著是什么？作者是谁？有哪些方面的成就？

温病学第一部专著是《温疫论》(1642)，为明代医家吴有性所著，该书塑造了温病学雏形，初步奠定了温病理论框架。

该书问世有深刻的背景。《温疫论·原序》说："崇祯辛巳年(1641)，疫气流行，山东、浙省、南北两直，感者尤多，至五六月益甚，或阖门传染。始发之际，时师误以伤寒法治之，未尝见其不殆也。或病家误听七日当愈，不尔十四日必瘥，因而失治，有不及期而死者；或有妄用峻剂，故补失序而死者；或遇医家见解不到，心疑胆怯，以急病用缓药，虽不即受其害，然迁延而致死，比比皆是。所感之轻者，尚获侥幸；感之重者，更加失治，枉死不可胜计。嗟夫！守古法不合今病，以今病简古书，原无明论，是以投剂不效，医者彷徨无措，病者日近危笃，病愈急，投药愈乱，不死于病，即死于医，不死于医，乃死于圣经之遗亡也。"吴氏目睹时医以伤寒法治疗温病，未尝见其不殆，遂静心穷理，研究其所感之气，所受之处，及其传变方式，总结历年治疗经验，于次年著成《温疫论》一书。《温疫论》代表温病学派初起阶段的学术成就，予温病学多方面作出了贡献，影响深远。吴氏提出了温疫（温病，下同）与伤寒有"霄壤之隔"，其性质完全不同。《伤寒论》为外感风寒而设，于温疫则甚略之，然而其业医者，所记所诵，俱系《伤寒论》，及其临证，悉见温疫，而求其真伤寒则百无一二，好比屠龙之艺虽成而无所施，故以《伤寒论》指导温疫的辨证论治，是"守古法不合今病"，或"指鹿为马"，是故投剂不效。吴氏根据临床观察，推论出温疫是由无形可求，无象可见，无声无臭，其来无时，其着无方，非风、非寒、非暑、非湿，乃天地间别有一种异气所感，这种特异之气吴氏称为杂气。所谓杂气，即多种致病因素总称。其性质暴戾，致病力强，为病颇重，无问老幼，众人触之即病者，则称之为疫气，或谓之疠气。杂气具有多种特性：其一为"偏中"性，即所谓牛病羊不病，鸡病鸭不病，人病而禽兽不病等，这就是说能感染牛的病原体不能感染于羊,能感染于鸡的病原体不能感染于鸭,能感染于人的病原体不能感染于禽、兽,即杂气具有对不同种属动物有选择性感染;其二,不同之杂气引起不同疫病,即各随其气而为诸病焉;其三,杂气具有专入某脏腑经络,专发为某病的特性。吴氏认为,杂气从口鼻而入(天受),始客于膜原,当饥饱、劳碌、忧思、气怒时,正气受伤,至正不制邪时,则邪气内溃,始得张溢。膜原邪气溃散后有九种传变,其途径大凡不出表里之间,其达表者为顺,其内陷者为逆。病邪留于气分则易疏透,当从汗解,汗解形式有多种,其中以战汗顿解者为主。病邪留血分,恒多胶滞,当从斑出而求渐愈。在治疗上强调"治邪",即以祛邪为第一要义,指出:但治其邪不治其热而热自已。追求找寻特效药物,称其:能知以物治病,一病只须一药之到而病自已,不烦君臣佐使品味加减之劳矣。所创疏利透达方药,能直达膜原,捣其窝巢之害,迨至病邪内溃,其治法全在后段功夫,即指病邪内传胃肠,主张攻下逐邪,乘人气血未乱,肌肉未消,投剂不要掣肘,以早拔其病根为要。倡导急证急攻,勿拘结粪,甚至集数日之法一日行之。提出疫病后期伤阴,以养阴清热为主要治法,制订了清燥养荣汤、承气养荣汤等应用于临床。吴氏还对温疫复证、遗证提出了相应治法。此外,吴氏根据温疫流行范围及程度不同,区分为"盛行之年"、"衰少之年"、"不行之年"等流行类型,其在预防医学上有重要的意义。

清代医家喻昌,提出瘟疫三焦病变定位及三焦分治原则。他在《尚论篇·详论瘟疫以破大惑》(1648)中提出:"然从口从鼻所入之邪,必先注中焦,依次分布上下,此三焦定位之邪也。"又提出以逐秽解毒为主的三焦分治原则。如云:"上焦如雾,升而逐之,兼以解毒;中焦如沤,疏而逐之兼以解毒;下焦如渎,决而逐之,兼以解毒。"此外,喻氏对秋季燥邪为病之病机和治疗作了较深入的论述。认为《黄帝内经》有春伤于风,夏伤于暑,秋伤于湿,冬伤于寒,独未论及燥气,故作了"秋伤于燥"的修订。喻氏所拟清燥救肺汤治疗燥热伤肺证,为后世医家重视,影响颇大,视为名方。可见喻氏对温病理论及临床造诣颇深。

清代温病学家所称的叶、薛、吴、王具体指的是哪些医家,有哪些学术成就?叶、薛、吴、王是指叶天士、薛雪(字生白)、吴鞠通(名瑭,字鞠通)、王孟英。

在清代众多医家中,温热大师叶天士(名桂,字天士,号香岩)对温病学作出的贡献尤其重大。叶氏一生忙于诊务,著述较少。某年叶天士游览洞庭山,观赏十里荷花,三秋桂子,门人顾景文随之舟中,由叶氏口授,顾景文信笔录记。最早见于《临证指南医案》,名为《温热论》(后被收入《吴医汇将》,名《温症论治》;被收入《温热经纬》,名为《叶香岩外感温热篇》)。该篇是温病学理论的奠基之作。相传《幼科要略》为叶氏手定,对春、夏、秋三季伏气与新感温病作了论述,内容精辟,切合实用,清代名医徐洄溪给予高度评价,他说:"此卷议论和平精切,字字金玉,可法可传,得古人之真诠而融化之,不仅名家,可称大家矣!敬服!敬服!"《临证指南医案》是其门人所辑,记载了大量临床验案。叶氏贡献在于:首先阐明了温病发生、发展规律及其与伤寒的区别。叶氏提出:"温邪上受,首先犯肺,逆传心包。"指明了新感温病病因是温邪,感受途径是从口鼻而入,首犯部位是手太阴肺,其传变有逆传与顺传两种形式。因为温病与伤寒性质不同,故论其治法则与伤寒大异。同时,叶氏创立了卫气营血学说,以阐明温病病机变化及其辨证论治规律。他根据病程发展的阶段性,提出"在卫汗之可也,到气才可清气,入营犹可透热转气,入血犹恐耗血动血,直须凉血散血"的治疗原则。其次是叶氏丰富和发展了有关温病诊断方法,如辨舌、验齿、辨斑疹、白㾦等。此外,叶氏论述了妇人温病诊治问题。叶氏门人所辑《临证指南医案》为后世留下了宝贵临床验案。该医案夹叙夹议,保留了叶氏对温病的有关论述,虽然多为只言片语,但论述精辟,其辨证、立法、处方为后世治疗温病提供了范例。

与叶天士同时代的医家薛雪,立湿热为专论,其《湿热条辨》,对湿热病病因、病机、辨证论治作了较全面、系统论述,进一步充实和丰富了温病学内容。他提出湿热病邪从表伤者十之一二,由口鼻而入者十之八九。认为湿热病形成是太阴内伤,湿饮停聚,客邪再至,内外相引所致。湿热病以阳明太阴经者居多,以脾胃为病变中心,其中气实者病变偏于阳明胃,中气虚者病变偏于太阴脾。病在阳明者多热重湿轻,病在太阴者,多湿重热轻。认为湿热两分其病轻而缓,湿热两合其病重而速,故其治疗着重分解湿热。湿邪在表者治以芳香宣透,湿热入里,按在上焦、中焦、下焦不同病变部位而分别予以治疗,湿邪化燥化火,深入营血分,其治疗基本与不夹湿的一般温病相同。《湿热条辨》学术价值高,在温病学中占有重要的学术地位。王孟英将该书收入《温热经纬》,名为《薛生白湿热病篇》。

吴鞠通著《温病条辨》,倡导三焦辨证,使温病学形成了以卫气营血、三焦为核心的辨证论治体系。吴氏一生多次经历温病流行,例如他目睹了乾隆癸丑年(1793)"都下温疫流行",其死于世俗之手者,不可胜数,故立志温病研究。他开始学步于吴有性《温疫论》,后来看见叶天士著作,始觉吴氏立论不精,立法不纯,又不可从,惟叶天士持论平和,立法精细,故改从叶天士之学。但他认为叶氏所治多系南方证,且立论、叙证甚简,只有医案散见于杂证诸例之中,不为人们注意与深究,故吴氏以《临证指南医案》有关病例为依据,历取诸贤精妙,考之《黄帝内经》,以心得,于嘉庆三年(1799)著成《温病条辨》。他说:"是书之出,实出于不得已,因世之医温病者,毫无尺度,人之死于温病者,不可胜纪。"该书贡献在于,在叶氏卫气营血理论基础上,补充三焦辨证,即以三焦为纲,病名为目,对四时温病(如风温、春温、温热、冬温、暑温、湿温、伏暑、温疟等)进行辨证论治。他以三焦将人体划分为三个部分,心肺属上焦、脾胃属中焦、肝肾属下焦。提出凡病温者,始于上焦在手太阴。病邪传变一般是始上焦,终下焦。且提出三焦证治原则:"治上焦如羽(非轻不举),治中焦如衡(非平不安),治下焦如权(非重不沉)。"又在《吴鞠通医案》中提出:"补上焦如鉴之空,补中焦如衡之平,补下焦如水之注。"吴氏总结出了一整套温病的治疗大法和有效方剂,使对温病辨证与治疗臻于规范、完善。至此三焦辨证与卫气营血辨证相辅而行,经纬交错,将病变性质、病变阶段、病变部位等辨析清楚、准确。《温病条辨》问世,使温病治疗有了规范、准则。

王孟英(名士雄,字孟英,晚年改字梦隐,自号半痴山人,又常署名野云氏、华胥小影、随息子、睡乡散人等)编纂《温热经纬》(1852),对18世纪60年代以前温病学理论和证治作了较全面的整理,促进了温病学的进一步成熟与发展。王孟英著述甚丰,《温热经纬》是温病学代表之作。编纂该书动机,他说:"此书(《温病条辨》)不过将《指南》(《临证指南医案》)温热、暑湿各案穿插而成,惜未将《内经》、《难经》、《伤寒论》诸书溯本求源,即叶氏《温热论》、《幼科要略》亦未汇参,故虽曰发明叶氏,而实未得其精奥也。至采附各方,不但剪裁未善,去取亦有未当,此余不得已而有《温热经纬》之纂也"(《归砚录》)。《温热经纬》:"以轩岐仲景之文为经,叶薛诸家之辩为纬",上自《内经》、《难经》、《伤寒杂病论》,下至叶天士《温热论》、薛雪《湿热病篇》、陈平伯《外感温病篇》、余霖《疫病篇》等名著,弃瑕录瑜,众美兼收,包罗无遗。《温热经纬》本述而不作之意,而其中间以王氏按语,旁考他书,参以经验阅历,引经斥异,虽言前人之所言,而其意则非前人之所及。总之,该书以经典为经,后世名著为纬,内容经纬交错,构织出较为系统、完整的理论体系。《霍乱论》(1838)是王氏最早专著,晚年又予重订,名《重订霍乱论》(1862),被医界视为治疗霍乱最完备之书。王氏历经霍乱流行,积累了丰富临床经验,鉴于时医对霍乱缺少认识,目眩心疑,妄施治疗,而多不见效,故在道光戊戌年辑一霍乱专论问世。指出霍乱属热,主病之常,霍乱属寒者,为病之逆,是其特殊类型。晚年王氏到上海,适值霍乱流行猖獗,时医罔知所措,受友人之恳请,于同治建元将《霍乱论》重订付梓。该书首言病情,次论治法,再次附医案、药方,共四篇。王氏将霍乱分为寒热二证,寒霍乱为六气为病,由于坐卧风凉,起居任意,恣食冰瓜水果,阴阳二气乱于肠胃而发病;热霍乱则是"臭毒"之邪所致。臭毒之邪由于暑秽淫蒸,饮水恶浊酿成。地气日热,秽气亦日盛,加以疫气、尸气夹杂相蒸,遂成臭毒之气。其感染于人,与内伏之邪搏结,卒然相触,遂致浊邪不降,清气不升,挥霍闷乱,而为吐泻、转筋危证。伏邪欲发,客邪外入,两邪交注,肠胃乃乱,而气道立时闭塞,血脉因而瘀滞,四肢厥冷,手面皆黑。其治疗,初起亟宜开闭,使气通血活,邪得外泄,其正自复。王氏重视霍乱预防研究,认为疏通河道,洁净水源,为守险上策。此外,王氏还著有《回春录》、《仁术志》、《王氏医案三篇》、《归砚录》等医案多种,其《归砚录》为王氏亲笔录记,其余虽非王氏手定,惟编印时为王氏亲见。王氏医案保存了大量温病治疗经验,具有重要学术价值,值得临床借鉴和深入发掘研究。

温疫学派是怎么回事? 吴有性温疫学说,为温病学说首树一帜,影响颇大,其《温疫论》在国内外广为传播,戴天章以吴有性《温疫论》为蓝本,从气、色、神、脉、苔诸方面丰富了温疫诊法内容,在治法上也作了补充,撰成《广温疫论》(1722)一书。杨璇(字玉衡,号栗山)认为世之凶恶大病,尽属温病,正伤寒百无一二,仲景详于彼略于此,后之医者无不以伤寒方治温病贻害无穷,故于乾隆四十九年著成《伤寒温疫条辨》(1784)。杨氏认为温病由杂气引起,他说:"杂气者,非温、非暑、非凉、非寒,乃天地间另为一种疵厉旱潦之毒气,多起于病荒之岁。"又指出:"杂气由口鼻而入,伏郁中焦,流布上下,一发则炎热炽盛,表里枯涸。"创制升降散为代表的 15 方,意在升阳中之阳,降阴中之浊阴,一升一降,内外通和,而杂气之流毒顿消。杨氏重视清热解毒和苦寒攻下,提出:"轻则清之,方如神解散、清化汤、芳香饮、大清凉饮、小清凉饮、大复苏饮、小复苏饮、增损三黄石膏汤等八首;重则泻之,方如增损双解散、加味凉膈散、增损普济消毒饮、解毒承气汤、增损大柴胡汤等六首,颇切实用。"余霖以吴氏《温疫论》为借鉴,将暑热疫作为论述中心,著成《疫疹一得》(1794),丰富与发展了温疫学说内容。余氏认为阳明为暑热疫主要病变部位。胃为十二经脉之海,上下十二经都朝宗于胃,胃能敷布十二经,故暑毒入胃,则百骸受其煎熬。所创清瘟败毒饮为十二经泻火要药,直清胃热,凡一切大热,表里俱盛,不论始终,以此为主方。故王孟英评其独识淫热之疫,别开生面,洵补昔贤之未逮,堪为仲景功臣。以上专论温疫这个学术派别可称为温疫学派。

随着温病学派崛起,温病学理论体系的确立,对温病学有什么评价? 有没有学术争鸣?

温病学形成后,围绕对温病学的评价,产生了温病学与《伤寒论》关系等方面的激烈学术争论,这就是中医学发展史上影响甚大的寒温两大学派的学术争鸣。

两大学派争论各自有哪些观点?

两大学派争论的焦点如下:

伤寒学派的主要观点是:伤寒是一切外感热病的总称,温病包括其中,故温病不应另列门户、自成体系。伤寒学派代表人物是陆九芝，推崇者有恽铁樵、陆渊雷等。关于温病概念，他们认为，伤寒阳明病就是温病，正如陆九芝在《世补斋医书·温热病说》（1864）说："质而言之，温病者，阳明也。"又说："病之始自明者为温，即始自太阳而已入阳明者亦为温。"他们称自明代吴有性著《温疫论》始，直至清代，温病专著益多，各出己意，众说纷纭，莫衷一是，其关键在于对温病概念的理解上，如在病位方面离开了阳明，于病因方面脱离了寒邪，如陆九芝在《世补斋医书·温热病说》说："每先将温病移入他经，或且移作他证，如奕棋然，直无一局之同者。若喻嘉言移其病于少阴肾，周禹载移其病于少阳胆，舒驰远移其病于太阴脾，顾景文移其病于太阴肺遂移其病于厥阴心包，秦皇士移其病于南方，吴鞠通移其病于上焦，陈素中、杨栗山移其病为杂气，章虚谷、王孟英移其病为外感。尤其甚者，则张介宾、张石顽以及戴天章辈，皆移其病为瘟疫，而石顽又移其病为夹阴，娓娓动听，亦若各有一理也者。而不知阳明为成温之薮，古来皆无异说，皆以《伤寒论》阳明方治。自夫人欲废阳明方，故必先将阳明病移出阳明外。"陆氏称上述十位医家有关温病之说为十种"歧说"。他们主张用《伤寒论》六经辨证指导温病辨证论治，陆九芝在《世补斋医书·论刘河间治温全用仲景伤寒方》说："置六经于不问，不知《伤寒论》六经提纲本不独为伤寒而设，废《伤寒论》六经则六经失传，废六经则百病失传。莫谓《指南》（按：指叶天士《临证指南医案》）所言无关大局也。"主张用《伤寒论》方治疗温病，如恽铁樵在《药医学丛书·热病学》（1925）云："伤寒以《伤寒论》为准，温病亦当以《伤寒论》为准，凡《伤寒论》中祖方，用辛凉不参以温药者，皆是治温病之方。"陆九芝归纳清法有十三道方，类方有八道，主要有：葛根黄芩黄连汤、大承气汤（包括小承气汤、调胃承气汤）、栀子豉汤（包括栀子甘草汤、枳实栀子豉汤、栀子柏皮汤）、黄芩汤、大黄黄连泻心汤、茵陈蒿汤、麻子仁丸、四逆散、白头翁汤、黄连阿胶汤、猪苓汤等。认为"清法诸方亦即仲景所以治温热病、湿温病者，凡治温疫亦用清法。"（《世补斋医书·论临证指南温热门席姓七案》）其治疗温病的规律大略是：初起用葛根黄芩黄连汤辛凉解表，邪热入里则用栀子豉汤、白虎汤，阳明腑实则用攻下的承气汤。正如陆九芝说："此病之初，人迎数盛，气口濡弱，伤寒成温之的候也，此时一用仲景之葛根芩连汤辛凉解散，病即外达，一汗而解，热退身凉，神清脉静矣。即不然，而须专清里热，则仲景之白虎汤、栀子豉汤辛寒泄热，里气一清，外邪自解，亦无不热退身凉，神清脉静矣。余为治三十年，凡遇温热病，无人不如此，无时不如此，无不于十日内赜之以安。独有下利一证，或尚是热结旁流，为夹热之利，非燥屎即胶闭，若投仲景之大小承气，尚能起死回生，乃华玉堂（按：华氏为叶天士门人）从未梦见"（《世补斋医书·论临证指南温热门席姓七案》）。认为温热起自阳明，惟辛凉始可达邪，而葛根黄芩黄连汤乃仲景治疗温病之辛凉轻剂，"为阳明主方，不专为下利设"。（《世补斋医书·温热病选方》）"凡由太、少阳陷入阳明为阳邪成实之证，不论有下利无下利，皆以此方为去实之用"。（《世补斋医书·葛根黄芩黄连汤解》）认为该方重在芩连之苦，不独可降可泄，且合苦以坚之之义，坚毛窍可以止汗，坚肠胃可以止利（《世补斋医书·葛根桂枝辨》）。凡四时温病用此方为主，最为稳当。葛根黄芩黄连汤主要适应证是：温病发热有汗，初起微形寒，须臾即罢，骨楚头痛，或咳或否，或自利等（《药盦医学丛书·热病学》）。时在春令咳嗽者，加象贝、苦杏仁、桑叶、橘红、枇杷叶等；头痛者加防风、蔓荆子；骨节酸痛者，加羌活、秦艽；长夏夹湿，口渴而舌苔白腻者，加苍术、厚朴等；热盛者，加生石膏；溲少者加车前草、猪苓等；呕者加川黄连、姜半夏；发热无汗而喘者加麻黄；发热形寒，喉痛，扁桃体有白点，汗出者，加石膏，合普济消毒饮（《药盦医学丛书·热病学》）。他们认为，邪热伤阴，撤其热，即可存其阴，热之不撤，阴即不保，急去其热邪，阴始可保。如云："其于急去其热，阴始可保，如仲景之白虎、承气汤，小之而去其热，阴即不伤，如仲景之葛根芩连诸方，辛从甘以化阳，苦从甘以化阴，阴阳和而时雨降，顷刻间有嘘枯振槁之能者。"（《世补斋医书·再论胃病有神昏肺病无神昏之理》）认为苦泄药能撤热坚阴，而滋阴药反能滋腻伤阴，引邪内陷。去邪撤热方药主要是芩、连、膏、黄，此四味药代表了葛根黄芩黄连汤、白虎汤、承气汤，他们还推广至黄芩汤、黄连解毒汤、三黄石膏汤、三黄泻心汤、普济消毒饮等。认为温学的奠基人刘守真（刘河间），温疫学说的代表人物杨栗山等，均系懂得应用《伤寒论》中的芩、连、膏、黄而享一时之盛名。如云："守真之升麻葛根汤即仲景之葛根也，三已效方，即仲景之石膏也，三一承气汤即仲景之大黄也，天水、凉膈散即仲景之泻心、猪苓也，若人参石膏一方，更与仲景人参白虎异名同法。"（《世补斋医书·论刘河间治温全用仲景伤寒方》）认为杨璇（杨栗山）治温一十五方，无不是暗用《伤寒论》方，如说："特将僵蚕、蝉蜕不担重任者，加入芩、连、膏、黄方内，使人看似杨氏新方，而又不知不觉已暗将伤寒方愈人。"（《世补斋医书·论杨栗山伤寒温疫条辨》）他们认为不恰当养阴有滋腻恋邪，或引邪深入，延长病程的副作用。如云："温病不撤阳邪，种种变象已露，尚曰救阴是要旨，而一任其阳邪之伤阴"（《世补斋医书·葛根黄芩黄连汤解》）。又说："方名清宫，用犀角、牛黄；方名增液，用玄参、麦冬；以及一甲、二甲、三甲之复脉汤。小定风珠、大定风珠，无非滋腻伤阴，引邪内陷，病至此不可为矣。恽氏亦说：以滋腻留邪之药，缓缓延之，热邪方盛之时，阴无不伤，病无不死"（《药盦医学丛书·热病学》）。他们否认逆传心包之说，认为："夫人病之热，惟胃为甚，胃热之甚，神

19

为之昏,从来神昏之病,悉属胃家"(《世补斋医书·再论温邪上受首先犯肺逆传心包十二字》)。又云:"余谓神昏之病原于胃,胃清神乃清,夫藏神者心,摄神者气,胃气一有不清,即不能摄神归舍,是神之昏不昏专在乎胃之清与不清"(《世补斋医书·犀角膏黄辨》)。又说:"犀角、珠黄、至宝、紫雪之类,将未入心包之邪,一举而送入心包,迨心包洞开燥屎仍在,阴之将竭,更不可为"(《世补斋医书·阳明用承气法》)。认为温病学派关于热入心包的理论实际"乃以仲景热入血室之条变作热入心包之说,以迁就其犀角之用"(《世补斋医书·犀角膏黄辨》)。故他们力主攻下撤热,使胃清而神亦清。反对清心开窍的牛黄丸、至宝丹、紫雪丹等方药。

温病学派观点是:温病与伤寒是外感热病两大类别,其病因病机截然不同,概念上不容混淆,治疗上必须严格区别。温病是由温邪引起,初起病变部位在手太阴肺,其逆传心包可见严重神志异常,在卫气营血病机演变过程中,容易耗伤阴津。《伤寒论》及温病学说论述对象各不相同,《伤寒论》主要论述感寒即病的伤寒,而温病学说则是论述由温邪引起的温病。《伤寒论》内容详于寒,而略于温,其阳明病证治内容,虽可用于温病治疗,但远远不能包括所有温病证治内容,因此主张温病必须脱离伤寒范围,创立自己的学说,以羽翼伤寒。

表1-1　伤寒学派与温病学派争鸣问题比较表

学　派	伤 寒 学 派	温 病 学 派
代表医家	陆九芝、恽铁樵等	叶天士、吴鞠通等
温病概念	伤寒阳明病即为温病	温病为感受温邪引起,性质与伤寒不同。《伤寒论》详于寒略于温,不能替代温病学说
传变	否认卫气营血传变。认为从来神昏悉属胃家。否认逆传心包	温病有卫气营血传变,逆传心包则神昏
辨证	以六经辨证指导温病治疗,六经提纲不独为伤寒设,废六经则百病辨证失传	以卫气营血辨证和三焦辨证论治温病
治疗方药	凡《伤寒论》祖方,用辛凉不参温药者皆为治疗温病之方,药如芩连膏黄,方如葛根黄芩黄连汤、白虎汤	除应用《伤寒论》方外,创立了符合温病特点的系列治疗方药

应正确评价寒温学派之争。一个新学说问世,在学术界产生争鸣是很正常的事,也反映出当时医学界内部革新与保守的冲突。应该肯定,温病学说

是在《伤寒论》基础上发展起来的。《伤寒论》重点论述了温病特点与证候，为后世立下了论述温病提纲。《伤寒论》确立的某些治疗原则，为温病学派所汲取，一直用于温病治疗，具有很高的学术及临床价值，《伤寒论》在治疗外感热病方面的巨大贡献是不能忽略的。但是《伤寒论》成书年代久远，由于历史条件的限制，认识上难免会有局限性。随着社会的进步，医学的相应发展，在防治外感热病方面，为了适应客观实际的需要，则逐渐积累实践经验，不断创造新的治法，且升华为新的理论，故温病学的产生势在必然。由于温病学较系统、较全面、较详细地总结了历代医家防治外感热病的学术理论与治疗经验，故更符合实际需要，因而提高了治疗外感热病效果。可见温病学与《伤寒论》在学术上是一脉相承的。温病学派中也有人认为《伤寒论》仅为感受寒邪为病而设的一部外感病专著，不适合温病需要，他们将两种学说完全对立起来，也是片面的。他们没有充分认识到《伤寒论》实质上也是论治外感热病的，书中有的内容既可用于伤寒，也可适合温病。贬低《伤寒论》的学术价值的观点是不正确的。长期的寒温学术之争，促进了外感热病学的发展，温病学派一方面竭力挣脱《伤寒论》理论及治法的束缚，同时，又不断汲取伤寒学派防治温病的学术理论与治疗经验，这就极大地丰富了外感热病学的内容。

温病学理论体系包含众多医家的学术理论与防治经验，一是以吴有性及其著作《温疫论》为代表的温疫学说，对其推崇与发扬者有戴天章、杨栗山、刘松峰、余霖等。二是以叶天士为代表，以卫气营血理论为其学术核心内容的一派医家，如叶天士、薛雪、吴鞠通、王孟英（俗称叶、薛、吴、王）等，后世多将他们的学术理论视为温病学的主干内容，故有称其为温病学派中的主干学派。三是持《伤寒论》理论研究温病的一派医家，代表人物陆九芝，其代表著作《世补斋医书》（1864），其推崇者有恽铁樵，著《热病学》，另有陆渊雷，著《陆氏论医集》等。四是专论伏气温病的一派医家，如柳宝诒、叶子雨、刘仁等，他们对伏气温病病因、病机及辨证论治诸方面都有独到见解。

总之，对温病的认识更加深化，理论日益完善，治法不断丰富，创造性地总结出一套比较完整的辨证论治体系，从而使温病学形成为一门独立的学科。

综上，著名温病学家的贡献是：

① 明末医家吴又可编著温病学第一部专著《温疫论》，对温疫的病因（疠气）、发病（邪从口鼻而入，始伏于膜原，邪溃则表里传变）、治疗（以祛邪为第一要义）提出了独特见解，塑造了温病学理论的雏形。

② 清代叶天士著《温热论》，奠定了温病学的理论基础，其被称为"温热大师"。《温热论》的主要贡献有：

1）系统阐述了温病的病因、病机、感染途径、侵犯部位、传变规律及治疗

大法等,明确了与伤寒的区别;

2) 创立了卫气营血辨证论治理论体系;

3) 发展和丰富了温病的诊断方法,如辨舌、验齿、辨斑疹、白痦等;

4) 论述了妇人温病的诊治。

③ 清代薛生白,立湿热专论,著《湿热病篇》,对湿热病的病因、病机、辨证治疗作了较全面、系统的论述,充实和丰富了温病学的内容。

④ 清代吴鞠通《温病条辨》,倡导三焦辨证,以三焦为纲,病名为目,整理总结出一整套温病的治疗大法和方剂,使温病学的辨证论治内容更趋完整。

⑤ 清代王孟英编著《温热经纬》,该书"以轩岐仲景之文为经,叶薛诸家之辩为纬",汇集了主要温病学著作,并对其理论和证治作了较全面的整理,对温病学的进一步成熟和发展起了重要的作用。

表1-2　自成体系期温病学主要成就

吴有性:《温疫论》	为第一部温病学专著,奠定温病学理论雏形
叶桂:《温热论》	创立卫气营血辨证,阐明温病的发生发展规律,确立温病各阶段的治疗大法
薛雪:《湿热病篇》	对湿热的病因、病理、辨治进行系统论述
吴瑭:《温病条辨》	倡导三焦辨证,对四时温病辨证论治进行系统论述
王孟英:《温热经纬》	以轩岐、仲景之文为经,叶、薛诸家之辩为纬,系统总结温病理论和治疗

（四）近现代时期

出现一批代表医家和著作,编写了温病学教材,对温病在文献整理、实验研究、临床研究等各方面都取得较快发展。发展概况如下:

1. 鸦片战争至民国时期出现了一批代表医家和著作

何炳元(字廉臣,别号印岩,晚年自号越中老朽,1861—1929):《重订广温热论》,《重印全国名医验案类编》(1929),《重订通俗伤寒论》(1932),《湿温时疫治疗法》等;

张锡纯(字寿甫,1860—1933):《医学衷中参西录》8卷(1918—1934);

吴瑞甫(字锡璜):《中西温热串解》8卷(1920)《八大传染病讲义》;

丁泽周(字甘仁):《喉痧证治概要》(1927)《孟河丁氏医案》。

2. 温病学教材的编写

民国时期,随着中医私人办学的出现,例如江苏、浙江、上海、广东、湖南、四川、湖北、江西、山西等省市兴起了创办中医学校、国医学院,编写了温病学教材,如时逸人编著《温病全书》(1933)。新中国成立以后,各地中医院校的建立,编写了温病学统编教材和自编教材,用于教学。

3. 对温病文献整理、实验研究、临床研究各方面都取得较快发展

新中国成立后,随着对中医药的重视,中医院校、中医研究机构和中医院的建立和发展,中医学术进入了一个大发展时期。

在大的综合性医院设立了中医科,各地相继建立了中医院,对温病的观察研究逐渐纳入科学化管理;文献整理不断丰富,温病学术论文水平不断提高,建立了研究温病的多种学术专业委员会,如温病学专业委员会、中医急症专业委员会、中医热病专业委员会、中医感染病专业委员会等,不少高质量的温病学著作编辑、出版等,温病学进入了发展提高的新阶段。

23

第二章
温病的概念

这一章主要阐述温病的含义及温病与伤寒、温疫、温毒之间的区别与联系等。温病含义的提出是在充分分析了温病特点的基础上,并与相关概念分析、比较后进行科学概括的。因此,温病的特点属于比较重要的内容。对于这些温病学的基本知识必须充分重视。要深刻理解和熟悉温病的含义;掌握温病的特点及分类;了解温病与伤寒、温病与温疫、温病与温毒在概念上的不同。

什么是温病?也就是说怎样理解温病的概念。温病是由温邪引起的,以发热为主症,具有热象偏重、易化燥伤阴等特点的一类急性外感热病。

怎样理解概念?任何一个概念都是由其内涵与外延两部分组成,温病的概念也不例外。温病概念的内涵是:病因为温邪;证候及病机特点是发热、热象偏重、易化燥伤阴。以上两点决定了这类疾病的属性为温热性质,而有别于伤寒或其他属性的疾病。温病概念的外延是(范围):一类急性外感热病。温邪属于温热性质的六淫外邪,所致疾病为外感类急性热病,这就排除了温病不属于内伤类疾病。

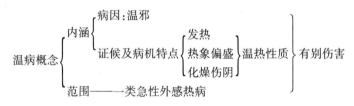

图 2-1　温病的含义示意图

古代医家对温病概念的认识不规范、不统一,分歧较大,归纳起来大致有以下几种:一是称温病为发于春季的伏气温病,此说始于《黄帝内经》,称冬令感受寒邪,伏至夏至前发的为温病,伏至夏至后而发的为暑病。二是指温病为春季多种外感热病。如宋时医家郭雍在《伤寒补亡论·春温》说:"医家论温病多误,盖以温为别一种病。不思冬伤于寒,至春发者,谓之温病;冬不伤寒,而春自感风寒温气而病者,亦谓之温;及春有非节之气中人为疫者,亦谓之温。三者之温自不同也。"郭氏所云实际上包括了发于春季的伏气温病和感邪即发的新感温病,以及由时行之气引起的温疫。三是称温病为温热病,如王孟英的《温热经纬》即作如是称呼。一般医家也沿袭称温病为温热病。四是称温病为温疫，即温病与温疫名虽不同，所指则一，吴有性即持此见解。五是认为温病是多种外感热病的总称，清代医家吴鞠通即持此观点，他在《温病条辨·上焦篇》第1条说："温病者，有风温、有温热、有温疫、有温毒、有暑温、有湿温、有秋燥、有冬温、有温疟。"计有9种之多。由于历代医家关于温病概念认识有分歧，不可避免地给学习带来不便，故有必要对温病概念予以规范。现代温病概念是在充分分析了温病特点的基础上，主要从病因病机、证候特点诸方面予以概括的。虽然不同温病致病原因不相同，发生季节有差异，临床表现有区别，但它们具有温病的共同特性，故统称为温病。

温病的特点

温病概念是在充分分析温病特点的基础上而确立的。

温病在发生、发展及临床表现等方面具有什么特点？这些特点在确立温病概念，鉴别温病与非温病的依据有什么作用？

（一）特异的致病因素

温邪是温病的致病因素。温邪概念首先由叶天士提出，始见于《温热论》，其开卷即云"温邪"上受，首先犯肺。温邪是温病致病因素的总称，它包括了风热病邪、暑热病邪、湿热病邪、燥热病邪、伏寒化温的温热病邪、疠气、温毒病邪等。

温邪具有哪些特异性（特殊性）？一是从外界侵袭人体而致病，与内伤杂病发病有本质差别。二是温热性质显著，致病即引起发热，出现热象偏重、化燥伤阴等证候，与寒邪致病有本质区别。三是不同温邪大多具有特定侵犯部位，如风热病邪首犯手太阴肺，暑热病邪多径犯阳明，湿热病邪多困阻太阴脾，燥热病邪多犯肺经等。

总之，温病不同于风寒类外感疾病及内伤杂病，根本原因在于致病因素为特异的温邪。不同温邪的性质及致病特点，将在病因发病章讨论。

（二）传染性、流行性、季节性、地域性

1. 传染性

传染性指温病是由感染温邪引起，并可通过各种途径而传播。大多数温病具有这一特性。古代医家有称传染为"染易"者，如《素问·刺法论》最早就称："五疫之致皆相染易。"易，即移的意思，染易即指温邪在易感人群中移易传播。正如巢元方在《诸病源候论·时气病诸候·阴阳易候》云："其毒度著

于人,如换易也。"其后刘完素在《伤寒标本心法类萃》称疫疠为"传染",并列有传染专节。吴有性《温疫论》称:"邪之所着,有天受,有传染……"吴氏把传染的概念限定在直接接触感染;而把通过空气感染叫做"天受",实际上天受也属于传染,只是感邪途径不同而已。可见当时医家已经认识到温邪可通过呼吸道或直接接触等途径传染给其他人,引起人群中病邪的传播。不同温病传染途径不尽相同,例如烂喉痧(疫喉痧)主要通过呼吸道传染,清代医家陈耕道说:"家有疫痧人,吸受病人之毒而发者,为传染。"现代医学的急性传染病多属于温病范围,故温病大多数具有传染的特性。需要说明的是,不是所有的传染病都可称为温病,例如现代医学所称的狂犬病、破伤风、大多数寄生虫病等传染病,虽然它们具有传染性,但是不具备温病的重要特性,故不可将其归属温病范围。此外,现代医学所称的大叶性肺炎、中暑等疾病,虽然不具备传染性,但是它们具有温病主要特点,故可划归温病范围。由此可见温病中尚有不具有传染性的少数疾病。

2. 流行性

流行性是指温病能在较短时间内在人群中连续传播,引起程度不等的蔓延、扩散。古代称流行为"天行"或"时行"。如晋代医家王叔和在《伤寒例》中说:"是以一岁之中,长幼之病多相似者,此则时行之气也。"大多数温病具有这一特性。温病流行过程必须具备传染源、传播途径、易感人群三方面条件。温病流行程度不等,其流行范围极广,甚至超过国界,蔓延到世界各地,称为大流行。在短时间内集中多数病例发生,称为暴发,例如属于暑温或暑湿范围的自然疫源性急性传染钩端螺旋体病可有这种类型的流行,因为岭南沼泽,水源被病原污染(称为疫水),时逢山洪暴发,疫水蔓延,人群在防洪抢险中,接触疫水而感染发病,发病短而集中。由于自然地理条件的差别,某些温病只在一定地区流行,则称其为地方性。温病亦可散在发生。古代医家通过观察,准确叙述了温病有程度不等的流行,如宋代医家庞安常在《伤寒总病论》中说道:"天行之病,大则流毒天下,次则一方,次则一乡,次则偏着一家。"所谓"流毒天下"与大流行概念基本一致。流行局限于某一方域或某一乡里则为地方性,其"偏着一家"者,则为散发。明代医家吴有性《温疫论》载有"盛行之年"、"衰少之年"、"不行之年"等,盛行之年,可理解为在较大范围内流行,衰少之年则为较小范围内流行,不行之年是指当年没有温病流行,但有散在发生。吴氏还指出,同一种温病在散发与流行时临床表现、治疗方法诸方面没有什么差异,他说:"其时村落中偶有一二人所患者虽不与众人等,然考其证,甚合某年某处众人所患之病纤悉相同,治法无异,此即当年之杂气,但目今所钟不厚,所患者稀少耳。"由此可见,对不同类型流行的温病要尽早做出明确诊断,以便早期治疗,切断流行环节,控制其蔓延发展。决定、影响温病流行程度大小及范围的因素是多方面的,有病原本身因素,例如某些温病传染性强,容易引起传染与流行,这是因为其病原体致病力强。社会因素、自然因素与温病发生与流行也密切相关,这将在温病病因发病章中讨论。

3. 季节性

温病在特定季节、气候条件下发生与流行称为季节性,大多数温病具有这一特性。由于温病具有季节性特性,故又称温病为"四时温病"。一年四季气候及其变化不同,形成的温邪各具特性(详见病因发病章),致病发病季节不同。春季温暖多风,故多风热病邪为患,而发生风温流行(如属于风温范围的流行性感冒,发病季节多在春季)。又,春季阳气升发,容易引动人体伏邪而发病,例如春温(流行性脑脊髓膜炎属春温范畴)发生于春季,即为春季阳气升发所致。夏季暑热炎蒸,又兼气候潮湿,故多暑热、暑湿为患,容易发生暑温、暑湿等病(包括流行性乙型脑炎、钩端螺旋体病等)流行。长夏季节,天气炎热,湿气尤重,易导致湿热致病,故多湿温病流行。还应该看到,不同季节,不同气候条件,也会影响人体反应性及抗病能力。冬春季节肺卫功能易于失职,为风热病邪入侵提供了条件。例如冬应寒而反暖,或春季温风过暖,而致人体腠理开疏,风热病邪则可乘虚而入,侵袭肺卫,而发生风温。夏季,或夏秋之交的季节,湿热、暑湿较重,脾胃功能呆滞,运化能力减弱,水谷停聚而产生内湿,郁积而化热,此时如又摄入秽浊不洁食物,再损脾胃,内外合邪,则导致湿温、暑湿等病的发生。

4. 地域性

温病发生与流行常表现出一定的地域性。我国疆域辽阔,地形复杂,南北跨温、热二大气候带。黑龙江省北部全年无夏,海南岛长冬,淮河流域四季分明,青藏高原西部终年积雪,云贵高原南部四季如春,西北内陆日温差极大等,多种地形不同的影响,形成了全国气候复杂多样的特点,而气候条件不同对温邪的形成与致病产生直接影响。同时,不同地域的人,体质类型、生活习惯、卫生条件等均有差异,必然对病原的感受性、传播、流行等产生影响。这就是导致温病发生与流行具有地域性特点的主要原因。温病的地域性,表现为一些温病在某一地域较易发生,甚至流行,而在其他地域则不易发生,少有流行。例如江南地势低平,河网稠密,湖泊众多,气候湿润,多湿邪为病,正如《史记·货殖列传》说:"江南卑湿,丈夫早夭。"清代医家叶天士在《温热论》中说:"吾吴湿邪害人最广。"陈平伯在《外感温病篇》也说:"东南地卑水湿,湿热之伤人独甚。"四川盆地湿气不易通畅散发,湿度大,雾日多,日照时间短,气温高,这样的亚热带湿热气候,构成了湿热病的重要发病条件。南方诸省夏季炎热多雨,故暑温、湿温病较多发生。古代称岭南地区(现两广、云南、贵州一带)多"瘴气",因气候炎热潮湿,蚊虫孳生,容易导致疟邪传播,故多疟疾发病。又如某些地区经济滞后,卫生条件较差,虱子、跳蚤较多,为疫疹的发生与流行提供了条件。

(三)病程具有阶段性

温病病程具有明显的阶段性,一般初期多有恶寒发热表证;继则邪热传里,恶寒消失,热势转甚,症见壮热烦渴,甚或出现神志异常及出血倾向,标志病程进入了极期;后期多见低热不退,邪少虚多,肝肾阴伤证,或邪退而留下后遗症。上述过程为一般内伤杂病所不具备,因而是温病区别于内伤杂病的主要依据。温病病程的阶段性,是在温邪作用下,卫气营血及三焦所属脏腑产生功能失调及实质损伤具有规律性变化所决定的,故上述病程阶段性变化,可用卫分、气分、营分、血分,或上焦、中焦、下焦来概括。温病初期,为温邪初袭人体而病变多在卫分阶段;病程极期,包括气分、营血分病变。温邪由表入里,热转壮盛,恶寒消失,而见汗出口渴,苔黄为病邪已进入气分,若继而出现舌绛脉数,斑点隐隐,神志异常,为病邪已进入营分,再若出现急性多部位、多脏腑、多窍道出血,并有严重神志异常,则为病邪深入了血分;后期为温病伤阴阶段。若以三焦作为病程分期,病在上焦者,多系温邪初袭,为温病初起病,在手太阴肺;病入中焦者,为温病中期或称为极期,多呈现阳明胃肠或太阴脾的病机变化;病邪久羁,则深入下焦,为温病后期,多表现肝肾阴伤病机变化。进入恢复期,正气渐复,机体逐渐康复。湿热性质温病,其卫气营血病程阶段变化,有湿热化燥化火过程,即病在卫气分阶段,往往需要经过湿邪燥化方可逐渐进入营血分阶段。温病病程阶段性变化,也是邪正斗争过程的反映。邪正相争而正不敌邪,则温邪由表及里,由浅入深,病情因而由轻加重,证候则由实转虚,甚至阴精、元气被耗竭,最后导致患者死亡;若在邪正相争过程中,病邪渐退,正气渐复,则症状逐渐减轻,患者精神、体力及饮食恢复,最后痊愈。少数在恢复期留有后遗症。病程分期往往不十分明确,例如感邪轻的患者,或在治疗过程中病邪受到顿挫,病变发展可终止于某一阶段。感邪重的病例,或患者正气素虚,病变发展可出现越期,或有重叠穿插,如有卫气同病者,卫营(血)同病者,气血(营)两燔者,甚至卫气营血俱病者。总的来讲,温病病程的阶段性,其前期阶段,多以机体功能失常为主,后期阶段,则以实质损害为主要变化。

(四)临床表现具有共同性和特殊性

温病临床表现的共同性可用16字概括,即:起病急速,发热为主,症状险

恶,阴伤居多。分析讨论如下:

1. 起病急速

起病急速即发病急骤,传变迅速。所谓起病急骤,是指患者有较确切的近期发病时日。温病起病急骤是区别于内科杂病中许多慢性疾病的主要依据之一。例如,同样具有发热的两例患者,其中发热、恶寒、口渴、头痛、咳嗽三天者,为急起发病,则属温病范围;而另一患者,其低热不退,伴有五心烦热,失眠,多汗,病程已逾半年以上,患者不能确切回答具体发病时日,则应考虑为内伤发热,而不属温病范围。温病一旦发生,即有传变趋势存在。传变是指温邪在体内的传播变化,并有相应的证候反映。温病传变速度较快,即叶天士所说热变最速。温病中也有起病较缓者,例如湿温传变即较缓慢,这是湿热病邪特性及其致病特点所决定的。湿温起病较缓,传变较慢,是与温病中其他疾病相比较而言,而不能与内科杂病中慢性疾病发展变化缓慢相等同。

2. 发热为主

发热为温病所必具,是温病最基本、最主要的临床表现。不发热的疾病,则不属于温病。不同性质的温病,在不同病程阶段,有其特殊的发热类型,熟悉、掌握不同发热类型的特点对于确定某种温病的诊断、辨别不同类型证候的病变性质都是十分重要的。温病患者除具有发热以外,还常有热象偏重症状并存,如口渴、心烦、溲赤、舌红、脉数等。在温病诊断、辨证中要重视发热与热症并见的特点,对它们必须进行仔细辨别、分析。

3. 易出现险恶证候

温病属于急性热病,病情及证候变化疾速,病程中容易出现急重、险恶证候。常见者有动血、动风、闭窍等。所谓动血,指血为热迫而妄行,而见斑疹,急性多部位、多脏腑、多窍道出血,如鼻衄、咯血、呕血、便血、尿血、阴道出血等。其中斑疹既是某些温病必有表现(如疫疹),也是温邪进入血分及病情急重的重要标志。注意观察斑疹形态、色泽、分布、发出时间、发出顺序、持续时间、消退情况等,对四时温病诊断的确立,不同证候类型的辨证,都具有重要意义(详见温病常用诊法章)。严重出血可导致气随血脱而危及患者生命。闭窍与动风常在同一时间出现,即神昏、痉厥兼见,多为热闭心包引动肝风所致。此证若不积极救治,可因内闭外脱而导致患者死亡。故应重视温病中闭、脱、痉、厥、出血等危重、险恶证候的诊治。

4. 容易耗伤阴津

温邪属阳热亢盛之邪,亢阳伤阴是温病的基本病理变化之一,正如吴鞠通说:"温热,阳邪也,阳盛伤人之阴也。"病程中出现阴伤症是温病病机演变之必然。病在上焦多伤肺阴,症见口鼻、咽喉干燥,干咳无痰,或少痰;病在中焦多伤胃阴,症见口渴欲饮,食少,舌绛光亮如镜等;病邪深入下焦,多伤肝肾之阴,症见低热,神疲,颧赤,手足心热甚于手足心背,甚而手足瘛,舌干绛而痿等。上焦、中焦、下焦阴津耗伤不是截然分割的,它们可能交叉出现,如肺胃阴伤,或胃阴已耗而肾精复伤等。阴津是抗御温邪的精微物质,也是温邪损伤的主要对象,故应重视温邪伤阴这一临床特点。湿热性质温病只有在湿热化燥化火时,才能导致阴津的逐渐耗伤。湿热化燥化火呈渐进性经过,故在病程中可能出现湿热未尽而阴津已伤的复杂变化,即阴虚夹湿证。要注意辨别伤阴程度与湿热存在多少的比例。若在病程中湿热反从寒化(与体质及治疗有关),则可转变为寒湿病邪而耗损人体阳气,出现一系列寒湿证候,这是湿热类温病的特殊表现。

以上四个方面是四时温病共同具有的特点,但就某一温病而言,这些特点可能显示出程度上的差别,而自己固有的特性则较突出,因此,不同的温病各具个性,以区别于其他温病。

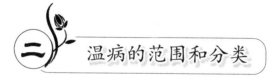

二 温病的范围和分类

(一) 温病的范围

从温病的概念可知,温病包括了多种急性外感热病,而外感热病既可由于温邪引起,也可因感受寒邪导致。外感热病中温病范围的确定主要依据温病特点,其中首要的是温病病因的特异性,据此可以确定外感热病中除外风寒性质以外的所有急性外感热病都归属于温病范围。属于风寒性质的外感热病毕竟是少数,而多数表现为温热性质的温病,故温病包括范围广泛。历代中医文献对温病概念解释不同,对温病范围划定不一,开始把温病范围规定得比较狭窄,随着认识的深化,温病范围逐渐被扩大。《黄帝内经》把温病范围只限定于发生在春季的一种外感热病,如《素问·热论》说:"凡病伤寒而成温者,先夏至日者为病温,后夏至日者为病暑。"《难经·五十八难》认为温病是广义伤寒之一,与湿温、热病、中风、伤寒等并列,如云:"伤寒有五:有中风,有伤寒,有湿温,有热病,有温病。"可见所指温病的范围仍然狭小。对温病范围认识的狭隘性及其长时间的延续,是源于《黄帝内经》对温病含义及其范围的经典界定。时代不断演进,对温病的认识不断深化,温病病种逐渐分化,温病包容的疾病种类累积增多,温病范围自然扩大,特别是到了明清时期温病学说形成之后,温病范围已扩展到相当广泛,例如《温病条辨》所论述的温病就有:风温、温热、温疫、温毒、暑温、湿温、伏暑、秋燥、冬温。并附有痢疾、黄疸、湿热痹等。全国统编教材《温病学》(五版)论述的温病包括:风温、春温、暑温、湿温、伏暑、秋燥、大头温、烂喉痧等,而国家规划教材《温病学》又将温病范围进一步扩大,包括风温、春温、暑温、湿温、伏暑、暑湿、秋燥、大头温、烂喉痧、疫疹、霍乱、疟疾等。本书还在此基础上增加疫痢、疫黄、中暑等。原属于温病范围的麻疹、白喉等疾病因沿袭传统习惯而仍旧归属于儿科或喉科范围。临床上常常联系现代医学疾病而考虑温病的范围,也就是说,有哪些西医疾病可划归于温病范围。一般说来,以下几类疾病可以认定属于温病范围:一是具有温病特点的急性传染病,如常见的病毒性疾病有流行性感冒、流行性腮腺炎、流行性乙型脑炎、流行性出血热、麻疹、风疹、传染性单核细胞增多症、登革热和登革出血热等;常见细菌性疾病有伤寒、副伤寒、沙门氏菌属感染、霍乱、猩红热、流行性脑脊髓膜炎等;立克次病有流行性斑疹伤寒、地方性斑疹伤寒等;螺旋体病有自然疫源性传染病钩端螺旋体病;原虫病中的疟疾。二是具有温病特点的某些急性感染性疾病及常见综合征,如大叶性肺炎、败血症、感染性休克、成人呼吸窘迫综合征等。三是具有温病特点的其他发热性疾病,如中暑、亚急性变应性败血症、急性白血病、急性风湿热、系统性红斑狼疮等。

(二) 温病的命名

这里所讨论的温病的命名,是介绍古代医家有哪些关于温病的命名方法。从分析中医古代文献可知,古代医家对温病的命名方法不统一,归纳起来大致有以下几种:

依据发病季节命名,例如春温、冬温,因为它们分别发生在春、冬季节。

根据四时主气并联系致病因素而命名,例如风温、暑温、湿温,因为春天的主气是风,风温的致病因素是风热病邪,故命名为风温;夏季的主气是暑,暑温的致病因素是暑热病邪,故命名为暑温;长夏主气是湿,而湿热病邪是湿温的致病因素,故命名为湿温。

根据季节与四时主气结合命名,例如发病季节在秋天,而秋季的主气属燥,故命名为秋燥。

根据特殊的临床症状命名,例如大头瘟,是依据头面肿大,灼热疼痛而命名;烂喉痧,是根据咽喉红肿疼痛、甚至糜烂,肌肤丹痧密布而命名。

突出传染性流行并结合主要临床特点命名,例如疫黄的命名,其"疫"是指具有较强的传染性,可引起程度不等的流行;其"黄"是指双目巩膜、皮肤黄染,故称为"疫黄"或"瘟黄"。又如疫疹,其"疫"指具有较强的传染性,能引起程度不等流行;其"疹"是指临床表现以发疹为主,故命名为"疫疹"。

根据严重临床症状及其对人体特殊危害而命名,例如疟疾、霍乱即是。需要说明的是,上述是介绍古代医家有关温病命名方法,而不是古代医家关于温病的定义。

(三) 温病的分类

这里所称温病分类是指临床分类,目的在于指导温病辨证与治疗能执简驭繁。温病包括范围广泛,对温病进行科学分类,还有利于对温病学的学习、研究。常见的分类方法有以下两种:

根据病证性质分类。温病临床证候虽然多样复杂,但是,依据其是否兼有湿邪,可将温病分为单热无湿的温热类温病及有热有湿的湿热类温病两大类。《温病条辨》就是采用这种方法进行分类的,如汪廷珍在《温病条辨·中焦篇》的按语说:"温热、湿热为本书两大纲。"温热类温病包括了由风热病邪、暑热病邪、燥热病邪、温毒病邪、疠气等所导致的各种温病。这类温病起病急,初起病邪多犯肺卫,发热及热症突出,伤阴明显,传变较快,容易内陷生变,病程较短。常见病种有风温、春温、暑温、秋燥、大头瘟、烂喉痧、中暑、疫疹、疟疾等。温热类温病的治疗,以清热祛邪为主,时时顾护阴津。湿热类温病是由湿热病邪、暑湿病邪所导致的一类温病。这类温病病邪多从口鼻而入,侵犯中焦脾胃,临床症状兼有湿与热两个方面,除有热邪所引起的发热、热象征候以外,还具有湿邪困阻中焦脾胃,郁滞气机,阻遏清阳等证候,如身热不扬,脘腹痞满,呕恶,苔腻等。在病程中,湿与热随着病机演变发生偏重转化,转变为热重湿轻者,热为矛盾主要方面,临床症状以阴伤为主;转化为湿重热轻者,则以湿邪为矛盾主要方面。湿重热轻者,若湿邪进一步加重,则可转化为寒湿。勿论湿重热轻,或是寒湿之邪,皆以湿邪耗伤阳气为主要临床表现。吴鞠通说:湿热"伤脾胃之阳者十常八九,伤脾胃之阴者,十之一二。"可见湿热类温病临床表现比温热类温病复杂。湿热类温病传变较缓慢,病程较长,缠绵难愈。常见病种有湿温、暑湿、伏暑、霍乱、疫黄等。湿热类温病的治疗,以清热祛湿为主,根据湿热转变,或兼顾阴津,或顾护阳气。需要说明的是,古代医家有认为暑邪之中固有湿邪,而将暑温归类于湿热类,如吴鞠通在《温病条辨·原病篇》第4条自注云:"热盛则湿动,热与湿搏而为暑也。"又在《温病条辨·上焦篇》第42条说:"伏暑、暑温、湿温,证本一源,前后互参,不可偏执。"可见吴氏将暑温列入湿热类温病。实际上暑热病邪本身无湿,只是在致病过程中,可兼夹湿邪为患,但其兼夹不是病程始终,常限于病程某一阶段,好比风温或其他温热类温病一样,在病程中可能兼夹湿邪或其他病邪,故不能因为病程某一阶段兼夹其他病邪而改变原有疾病属性。因此,暑温应属于温热类温病。

表 2-1　温热类温病与湿热类温病比较表

分类	温热类温病	湿热类温病
常见病种	风温、春温、暑温、秋燥、烂喉痧、大头瘟等	湿温、暑湿、伏暑等
初犯部位	一般多首犯肺卫	一般多犯脾胃
主要症状	发热及热象征候显著	除具发热及热象征候外尚有湿热郁阻表现，如身热不扬、胸闷脘痞、呕恶、苔腻等
机体损害	伤津为主	热偏盛者伤津为主，湿偏盛甚至转变为寒湿者，多耗损阳气
病程	病程较短	病程较长，一般缠绵难愈
治疗原则	清热为主，兼护阴津	清热祛湿，热偏盛者兼护阴津，湿偏盛或转变为寒湿者，兼顾阳气

　　根据发病迟早及病变表里病位不同分类。感邪即发，病发即以表热证为主，一般无明显里热证候者，属于病发于表的新感类温病，这类温病主要有风温、暑温、秋燥、大头瘟、烂喉痧等。感邪后不立即发病，邪气伏藏，过时而发，病发即以里热证候为主者，属于病发于里的伏邪温病，这类温病主要有春温、伏暑。暑温虽然起病即见阳明里热证候，但临床表现与当令主气的致病特点一致，故仍属感邪即病的新感温病。这种分类方法，从宏观着眼，集中温病初起表里两大类证候，对温病辨证和指导治疗也有执简驭繁作用。病发于表的新感温病，以解表祛邪为主要治则，病发于里的伏邪温病，则以直清里热为主要治则。

　　根据发病部位分类。不同温病，虽然病因不同，但其中有些病种却有着相同的病变部位，故可根据病变部位的区别对温病进行分类。一是肺系温病，主要有风温、秋燥、大头瘟、烂喉痧等，这类温病多为温邪从鼻窍吸入，首犯肺卫所致，初起多共见肺卫表证。二是脾胃肠道温病，这类温病病邪直犯脾胃肠道，或始虽犯卫而终归脾胃，其病种主要有以脾胃为基本病变部位的湿温、暑湿，以及病变始发于阳明的暑温，病变集中于肠道的霍乱等。不能单一归属于某一类的温病有春温、伏暑等。

表 2-2　温病的分类表

分类方法	病证性质		发病迟早和表里部位不同	
类型	温热类	湿热类	新感温病	伏气温病
初起表现	纯热无湿	湿热相杂	表热证	里热证为主
代表病种	风温、春温、秋燥等	湿温、伏暑	风温、秋燥	春温、伏暑

三 温病与伤寒

（一）温病与伤寒是性质不同的两类外感热病

由温邪引起的温病与因外感寒邪导致的伤寒是性质不同的两类外感热病，其临床表现、病机传变、治疗原则都不尽相同，必须加以鉴别。为了说明方便，现以温病中的风温与外感风寒的伤寒作一鉴别，列表比较见表2-3：

表2-3 风温与伤寒的区别

类 别	风 温	伤 寒
病因	风热病邪	风寒病邪
初起证候	表热证	表寒证
初起治疗	辛凉解表，疏风泄热	辛温解表，发散风寒

（二）古代医家关于伤寒与温病关系的认识

在古代中医文献中，长期存在有关温病与伤寒在概念及关系上的认识分歧，主要是：

1. 伤寒与温病名虽有异而所指相同

有人认为，伤寒与温病虽然病名各异，但实质上二者是同一类疾病，只是称呼不同罢了，即伤寒系雅称，而温病为俗名，也就是说伤寒是雅士之词，温病为田舍间号耳，正如《肘后备急方》说："伤寒、时行、温疫三名同一种耳，而源本小异；其冬月伤寒，或疾行力作，汗出得风冷，至夏发，名为伤寒；其冬月不甚寒，多暖气及西风，使人骨节缓堕，受病至春发，名为时行；其年岁中，有疠气兼夹鬼毒相注，名为温病。如此诊候并相似，又贵胜雅言总名伤寒，世俗因号时行。"

2. 温病从属于广义伤寒

也有人认为广义伤寒是一切外感热病的总称，包括属性为风寒的狭义伤寒和属性为温热性质的温病。这一论说，源于《黄帝内经》，提出寒邪是引起外感热病的主要原因，故把外感热病统称伤寒，如《素问·热论》说："今夫热病者，皆伤寒之类也。"又提出："凡病伤寒而成温者，先夏至日者为病温，后夏至日者为病暑。"将"病温"、"病暑"统统归属于伤寒。《难经·五十八难》具体论述了广义伤寒所包涵的病种，如云："伤寒有五：有中风，有伤寒，有湿温，有热病，有温病。"论中所称"伤寒有五"之伤寒，是广义伤寒，包括了属性为风寒的中风与伤寒（合称为狭义伤寒），以及属性为温热的湿温、热病与温病（皆属于今天的温病范围）。现将《难经》有关伤寒与温病的关系见图2-2：

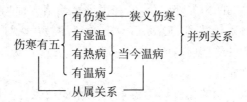

图2-2 《难经》关于伤寒与温病关系示意图

由此可见,温病隶属于广义伤寒之中。温病从属伤寒的认识,延续时间很长。在这种观点指导下,多以《伤寒论》方法治疗温病。甚至到清代温病学派形成,仍有部分医家持有这种观点,他们中陆九芝为代表,认为温病属于伤寒阳明病,应按《伤寒论》阳明病理论与方法论治温病。随着对温病认识不断发展和深化,开始出现变革伤寒与温病关系的主张,宋以后已提出寒温分治,明清时期,因为温病学说形成,而使温病脱离伤寒藩篱,改变了温病与伤寒关系的认识(详见温病发展简史)。近现代由于温病病种不断扩充和分化,温病受到广泛重视,而广义伤寒的概念逐渐被淡化,运用明显减少,坚持温病从属伤寒的观点者也逐渐减少。

3. 温病为类伤寒,或为伤寒兼证,证治各不相同

持这种观点的医家认为:伤寒是感受邪寒引起,属于正伤寒,而温病则因感受六淫邪气中的暑、湿、燥、风等引起,属于类伤寒,二者发热虽然相同,但是病因各异,除发热以外的其他证候则不尽相同,因此,不可概用伤寒法治疗温病。正如清代医家吴贞《伤寒指掌》说:"凡感四时六淫之邪而病身热者,今人悉以伤寒名之,是伤寒者,热病之总名也。其因于寒者,自是正病;若夫因暑、因湿、因燥、因风、因六淫之兼气或非时之戾气,发为风温、湿温、温病、寒疫等症,皆类伤寒耳。病热虽同所因各异,不可概以伤寒法治之。且伤寒正病绝少,类病尤多,苟不辨明,未免有毫厘千里之差。"清代医家俞根初认为伤寒是外感百病总名,而温病则为伤寒之兼证,他在《通俗伤寒论·伤寒兼证》中称:"兹言兼证者,或寒邪兼他邪,或他邪兼寒邪,二邪兼发者也。"他根据兼夹邪气不同,而有风温伤寒、春温伤寒、暑湿伤寒、秋燥伤寒、大头伤寒、湿温伤寒、热证伤寒、伏暑伤寒、冬温伤寒、发斑伤寒、伤寒兼疟、伤寒兼疫、伤寒兼痧等命名。这些疾病,实际上皆是今天所指温病。吴氏与俞氏观点近似,即温病是伤寒的类证或为伤寒之兼证。他们虽然在温病命名上皆冠以伤寒字样,而论述的实质内容则为温病。

温病与狭义伤寒是并列的关系。古代有的医家立足广义伤寒角度,对温病的概念、范围不断扩充认识不足,故提出温病不应另立门户,自成体系。温

病学说形成以后,则针对伤寒学派上述观点,强调温病不得混称伤寒,认为温病与伤寒是性质不同的两类外感热病,在因证脉治诸方面均有明显区别。可见温病与伤寒的关系是并列的关系。应该看到,温病学说形成以后,一部分医家在强调温病学说的同时,而对古代伤寒的广义性认识不足,忽略对广义伤寒的研究也是片面的。

以上是从疾病概念的角度讨论温病与伤寒的关系,此外,还存在温病学说与《伤寒论》的关系问题。温病学说是在《伤寒论》基础上发展起来的,形成了具有自身特色的学术体系,构成为一门独立的学科。《伤寒论》虽然是外感热病专著,但成书年代久远,内容详于寒而略于温,长期的实践证明,应用《伤寒论》的方法指导一切外感热病的辨证论治是有局限的,在这种情况下,以防治温病为主体内容的温病学说就应运而生。由此可见,温病学说与《伤寒论》的关系是继承与发展的关系。

四 温病与温疫

温疫在古代文献中记载很早,《论语·乡党》有"乡人傩(nuo),朝服而立于阼阶。"孔子注:傩,驱逐疫鬼。即指腊月驱除疫鬼的仪式。由此可见,温疫之由来甚久远。汉曹植《说疫气》就记载建安二十二年(公元 218 年)疠气流行,家家有僵尸之痛,室室有号泣之哀,或阖门而殪,或覆族而丧。温疫的危害,由此可见一斑。

(一) 温疫的概念

温疫是指温病中具有强烈传染性,并能引起流行的一类疾病。温疫之"温",指温病而言;温疫之"疫",指疾病流行而言,即《说文解字》所称:"疫,民皆疾也。"由此可见温疫是温病中具有传染性和能引起流行的疾病。当今有关温疫的概念是在明确了温病包括许多现代医学所称的急性传染病这一前提下确定的。也就是说,温病概念中所指的具有强烈传染性,并能引起流行的疾病,正是西医所说的急性传染病。但是不能将温病与西医所称的急性传染病相等同,因为温病尚包括以发热为主要表现,但不具有传染性和引起流行的其他疾病,故不能将这些疾病称为温疫。此外,中医文献中尚有瘟疫名称。瘟,即疫也,故又称瘟疫为疫病。由于瘟疫具有传染性和流行性,故瘟疫即传染病,民间常俗称传染病为瘟疫,如称艾滋病为"超级瘟疫"。瘟疫包括了寒、温两大类属性不同的传染病,属于温热性质者为温疫,属于寒凉性质者为寒疫。寒疫不属于温病范围。另,也有一些医家称瘟疫为温疫。

（二）关于温疫概念的分歧

在中医文献中,关于温疫概念及其与温病关系的认识分歧颇多,主要有以下几种:

1. 温疫是温病在流行时的一种称谓

这种观点认为温病在具备一定条件时就能引起流行,这些条件包括传染源(如"病气"、"尸气"等)及易感人群的存在,加上饥馑兵凶,或气候反常等因素,则可酿成温病流行,温病一旦流行,则称其为温疫。如清代医家喻昌在《尚论后篇·会讲温证正名辨脉之要一段》云:"讵知湿温包疫证在内,湿疫至盛,长幼相似则疫矣,疫亦暑湿之正法也。"王孟英也说:"湿温一证,即藏疫疬在内,一人受之则为湿温,一方受之则为疫疬。"可见,湿温散在发生时仍称之为湿温,一旦引起大范围流行,则可笼统称之为温疫,或根据其病邪性质,而称之为湿热疫或暑热疫。清代医家王学权在《重庆堂随笔》中说:"温病、热病、湿温病,治不得法,皆易致死,流行不已,而成疫疬。"说明温病在"流行不已"时即称之为温疫。看来古人将温病流行时称为温疫,其目的在于警示人们注意其危害,并加强防疫工作。这些论说,似与现代流行病学的观点类同,而实际上这种观点也有局限性,因为温病中尚有一部分疾病不具传染性,也不可能引起流行,故不能概称温病在流行时为温疫。

2. 温疫与温病是同一类疾病的不同称谓

持这种观点的医家认为,温病与温疫名称虽然不同,而所指则一,即温病、温疫是同一类疾病,病名可以互称。其代表医家是明末医家吴有性,他的著作《温疫论》即以温疫命名。吴氏在《温疫论·正名》说:"《伤寒论》曰:发热而渴,不恶寒者为温病,后人省"氵"加"疒"为瘟,即温也。如病证之证,后人省文作证,嗣后省"言"加"疒"为症。又如滞下,古人为下利脓血,盖以泻为下利,后人加"疒"为痢。要之,古无瘟、痢、症三字,盖后人之自为变易耳,不可因易其文,以温瘟而两病,各指受病之原,乃指冬之伏寒至春夏发为温热,又以非时之气为瘟疫。果尔,又当异证异脉,不然临治之际,何以知受病之不同也!设使脉病不同,病原各异,又当另立方论治法,然则脉证治法,又何立哉?枝节愈繁,而正意愈乱,学者未免有多歧之感。夫温者热之始,热者温之终,温热首尾一体,故又为热病即温病也。又名疫者,以其延门合户,又如徭役之役,众人均等之谓也。今省文作"殳"加"疒"为疫。又为时疫时气者,因其感时行戾气所发也,因其恶厉,又谓之疫疬,终于得汗而解,故燕冀名为汗病。此外,又有风温、湿温,即温病夹外感之兼证,各个不同,究其病则一。然近世称疫者众,书以温疫名者,弗遗其言也。"其后杨璇、戴天章等医家均宗吴氏观点。上述医家认为温疫即温病,是基于温病必具传染性、流行性

37

的认识而确认的。这可能是这些医家在临床实践中所防治的温病主要是急性传染病，并在一定范围内蔓延流行，因而认为所有温病具传染性、流行性，得出温疫即温病的结论。例如吴有性适逢崇祯辛巳年，冀、鲁、浙诸省大疫，一巷百余家，无一家仅免，甚至一门数十口，无一口仅存，危害严重。吴氏根据临床实际，"格其所感之气，所入之门，所受之处，及其传变之体，平时所用历验方法"著成《温疫论》一书。杨璇经历了乾隆乙亥（1755）、丙子（1756）、丁丑（1757）、戊寅（1758）等年温病流行，认为凡是凶恶大病，尽数温疫，故有《伤寒温疫条辨》之著。因此，上述医家提出温疫即是温病的观点是可以理解的。持温疫即是温病观点的医家，其著作均以温疫立论，如吴有性《温疫论》、戴天章《广温疫论》、刘松峰《松峰说疫》、余霖《疫疹一得》等。他们临床实践主要针对急性传染病，故关于温疫的认识，在病因、病机、治法、预防、调护诸方面都有新见解、新理论、新经验、新治法，其理论系统，自成体系，故当今多称他们的学说为"温疫学说"。温疫学说是温病学的重要组成部分，在防治传染病方面具有重要的理论意义及临床实践意义，颇有参考价值，故至今仍甚受珍视。

3. 传染者为温疫，不传染者为温病

持这种观点的医家认为，温疫与温病不相同，二者的区别在于是否有传染性，传染的为温疫，不传染的为温病。其代表医家是清代陆九芝。他在《世补斋医书》说："温热之病为阳明证，证在《伤寒论》中，方亦不在《伤寒论》外，本不难辨。自夫人以论补之瘟役作论中之温热，惟恐瘟疫与伤寒混，适将温热与瘟疫混，反将温热与伤寒混，伤寒、温热、瘟疫三者愈辨愈不清矣。是故欲得温热之真，必先严瘟疫之界，乃能知伤寒之论本自有温热之方。凡病之里巷相传，长幼相似，其小者如目赤颐肿，咽痛咳嗽之类，常常有之，属温者多，其大者变起仓猝，一发莫制，有不定其病之为寒为温者。众人传染如徭役然，因其传染乃名疫。若病只一身，即在同室侍疾之人亦不传染，则温为温病，热为热病。其初传与伤寒之太阳异，其中传与伤寒之阳明同，既不传染，即不得以疫名。……所以欲明温热者，必与伤寒辨，而尤必先与瘟疫辨。与瘟疫辨者无他，盖即辨其传染不传染耳。明乎传染之有寒有热者为瘟疫，即知不传染而有热无寒者为温病，其所以异于瘟疫者，只在此不传染之三字。其以异于伤寒者，亦只在不同麻、桂、青龙之三方，此外则与伤寒病寒既成温而后无少异，方亦无不同。"由此可见，陆氏以传染与不传染作为标准将温病与瘟疫对立而成为两类不同的疾病。实际上具有传染性的温病，在不具备传染及流行条件时，可能呈散在发病，不一定引起传染和流行，但若按陆氏的标准，在散发情况下的急性传染病，就不能称为温疫了。显然陆氏观点有一定的片面性。以上有关温病与温疫关系的见解,是在当时历史条件下,还不能分别温病中哪些属于急性传染病并能引起流行,哪些不属于传染性疾病。今天对于温病中哪些疾病能传染,哪些疾病不具备传染性,已经非常清楚,故对不同医家有关温病与温疫的认识分歧不难理解。此外,晋代医家王叔和在他的著作《伤寒论序例》中甚早对温疫的概念作了解释,他说:"阳脉濡弱,阴脉弦紧者,更遇温气变为温疫。"王氏观点是,冬伤于寒,寒邪伏藏,不立即发病,其过时而遇不同"异气"激发为不同疾病,温疫即为更遇"温气"激发所致,其脉象是"阳脉濡弱,阴脉弦紧"。喻昌在《尚论篇·驳正王叔和序例》时评论道:"叔和每序伤寒,必插入异气,欲鸣己意。"看来王氏有关温疫的特殊见解,对临床少有实际指导意义,故未被传袭。

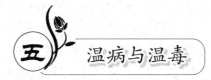

五 温病与温毒

在中医文献中尚有温毒病名,有必要明确其概念及其与温病的关系。下面就有关问题讨论如下:

(一) 温毒的病名概念

具有肿毒特征的温病称为温毒。温毒概念的内涵是肿毒特征,所谓肿毒特征,指局部红肿疼痛,甚至破溃糜烂,可出现于咽喉、头面、项下、颌下等。温毒概念的外延(范围)为温病,即温毒属于温病范围。温毒既属温病范围,故温毒必具温病基本特点,如由温邪引起,具有发热和热象偏重临床证候,有卫气营血传变过程等。温毒包括了具有肿毒特征的多种急性外感热病,如大头瘟、烂喉痧、痄腮等。温病与温毒的关系是:温毒属于温病范围内的一大类疾病,不是独立于温病以外的其他疾病。

古代医家对温毒的认识很早,见解不统一,现叙述如下:

汉·张仲景在《金匮要略·百合狐惑阴阳毒病脉证治》中提出:阳毒之为病,症见面赤发斑、咽喉痛、唾脓血等。这与当今所称温毒肿毒的病证特征类似。温毒作为温病病名,在晋代王叔和《伤寒序例》早有论述,如云:"阳脉洪数,阴脉实大者,更遇温热,变为温毒。温毒为病最重也。"指出冬季感受寒邪,未即发病,邪气伏藏,过时而复感"温热"之邪而发病者,称为温毒。《肘后备急方》载有温毒发斑病名,临床特征是肌肤发出斑疹。宋代医家郭雍指出温毒是伤寒、温病以外的另一疾病,他在《伤寒补亡论·春温》中说:"惟温毒一病,既非伤寒,又非温病,乃在冬时,表尝感寒,先感冬温不正之毒,后复为寒所折,肤腠闭密,其毒进不得入,退不得泄,必假天气暄热去其外寒而后温气得通,郁积既久,毒伤肌肤,故斑如锦纹,或烂为疮而后可出。"清代医家熊立品在《瘟疫传症汇编·治疫全书》(1776)中指出了温毒的形成及其表现,他说:"温毒:凡伤寒、瘟疫并各种温病,初感外邪未得解散,留滞经络、肌肉、脏腑,杳无出路,常于颈、项、胸、胁、腰、膝、胯、胫中忽然掀肿,或小如李实,或大而覆杯,坚硬红晕,痛如锥刺,畏寒作热,脑闷头昏。"清代医家吴鞠通在《温病条辨·上焦篇》第 1 条自注中提出了温毒概念,他说:"温毒者,诸温夹毒,秽浊大甚也。"又在《温病条辨·上焦篇》第 18 条叙述了温毒肿毒特征及其证治,如云:"温毒咽痛喉肿,耳前耳后肿,颊肿,面正赤,或喉不痛,但外肿,甚则耳聋,俗名大头温、蛤蟆温者,普济消毒饮去柴胡、升麻主之。"后世论述温毒,多以《温病条辨》为依据。如石芾南在《温病合编》中说:"温毒即温疫之秽浊最重者也,中物物死,中人人伤。尝见饥馑兵荒之岁,疫气盛行,大率春夏之交为甚。盖温热暑湿之气交结互蒸,人在其中,无隙可避,举凡露雾之区,蛇龙之窟,监狱之内,乱冢之旁,燔柴掩席,委壑投崖,病气尸气,种种恶秽,上溷苍天清净之气,下败水土物产之气,人受之者,亲上亲下,病人从其类。如世俗所称大头温者,头面腮颐肿如瓜瓠是也;所称蛤蟆温者,喉痹失音,颈筋肿痛是也;所谓瓜瓤温者,胸胁高起,呕汁如血是也;所称疙瘩温者,遍身红肿,发块如瘤是也;所称绞肠温者,腹痛干呕,水泄不通是也;所谓软脚温者,便清泄白,足重难移是也。"

(二)温毒的病因概念

在中医文献中温毒除了病名概念外,还指病因概念。即温毒是一种导致温病的致病因素,这将在温病的病因一章中介绍。

第三章
温病的病因与发病

温病的病因与发病这一章主要讨论温病的致病因素及其致病特点,以及在病因下温病发生的条件与规律。可见病因与发病联系紧密。这些内容属于温病学基础理论的重要组成部分,其涉及的概念历代认识不尽统一,今天要从理论与实践相结合的角度,准确地认识其实质。重点掌握温病的常见致病因素及其致病特点,了解温病病因中内因与外因在发病中的,熟悉新感与伏邪两种发病类型。

温病的致病因素统称温邪。感染温邪人体是否发病,取决于正气与邪气双方力量的对比,如正气虚弱,抗病力低下,温邪则易侵袭人体。正如《灵枢·百病始生》说:"风雨寒热,不得虚,邪不能独伤人。卒然逢疾风暴雨而不病者,盖无虚,故邪不能独伤人。此必因虚邪之风,与其身形,两虚相得,乃客其形。"在温邪作用下,人体卫气营血与三焦所属脏腑功能发生失调,实质受到不同程度损伤,生理自稳平衡功能被破坏而发病。

本章重点讨论各种温邪的致病特点,发病类型,以及温病发生、流行与自然因素、社会因素的关系等。

一　温病的病因

温病的致病因素是"温邪",由清代医家叶天士首先提出。"温邪"为温病致病因素的总称。对温病病因的认识是按"审证求因"思维方式进行的。温邪作用于人体而发生温病,而温病又以证候的形式反映出来,外现的证候是温邪致病和内在病变的反映。审视温病证候现象可以探求出温病的致病原因,乃至病机本质,这就是温病"审证求因"的认识方法。温病属于外感类疾病,而外感不外六淫,故温病致病因素温邪不超越六淫范围。六淫致病具有明显的季节性,如根据四时不同气候变化,联系季节性外感热病的临床特点,就能对六淫邪气中的风热病邪、暑热病邪、湿热病邪、暑湿病邪、燥热病邪、伏寒化温的温热病邪等作出准确的概括。此外,疠气、温毒、疟邪等也具有温热性质特点,故也属于温邪范围。这种认识方法反映了中医人与自然相适应的基本观念及审证求因的思维方法。温病各种致病因素之所以能够用温邪概

41

称,是因为它们具有共同特性,这就是:①从外侵袭人体,主要是从口鼻或从皮毛而入侵,致病迅速;②致病与时令季节相关,故又称温邪为时令温邪,或简称时邪;③温热性质显著,致病后出现发热及相关热象;④在一定条件下,可以相互影响及转化,如热灼成燥、热蒸湿动、寒郁化热等;⑤不同温邪入侵人体的部位有别,如风热病邪首犯手太阴肺经,暑热病邪侵犯足阳明胃经,湿热病邪多以足太阴脾经为主要病变部位等。不一一列举。

研究温病病因学的意义在于:①有助温病早期诊断:不同的温邪具有自身的致病特点,其入侵人体,病变定位不同,产生证候各异,临床医生根据证候特点,联系发病季节,往往能够帮助诊断的确定。②有助于早期证候类型的确定:不同温邪致病于人体,初发证候各异,临床医生根据初起症状特点,可以确定其临床证型,例如风热袭表、暑热伤表、湿热郁表、暑湿犯表、燥热伤表等。③有助于立法处方的确立。根据初起临床表现,而确定其致病原因,证候性质,再针对病因、证候,而确立其治法、处方,这就是从"审证求因"到"审因论治"的临床思维过程。例如审察某患者具有发热、微恶风寒、头痛、口渴、舌边尖红赤、脉浮数等证候,而求索出病因为风热病邪,其证候性质是风热袭表("审证求因")。再依据风热病邪特点,联系初起证候性质,确立疏风泄热治疗原则,选用与之对应的银翘散治疗("审因论治")。

在上个世纪80年代编写五版教材《温病学》时,主编孟澍江教授力主将温病病因总称"温热病邪"更换为"温邪",当时大多数编委习惯了过去的"温热病邪"称呼,脑子转不过弯。孟澍江教授根据叶天士《温热论》更正以前教材使用不当的术语,在温病学教材建设上起了重要作用。

下面讨论各种温邪的致病特点。

(一) 风热病邪

什么是风热病邪? 风热病邪是春冬季节的一种致病因素。春季阳气升发,气候温暖多风,易形成风热病邪,由春季风热病邪引起的温病为风温,正如《温热经纬·叶香岩三时伏气外感篇》(简称《三时伏气外感篇》)所说:"风温者,春月受风,其气已温。"吴鞠通在《温病条辨·上焦篇》第1条自注说:"风温者,初春阳气始升,厥阴行令,风夹温也。"若冬令气候异常,如冬应寒而反暖,亦可产生风热病邪。由冬季风热病邪引起的温病为冬温。实际上冬温是发生于冬季的风温,或者说,冬温是冬季风温的别称。正如王孟英在《三时伏气外感篇》的按语中所说的:"冬月天暖,所感亦是风温。"陈平伯对风热病邪的致病季节作了说明,他说:"春月风邪用事,冬初气暖多风,故风温之病多见于此。"(《温热经纬·陈平伯外感温病篇》自注)

风热病邪致病有以下特点:

1. 首犯肺卫

风为天之阳气,具轻扬、升散、疏泄特性,而人身肺位最高,由天气所主,故风热病邪入侵,肺经首当其冲,正如《三时伏气外感篇》说:"肺位最高,邪必先伤。"肺主气其合皮毛,肺受邪乘,卫必邪郁。故风热病邪致病,初起症见发热、微恶风寒、头痛、少汗、咳嗽、口微渴、苔薄白、舌边尖红赤、脉浮数等肺卫表证。上述症状是临床上"审证求因"识别风热病邪的主要依据。针对病因治疗则当辛散凉泄肺卫风热病邪,这就是"审因论治"。邵新甫在《临证指南医案·风温》案后的按语中说:"风为天之阳气,温乃化热之邪,两阳熏灼,先伤上焦,种种变幻情状,不外手三阴(按:指肺经)为病数,头胀、汗出、身热、咳嗽,必然并见,当与辛凉轻剂,清解为先。"

2. 化燥伤阴

风热病邪为风与热相合而形成的一种致病因素。风、热均属阳邪范围,其中风性升散,胜湿而化燥;邪热亢盛,则易耗伤。故风、热相搏,两阳熏灼而易劫阴。正如刘完素《宣明论·燥门》所说:"风能燥湿,热能耗液。"叶天士在《温热论》亦称"风夹温热而燥生,清窍必干,为水主之气不能上荣,两阳相劫也。"风热病邪初起以肺经为病变中心,继则留恋于肺胃,这就是陈平伯所说的:"人身之中,肺主卫,又胃为卫之本,是以风温外薄,肺胃内应,风温内袭肺胃受病。"(《温热经纬·陈平伯外感温病篇》自注)故风热病邪伤阴,多耗伤肺胃阴津。故针对风热病邪伤阴特性,应遵邵新甫所提出的治禁,即:"大忌辛温消散,劫烁清津。"(《临证指南医案·风温》案邵按)

3. 易退易变

风邪善行数变,温邪热变最速,故风热病邪入侵人体,既易消退,又易传变。正气未至大虚者:抗邪有力,风热病邪不能传变内陷,在肺卫阶段即消退而痊愈。正气虚弱,不能御邪深入者,风热病邪则容易内陷生变,例如风热病邪初袭肺卫,而见短暂的发热恶寒表证,旋即出现神志异常等险恶之证,说明肺卫之邪已经逆传心包。正如陆子贤在《六因条辨·风温辨论》中所说:"倘治失宜,传变最速,较诸温热,则尤险也。"依据风热病邪容易内陷生变的特性,在临床上要提高警惕,防止逆传心包等险恶证候的出现。

(二)暑热病邪

什么是暑热病邪?暑热病邪是由夏季火热之气所化生、致病于夏季的一种致病因素。《说文解字》称:"暑,热也。"又称:"暍,伤暑也。"由此可见,夏季火热之气有暑、热、暍等不同名称。《汉书·武帝纪》云:"夏大旱,民多暍死。故暑也、热也、暍也,皆夏令一气之名也。《内经》论述了暑的属性,如《素问·五运行大论》说:"其在天为热,在地为火,其性为暑。"《素问·气交变大论》也说:"岁火太过炎暑流行。"可知暑为独盛于夏季,纯阳无阴,炎蒸酷烈的火热之气。王孟英对暑的属性作了进一步的说明:"《内经》云:在天为热,在地为火,其性为暑。又云:岁火太过,炎暑流行。盖暑为日气,曰炎暑,曰酷暑,皆指烈日之气而言也。"(《温热经纬·仲景外感热病篇》雄按)暑热病邪的形成无疑与夏季炎热的气候条件密切相关,暑热病邪伤人具有严格的季节性,换句话说,暑热病邪的致病季节主要在炎热的夏季。由暑热病邪引起的外感热病有暑温、中暑等。

暑热病邪致病有以下特点:

1. 伤人急速

暑热亢盛炎烈,伤人急迫,亦犹矢之中人,猝不及防,而发病于顷刻。人在炎暑气候条件下劳作,极易被暑热病邪伤中而急起发病。暑热病邪感人发病较之其他温邪尤急且速。因此,为预防暑热伤人,必须采取防暑降温措施。

2. 径犯阳明

暑性炎热、酷烈,故其侵袭人体,往往不分表里渐次,即不一定始伤于卫,而渐次传入气分,继则深入营分、血分等,常常超越卫气营血固有层次,造成不同病理损害。因此,暑热病邪致病发病与一般新感温病有所不同,初起很少有卫分病变,或邪留卫分时间短暂,症状轻微,或症状阙如,而是直入阳明气分,出现里热炽盛证候,症见壮热、大汗、头晕面赤、心烦、口渴、脉洪大等。叶天士将这一致病特点概括为"夏暑发自阳明"(《温热经纬·叶香岩三时伏气外感篇》)。

3. 耗气伤津

暑热酷烈,炎暑流行,能流石灼金,使草萎、河涸,自然生态受到严重影响,甚至发生明显的改变。这一自然现象联系到人体病理变化,则为津气两伤。暑热病邪为亢盛的阳热之邪,亢阳而伤阴;暑热病邪又属壮盛的火热之气,壮火则食气,而耗损人体元气。故暑热病邪入侵人体,既损伤阴津又耗损元气,症见身热、汗出、口渴、齿燥、神倦、脉虚等,甚则导致津气两脱而危及患者的生命。《素问·举痛论》说:"炅则气泄","炅则腠理开,荣卫通,汗大泄,故气泄。"指出了暑逼津泄,气随津耗,或气随津脱的暑热致病特点。

4. 闭窍动风

暑为火热之气,与心气相通,即《素问·六节藏象论》所称心者为"阳中之太阳,通于夏气"。王孟英也说"暑是火邪,心为火脏,邪易入之。"(《温热经纬·叶香岩三时伏气外感篇》雄按)由此可见,暑热与心有同气相从的关系,故暑热病邪易直入心包,导致机窍阻塞,甚至引动肝风,出现痉、厥等严重症状。暑热闭窍神昏,一般称之为暑厥;暑热闭窍动风,又称为暑痉,或称暑风,或称暑痫。

5. 兼夹湿邪

夏季炎热,天暑下迫,地湿上腾,暑热既盛,湿气又重,土润溽暑,易致暑热相搏,郁阻气分,故《温热经纬·叶香岩三时伏气外感篇》说:"长夏湿令,暑必兼湿。暑伤气分,湿亦伤气。"暑热夹湿又称暑湿病邪。暑湿病邪的性质与湿热病邪类似,所不同者,暑湿病邪以暑热性质突出为特点。四时温病中的暑湿病是由暑湿病邪所引起,而伏暑则由暑热病邪导致,但常常兼有湿邪为患。由暑湿相搏而成的暑湿病邪有其独特的致病特点,如:易困阻脾胃,弥漫三焦,伤络动血,耗损元气。此外暑湿病邪还可兼夹寒邪致病,这是因为因暑贪凉,恣食生冷,甚至露宿纳凉,而兼感寒邪,形成暑湿内蕴,寒搏肌表的病理变化。

古代医家有关暑的概念向来存在分歧,即暑热夹湿还是暑中固有湿邪。湿与热搏而为暑,多为名家定论,如叶天士肯定"暑必兼湿"、吴鞠通认为"热与湿搏而为暑也"。并由此衍生出暑温与湿温两种温病概念的混淆,如云:"暑兼湿热,偏于暑之热者为暑温,多手太阴证而宜清;偏于暑之湿者,为湿温,多足太阴证而宜温。"(《温病条辨·上焦篇》第35条)这就是说,暑中有湿邪,依据暑与湿的多少而确定暑温与湿温的概念:暑(热)重湿轻者为暑温;湿重暑轻(热)者则为湿温。若按照吴氏之说推理,湿温病热重湿轻的临床证型也可称为暑温,这样就混淆了暑温与湿温的界限。王孟英认为暑乃天之热气,纯阳无阴,虽可夹湿,但非必然。他在《温热经纬·仲景外感热病篇》的按语中说道:"若谓暑必兼湿,则亢旱之年,湿难必得,况兼湿者可独暑哉?盖湿无定位,分旺四季,风湿、寒湿无不可兼,惟夏季之土为独盛,故热湿多于寒湿。然暑字从日,日为天气,湿字从土,土为地气,宵壤不同,虽可合而为病,究不可谓暑中原有湿也。"他又在《温热经纬·叶香岩外感温热篇》的按语中说:"经云:热气大来,火之盛也。阳之动,始于温,盛于暑。盖在天为热,在地为火,其性为暑,是暑即热也,并非二气,虽易兼感,实非暑中必定有湿也。譬如暑与风亦多兼感,岂可谓暑中必有风耶?若谓热与湿合始名为暑,然则寒与风合又将何称?"王氏又在《温热经纬·叶香岩三时伏气外感篇》的按语中称暑兼湿邪"犹之寒邪夹食,湿证兼风,俱是二病相兼,非谓暑中必有湿也"。王氏持论公允。二是暑有阴阳之分。暑分阴阳见张景岳《景岳全书·杂证谟·暑证》,云:"暑本夏月之热病",其"阴暑者,因暑而受寒者也"。其"阳暑者,乃因暑而受热者也。"又,张洁古称静而得之为中暑,属阴;动而得之为中热,属阳。王孟英则认为,暑之属性为热,无阴而纯阳,不可妄立阴暑、阳暑之名,他说:"如果暑必兼湿,则不可冠以阳字,若知暑为热气,则不可冠以阴字。其实彼所谓阴者,即夏月之伤于寒湿者耳。设之暑有阴阳,则寒亦有阴阳矣。

不知寒者水之气,热者火之气也,水火定位,寒热有一定之阴阳,寒邪传变,虽能化热而感于他人也,从无阳寒之说,人身虽有阴火,而六气之中不闻有寒火之名。暑字从日,日为天上之火,寒字从,地下之水,暑邪易入心经,寒邪先犯膀胱,宵壤不同,各从其类,故寒暑二气,不比风燥湿有可阴可阳之不同也。"(《温热经纬·叶香岩外感温热篇》雄按)王氏评论因受邪时的动静状态不同而将暑邪强分阴阳云:"更有调停其说者,强分动得、静得为阴阳,夫动静惟人,岂能使天上之暑气,随人而判别乎?"(《温热经纬·仲景外感热病篇》雄按)其实所称之"阴暑",实因畏暑贪凉而趋阴,如袒胸露腹,睡卧湿地,或恣食生冷,而感受寒湿之邪(非暑邪)发病。如王氏云:"因畏热贪凉而生寒湿之病,乃夏月之伤寒也。虽在夏令,实非暑证,昔人以阴暑名之,谬矣。譬如避火而溺于水,拯者但可云出之于水,不可云出之于阴火也。"(《温热经纬·叶香岩三时伏气外感篇》雄按)证诸临床,夏月因暑贪凉而病伤寒者确多,治疗以外散风寒为主。可见王孟英之论甚合实际。

(三) 湿热病邪

什么是湿热病邪? 湿热病邪是湿与热搏形成的一种致病因素。湿热病邪是湿温的致病因素。湿为土之气,弥漫于天地之间,流布于四时之内,故湿热病邪四时存在,湿温病四时均有发生,而以长夏季节为多。长夏气候炎热,湿易蒸动,雨水较多,湿气较重,闷热潮湿,故湿热伤人尤胜。湿热病邪为湿、热合邪所变生,其中湿为阴邪,而热为阳邪,二者阴阳各异,相互矛盾,相互聚合,形成汪廷珍所称之"半阴半阳"(《温病条辨·下焦篇》第42条汪按)之邪。湿热病邪比单纯的湿邪或单纯的热邪致病更复杂,故薛雪说:"热得湿而愈炽,湿得热而愈横,湿热两分其病轻而缓,湿热两合其病重而速。"(《温热经纬·薛生白湿热病篇》)王孟英对湿、热合邪能增强致病作用作了阐释,他说:"热得湿则郁遏而不宣,故愈炽;湿得热则蒸腾而上熏,故愈横。两邪相合,为病最多。"丹溪有云:"湿热为病十居八九,故病之繁且苛者,莫如夏月为最。以无形之热,蒸动有形之湿,素有湿热之人,易患湿温。"(《温热经纬·薛生白湿热病篇》雄按)由此可见,湿热病邪与其他温邪相比较有其独特的致病作用。

湿热病邪致病有以下特点:

1. 黏腻胶滞,难于速祛

湿邪氤氲黏腻,致病徐缓,人在不知不觉中即受其感染而发病。湿热致病发病缓慢,不似风热病邪、暑热病邪等致病发病那样急骤,也就是说,湿热病邪致病徐缓,是与有热无湿的其他温邪致病相比较而言,而较之内科杂病中的慢性疾病的起病情况又有不同。阴柔湿邪与亢盛阳热交合,如"油入面"，难分难解，不易迅速祛除。故湿热为病，不似伤寒之一汗能解，也不像热邪一清即愈，正如汪廷珍所称湿热证"半阴半阳，其反复变迁，不可穷极，而又氤氲黏腻，不似伤寒之一表即解，温热之一清即愈，施治之法，万绪千端，无容一毫执著。"（《温病条辨·下焦篇》第 42 条汪按）故湿热致病病程较长，缠绵难愈，瘥后易于复发。又，湿热病邪传变较缓较慢，因为湿热病邪需在气分化燥、化热，方能传入营分、血分。这与有热无湿的其他温邪（如风热病邪、暑热病邪等）的传变相比，则多了湿邪化燥、化热环节及经过，故其传变较缓慢。

2. 邪从外受，脾胃为中心

湿热病邪虽然与其他温邪一样，从外感受而侵袭人体，但经过演变、变化，终以脾胃为病变中心。阳明为水谷之海，太阴为湿土之脏，脾胃同属中土，而湿为土之气，同气相从，故湿热病邪易伤脾胃，并以脾胃为病变中心，正如薛雪所称："湿热之邪从表伤者十之一二，从口鼻入者十之八九。阳明为水谷之海，太阴为湿土之脏，故多阳明太阴受病。"（《温热经纬·薛生白湿热病篇》）章虚谷进一步说道："胃为戊土属阳，脾为己土属阴，湿土之气，同类相召，故湿热之邪，始虽外受，终归脾胃。"因此，湿热病邪入侵人体发病，初起往往既有恶寒，肢体痛重，身热不扬等湿遏肌表的卫分证候，又有脘痞，腹胀，呕恶，便溏，舌苔厚腻等湿困脾胃、升降失司的气分证候。

3. 困阻清阳，闭郁气机

湿为重浊阴邪，易困遏清阳，如初起湿困肌表，卫阳困阻，而失温煦之职，则有恶寒，肢体痛重；邪正相争，阳郁不伸，虽有发热，而身热不扬；重浊阴湿上冒清空，清阳出（上）窍受阻，则有头重、鼻塞、耳聋、目瞑等。湿为黏腻胶滞之邪，湿热气蒸，三焦弥漫，郁滞气机，气行不畅，甚者湿郁气结，闭塞不通，即吴鞠通所说："湿闭清阳道路也。"（《温病条辨·上焦篇》第 43 条自注）其症轻则胸闷不饥、脘痞腹胀、小便不利、大便不爽，重则脘腹硬满，大便不下，小便不通等。

此外，湿热病邪可衍生为寒湿之邪，而损伤人体阳气。湿邪与寒邪同属阴邪范围，二者存在转化可能。在病邪方面，当湿重热轻时，湿热病邪可向寒湿方面转化；在体质因素方面，六淫伤人皆随人身之气而变，湿邪在体内的转化亦不例外。人身中气不足，脾阳亏虚者，湿邪则随寒邪转化；另有医源性因素，即在治疗中过用寒凉，甚至误用攻下而损伤阳气，使湿随寒化。正如王孟英说："此湿热病之类证，乃寒湿也，故伤人之阳气。或湿热证治不如法，但与清热，失于化湿，亦有此变"（《温热经纬·薛生白湿热病篇》雄按）。

（四）燥热病邪

燥热病邪属燥邪之一，是发生于秋季的一种致病因素。每逢久晴无雨，气候干燥之时，容易产生燥邪。关于燥邪的含义费晋卿作了详细的解释，如

47

何廉臣引费氏语云:"燥者干也,对湿言之也。立秋以后,湿气去而燥气来,初秋尚热,则燥而热。深秋既凉,则燥而凉。以燥为全体,而以热与凉为之用,兼此二义,方见燥字圆活。"(《重订通俗伤寒论·秋燥伤寒》廉勘)燥邪有寒热两种不同属性,其晚秋初凉,天气渐凉,则多产生凉燥(寒燥)病邪,其性有类风寒;早秋承夏,秋阳以曝,则易形成燥热病邪,其性多近风热。可见构成燥邪寒热属性与当时的气候条件及其变化等因素有关。正如俞根初《通俗伤寒论·秋燥伤寒》所说:"秋深初凉,西风肃杀,感之者,多病风燥,此属燥凉,较严冬风寒为轻。若久晴无雨,秋阳以曝,感之者,多病温燥。此属燥热,较暮春风温为重。"人感燥邪为病,统称秋燥。其感受燥热病邪致病者则是秋燥中的温燥;而外感凉燥病邪致病者则为秋燥中的凉燥。本书只讨论属于温病范围的燥热病邪的致病特点。

燥热病邪致病有以下特点:

1. 病变以肺经为主

四时主气内应五脏,燥为秋令主气,而肺属燥金,二者相应相从,故燥热病邪从口鼻而入,先犯手太阴肺经,正如何秀山引张石顽语云:"燥在上,必乘肺经"(引《重订通俗伤寒论·秋燥伤寒》何秀山按)叶天士亦称,秋燥"证似春月风温","但温邪上受,燥自上伤,理亦相等,均是肺气受病"(《温热经纬·叶香岩三时伏气外感篇》)。燥热犯肺,外则卫受邪郁,而见发热、微恶风寒等,内则肺失清肃,而见咳嗽少痰,或干咳无痰,口鼻干燥等。

2. 易燥伤津液

燥邪本身具有伤津特性,即《素问·阴阳应象大论》说"燥胜则干"。燥邪与邪热相搏,则更易耗伤人体的津液。燥热病邪燥伤津液有一定规律,初起以燥伤肺津为主,症见鼻咽干燥、呛咳无痰、口干等;继则伤肺、胃、肠道阴津,症见鼻、唇、咽、喉及皮肤干燥,口渴,大便干燥,咳嗽无痰,或少痰,舌干红少苔。有少数病情严重的病例,病邪可深入下焦,而耗伤肝肾阴精,出现真阴耗伤之证。

3. 易从火化

燥郁化火,多上干清窍,出现耳鸣、目赤、龈肿、咽痛、咽肿等,正如叶天士说:"燥火上郁,龈胀、咽痛,当辛凉清上"(《临证指南医案·燥》)。

(五) 温热病邪

什么是温热病邪?温热病邪是五版温病学教材提出的一个概念。过去习惯将温热病邪作为温病的致病因素的总称,即等同于现在所称的温邪。现在温热病邪的概念是伏寒化温产生的一种致病因素,是春温的致病因素。《素问·生气通天论》说:"冬伤于寒,春必病温。"说明寒邪是春季温病致病外因。又,《素问·金匮真言论》说:"藏于精者,春不病温,即冬不藏精。"阴虚内热体质,易促使寒邪化热发病,说明阴精素虚为春季温病的发病内因,正如柳宝诒在《温热逢源·详注灵枢素问伏气化温讲条》说:"冬伤于寒,天春月病温之由;而冬不藏精,又冬时受寒之由也。"冬季寒邪称为正邪(即当令之邪),一般不致病,即使感染人体,也无明显症状可察,故《灵枢·邪气藏府病形》说:"若有若无,若亡若存;有形无形,莫知其情。"只有冬不藏精的阴虚内热体质,寒邪才得以入侵伏藏化热而发病。由此可见,温热病邪是寒邪化热,发病于春季的一种致病因素。由温热病邪引起的温病是春温。

温热病邪致病有以下特点:

1. 温热内伏,病自里发

温热病邪内郁,或因气候引发,或因新感激发,或由正气亏虚,不能制约邪气,郁极而自发。内蕴里热外发,起病急骤,初病即见里热炽盛证候,其发于气分者,症见灼热、烦渴、尿赤、舌红苔黄而乏津液等;发于营(血)分者,初病即见身热,斑疹,神昏,或有出血倾向,舌绛等。由新感激发者,则兼见表证;伏邪自发者,但见里热燔灼证候,而无表证可察。阴虚火旺之体,里热内炽易成燎原之势,邪热迅速充斥表里气血,证候严重。

2. 里热内迫,动风动血

郁热内蕴,里热蒸迫,既可引动肝风,又可使血络遭受损伤,出现痉厥、神昏、斑疹、出血等。动风症见肢体急剧抽搐,频繁有力;动血则见急性、多部位、多脏器、多窍道出血。

3. 耗损阴津,多肝肾阴伤

温热病邪易伤阴津,于病程后期多耗损肝肾之阴,症见低热,颧赤,口燥咽干,脉虚神倦,或手足蠕动,舌绛不鲜,干枯而萎等。需要说明的是,统编《温病学》(五版)教材以前的教材、专著,将温热病邪作为温病致病因素总称,即相当于今天所称的温邪。因此,应注意将温热病邪与温邪区别开来。现在所称的温热病邪是春季温病致病因素,而温邪则是温病致病因素的总称。

(六) 温毒病邪

什么是毒?《说文解字》称:"毒,厚也。"引申意义则有聚集、偏胜等含义。可见,邪气聚集或偏亢即为毒邪。段玉裁注释:"毒兼善恶之辞。"说明"毒"有正、负面意义,即善恶两种属性。作为致病因素,应从其负面意义,即害人之物为毒。什么是温毒?温毒是指温热性质的毒邪。也就是说,温毒病邪是六淫邪气蕴蓄不解而形成属性为温热的一类致病因素。致病与时令季节相关,并可引起传染、流行,故又称作温邪时毒。温毒病邪包括风热毒邪、暑热毒邪、湿热毒邪(暑湿毒邪)、燥热毒邪、温热毒邪等。清代医家陈平伯《外感温病篇》所称之风温热毒、风温毒邪等属于温毒病邪范围。

"毒"作为温病的致病因素,最早见于《内经》,《素问·刺法论》指出"避其毒气"可令五疫不相染易。东晋郭洪认为温病是疠气兼夹"鬼毒"相注,《外台秘要》引《小品方》云:"天行温疫,是毒病之气。"(《外台秘要·伤寒上》)金人刘完素在解释阴毒、阳毒时称,阳毒是阳热亢极之症。清代医家尤在泾在《金匮要略心典》百合狐惑阳毒病证治的注释中云:"毒者,邪气蕴蓄不解之谓。"清代医家邵登瀛著有《温毒病论》专著。现代不少学者也提出毒寓邪中的见解。可见毒邪是温病的重要致病因素。

温毒病邪致病有以下特点:

1. 攻窜流走

温毒病邪可随经脉流走攻窜,肌腠、筋骨、脏腑等均可受其损害。如外窜肌腠,可出现皮肤丹痧、斑疹;流注经脉,形成结核、包块等。

2. 蕴结壅滞

温毒病邪在攻窜流走中,可使气血壅滞(毒壅气血),毒瘀互结,于局部出现红肿、疼痛,甚至破溃、糜烂等肿毒特征。如温毒病邪外窜经络、肌腠,皮肤可见痈脓、疮毒;上冲头面,可见头颈、颜面红肿疼痛;下注宗筋阴器,则出现阴囊、睾丸肿胀疼痛;内攻脏腑,可出现内痈(如肺痈、肝痈、肾痈等)。温毒病邪为六淫邪气蕴蓄不解形成,因此,温毒病邪未脱离六淫邪气范围。临床通过"审证求因"能分辨出不同温毒病邪的六淫属性,且可按"审因论治"进行有针对性的治疗。应特别强调的是,对温毒病邪引起的肿毒证候,还须注重清热解毒治疗。

(七)疠气

什么是疠?《说文解字》称疠为"恶疾也。"段玉裁注释云:"训疠为疠疫,古多借厉为疠。"故中医著作中常称疠气为厉气,或疫疠之气。又因其致病暴戾,发病严重,故又称疠气为戾气。疠气是六淫邪气中具有强烈传染性,能引起播散、流行的一类致病因素。疠气具有寒热两大不同属性,属于温热性质者,能引起温病的传染与流行。晋代医家王叔和称具有强烈传染性和能引起流行的致病因素为"非时之气"他在《伤寒序例》中说:"凡时行者,春时应暖而反大寒,夏时应热而反大凉,秋时应凉而反大热,冬时应寒而反大温,此非其时而有其气,是以一岁之中,长幼之病多相似者,此则时行之气也。"明代医家吴有性不同意这种观点,他在《温疫论》中指出:"温疫之为病,非风、非寒、非暑、非湿,乃天地间别有一种异气所感。"这种特异之气吴氏称为"厉气",即今所称之疠气。他认为疠气不是"四时不正之气",因为疠气不可以年岁四时为拘,盖非五运六气所能定。吴氏说:"疫者,感天地之,在方隅有厚薄,在四时有盛衰。此气之来,年老少强弱,触之者即病,邪从口鼻而入,则其所客,内不在脏腑,外不在经络,舍于夹脊之内,去表不远,附近于胃,乃表里之分界,是为半表半里,即《针经》所谓横连募原是也。"自吴氏以后对疠气的研究日渐深入。

疠气致病有以下特点:

1. 致病暴戾,不分老幼,众人触之者即病

疠气是一类特殊的致病因素,毒力与致病力极强,其弥散于自然界,人体接触即被感染而发病。

2. 多从口鼻途径入侵,病变定位具有特异性

疠气主要从口鼻入侵人体,即吴有性所称之"天受",但也有通过直接接触而感染于人者。不同疠气致病,具有不同的病变定位,即所谓疠气具有专入某脏腑经络,专发为某病的特性。例如暑热疫疠病变多在阳明胃;湿热疫疠病变多在膜原;瓜瓤瘟病变在肺胃;蛤蟆瘟病变在脖颈;疙瘩瘟病变在经络等。

3. 具有强烈的传染性,易引起流行

疠气具有极强的感染力,可通过空气、疫水、蚊虫叮咬等不同感染方式,在人群中引起传染以及程度不等的蔓延、流行。

4. 为病严重,病情凶险,复杂多变

疠气致病力强,入侵人体传变迅速,引起症状严重,复杂多变,初起多见寒战,高热,头痛如裂,身痛如杖,蒸蒸汗出,或腹痛如绞肠,或呕逆胀满,或斑疹显露,或神迷肢厥,舌苔垢腻等严重而凶险的证候。疠气不仅毒力强,且易在体内播散,证候演变迅速,例如湿热疫疠,晨起病变尚在膜原,舌苔白厚如积粉而滑腻;午前病邪初入胃腑,苔始变黄;午后邪已入胃,全舌变黄;入暮其邪则全入胃肠,舌变焦黑。一日三变,症状复杂多样。疠气是六淫邪气中具有强烈传染性的一类致病因素,故疠气亦未脱离六淫范畴,仍可按六淫属性进行辨证论治。由于疠气引起温病传染、流行,故应重视和建立相应的防疫措施。

表 3-1　常见病因及致病特点简表

常见病因	致 病 特 点
风热病邪	首犯肺卫;易化燥伤阴;易退易陷
暑热病邪	经犯阳明气分;易耗气伤津,甚至津气欲脱;易闭窍动风;易夹湿邪
湿热病邪	易犯脾胃,并以脾胃为病变中心;易困阻清阳,阻滞气机;传变较慢,病程较长
燥热病邪	病变经肺经为主;易伤津液;易从火化
温热病邪	邪气内伏,里热外发;易闭窍、动风、动血;易伤津液,后期可致肝肾阴伤
疠气	致病力强;具有强烈的传染性;多从口鼻而入;侵犯人体有病变的选择性和种属的选择性
温毒病邪	攻窜流走;蕴结壅滞

51

二 温病的发病

温病学发病学的内容包括发病因素,病邪感染途径,发病类型等。分别讨论如下:

(一) 发病因素

影响温病发生及流行的因素是多方面的,例如人体体质因素、自然因素、社会因素等。

1. 体质因素

温病是在温邪作用下,引起人体阴阳偏盛偏衰,卫气营血及三焦所属脏腑功能紊乱及实质损伤的一种病理状态。温邪入侵,并导致发病,取决于人体的抗病能力,及邪正力量对比。身体健康者,脏腑功能正常,正气内固,抗邪力强,温邪不致于入侵,此即《素问·刺法论》所说:"正气存内,邪不可干。"《景岳全书·杂证谟》说:"瘟疫乃天地之邪气,若人身正气内固,则邪不可干,自不相染。"正气亏虚者,防御力低下,温邪则易于入侵,正如《灵枢·百病始生》说:"风、雨、寒、热,不得虚,邪不能独伤人。卒然逢疾风暴雨而不病者,盖无虚,故邪不能独伤人。此必因虚邪之风,与其身形,两虚相得,乃客其形。"温邪入侵,是否一定发病,或立即发病,除取决于感邪量多少和感邪性质外,人体功能状态、正气强弱盛衰等在发病中起着极为重要的作用。例如,阴精素虚体质,则易感受温热病邪。邪舍少阴,郁伏不发,至来春阳气升发,或再感客邪,引动在里伏热而发病,病情颇重。又如,湿热疫疠,从口鼻而入,直趋中道,盘踞膜原,至正气耗损,不能制约病邪,邪气张溢而发病,正如吴有性说:"感之浅者,邪不胜正,未能顿发,或遇饥饱劳碌,忧思气怒,正气被伤,邪气始得张溢。"(《温疫论·原病》)若群体正气不足,免疫力低下,温病容易在人群中发生与流行。预防措施不力,计划免疫实施情况不佳,均可使人群易染性增加。

2. 自然因素

自然因素(如环境、地域等)对温病发生的影响,已在第二章温病具有地域性特点中论述。气候异常对温病发生与流行有着直接关,非其时而有其气,如骤冷暴热,疾风霪雨,人体不能适应寒暖遽变,则易感温邪而发病,故巢元方《诸病源候论》说:"皆因岁时不和,温凉失节,人感乖戾之气而生病,则病气转相染易,乃至灭门,延及外人。"自然灾害与温病的发生与流行也密切相关,例如洪涝灾害,疫水泛溢,污染水源,导致温疫发生、流行,故有"大灾之后必有大疫"之说。此外,空气中存在放射性物质、污染性尘粉、刺激性气体或其他有害物质,对人体免疫功能都会产生明显影响,降低抗病能力,增加温邪染易机会。

3. 社会因素

影响温病发生与流行的社会因素是多方面的,诸如经济条件、营养调配、体育锻炼、卫生习惯、卫生设施、防疫制度等。某些经济落后的发展中国家,人民生活贫困,营养不良,体质虚弱,文化落后,卫生及防疫设施缺少,战争频繁,社会动荡,人口迁徙流动,自然灾害不断发生,常常有传染性温病的发生与流行。

(二) 邪感途径

温邪可通过多途径入侵人体而发病,主要途径有以下几种:

1. 从鼻窍入侵

被温邪污染的空气,随人体呼吸进入鼻窍,侵入肺系引起发病,初起病变多在手太阴肺。古代医家很早就认识到:"一人病气足充一室。"病室空气被温邪污染的空气,足以感染健康人。吴有性称这种入侵途径为"天受";叶天士所称"上受"也包括了这种感邪途径。四时温病中的风温、烂喉痧等就是通过呼吸道传染的。

2. 从食管入侵

病邪污染水源、食物,随人饮食而经食管入侵人体。由于口气通于胃,故经食管入侵的温邪则直犯胃肠而发病。古代医家很早就认识到了这种感邪途径,例如《诸病源候论》·食注候说:"人有因吉凶坐席饮啖,而有外邪恶毒之气,随食饮入五脏,沉滞在内,流注于外,使人肢体沉重,心腹绞痛,乍瘥乍发,以其因食得之,故谓之食注。"痢疾、霍乱等传染性温病就是通过食管入侵人体。

3. 从皮毛入侵

某些温邪是通过皮肤、肌腠、经络进入人体,这就是一般所说的"从肌表而入"。与具有传染性温病患者直接接触,病邪可从皮毛入侵而染易于人。疟疾传染是由雌性蚊叮咬人体皮肤时,将蚊体内疟邪(疟原虫)经由皮肤而注入人体。属于疫疹范围的流行性斑疹伤寒、地方性斑疹伤寒,则分别由人虱、鼠蚤为媒介,将疫邪(普氏立克次体、莫氏立克次体)经皮肤感染于人体。此外,人体接触疫水,病邪亦可从健康皮肤或破损皮肤入侵人体。总之,温邪从皮毛入侵引起温病发病是一重要感邪途径。

(三) 发病类型

发病类型是根据发病时临床表现确定的,一般分为病发于表的新感温病和病发于里的伏邪温病。

1. 新感温病

新感温病又简称"新感",指感邪后立即发病的一类温病。新感温病的证候特点是,感邪在表,初起即见表证,以发热、恶寒、无汗或少汗、头痛、咳嗽、舌苔薄白、脉浮数等肺卫证候为主,一般无里证出现。新感温病的传变,形式多样,与感邪性质、感邪数量多少、患者体质类型等相关,主要有:①在表不传,自行消退:感邪较轻,正气未至大虚,御邪抗邪力较强者,其邪可郁于表而不传变,或自行消退;②自表入里,渐进传变:这种传变形式,指温邪顺沿卫气营血层次渐进深入;③自肺卫内陷心营:指温邪初犯肺卫,即刻径传心营,出现神志异常。总之,新感温病的传变趋向是自表入里,由浅入深。新感温病病程一般较短。新感温病的治疗,初起病邪在表,一般以解表祛邪为大法,若治疗及时而正确,温邪则从表而外解,预后一般较好。属于新感温病病种较多,如有风温、暑温、湿温、秋燥、烂喉痧、大头瘟等。

2. 伏邪温病

伏邪温病又称伏气温病,或简称"伏邪",指感邪后,邪气伏藏,过时而发的温病,如冬时受邪至来春发病。伏邪温病的发生与体质因素相关,阴虚内热体质(冬不藏精之体),多患伏邪温病,即:①冬不藏续深入,而自里出表,病势随之减轻,病情缓解、好转,预后较好;②伏邪进一步深传。伏邪始发于里,继续向里深传,病情随之加重,预后一般较差。伏邪温病病情较重,病程较长。在里伏邪因各种原因不能外透,或透邪不尽,则病情复杂,反复较多,变证起,病难速愈,古代医家将其比喻为抽蕉剥茧,层出不穷。伏邪温病治疗以清、养、透为原则。所为"清",指直清里热,针对伏热在里而设,为伏邪温病最主要的治疗原则,如叶天士说:"苦寒直清里热,热伏于阴,苦味坚阴,乃正治也。"(《温热经纬·叶香岩三时伏气外感篇》)所谓"养",指养阴透邪。伏邪温病患者,本属阴虚体质,又因热邪内郁伤阴,阴津耗伤严重,因此必须养阴以透邪,即古代医家所称养阴托邪。可见"养"主要是针对体质而确立的治疗原则。所谓"透",指透邪外达。邪气郁伏在里,不能外达,故需领邪、透邪外出。可见"透"也是针对邪气郁伏不达而确立的治疗原则。属于伏邪温病的病种主要有春温、伏暑等。

表3-2　新感与伏邪比较表

	新　感	伏　邪
发病	感邪后立即发病	感邪后邪气伏藏,过时而发
传变	伏邪自里达表	自表传里
证候	初起即见表证,一般无里热证	初发即见里热证,如无外感引发,则无表证
病程	一般病程较短	病程较长,伏邪透出不尽,则病难速愈
病情轻重	病情较相对较轻	病情较相对较重
治疗	一般初起以解表为主	初起以直清里热为主,兼以养阴、透邪

典型的新感、伏邪两种发病类型,其证候、传变、病程、病情轻重、治疗原则等均不相同。不典型的病例,有时难于鉴别其为新感或伏邪,例如暑温是感受当令暑邪而及时发病的新感温病,但不全具新感温病的典型表现,即初起病变多在阳明气分,少有表证出现,初发证候不与新感温病相同,临床上有可能误认为伏邪温病,故应引起注意。

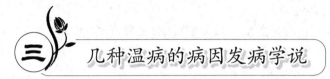

三 几种温病的病因发病学说

古代医家对温病病因与发病有不同的认识,在病因方面最早有"寒邪"致温说,即《素问·生气通天论》说:"冬伤于寒,春必病温。"这可能是温病初发多见恶寒表证,因而推论为寒邪所致。晋·王叔和根据恶寒表证,又推论出春季温病是"寒毒藏于肌肤"过时而发所形成。其次是"毒气"致病说,《素问·刺法论》提出"避其毒气"可令五疫不相染易。"时行之气"为王叔和提出。所谓时行之气,指"非其时而有其气",与气候变化密切相关。其后《肘后备急方》、《诸病源候论》提出"疠气"、"乖戾之气",说明温病具有传染性、发病暴疠、为病严重。金元时期提出"六淫化火"说,强调温病的温热属性,为清热方药的应用提供依据。明清时期提出"杂气"致病,将温病病因学说向前推进了一步。在发病方面有伏邪与新感说。

（一）六淫化火说

六淫化火说为金元时期刘完素所倡导。刘氏处于战争频繁、社会动乱、疫病流行的年代,所见病例多为以发热为主要表现的急性热病,因此,强调火热致病说。六淫中除火与暑的属性为热以外,其他病邪如风、湿、燥、寒等在病理变化过程中,皆能衍生为热,化生成火,这就是六淫皆从火化之说。例如刘氏称:"凡言风者,热也。"(《素问玄机原病式·中风论》)又言:"积湿生热"(《素问玄机原病式·火气为病》)。论燥则谓:"金燥属秋阴,而其性异于寒湿,而反同于风热也。"(《宣明论·燥门》)论寒则言其"阳气怫郁,不能宣散"(《宣明论·伤寒门》)而化热。刘氏不但倡六淫皆从火化,且提出病机演变所产生的证候都属热证,而无阴寒证候,这就是刘氏所说:"六经传受,由浅至深俱是热证,非有阴寒之证。"刘氏立论六淫化火,目的在于为寒凉清热为主治疗热病提供病因依据。总之,六淫化热、变生热证,以清热为主治疗,皆突出了刘氏主火热说的学术观点。

（二）杂气说

杂气说由明末医家吴有性首先提出,清代医家戴天章、杨璇、刘松峰等宗其说。吴氏处于温疫流行时代,目睹以《伤寒论》方法治疗温病未尝见其不殆,因而提出伤寒与温病有霄壤之隔。温病与伤寒的区别,根本原因在于二者病因不同。提出温疫非感寒所致,而是"杂气"引起。杂气是多种致病因素的总称,包涵的病原多种多样。

杂气学说的基本内容可概括为以下几方面:

1. 杂气客观存在

杂气客观存在是指杂气虽无形可求,无象可见,无声无臭,其来无时,其着无方,但众人触之即病。

2. 杂气不属六淫

杂气不同于六淫,即非风、非寒、非暑、非湿,乃天地间别有一种特异之气。专言六淫,不言杂气,则不能概括所有病因。吴有性说:"实不知杂气为病,更多于六气为病者百倍。不知六气有限,现在可测,杂气无穷,茫然不可测也。专务六气,不言杂气,焉能括天下之病欤!"(《温疫论·杂气论》)

3. 杂气不同于时行之气

吴有性指出:"病疫之由,昔以为非其时有其气,春应温而反大寒,夏应热而反大凉,秋应凉而反大温,得非时之气,长幼之病相似以为疫,余论则不然。"吴氏进一步指出:"杂气不可以年岁四时为拘,五运六气所能定。"

4. 杂气是多种致病因素的总称

杂气包涵病原甚多,疫气即属杂气之一,因其致病力强,胜于他气,发病暴戾,为病颇重,故又名之为疠气。

5. 杂气主要从口而入侵袭人体

吴有性称邪从口鼻而入侵者为"天受",通过直接接触患者感染而发病者为"传染"。

6. 杂气具有强烈的传染性

杂气传染性强,人体触之即可感染发病,并引起程度不等的流行。吴有性称其流行程度有"盛行之年"、"衰少之年"、"不行之年"等。盛行之年,指温疫流行严重,范围较广;衰少之年,指温疫流行不严重,流行范围不广泛;不行之年,指温疫呈散在发生,未引起广泛流行。

7. 杂气中不同病原体引起不同的疾病

杂气包括多种病原体,不同的病原体引起各不相同的疾病,正如吴有性在《温疫论·杂气论》所说:"各随其气而为诸病焉。"同一病原体引起的疾病,所见症状相同,不同病原体引起的疾病,其症状各异。如大头瘟流行,则见众人发颐,或众人头面浮肿;如蛤蟆瘟流行,则众人咽痛,或时音哑;如瓜瓤瘟流行,则众人目赤肿痛,或见斑疹,或有疮疖疔肿,或见呕血、暴下等;如疙瘩瘟流行,则众人遍身瘿疬。为病种种,难以枚举。

8. 杂气中不同病原体具有种属感染特异性

杂气中不同病原体对人体及动物的感染具有选择性,吴有性称这种选择性为"偏中"性。他在《温疫论·论气所伤不同》云:"然牛病而羊不病,鸡病而鸭不病,人病而禽兽不病,究其所伤不同,因其气各异也。"这就是说,能感染牛而使其发病的病原体,则不能感染羊发病;能感染鸡使其发病的病原体,则不能感染鸭发病;能感染人体发病的病原体,则不能感染禽类、兽类动物发病。究其原因,为病原体不同,属性各异,对人体或其他动物有选择性地入侵。

9. 杂气中不同病原体对脏腑经络定位具有特异性

不同的病原体入侵的经络或脏腑不同,这就是吴氏所说:"适有某气专入某脏腑经络,专发为某病。"(《温疫论·杂气论》)如湿热类温疫以膜原为主要病变部位。原因在于病因不同,病变定位则有差异。

10. 杂气传变迅速,传变形式多样复杂

杂气为暴戾之邪,为病严重,证候演变迅速,传变形式不拘一格,例如湿热类温疫,病邪盘踞膜原,邪溃则有九种传变。膜原外连经络,去表不远,其内近胃腑未及于里,适居经(表)胃(里)交关之所,即半表半里部位。杂气九传始动于膜原,有先后表里不同:或但表不里;或表而再表;或但里不表;或里而再里;或表里分传;或表里分传再分传;或表胜于里;或先表后里;或先里后表。

上述传变虽曰九种,但大凡不出表里之间,其出表为顺,内陷为逆。只要膜原盘踞之伏邪未尽,其传变则不会终止。故在治疗上,需促使盘踞伏邪分离膜原,再乘势逐邪外出而解。

11. 寻求治疗杂气特效方药

吴有性认为:"温疫因邪而发热,故但能治其邪,不治其热,而热自已。"又指出:"能知以物制气,一病只须一药之到,而病自已,不烦君臣佐使之烦劳矣。"刘松峰指出:"真知其邪在某处,单刀直入批隙导窾。"(《松峰说疫》)可见均重视病因治疗。他们根据病邪所在,主张以早拔去病根为要,乘人气血未乱,肌肉未消,津液未耗,病人不至危殆,投剂不要掣肘。总之以祛邪为第一要义。祛邪方法,吴有性针对病邪盘踞膜原,先用达原饮疏利透达,使邪结渐开,分离膜原。其邪出表者,迨至精气潜入,胃气鼓动,可从战汗而解;其邪传入胃肠者,可以承气汤类攻下逐邪。攻下是治邪最根本的方法,吴有性倡急症急攻,不拘结粪之说,扩大了攻下法应用范围。杨璇针对三焦怫郁之邪,采用轻者清之,重者泻之,多用芩、连、膏、黄(大黄),使邪热杂气消解。

12. 杂气属性温热,易耗伤阴津

杂气致病,以发热为主症,易耗伤人体阴津,在治疗中应注意保存阴津,禁用温燥方药,病程后期,更应注意滋养阴津。吴有性在《温疫论·解后宜养阴忌投参术》说:"夫疫乃热病也,邪气内郁,阳气不得宣布,积阳为火,阴血每为热搏,暴解之后,余焰尚在,阴血未复,大忌参芪白术。"杂气学说的建立,突破了"百病皆生于六气"的传统观点,较准确地揭示了急性传染病的发病原因,丰富和发展了温病病因学说,是温病病因学的一大发展,在温病学形成与发展史上具有重要意义。杂气学说的提出,还揭示了温疫发生与流行的特点,提示人们要重视温疫的预防,控制传播、蔓延。杂气学说提出温疫治疗思想、方法及方药,是温病学理论精髓之一,今天应予珍视,注意继承,加以研究,以期推陈出新,古为今用,为防治传染病、急性感染性疾病,发挥更大的作用。应该看到,杂气学说是建立在直观分析和推理基础上的认识,受到历史条件和当时科学发展水平限制,即便是有创见性的病因学说,也未得到应有发展。同时杂气学说在"审证求因"、"审因论治"方面,尚未形成独立理论体系,故使杂气在客观上无法脱离六淫范围,临床应用受到限制。

(三) 伏邪与新感学说

伏邪与新感学说在现代教材将其作为阐明温病发病类型的两种主要学说。影响力很大的第 2 版温病学全国统编教材《温病讲义》无新感和伏邪的内容。第 3 版温病学教材是在文化大革命期间将 2 版教材重印,只是在内容上去掉了所谓"封资修"文字,更名为《温病释义》,当然不可能有新感和伏邪内容。第 4 版《温病学》全国统编教材将新感和伏邪引申为发病学内容,即病发于表者为新感,病发于里者为伏邪,内容单薄,对新感与伏邪的传统意义未系统论述。当时将书稿在全国中医院征求意见,其对淡化或删除伏邪学说表示异议。5 版、6 版教材《温病学》则在这方面作了较大修改补充。

1. 伏邪学说

中医学最早以伏邪学说阐明温病病因发病。《内经》有关论说为伏邪学说的萌芽提供了早期理论依据。如《素问·生气通天论》说:"冬伤于寒,春必温病。"指明了温病为寒邪伏藏逾期而发所致。同时《素问·金匮真言论》指出:"藏于精者,春不病温。"寓有冬不藏精,春必病温之发为温病。对"冬不藏精"需要活看,非尽指房室而言,还应包括阴精亏虚体质在内。冬不藏精,春必病温,说明阴精虚损体质是病邪伏藏的内在条件。如邵新甫说:"冬伤于寒,春必病温者,重在冬不藏精也。盖烦劳多欲之人,阴精久耗,入春则里气大泄,木火大燃,强阳无制,燔燎之势,直从里发,始见必壮热烦冤,口干舌燥之候矣,故主治以存津液为第一"(《临证指南医案·温热》邵按)。又,《素问·刺热》说:"其热病内连肾。"指明伏邪温病病变部位多与肾脏相关连。后汉张仲景《伤寒论》未明确论及伏邪问题,但所称"太阳病发热而渴,不恶寒者,为温病;若发汗已,身灼热者,名曰风温。"被许多学者认为是伏热自里外发的表现及误用辛温发汗所产生的变证。晋朝王叔和《注解伤寒论·平脉篇》提出了"伏邪"之名,并在该书《伤寒序例》论及了"寒毒"伏藏部位问题,他称寒毒"中而即病者曰伤寒;不即病者,寒毒藏,更感异气"条件下被激发而发病。所称"更感异气"实指再感六淫外邪,如重感于寒,则变为"温疟";更遇于风则变为"风温";更遇温热,则变为"温毒";更遇温气则变为"温疫"。至唐朝,对伏藏之邪的认识,已不限于寒邪或寒毒,而扩展至其他外邪,如王焘《外台秘要·温病论病源二首》云:"其冬月温暖之时,人感乖候之气,未遂病,至春或被积寒所折,毒气不得泄,至天气暄热,温毒始发,则肌肤斑烂也。"指出"乖候之气"伏藏,郁久可化生为温热性质的毒邪而发病,突破了长期以来单一寒邪伏藏的局限,扩大了伏邪温病病因范围。金元时期刘完素指出,冬伏寒邪,不仅"至春变为温病"与"至夏变为暑病",更有"至秋变为湿温,冬变为正伤寒"(《伤寒医鉴》引刘氏语)之说,说明伏邪温病四时均可发生,而不限于春、夏二季,扩大了伏邪温病范围。明代王肯堂指出暑邪内伏,逾时而发生"伏暑",伏邪温病病种不断被扩充。时至清代,有了伏邪温病学说专著,如清代医家柳宝诒的《温热逢源》即是。晚清医家何廉臣指出,凡伏邪皆是伏火。可见伏邪学说代有发展,内容极其丰富。

(1) 能伏藏的病邪及伏藏条件:对哪些病邪能够伏藏的认识,是逐渐通过临床观察而明确的,最早《内经》认为寒邪能够伏藏人体逾时而致病发病,其后医家多认同其说。明清医家逐渐认识到暑邪及其他病邪在条件具备时也可在人体内伏藏。病邪伏藏条件,多数医家认为肾气亏虚是邪气得以内伏的首要因素。正如柳宝诒说:"本因肾气之虚,始得入而踞之。"(《温热逢源·伏温化热郁于少阴不达于阳》)

(2) 病邪伏藏部位:历代医家对病邪伏藏部位认识不一,归纳起来大约有这些部位:①肌肤:晋朝王叔和认为寒毒藏于肌肤。他指出,寒毒中而即病者为伤寒,中而不即病,寒毒藏于"肌肤",至春变为温病,至夏变为暑病。②肌骨:隋朝巢元方在《诸病源候论·温病诸候·温病候》提出寒邪藏于肌骨,他说:"即病者为伤寒,不即病者,寒毒藏于'肌骨'中,至春变为温病。"③膜原:吴有性早有邪自口鼻而感,入于"膜原",伏而未发,不知不觉(《温疫论·统论疫有九传治法》)的论述。其后蒋宝素、俞根初等从伏邪学说出发,立膜原为邪伏部位之说。④邪伏部位随体质而异:清代医家雷丰(字少逸)持这种观点,指出纨绔子弟,肾气亏虚,则邪气伏藏于"少阴";劳苦体实者,病邪则伏藏于"肌肤"。他说:"《内经》谓冬伤于寒,春必病温,是训人有伏气之为病也。夫冬伤于寒,甚者即病,则为伤寒,微者不即病,其气伏藏于'肌肤',或伏藏于少阴,至春阳气开泄,忽因外邪乘之,触动伏气乃发,又不因外邪而触发者,偶亦有之。其藏肌肤者,都是冬令劳苦动作汗出之人;其藏'少阴'者,都是冬不藏精,肾脏内亏之辈,此即古人所谓最虚之处,便是容邪之处"(《时病论·冬伤于寒春必病温大意》)。⑤有关邪伏部位的三纲鼎立说:喻嘉言指出,其冬伤于寒,春必病温,此一大例也,其寒邪伏藏于"肌肤"。喻氏认为:"冬伤于寒,藏于肌肤,感春月之温气而始发。肌肤者,阳明胃经之所主也。"(《尚论后篇·温症上篇》)。冬不藏精,春必病温,此一大例也,其邪气伏藏于"少阴",如喻氏指出:"盖以精动则关开而气泄。冬月关开气泄,则寒风得入之矣。关屡开,气屡泄,则寒风屡入之矣。而肾主闭藏者,因是认贼作子,贼亦无门可出,弥甚相安,及至春月,地气上升,肝木用事,木主风,于是吸引肾邪,勃勃内动,而劫其家宝矣。然邪入既深,不能遽出,但觉愦愦无奈。其发热也,全在骨髓之间,自觉极热,而扪之反不烙手,任行表散,汗出而邪不出,徒伤津液,以取危困,其候比之冬伤于寒一例,则倍重矣。"(《尚论后篇·温症中篇》)。既冬伤于寒,又冬不藏精,至春月同时发病,此一大例也,其病邪伏藏于"肌肤"、"少阴"。喻氏说:"冬既伤于寒,冬又不藏精,至春月两邪同发,则冬伤于寒者,太阳膀胱主之。冬不藏精者,阴分受邪,少阴肾经主之。与两感伤寒症中,一日太阳受之,即与少阴俱病,则头痛、口干,烦满而渴之例纤毫不差。但伤寒症自外入内,转入转深,故三日传遍六经;温症自内达外,既从太阳户牖而出,势不能传遍他经。表里只在此二经者,为恒也。"(《尚论后篇·温症下篇》)上述有关邪伏部位的论述,多系根据温病初发时的症状,结合患者体质以及有关经典著作的论述作出的推断,故不能完全看成病邪实际的伏藏部位。

(3)激发因素:病邪伏藏人体内,不一定即刻发病,只有在受到有关因素激发、引动才从体内发出而发病。常见激发因素有:①气候引发:如春季气候转暖,阳气升发,引动伏藏体内郁热而发病。夏季暑热蒸动,也可引动伏热。例如《重印全国名医验案类编·火淫病案》载温病晚发案,潘伯石令郎,个十四岁,住宜兴南大街。素质阴亏,冬伤于寒,潜伏至春未发,夏初乃发。证候壮热无汗,神昏谵语,便泄尿赤,舌干懊忱,其脉浮数沉滑,沉滑为伏温将发,浮数乃邪已外溃,惟时已初交夏令,故断为伏温晚发。何廉臣按云:"伏温之邪,由春夏温热之气蒸动而出,此其常也。"②再感时令之邪激发:体内伏热因再感六淫外邪激发,其证候既见新邪束表症,又有里热内炽症,总为"客寒包火"证。如《重订通俗伤寒论·伏暑伤寒》在论述伏暑病因时说:"夏伤于暑,被湿所遏而蕴伏,至深秋霜降及立冬前后,为外寒搏动而触发,邪伏膜原而在气分者,病浅而轻;邪舍于营而在血分者,病深而重。"③其他因素激发:如饮食不节,或过于劳累,或房室不节,或情志不遂,均可使正气受伤,不能遏制伏邪而发病,如吴有性在《温疫论·原病篇》说:"感之浅者,邪不胜正,未能顿发,或遇饥饱劳碌,忧思气怒,正气被伤,邪气始得张溢。"

(4)邪发途径:古人尚有邪发途径的论述。有认为伏邪从少阳发出者,有认为伏邪从经气之虚处发出者。俞根初说:"伏温内发,新寒外束,有实有虚,实邪多发于少阳、膜原;虚邪多发于少阴、血分阴分。当审其因而分为少阳温病,手少阴温病,足少阴温病,以清界限。"(《重订通俗伤寒论·春温伤寒》)

(5)伏邪传变:伏邪传变一是由里达表,其病情逐渐减轻,预后较好;二是伏邪进一步深传内陷,病情逐渐加重,甚至恶化,预后较差,多为逆证。如柳宝诒说:"伏温由阴而出于阳,于病机为顺。"又说:"若病发于阴,而即溃于阴,不达于阳,此病机为逆。"(《温热逢源·伏温阴阳淆乱见症错杂》)

(6)临床表现:伏邪内溃,而见一派里热充斥证候,若无外感六淫引发,则无表邪外束证。伏热外发,病情缠绵,病程较长,难于速愈。王孟英从舌象、脉证、病程及传变诸方面论述了伏邪温病表现,如云:"若伏气温病,自里出表,乃先从血分而后达于气分,故起病之初,往往舌润而无苔垢,但察其脉,软而或弦,或微数,口未渴而心烦恶热,即宜投清解营阴之药,迨邪从气分而发,苔始渐布,然后再清其气分可也。伏邪重者,初起即舌绛咽干,甚有肢冷脉伏之假象,亟宜大清阴分伏邪,继必厚腻黄浊之苔渐生。此伏邪与新邪先后不同处。更有邪伏深沉,不能一齐外出者,虽治之得法,而苔退舌淡之后,逾一二日舌复干绛,苔复黄燥,正如抽蕉剥茧,层出不穷,不比外感温邪,由卫及气,自营而血也。"(《温热经纬·叶香岩外感温热篇》雄按)王氏所论为伏寒化热,郁久外达证候。伏邪性质、邪伏部位不同,表现各异,如暑邪(或暑湿)内伏,自里外达,与寒邪化热外达证候不同,俞根初论述伏暑证候时说:"邪伏膜原,外寒搏束而发者,初起头痛身热,恶寒无汗,体痛肢懈,脘闷恶心,口或渴或不渴,午后较重,胃不欲食,大便或秘或溏,色如红酱,溺黄浊而热,继则状如疟疾,但寒热模糊,不甚分明,或皮肤隐隐见疹,或红或白,甚或但热不寒,热甚于夜,夜多谵语,辗转反侧,烦躁无奈,渴喜冷饮,或呕或呃,天明得汗,身热虽退,而胸腹之热不除,日日如是,速则二四候即解,缓则五七候始除。舌苔初则白腻而厚,或满布如积粉,继则由白转黄,甚则转灰转黑,或粗或干,或焦而起刺,或燥而开裂,此为伏暑之实证,多吉少凶。若邪舍于营,外寒激动而发者,一起即寒少热多,日轻夜重,头痛而晕,目赤唇红,面垢齿燥,心烦恶热,躁扰不宁,口干不喜饮,饮即干呕,咽燥如故,肢虽厥冷,而胸腹灼热如焚,脐间动气跃跃,按之震手,男则腰痛如折,先有梦遗,或临病泄精,女则少腹酸痛,带下如注,或经水不应期而骤至,大便多秘,或解而不多,或溏而不爽,肛门如灼,溺短赤涩,剧则手足瘛疭,昏厥不语,或烦则狂言乱语,静则郑声独语,舌色鲜红起刺,别无苔垢,甚则深红起裂,或嫩红而干光,必俟血分转出气分,苔始渐布薄黄,及上罩薄苔黏腻,或红中起白点,或红中夹黑苔,或红中夹黄黑起刺,此为伏暑之虚证,多凶少吉。其他变证,兼寒者暑邪内郁,则成疟,或间一日而发或间二日而发,总多寒轻而热重,终则瘅疟而无寒,夹积者暑毒下陷,则成赤痢,或夹黄脓白涕,或夹青汁黑垢,总多稠黏而无粪,终则下多而亡阴。"(《重订通俗伤寒论·伏暑伤寒》)可见证候复杂多样,较之冬寒内伏化热外出者,有所不同。

(7)治疗原则:寒邪内伏化热,郁而不达,耗伤阴津,故清、养、透为其治疗原则。"清",指直清里热,针对在里伏热;"养",指滋养阴津,针对里热伤阴,阴复则可托邪外达;"透",指领邪外达,针对伏邪郁而不达,有透邪外出作用。正如王履《医经溯洄集·伤寒温病热病说》云:"法当清里热为主,而解表兼之(按:此指新感引动伏邪),亦有治里而表自解者。"柳宝诒《温热逢源·伏温从少阴初发证治》说:"一面泄热,一面透邪,凡温邪初起,邪未离少阴者,其治法不外是矣。"但是,如系新感引动伏邪,而表证较重者,则当先解其外邪,外邪一解,里热即露,再视邪热程度,里热发出部位,随证论治。如何秀山说:"春温兼寒,初用葱豉桔梗汤,辛凉开表,先解其外感,最稳。若不开表,则表寒何由而解。表寒既解,则伏热始可外溃,热从少阳胆经而出者,多发疹点,新加木贼煎加牛蒡、连翘以透疹。热从阳明胃经而出者,多发斑,新加白虎汤加牛蒡、连翘以透斑,疹斑既透,则里热悉从外达,应即身凉脉静而愈。若犹不愈,则胃肠必有积热,先用诸承气汤,急攻之以存津液,病多速愈。此伏气春温实证之治法也。"(《重订通俗伤寒论·春温伤寒》何秀山按)暑湿自里外达,与寒郁化热外达证的治疗不同。暑湿必由新感引动而发,故必见表证,治疗当先解散表邪,迨表邪解,再视情施治,如在里暑热重于湿邪者,则以清解暑热为主,但若湿重于暑者则以化湿为主。正如俞根初说:"邪伏膜原而在气分,先以新加木贼煎,辛凉微散以解外,外邪从微汗而解,渐觉病退,而半日一日之间,寒虽轻而热忽转重,此蕴伏膜原之暑湿,从中而作,固当辨其所传而药之,尤必辨其暑与湿孰轻孰重,传胃而暑重湿轻者,则用新加白虎汤加连翘、牛蒡辛凉透发,从疹而解。传二肠则伏邪依附糟粕,即用枳实导滞汤苦辛通降,从大便而解,解后暂用蒿芩清胆汤,清利三焦使余邪从小便而解,然每有迟一二日热复作,苔复黄腻,伏邪层出不穷,往往经屡次缓下,再四清利,而伏邪始尽,邪虽尽,而气液两伤,终以竹叶石膏汤去石膏,加西洋参、鲜石斛、鲜茅根、青蔗汁,甘凉清养以善后。传脾而湿重热轻者,先用大橘皮汤加茵陈、木通,温化、清渗,使湿热从小便而泄,然脾与胃以膜相连,湿在胃肠之外,热郁在胃肠之中,其湿热粘腻之伏邪,亦多与肠中糟粕相搏,蒸作极粘腻臭秽之溏酱矢,前方酌加枳实导滞丸、更衣丸等缓下之,必俟宿垢下至五六次,或七八次而伏邪始尽,邪既尽,而身犹暮热早凉,阳陷入阴,阴分尚有伏热也,可用清燥养营汤加鳖血柴胡(八分)、生鳖甲(五钱)、青蒿脑(钱半)、地骨皮(五钱)清透阴分郁热,使转出阳分而解。解后则以七鲜育阴汤(鲜生地黄五钱、鲜石斛四钱、鲜茅根五钱、鲜稻穗二支、鲜鸭梨汁、鲜蔗汁各两瓢冲、鲜枇杷叶去毛炒香三钱)滋养阴液以善后。若邪舍于营而在血分,先与加减葳蕤汤加青蒿脑、粉丹皮,滋阴宣气,使津液外达,微微汗出以解表,继即凉血清营以透邪,轻则导赤清心汤,重则犀地清络饮,二方随证加减,若已痉厥并发者,速与羚羊三汁饮,清火息风,开窍透络,定其痉以清神识。若神识虽清,而夜热间有谵语,舌红渐布黄腻,包络痰热未尽者,宜清肃,玳瑁郁金汤去紫金片,加万氏牛黄丸(二颗,药汤调下)。口燥咽干,舌干绛而起裂,热劫津枯者,宜清滋,清燥养营汤去新会皮,加鲜石斛、熟地露、甘蔗汁。心动而悸,脉结代,舌淡而干光,血枯气怯者,宜双补,复脉汤加减。冲气上逆,或呃或厥,或顿咳气促,冲任脉搏,舌胖嫩圆大,阴竭阳厥者,宜潜,坎气潜龙汤主之。亦有凉泄太过,其人面白唇淡,肢厥便泄,气促自汗,脉沉细,或沉微,舌淡红而无苔,气脱阳亡者,宜温,附子理中汤,加原麦冬、五味子救之。"(《重订通俗伤寒论·伏暑伤寒》)

2. 新感温病说

新感温病说形成于伏邪学说以后。《素问·六元正纪大论》所说"民厉,温病乃作",一般认为是新感温病。后汉张仲景《伤寒杂病论》说:"太阳中热者,暍是也,其人汗出恶风,身热而渴也。"后世医家多认为"中暍"为新感。晋·王叔和《伤寒序例》称:"其冬月有非节之暖者,名曰冬温。"说明冬温是感受冬令非时之暖气(如风热病邪)而发病在当令季节的新感温病。宋朝郭雍《伤寒补亡论》指出:"冬伤于寒,至春发者谓之温病;冬不伤寒,而春自感风寒、温气而病者,亦谓之温。"说明郭氏已认识到春季温病除有冬寒内伏化热、过时而发的伏邪温病外,尚有当令感邪即发病的一类温病,这类温病实为今天所称的新感温病。后世许多医家认为,温病分为伏邪与新感两类实导源于此。明代汪石山说:"又有不因冬月伤寒,至春为温病者,此特春温之气,可名曰春温,如冬之伤寒,秋之伤湿,夏之中暑相同。此新感之温病也。"(引《重订广温热论·论温热本证疗法》)新感学说的面世,改变了长期以来应用单一伏邪学说阐释温病病因病机的局限。清代温病学派多数医家认可伏邪学说,或既承认新感学说,又赞同伏邪学说,此两种学说并存,可较好阐释不同温病的病因、发病,这些医家如叶天士、吴鞠通、王孟英等。

伏邪温病说与新感温病说曾有过激烈的学术争鸣,争论的焦点是:感邪后发病的迟早其时间如何确定。持新感说的医家大有否定伏邪学说之意,如陈平伯在《外感温病篇》中说:"非谓冬宜藏而他时可不藏也,即春不病温之语,亦是就近指点,总见里虚者表不固,一切时邪皆易感受。"这就是说,里虚者易感邪即病,其病邪不必伏藏过时而发。刘松峰《松峰说疫·瘟疫名义论》称:"至于晚发之说,更属不经,夫冬月寒厉之气,感之即病,哪容藏于肌肤半年无恙"。后世医家叶天士创立卫气营血学说,即从此受到启示,如叶氏《温热论》论述其邪始终在气分流连者,可冀战汗透邪,而邪陷营(血)分,心神不安,夜甚不寐,或时有谵语,斑点隐隐,口干反不甚渴饮,舌绛脉数等,则当急急透斑为要。叶天士根据自己的临床观察,结合《黄帝内经》、《伤寒杂病论》以及后世其他医家有关论述创立了卫气营血辨证理论,有效地指导着温病的辨证论治。

64

第四章
温病的辨证

　　温病的辨证这一章,重在讨论卫气营血辨证和三焦辨证,主要讲述温病的证候特点及病理机制、病变浅深及其传变。卫气营血辨证与三焦辨证,既有交叉,又各具特点,二者相互补充,构成了温病较完整的理论体系,故常称其为温病学理论的核心,其对温病临床具有极高的指导作用。要求掌握卫气营血与三焦所属脏腑的证候要点及病理变化;熟悉温病传变的规律及实际临床意义,特别是其中的某些特殊变化;了解卫气营血辨证与三焦辨证的关系。

　　人体在温邪的作用下,卫气营血及三焦所属脏腑发生功能失调甚至实质损伤,同时出现复杂多样的临床症状,这些症状是温病辨证的依据。以卫、气、营、血及上焦、中焦、下焦所属脏腑作为辨证纲领,对患者的临床症状,包括全部病情进行分析研究,辨析各种症状产生的原因以及相互之间的关系,进而判断其病变层次、部位、性质与证候类型、邪正消长及病程阶段、病变发展趋势和传变规律等。这个辨证过程就是卫气营血辨证和三焦辨证。卫、气、营、血及上、中、下三焦所属脏腑具有特定的生理功能,共同维持着人体生理活动,但其在温邪作用下各自受到不同程度损伤,而失其固有的正常功能,并产生相应的特有临床症状,这些特异症状是温病辨证的着眼点。只有牢固掌握卫、气、营、血及上、中、下焦所属脏腑产生的特异证候,才能对温病进行正确的辨证论治。

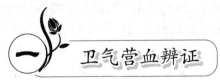

一　卫气营血辨证

　　清代温病学大师叶天士首创了卫气营血辨证理论及其辨证方法。叶天士依据温病病机演变的规律性变化,病程发展的阶段性特点,结合《黄帝内经》及前辈医家有关论述,将营卫气血相关内容引申发挥,形成了独特的卫气营血辨证学说。卫气营血辨证的意义在于阐明温病病变浅深层次,确定证候类型及病变性质,确立正确的治疗原则等。

(一) 卫气营血辨证的创立

　　叶天士创立卫气营血辨证之前,古医籍中已有关于卫气营血的论述,旨在阐明人体生理功能方面,也有涉及病理变化方面的论述。《黄帝内经》最早认为营卫气血是水谷化生的精微物质，如《素问·痹论》说："荣（按：荣与营同）者，水谷之精气也。"并在《灵枢·营卫生会》进一步指明营与卫的区分，云"清者为营，浊者为卫"。《内经》其他篇章论述了气血有关内容，《灵枢·决气》说："上焦开发，宣五谷味，熏肤，充身，泽毛，若雾露之溉，是谓气……。中焦受气取汁，变化而赤，是谓血。"营卫气血与五脏六腑有着密切的关系，《难经·三十二难》说："心者血，肺者气，血为荣，卫为气，相随上下谓之荣卫。"可见，血为心主，气由肺主，血与营同属，气与卫同类，故举气可以赅卫，举荣可以赅血。以上为《黄帝内经》从生理方面论述营卫气血的有关内容，而《伤寒杂病论》则从病理角度阐述了营卫气血的变化。如《伤寒杂病论·辨太阳病脉证并治》第53条云："病常自汗出者，此为荣气和，荣气和者外不谐，以卫气不共荣气谐和故尔，以荣行脉中，卫行脉外，复发其汗，荣卫和则愈，宜桂枝汤。"第54条说："病人脏无他病，时发热自汗出而不愈者，此卫气不和也，先其时发汗则愈，宜桂枝汤。"第97条说："太阳病发热汗出者，此为荣弱卫强，故使汗出，欲救邪风者，宜桂枝汤。"第114条论述了"火劫"迫"血"妄行，如云："太阳中风，以火劫发汗，邪被火热，血气流溢，失其常度。"119条论述了因用灸法导致"阴血"耗伤，"精血"亏损，如云："微数之脉慎不可灸。因火为邪，则为烦逆，追虚逐实，血散脉中，火气虽微，内攻有力，焦骨伤筋，血难复也。"元代医家罗天益《卫生宝鉴》按邪热在"气"、在"血"浅深层次不同而辨证施治，如《卫生宝鉴·名方类集泻热门》称："气分热，柴胡饮子、白虎汤；血分热，桃仁承气汤、清凉四顺饮子。"明末吴有性论述了气分、血分病变是浅深轻重不同的两个层次，认为邪在气分正气尚盛，可从战汗顿解；疫邪传留于血分，因阴血耗损，恢复缓慢，故当使邪气从斑透而渐愈。他指出："凡疫邪留于气分，解以战汗；留于血分，解以发斑。气属阳而轻清，血属阴而重浊。是以邪在气分则易疏透，邪在血分，恒多胶滞。故阳主速而阴主迟，所以从战汗者，可使顿解；从发斑者，当图渐愈。"（《温疫论·发斑战汗合论》）后世医家叶天士创立卫气营血学说，即从此受到启示，如叶氏《温热论》论述其邪始终在气分流连者，可冀战汗透邪，而邪陷血分，急急透斑为要。叶天士根据自己的临床观察，结合《黄帝内经》《伤寒杂病论》以及后世其他医家有关论述，创立了卫气营血辨证理论，有效地指导着温病的辨证论治。

（二）卫气营血的化生及功能

卫气营血是由水谷化生，维持人体生命活动的精微物质，其分布、化生有表里或先后不同。古代医家认为，卫气无形质，行于脉外，分布层次表浅；营血为有形精微，行于脉中，分布层次较深。卫与气、营与血的关系是：其气浮于表者为卫，营之注脉化赤者为血。卫分布于肌表，即《灵枢·营卫生会》说：

"卫在脉外",《素问·痹论》进一步说道，卫行于皮肤之中，分肉之间，熏于肓膜，散于胸腹。气充养全身，即《灵枢·决气》所说"上焦开发，宣五谷味，熏肤、充身、泽毛，若雾露之溉，是谓气"的气。气之轻浮于肌表者即为卫，即《灵枢·卫气》说："其浮气之不循经者为卫气。"由此可见，卫、气本质相同，只是分布层次不同而已。营循行脉中，贯注五脏六腑，即《素问·痹

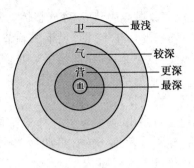

图 4-1　卫气营血层次示意图

论》所说："营者，水谷之精气也，和调于五脏，洒陈于六腑，乃能入于脉也，故循环上下，贯五脏，络六腑也。"而血则为营之奉心化赤所形成，即《灵枢·邪客》说："营气者，泌其津液，注之于脉，化以为赤，以荣四末，内注五脏六腑，以应刻数。"

　　上述卫气营血表里层次差别，可引申说明温病病变层次、阶段以及病情的轻重程度。

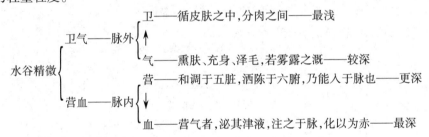

图 4-2　卫气营血分布与化生示意图

　　卫气营血功能各不相同。其卫的作用是捍卫肌表。《灵枢·本脏》说："卫气者，所以温分肉，充皮肤，肥腠理，司开阖者也。""卫气和，则分肉解利，皮肤调柔，腠理致密矣。"通过卫气的温养分肉、皮肤、腠理，而使肌表固密，外邪不易入侵，故《素问·生气通天论》说："阳者，卫外而为固也。"

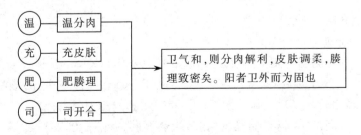

图 4-3　《黄帝内经》有关卫的功能论述示意图

气是脏腑生理活动及整体防御功能的体现。凡外邪入侵,气必聚集病所,与病邪作斗争,即《灵枢·刺节真邪》说:"虚邪之入于身也深,有所结,气归之。"这就是说,病邪结于某处,气必趋达病变部位,以祛邪外出。

营血的功能是营养机体。如《灵枢·营气》说:"经专者,行于经隧,常营无已,终而复始。"《难经·二十二难》称"血主濡之",濡即濡养。《灵枢·营卫生会》指出,血是奉养人体最精华的物质,如云:"中焦亦并胃中,出上焦之后,此所受者,泌糟粕,蒸津液,化其精微,上注于肺脉,乃化而为血,以奉生身,莫贵于此。"简

言之,卫气的功能主要是防御机体,使不受外邪侵袭;营血的作用主要是营养机体。因此,可根据卫气营血功能失调程度,判断出病变性质,确定证候类型。

(三) 卫气营血的病理与证候

在温邪的作用下卫气营血受到损伤,生理失常,可产生一系列证候(图4-4)。

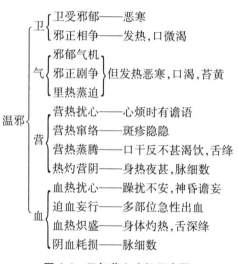

图 4-4 卫气营血病机示意图

分别介绍如下:

1. 卫分证

卫分证是温邪初袭人体肌表,引起卫气卫外功能失调的证候类型。

(1)卫分证的主要症状:发热,微恶风寒,头痛,无汗或少汗,咳嗽,口微渴,舌苔薄白,舌边尖红,脉浮数等。不同的温邪侵犯卫气,症状各具特点,详见各论。不同性质温邪(如风热病邪、燥热病邪、湿热病邪等)入侵卫分所产生的临床症状各具特点。

① 卫分风热证:发热,微恶风寒,鼻塞,流涕,咽痛,扁桃体红肿,头痛,咳嗽,口微渴,舌边尖红赤,舌苔薄白,脉浮数等。其中以发热、微恶风寒、鼻塞、流涕、头痛为卫分风热证的辨证要点。

② 卫分燥热证:发热,微恶风寒,咳嗽少痰,或无痰,鼻、咽干燥,口渴,舌红,苔白薄欠润,脉浮数。其中以咳嗽少痰,或干咳无痰,鼻咽干燥为卫分燥热证的辨证要点。

③ 卫分湿热证:恶寒发热,身热不扬,少汗,头重如裹,身重肢倦,胸闷脘痞,舌苔白腻,脉濡缓等。其中以身热不扬、头身困重、舌苔白腻为卫分湿热证的辨证要点。多见于湿温初起湿遏卫气证。暑热病邪一般径犯阳明,不从表伤,故少见卫分表证。卫分证的转归:卫分证病变层次表浅,病情一般较轻,正气未至大伤,持续时间较短。邪在卫分,若正能敌邪,并加上及时而正确的治疗,温邪受到顿挫而不传变,从表解,这是最好的转归。但若感邪较重,病邪致病力较强,则可迅速从卫分进入气分。感邪虽然不重,但是在治疗过程中产生失误,也可促使病邪向更深层次传变,而加重病情。体质虚弱的患者,例如素来心阴亏虚,在表(卫)温邪可不经气分而径传心营(血),出现重险证候。

(2) 卫分证的辨证要点:确定病邪在卫分的依据是发热与恶寒并见,一般是发热重恶寒轻。口渴与否是判断卫分证寒热属性的重要症状之一,口渴说明所感为温邪。因此,将发热、微恶风寒、口微渴作为卫分证的辨证要点。

(3) 卫分证的主要病机变化:卫分证的形成是温邪初袭卫表所致。其病理变化是:

① 温邪对人体的作用:卫受邪郁,肌肤失于温煦而见恶寒。邪留肌表,卫气受阻,郁而不伸,腠理开合失职,则无汗或少汗。温邪袭表,阳热上扰清空而头痛。肺经热郁,清肃失司则咳嗽。温邪伤津则口渴。

② 卫气的抗邪反应:正气抗邪,邪正相争而发热,虽然温邪抑郁卫阳而恶寒,但因温邪属性为阳热之邪,故恶寒较轻而短暂。

总之,卫分证的病理特点是:温邪袭表,肺卫失宣;正气抗邪,邪正相争。

(4) 卫分证的转归:温邪犯卫,病变层次最浅,一般病变较轻,持续时间较短,其转归是:

① 邪自表解:若正气未衰,加上及时确当的治疗,温邪受到顿挫,可以从表外解。

② 自卫传气:若感邪过重,或治疗不及时或不恰当,温邪可从卫分传入气分。

③ 自卫内陷心营:因患者心阴素虚,温邪可由卫分而径传营(血)分,出现

重险证候。

2. 气分证

气分病变广泛,凡温邪不在卫分,又未进入营(血)分都属于气分范围,涉及肺、胃、脾、肠、胆、膜原、胸膈等。

(1) 气分证的主要症状:由于病变部位不同,其证候表现也各有区别,其中以热盛阳明为常见,主要症状是:身体壮热,不恶寒,但恶热,汗多,渴欲冷饮,舌苔黄燥,脉洪大等。其他病变部位的临床证候,将在三焦辨证中叙述。

(2) 气分证的辨证要点:气分证因病变部位及其证候类型不同而症状各异。在复杂多样的症状中,有其共同特点,这就是既无发热恶寒的表证,又无斑疹、舌绛等营(血)分症状,而以但发热、不恶寒、口渴、苔黄为主要特点。

风热病邪、暑热病邪、燥热病邪等传入气分,病机变化和临床表现基本相似,故不予分别论述。

惟湿热病邪(包括暑湿病邪)深入气分,病机变化较复杂,临床症状特殊。湿热病邪(或暑热病邪)流连气分,涉及的病变部位主要有:脾、膜原、胆腑、肠腑等,证候类型、临床症状虽然各不相同(详见三焦辨证)但仍可觅出共同之处,这就是发热、脘腹痞满、苔腻等。发热类型及其表现随湿、热之孰轻孰重而异,湿重热轻者,热为湿遏而见身热不扬,热重湿轻者,湿热交蒸而见身热汗出,热虽盛而不为汗衰。湿热郁阻气机,故见脘腹痞满。苔腻为湿热在气分的征象,其邪初入气分,湿多热少,以白苔为主(多为白腻苔),随着湿邪化热,则苔色逐渐由白变黄,至湿热转化成热重湿轻,或湿热俱盛时,则舌苔变为黄腻或黄浊。由此可见,身热,脘腹痞满,苔腻为气分湿热证基本表现,是辨别气分有否湿热内阻的标志,故清代医家薛雪将"始恶寒,后但热不寒,汗出,胸痞,舌白,口渴不引饮"(《温热经纬·薛生白湿热条辨》)作为湿热证提纲症。薛氏提纲证包括了卫、气分湿热证的主要症状,即湿热郁遏卫表而恶寒;其传入气分,故但恶热,不恶寒;湿热郁阻气分,故见胸痞、舌苔白腻、口渴不引饮等。气分湿热经过化燥化火等演变而逐渐传入营分或血分,病变与有热无湿的其他温邪所致者相同,故薛氏在提纲证中不予涉及。

(3) 气分证的主要病机变化:一是温邪自卫分传入:即卫分温邪不解而传入气分;二是温邪径犯气分:例如暑热病邪径犯阳明、湿热病邪直入中道等;三是气分伏热外发:某些伏邪温病,伏邪始从气分发出;四是营分邪热转出气分等。

整体的气机受郁,正气奋起抗邪,邪正剧争,热炽津伤是气分证的主要病机变化。阳明为十二经脉之海,多气多血,抗邪力强,故邪入阳明,正邪抗争,里热蒸迫,而见全身壮热。温邪在里不在表,故仅有发热而不伴有恶寒。里热亢盛,迫其津液外泄而多汗,热炽津伤而口渴喜凉饮。气分热炽,舌苔则由白转黄,脉洪大而有力。故称但发热、不恶寒、口渴、苔黄为气分证的辨证要点。

(4) 气分证的转归

① 邪解气分:外感邪气既盛,而正气抗邪力亦强,邪正相持之际,若正气抗邪有力,或经及时而恰当的治疗,可望邪退而病愈。

② 邪陷营血:正气抗邪不利,或有误治、失治,温邪可自气分而陷入营分或血分,病变趋于严重,进而危及患者生命。

3. 营分证

温邪深入营分,以实质损害为主。以营阴耗伤(热灼营阴),心神受扰为主要病机变化及证候特点。

(1) 营分证的主要症状:身热夜甚,口干不甚渴饮,心烦不寐,时有谵语,斑疹隐隐,舌质红绛,脉象细数。不同类型的温邪传入营分,其症状基本相似。

(2) 营分证的辨证要点:确定温邪侵及营分的依据是:

① 发热类型为身热夜甚,它不同于卫分的发热与微恶风寒并见,也不同于气分的但恶热不恶寒。

② 程度不等的神志变化,轻则心烦不寐,重则时有谵语。气分证也可有神志异常,但无特殊的营分证表现。

③ 舌质红绛,一般无苔垢,叶天士说:"其热传营,舌色必绛。"可见舌绛是营分证的特异变化,是判断邪传营分的重要标志。但是,营分病变在现代中西医结合治疗中,例如抗感染,或因失水或电解质紊乱被纠正,其邪热虽在营分,而舌质并不红绛,故应注意结合现代临床实际加以鉴别。

由此可知营分证的辨证要点是:身热夜甚,心烦谵语,舌质红绛。

但是不同性质、类型温邪传入营分,其症状显示不出明显差别,这是因为不同温邪所导致营分的病机变化大体相同。惟有湿热病邪(包括暑湿病邪)只有在气分化燥化火方可传入营分。湿热化燥化火过程中,可能出现邪热虽已进入营分,而气分湿邪尚待燥化,而呈现气营同病,其症既有身热夜甚,时有谵语,斑疹隐隐,舌红绛,脉细数等营热阴伤分症状,又有舌苔垢腻,或脘痞、胸闷等气分湿邪郁阻征象。临床上要注意辨别营热阴伤与气分湿阻二者孰轻孰重,明确病变重心偏重于气分或是侧重于营分。

(3) 营分证的主要病机变化:营分病变的形成,主要是气分邪热失于清泄而传入;肺卫之邪径陷营分;伏邪自营分发出;温邪直入心营,而不经卫气分。

① 营分热盛:营分热盛,扰及心神,则见不同程度神志异常,如心神不安,

夜甚不寐,或时有谵语等。

② 营热窜络:营分受热,热窜血络,则见斑点隐隐。

③ 营热蒸腾:营受热蒸,上潮于口,故见口干反不甚渴饮;营热熏灼,则舌质红绛。

④ 热灼营阴:营分受热,则营阴耗劫,症见身热夜盛,而脉细数。夜为阴,营亦为阴,营阴得天时之助,与邪相争尤甚,故至夜发热较甚。脉细数,是营阴耗损的征象。

总之,营分温病的基本病机是:营热阴伤,扰神窜络。其临床症状是:身热夜甚,口干,反不甚渴饮,心烦不寐,时有谵语,斑疹隐隐,舌质红绛,脉细数。

总之,营分证的主要病机变化是:热灼营阴,心神被扰。

(4) 营分证的转归:营分病变介于气分与血分之间,温邪既可转出气分,又可深入血分。其转归是:

① 温邪初入营分,犹可透热转气,经治疗,邪气转出到气分;

② 营分邪热久炽,营阴耗伤较甚,或因失治、误治,温邪可深陷血分,使病情加重转危。

4. 血分证

血分证是指温邪深入血分,以动血耗血为特点的证候类型。血分病变严重,属温病的极期或后期。

(1) 血分证的主要症状:身热,躁扰不安,神昏谵语,吐血,衄血,便血,尿血,斑疹密布,舌质深绛。

(2) 血分证的辨证要点:血分证与营分证症状类似,这是因为血分证是营分证病变的进一步加重及发展,其脏腑、经络的损害更加严重和广泛,血分证与营分证的鉴别在于以下几点:

血分证与营分证不同在于:①有急性多部位、多窍道(腔道)出血,斑疹显露。而营分证仅有出血倾向,如斑疹隐隐,而无多部位、多脏腑、多腔道出血。②舌质由红绛转为深绛。血分证舌质深绛,是由营分证舌质红绛转变加深形成,故血分证舌深绛与营分证舌红绛其程度不同。③神志异常的加深加重。血分证神志异常比营分证严重,以神志昏狂谵妄为主,而营分证神志异常多为心烦躁扰,或时有谵语。

由此可知,急性多部位、多窍道(腔道)出血(出血见症)、斑疹、舌深绛为血分证的辨证要点。

正因为血分证与营分证有上述区别,故将多部位、多窍道急性出血,以及斑疹密布,舌质深绛等列为血分证的辨证要点。

血分病变的形成是:①营分邪热未及时透转气分,营热羁留,进而深入血分;②卫分或气分邪热未解而越期传入血分;③血分伏热自发。

（3）血分证的主要病机变化:血分证病机变化与营分证相类似,只是血分证比营分证更加严重。血分证的主要病机变化有以下几方面:

①血热迫血妄行:血分热毒过盛,损伤血络,经血沸腾,离经妄行,形成多部位,多窍道(腔道)急性出血见症和斑疹。

②血热瘀滞:血热炽盛,血为热搏,炼血耗血,瘀热互结,脉络内形成广泛的瘀血阻滞。如何廉臣所说:"因伏火郁蒸血液,血被煎熬而成瘀。"(《重订广温热论·验方妙用·清凉法》)血分瘀热主要表现唇甲青紫、斑疹紫赤、舌质深绛等。

③阴血耗伤:热邪煎熬血液,阴血损伤,脉象表现为细数。

④瘀热扰心:心及血脉均与神志活动变化相关,即《灵枢·本神》说:"心藏脉,脉舍神。"脉络瘀热内阻,逼扰神明则出现严重神志异常,瘀热扰及心神则见躁扰不安、神昏谵语、如狂发狂等神志异常症状。

综上,血分证的主要病机变化是:热盛迫血,瘀热胶结,心神受扰。

（4）血分证的转归

①血分证病情危重凶险,积极而恰当的救治,可使血分邪热渐衰,正气逐渐恢复,病情可望缓解。

②血分热毒极盛,迫血妄行,气随血脱而死亡,或因脉络瘀阻,脏气衰竭而危及生命。

表 4-1　卫气营血病证候辨证表

证候	病　机	辨证要点
卫分证	卫受邪郁	恶寒
	邪正相争	发热,口微渴
气分证	邪正剧争,里热蒸迫	发热不恶寒,苔黄
	津液损伤	口渴
营分证	营热阴伤	身热夜甚,口干不甚渴饮,舌绛,脉细数
	营热扰心	心烦时有谵语
	营热窜络	斑点隐隐
血分证	血热炽盛,迫血妄行	身体灼热,多部位急性出血,舌深绛
	血热扰心	躁扰不安,神昏谵妄
	阴血耗损	脉细数

（四）卫气营血证候的相互传变

传变是指温邪在患者体内的传播、发展变化。温邪在体内的发展变化,

73

必然反映在卫气营血证候变化上,故又称温病的传变为卫气营血证候传变(演变)。

1. 影响传变的因素

温病病证传变与否及其传变方式受多种因素影响,这些因素主要有:

(1) 感邪性质:感邪性质不同,传变有异。例如风热病邪易发生逆传;暑热病邪酷烈,伤人疾速,传变多不分表里渐次;湿热病邪传变较缓慢,多呈渐进性深入。

(2) 感邪多少:感染温邪多少影响传变,感邪重者,病情重,传变较迅速;感邪轻者,病情较轻,传变较少,或传变缓慢。

(3) 体质因素:传变与患者体质因素有关,不同类型体质,即是感染同一种温邪,传变方式可能不尽相同,例如阴虚火旺体质,易使温邪内炽,而成燎原之势,证候演变迅速,正如吴鞠通说:"小儿之阴更虚于大人,况暑月乎? 一得暑温,不移时,有过卫入营者,盖小儿之脏腑薄也。"(《温病条辨·上焦篇》第 33 条自注)

(4) 治疗情况:传变与治疗情况有关,治疗及时、正确、恰当,可使温邪受到顿挫而不传变;误治或失治可促进温邪传变,使病情趋于严重、恶化。

2. 卫气营血病证的传变类型

(1) 自表入里:指温邪循卫气营血层次渐进深入,这就是叶天士所说"大凡看法,卫之后方言气,营之后方言血"的演变程式,因其顺沿卫气营血次序传变,故一般习惯称之为顺传,与古代许多医家的理解不同。古代医家常将传变趋向与预后好坏相联系而确定传变的顺逆,如温邪由表及里传变,病情由轻加重,甚至引起死亡,故称之为逆传。古今认识悖逆。

(2) 由里达表:温邪自里达表传变,与自表入里传变方向正好相反,即温邪自血分传出至营分,并由营分转出气分,最后自气分达于卫分而渐解。由于这种传变趋向与良好预后相一致,故许多古代医家称这种传变方式为顺传。伏邪温病多呈这种传变方式。伏邪在自里达表传变过程中,于病程某一阶段还可逆向内陷,如温邪已自营分透转出气分,又可再自气分内陷营分,这种反复可多次出现,抽蕉剥茧,层出不穷,乃由邪正消长起伏不断变化所决定的。

首先提出温病顺传与逆传概念的是谁? 是《温疫论》作者吴有性,下面内容将介绍。

(3) 传变不分表里渐次:指温邪传变不循卫气营血表里层次。典型病例卫气营血病证演变,按由表入里,或自里达表层次,有序传变。非典型病例卫气营血病证演变可出现越期或重叠变化,即不遵循卫气营血表里次序传变,如有卫气同病者,气营(血)两燔者,甚至卫气营血俱病者。故王孟英提醒:"然气血流通,经络贯串,邪之所凑,随处可传,其分其合莫从界限,故临证者,宜审病机而施活变,弗执死法以困生人。"(《分类王孟英医案·风温》某厨案)

3. 古代医家有关顺传与逆传的不同认识

首先提出顺传与逆传的医家是谁?是明代吴又可。早先论述疾病的一般传变规律,见于《素问·玉机真藏论》、《素问·标本病传论》、《灵枢·病传》等。至于温病的传变,吴有性论述了温疫的传变。《温疫论·原病》说:"其迹或从外解,或从内陷,从外解者顺,从内陷者逆。"首次明确提出了温病顺传与逆传的概念。伏邪盘踞,内外隔绝,表气不能通于内,里气难达于外,伏邪不能一时透尽。伏邪不尽则变证迭起,层出不穷,反复难愈,这就是九传的病理基础。继吴氏之后,清代医家叶天士论述了卫气营血传变理论。叶氏论逆传概念明确,而于顺传则未直接点明含义,因而导致了后世有关顺传与逆传的认识分歧。有的学者认为顺沿卫气营血次第的传变为顺传,即自卫及气,由气入营,再从营而血的过程;同时将逆卫气营血层次的传变称为逆传,即自血传营,由营转气,由气透卫的过程。另外一些学者则持相反的意见,即认为温邪从里达表为顺,自表入里为逆。

(1)逆传:新感温病的逆传指温邪自肺卫内陷心营的过程,即叶天士说:"温邪上受,首先犯肺,逆传心包。"肺主"气"属"卫",心主"血"属"营",故肺和心包的病变与"卫"、"气"、"营"、"血"直接相关,温邪犯肺逆传心包的过程,即包含了自卫气分传入营血分的过程。叶天士所说:"大凡看法,卫之后,方言气,营之后,方言血。"与"温邪上受,首先犯肺,逆传心包"的过程基本是一致的,即病邪从卫分始动而向里传入营血分,其病势走向一致,病情由轻趋重一致,只不过后者是病邪自肺卫径陷心营,演变急剧,前者则是温邪自卫分渐次传入气分、营分、血分,呈渐进性深入。叶氏这两段有关传变方式的论述,符合温邪自外入内的规律,故属于逆传。陈光淞在《温热论笺证》中说:"病以退为顺,进为逆,由内达外为顺,由外入内为逆。"为叶氏的论述作了恰如其分的注释。伏邪温病的逆传是温邪自里而发,里而再里的过程,例如,伏邪始发于气分,继续深入营血,或始发于营分,再及于血分,正如柳宝诒在《温热逢源·伏温阴阳淆乱见证错杂》中说:"若病发于阴,而即溃于阴,不达于阳,此病机为逆。"

(2)顺传:关于顺传叶天士未直接点出,但从《温热论》的论述程序可悟出其本义,叶氏是按如下程序论述的:论温邪未传心包,邪尚在肺;其邪始终在气分流连;气病不传血分而邪留三焦;三焦不得从外解必致里结,里结于何,在阳明胃与肠也。上述程序代表了新感温病温邪顺传次第,即自肺传至胃肠的过程。王孟英继承叶氏之论,将温邪自肺传之于胃(肠)腑的过程称为顺传,如云:"自肺之胃腑,病机欲出而下行,故曰顺。"(《王孟英医案·风温》沈裕昆室案)至于伏邪温病顺传,指伏邪自里而发,外达于卫表的过程,如柳宝诒说:"伏温由阴出于阳,于病机为顺。"(《温热逢源·伏温阴阳淆乱见证错杂》)伏邪自里外达,其表现正如王孟英说:"若伏气温病自里达表,乃先从血分而达于气分,故起病之初,往往舌润而无苔垢,但察其脉,软而或弦,或微数,口未渴而心烦恶热,即宜投以清解营阴之药,迫邪从气分而化,苔始渐布,然后再清其气分可也。"(《温热经纬·叶香岩外感温热篇》王孟英按)近代医家曹炳章说:"在气分,在血分,温病最宜分别清楚,治法一乱,本在气分者,则引入血分矣,本在血分者,则深锢莫出矣。此无他,一言以蔽之曰:自内达外则为顺,由外入内则为逆。"(《增补评注温病条辨·上焦篇》第41条曹注)曹氏有关顺传与逆传的概念可谓要言不烦。

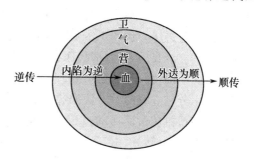

图4-5　卫气营血传变示意图

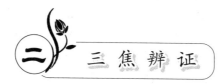

二　三焦辨证

清代医家吴鞠通倡导三焦辨证。吴氏以三焦为纲,病名为目,对温病复杂多样的临床症状及病情演变进行全过程的分析归纳。三焦辨证有何意义?在于确定所属脏腑病变部位、病变浅深层次、病情轻重程度、证候类型及病机性质等,为治疗原则的确立提供依据。三焦辨证与脏腑辨证是一回事吗?三焦辨证与脏腑辨证相似而不尽同。三焦辨证不仅能辨别脏腑病机变化、病变性质、证候类型,还能反映温病发生、发展规律以及其证候相互传变,即温病初期、中期、后(末)期所属脏腑或病变部位的病机变化,发展动态等。此外,三焦辨证还可预测病势发展趋向,判断温病预后等。

(一) 三焦辨证理论的沿革

三焦辨证理论源于《黄帝内经》《难经》,发展于温病学派,为清代医家吴鞠通所倡导。三焦指三个部位,即胃上口至胸膈为上焦,胃中脘位处中焦,回肠、膀胱居于下焦,如《灵枢·营卫生会》说:"上焦出于胃上口,并咽以上,贯膈而布胸中。"又说:"中焦亦并胃中","下焦者,别回肠,注于膀胱而渗入焉。"《难经·三十一难》也说:"上焦者,在心下,下膈,在胃上口。"又说:"中焦者,在胃中脘,不上不下。"又说:"下焦者,当膀胱上口。"另外,《黄帝内经》《难经》还论述了三焦功能,如《灵枢·营卫生会》说:"上焦如雾,中焦如沤,下焦如渎。"说明上焦有升散、输布精微功能,中焦有腐熟水谷作用,下焦有渗利、导泄水湿作用。《难经·三十一难》说上焦"主内而不出",中焦"主腐熟水谷",下焦"主分别清浊,主出而不内,以传导也。"与《灵枢》所论基本一致。时至汉代,对三焦的研究已不局限于部位及生理方面,开始涉及三焦的病理变化,如东汉张仲景在《金匮要略·五脏风寒积聚病脉证治》中叙述了热在上、中、下焦的病机及证候,如云:"热在上焦者,因咳而为肺痿;热在中焦者,则为坚;热在下焦者,则尿血,亦令淋秘不通。"指出肺居上焦,受热而咳久则成痿。脾胃居中焦,热则大便燥实坚硬。肾与膀胱居下焦,热在下焦,损伤血络,则尿血,小便淋秘不通。《伤寒杂病论·平脉篇》论述了温疫发病机制与三焦相关,如云:"上焦怫郁,脏气相熏。"又说:"中焦不治,胃气上冲,脾气不转。"又说:"下焦不阖,清便下重,令便数难,脐筑湫痛,命将难全。"隋朝巢元方《诸病源候论·冷热病诸候》也论述了三焦热证证候,如云:"客热者,由人脏腑不调,生于虚热,客于上焦,则胸膈生痰实,口苦口干;客于中焦,则烦心闷满,不能食;客于下焦,则大便难,小便赤涩。"时至金元,温病学有了较大发展,对三焦病机研究日臻深入,例如金元四大家之一的刘完素,从多方面论述了外感疾病、内伤杂病的三焦病机变化,值得注意的是,他将三焦病变作为外感热病的分期,即上焦为热病初期,中焦为热病中期,下焦则为热病后期,如他在《素问病机气宜保命集·小儿斑疹论》称斑疹:"首尾不可下者,首曰上焦,尾曰下焦。"首曰上焦者,指疾病初期病位在上焦,尾曰下焦者,指疾病后期病位在下焦。时至清代,喻嘉言强调温疫的三焦病变定位,他在《尚论篇·详论温疫以破大惑》中说:"然从鼻从口所入之邪,必先注中焦,以次分布上下,故中焦受邪,因而不治,中焦不治,则胃中为浊,营卫不通,血凝不流,其酿变即现中焦,俗称瓜瓢瘟、疙瘩瘟等证,则又阳毒痈脓,阴毒遍身青紫之类也。此三焦定位之邪也。若三焦邪溷为一,内外不通,脏气熏蒸,上焦怫郁,则口烂食龈;卫气前通者,因热作使,游行经络脏腑,则为痈脓;营气前通者,因召客邪,嚏出、声哑咽塞,热壅不行,则下血如豚肝;然以营卫渐通,故非危候。若上焦之阳,下焦之阴,两不相接,则脾气败于中,难以独运,斯五液注下,下焦不阖,而命难全。伤寒之邪,先行身之背,次行身之前,次行身之侧,遂外廓而入;瘟疫之邪,则直行中道,流布三焦。上焦为清阳,故清阳从之上入;下焦为浊阴,故浊邪从之入下;中焦为阴阳交界,凡清浊之邪,必从此区分。甚者三焦相溷,上行极而下,下行极而上,故声哑咽塞、口烂、食龈者,亦复下血如豚肝,非定中上不及下,中下不及上也。"喻氏还根据三焦病变,提出分治原则,如云:"上焦如雾,升而逐之,兼以解毒;中焦如沤,疏而逐之兼以解毒;下焦如渎,决而逐之,兼以解毒。"(《尚论篇·详论温疫以破大惑》)温病学大师叶天士,在创立卫气营血理论阐明温病病机及作为辨证纲领的同时,还论述了三焦所属脏腑病机变化及其治疗方法。继叶氏之后,著名温病学家吴鞠通则以三焦为纲,疾病为目,系统论述了四时温病三焦所属脏腑的病机变化及其辨证论治规律,总结出三焦病证治疗大法、治疗方药,论述了三焦病证传变规律。至此,三焦辨证学说臻于完善。

(二) 三焦病变范围划分

三焦病变部位的划分,一般遵循吴鞠通的标准,即将手太阴肺、手厥阴心包划归于上焦,此外,胸膈及头面、鼻咽等部位也归属于上焦;中焦主要包括阳明胃、肠,足太阴脾,此外,膜原、胆腑等也归属于中焦;下焦主要包括足少阴肾、足厥阴肝,此外,小肠、膀胱也划归于下焦。

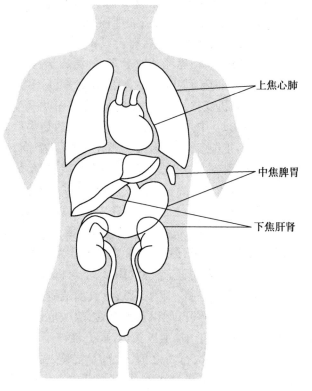

图 4-6　三焦部位示意图

温邪入侵人体,不仅导致卫气营血病理变化,而且要影响三焦所属脏腑,导致功能失调甚至实质损害,出现复杂多样的临床证候,因此有必要研究与探讨三焦所属脏腑的病理变化及辨证的有关问题。

(三) 三焦的病理与证候

1. 邪在上焦

邪在上焦多为温病初起,主要病变部位的病机变化有:

(1) 邪袭肺卫:发生于温病的初起。肺合皮毛而统卫,其气道与鼻窍相通。故温邪从口鼻而入,首先犯肺,使肺卫同时受邪。

① 主要症状及辨证要点:发热,微恶风寒,咳嗽,头痛,口微渴,舌边尖红赤,舌苔薄白欠润,脉浮数等。以发热、微恶风寒、咳嗽为辨证要点。

② 主要病机变化:温邪入侵,正气奋起抗邪,故见发热;肺受邪乘,清肃失司,故有咳嗽;肺气失宣,卫气不布,肌肤失于温煦,故有微恶风寒;热则津伤,口失津润,故口渴。其中以发热、微恶风寒、咳嗽为肺卫证候辨证要点。因为发热、微恶风寒,为卫受邪郁标志,而咳嗽则为肺气失宣征象。由此可见,发热、微恶风寒与咳嗽是确定邪在肺卫的依据,是卫气受郁,肺失宣发的特异表现。若温邪自表入里,病变则由肺卫而局限于太阴肺,演变为邪热壅肺,肺气闭郁的病机变化。其症见身热、汗出、咳喘气促、口渴、苔黄,数等。温邪自肺卫而传入气分,故有身热而无恶寒;里热壅迫,津液外泄,故汗出;液为热耗,津为汗伤,故有口渴;肺气壅塞,闭郁失宣,故咳喘气促。咳与喘并见与单纯咳嗽不同,因为咳嗽为肺气失宣表现,而咳喘则为肺气壅盛,闭郁失宣征象;苔黄脉数为里热壅盛征象。其中以身热、咳喘、苔黄为辨证要点。因为身热(但恶热不恶寒)、

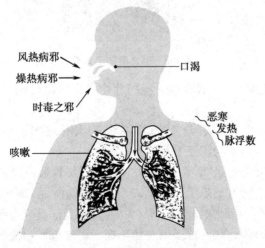

图 4-7　温邪犯肺示意图

苔黄表明病变部位在气分,而咳喘说明肺热壅盛,肺气闭郁。

温邪上受,首先犯肺,肺合皮毛而统卫,故温邪犯肺,外则卫受邪郁,内则肺气失宣为主要病机。

(2) 邪热壅肺:多为邪袭肺卫病变的发展所致。

① 主要症状及辨证要点:身热,汗出,口渴,咳嗽,气促,气喘,苔黄,脉数。以身热、咳喘、苔黄为辨证要点。

② 主要病机变化:邪热壅肺,肺气闭郁为主要病机。温邪已自卫分进入气分,故无恶寒表证,而温邪壅盛闭郁肺气,故咳嗽,气促,气喘。气分邪热内炽,蒸迫于外,故身热,汗出,口渴。邪袭肺卫与邪热壅肺虽然病变部位都在肺,但前者病属表证,故有发热微恶风寒;后者病变已至气分,而无发热微恶风寒之症,发热,汗出,口渴,咳喘气促则是主要表现。其中喘促是肺气壅塞的重要征象,与肺气不宣之咳嗽不同,应注意鉴别。

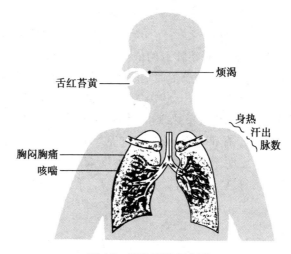

图4-8　邪热壅肺示意图

(3) 湿热阻肺:湿热病邪或暑湿病邪均可犯肺而出现卫受湿遏,肺气失宣的病机变化。

① 主要症状及辨证要点:恶寒,身热不扬,胸闷,咳嗽,咽痛,苔薄白,脉濡缓等。以咳嗽、苔白腻为辨证要点。

② 主要病机变化:湿郁卫表,肺失宣降。即吴鞠通所说:"肺病湿则气不得化。"(《温病条辨·下焦篇》第42条自注)吴氏所说"肺病湿"是指湿犯太阴,其"气不得化",指肺失宣化。肺气失宣,影响到郁遏卫表湿邪失于宣散。

湿郁卫表则恶寒,热为湿遏而身热不扬。湿热郁肺肃降失司,则胸闷、咳嗽、咽痛。湿热病邪犯肺为疾病的初起,病程日期不长,湿邪化热不著,多为湿重热轻之证,故舌象为白腻苔,其脉象则为濡缓。湿热阻肺,以恶寒,身热不扬,胸闷,咳嗽,苔白腻为辨证要点。湿热病邪或暑湿病邪均可犯肺而出现。

(4) 邪陷心包:多为肺卫之邪逆传所致,或为营(血)分邪热传入心包等。

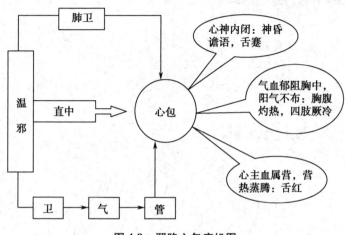

图4-9 邪陷心包病机图

① 主要症状及辨证要点:舌质红绛,神昏谵语或昏愦不语,舌蹇肢厥等。以昏谵,语言謇塞,舌绛为辨证要点。叶天士说:"舌绛鲜泽者包络受邪也。"可见舌绛足以说明病变部位在心,为什么还将舌蹇列为辨证要点?在文字叙述上常常忽略舌蹇这一辨证要点,而临床上则是很重要的,因为舌为心之苗窍,其舌蹇的出现,为病变定位在心提供了重要依据。神昏谵语的原因很多,不惟邪陷心包,如热结肠腑也有发热神昏,因为是肠热扰心神所致,因而无舌蹇。可见舌蹇在鉴别证型上很有意义。西医所谓脑性昏迷与邪陷心包昏谵舌蹇相似,而感染所致中毒症状,虽然有烦躁神昏,但无语謇。

② 主要病机变化:邪陷包络,机窍阻闭,是其主要病机变化。热陷心包常夹痰兼瘀。

邪陷心包途径有以下几种:一是肺病逆传,心包受邪。指温邪犯肺,既不外解,又不内传气分,而径陷心包。二是温邪自卫分渐次传入气分、营分或血分,而及于心包。三是温邪(主要指暑热病邪)径直传入心包。温邪内陷心包,逼乱神明,则见神志异常,如神昏谵语,语言謇塞,甚或昏愦不语;心窍为邪热所阻,气血周行郁滞,阳气不能布达,四肢失于温煦,故厥冷不温,一般冷不过肘膝;心主血属营,故邪陷心包,病变不只局限于心包络本身,营血同时发生病变,如营(血)热蒸腾,而舌变红绛。上述为邪陷心包的典型表现,而临床常见诸多兼夹证,如夹痰、夹瘀,正如何秀山所称:"邪陷心包非痰迷心窍,即瘀塞心孔。"《灵枢·邪客》说:"包络者,心主之脉也。邪陷心包,容易导致脉络瘀滞。多为平素心虚有痰,外热一陷,里络就闭,出现神昏、痰鸣、舌绛、苔腻等。瘀热阻窍者,多为血为邪瘀,气为血阻,瘀热互结,闭塞机窍,症见神志如狂,唇黑甲青,舌质紫晦等。"

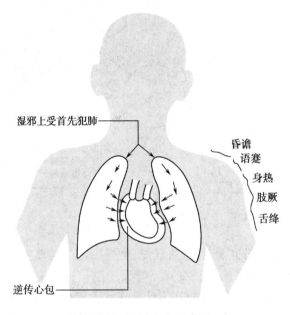

图4-10　邪陷心包示意图

（5）湿蒙心包:由气分湿热蕴蒸所致。

① 主要症状及辨证要点:神志昏蒙,时清时寐,似清似寐,舌苔垢腻,舌质不绛。以神志昏蒙、舌苔垢腻为辨证要点。

② 主要病机变化:气分湿热酿蒸痰浊,蒙蔽包络是其主要病机变化。痰湿蒙蔽机窍,神明受扰,故神志昏蒙。神志昏蒙时清时寐,较邪热内闭心包,逼乱神明,神志昏谵为轻。湿热流连气分,未化燥深入营血分,故不见营血分舌质红绛变化。气分湿邪内阻,故舌苔垢腻,其湿重热轻者为白苔厚腻或厚浊;而热重湿轻者则为黄腻苔或黄浊苔。又,湿蒙心包之神昏,不伴见四肢厥冷,因非邪热深入营血,膻中阳热无阻隔内郁,阳热布达如常,故无肢逆肢厥之象。

（6）上焦温病的转归:上焦温病的转归主要有:

① 感邪轻者,因正气抗邪,邪气受挫,而不内传,邪从表解。

② 邪热犯肺,病变严重者可导致化源欲绝而危及生命。化源欲绝指肺不主气,生气之源衰竭的病机变化。肺吸入天气,并与水谷之气相结合,积于胸

中,而名曰宗气。《灵枢·邪客》说:"故宗气积于胸中,出于喉咙,以贯心脉,而行呼吸焉。"即宗气上出喉咙以司呼吸,通过心脉而布散全身。肺朝百脉,心主血脉,脏腑、经络、四肢、百骸均从其禀受。若肺受邪乘,病变严重者,呼吸失司,清气难入,浊气难出,生气之源告困,脏腑、经络、四肢、百骸失养,则危及患者生命。肺化源欲绝症见喘促、鼻扇、汗出如涌、脉搏散乱,甚则因为损伤血络,而咳唾粉红血水,面色反黑,烦躁欲绝等。正如吴鞠通说:"汗涌、鼻扇、脉散,皆化源欲绝之征兆也。"(《温病条辨·上焦篇》第8条自注)化源欲绝属于重险证候,病死率高,故吴鞠通说:"化源绝,乃温病第一死法也。"(《温病条辨·上焦篇》第11条自注)

③邪陷心包,未及时开窍急救,可致内闭外脱。邪闭心包进一步发展则致内闭外脱而死亡,所以《灵枢·邪客》说:"心者,五脏六腑之大主也,精神之所舍也,其脏坚固,邪弗能容也,容之则心伤,心伤则神去,神去则死矣。"邪热内闭心包,消灼津液,迫至耗竭殆尽,不能敛纳阳气,则阴阳离决而脱。同时,心窍与肺脉通连,心窍内闭,心之血气不能与肺气相顺接,气血分离,互失依附而脱。由邪热内闭心包,阻塞机窍,发展至阳气外脱,是心包病变过程中性质不同的两种证候类型,二者病变严重程度、证候表现都不相同,应注意鉴别。热闭心包,其神昏多兼谵语,为邪热扰乱神明所致,而内闭外脱证,其神昏多为昏愦不语,为心神散佚所致;热闭心包证虽有肢厥,但胸腹仍灼热如焚,为阳热郁于膻中,阳气不能布达四肢所致,而内闭外脱证,其肢体厥冷不温,为阳气散佚,失于温煦所致;热闭心包证营热蒸腾而见舌质红绛,而内闭外脱证,阳气不能荣润舌本,舌淡而无华。

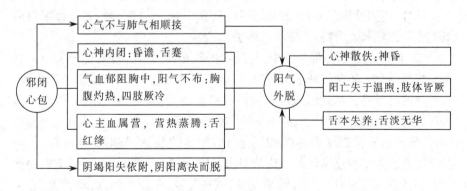

图4-11 内闭外脱示意图

吴鞠通说:"温病死证在上焦有二:一曰肺之化源绝者死;二曰心神内闭,内闭外脱者死。"

2. 邪在中焦

温邪传入中焦一般为温病的中期或极期,病变比较严重,常见证候类型有以下几种:

(1) 胃经热盛:为气分的主要病变。

① 主要症状及辨证要点:发热,不恶寒,反恶热,面目红赤,汗出,口渴,气粗,苔黄燥,脉洪大。以壮热、汗多、渴饮、苔黄燥、脉洪大为辨证要点。

但是不同性质温邪入侵阳明,表现存在差异,如暑热内炽阳明,多兼津气两伤,湿热内炽阳明,可兼湿困太阴。临床应注意鉴别。

② 主要病机变化:温邪侵入胃经,邪正剧争,里热蒸迫是其主要病机变化。足阳明胃为燥热之经,多气多血,喻为十二经脉之海,五脏六腑皆从其禀受。因其阳气旺盛,故抗邪力胜。邪热传入胃经,正气奋起抗邪,邪正相争,里热炽盛,外而肌腠,内而脏腑,无不受其熏灼,故见一派里热蒸迫证候。正如何秀山说:"胃为十二经之海,邪热传入胃经,外而肌腠,内而肝胆,上则心肺,下则小肠膀胱,无不受其熏灼,是以热汗烦渴……但尚为散漫之浮热,未曾结实,邪既离表,不可再汗,既未入腑,不可早下。"(《重订通俗伤寒论·六经方论》)

(2) 肠道热结:肠道热结又称阳明热结,或称热结肠腑,指阳明肠腑邪热结聚与糟粕相搏,耗伤阴津,传导失司的病机变化。为气分严重病变之一。

① 主要症状及辨证要点:日晡热甚,或有神昏谵语,大便秘结,或下利稀水,腹部硬满疼痛,苔黄黑焦燥,脉沉有力。以潮热便秘,苔黄黑而燥,脉沉有力为辨证要点。临床上只要见到大便数日未解,未必大便干结秘塞,未必腹部硬满疼痛,同时有潮热苔黄黑而燥者,皆视之为肠道热结。

此外,不同性质温邪入侵阳明胃肠,其症状存在一些差异,其中以湿热病邪郁阻肠道症状尤为特殊,应注意辨别。

② 主要病机变化:邪热结聚,与肠道糟粕相搏,耗伤阴津,传导失司是其主要病机变化。阳明气旺于申酉时,午后阳明之气复得天时之助,与邪剧争,故发热时晡益甚;胃肠邪热扰乱心神,故神昏谵语;肠道热结津伤,传导功能失职,故大便秘结,或因热迫津液从燥结旁流而下利稀水;肠道燥热与糟粕相搏,阻碍气机故腹部硬满疼痛;阳明热结,腑实津伤,舌苔则变老黄而干燥。脉沉实有力为肠腑热结征象。热结阳明,日久不解,阴津耗竭,至阴竭阳脱而死亡。肠道热结,羁留不解,肠络受损,血从外溢,弥漫肠间,血蓄肠腑,症见身热夜甚,神志如狂,大便色黑等,正如吴有性说:"尽因失下,邪热久羁,无由以泄,血为热搏,留于经络,败为紫血,溢于肠间。"(《温疫论·蓄血》)

(3) 湿邪困脾:多为气分湿热类温病初起湿重热轻的病变。

① 主要症状及辨证要点:身热不扬,有汗不解,胸脘痞闷,泛恶欲呕,身重

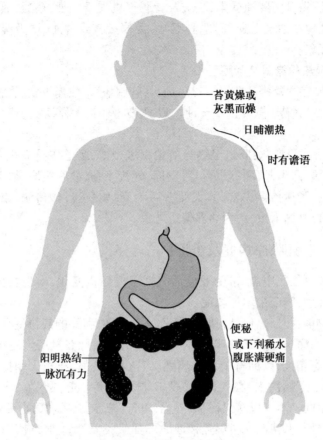

苔黄燥或
灰黑而燥

日晡潮热

时有谵语

便秘
或下利稀水
腹胀满硬痛

阳明热结
—脉沉有力

图4-12 热结阳明示意图

肢倦,苔白腻,脉濡缓等。以身热不扬、脘痞、苔白腻、脉濡缓为辨证要点。

②主要病机变化:湿重热轻,脾气受困,升运失司,气机郁阻。湿郁气机,故胸闷脘痞;脾失健运,胃失和降,浊气上逆,故泛恶欲呕;舌苔白腻,或白苔满布,或白多黄少等,均为湿浊偏重征象。

(4)湿热中阻:什么叫"中阻"?所谓"中阻"是指病邪困阻于中焦脾胃的简称。不言而喻,湿热中阻是指湿热病邪困阻于中焦脾胃的病机变化。多为湿渐化热,湿热并重,或热重湿轻的病变。

①主要症状及辨证要点:高热持续,不为汗衰,烦躁不安,脘腹痛满,恶心欲呕,舌苔黄腻或黄浊。以身热、呕恶、苔黄腻或黄浊为辨证要点。

②主要病机变化:湿热俱盛,或热重湿轻,困阻脾胃,使脾胃升清降浊受阻,气机失于宣展。里热偏盛,故发热较盛而持续不退;湿热相蒸之汗出,其热势不为汗出而衰减,故虽有汗出,而发热不退,或汗出热减,继而复热;中焦

湿热互结,脾胃升清降浊受阻,脘腹及胃肠气机失于宣展、畅通,故脘腹痛满;脾不升清则胃中浊气上逆,而恶心呕吐;舌苔黄腻或黄浊,均为湿热互结,热邪偏盛的征象。

(5)湿热积滞搏结肠腑

① 主要症状及辨证要点:身热,烦躁,胸脘痞满,腹痛不食,大便溏垢如败酱,便下不爽,舌赤,苔黄腻或黄浊。以身热、腹痛、大便溏垢、苔黄腻或黄浊为辨证要点。

② 主要病机变化:肠道湿热与糟粕积滞相搏,肠道传导失职。肠腑湿热蒸灼,则身热,汗出,烦躁;湿热积滞里郁,气机不畅,故脘腹胀满疼痛;湿热积滞郁结肠道,肠道传导失常,故大便溏垢不爽,如败酱,如藕泥,或胶闭不通;苔黄腻或黄浊,脉滑数,均为热邪偏重之象。

[附] 胆和膜原病变及辨证

胆和膜原位居中焦,常受邪侵而出现重要病机变化,出现特异证候及常见的临床证型,辨证中不可忽视。

胆经热郁:胆经热郁是指胆热郁滞犯胃,胃失和降的病机变化,症见寒热往来,腹胁胀痛,心烦口苦,呕逆,小溲短赤,苔黄,脉弦数等。足少阳位居半表半里,内寄相火,以助胃中水谷腐熟。若少阳热郁,与相火相搏,出现胆经热炽之候,如寒热往来,心烦口苦,溲赤,脉弦数等。胆热炽盛,干犯胃腑,胃气上逆而呕吐。本证以寒热往来,心烦,口苦,溲赤,脉弦数为辨证要点。

邪伏膜原:邪伏膜原指湿热秽浊之邪郁伏膜原的病机变化。症见寒热起伏如疟状,肢体痛重,呕逆胀满,舌苔白厚滑腻如积粉等。膜原外通肌肉,内近胃腑,为三焦之门户,实一身之半表半里。温邪盘踞膜原,形成隔绝之势,表气不能通于内,里气不能达于外。邪气盘踞郁伏,阳气为湿热秽浊所遏,不能布达于表,肌肤失于温煦,故有凛凛恶寒,甚则四肢厥逆。阳气受郁,逐渐蕴积,郁极而通,则厥回身热。邪正如此交争于膜原,出入于半表半里,故有寒热往来,起伏如疟状。湿热秽浊从膜原外溃,侵渍肌腠,营卫周行郁滞,故肢体痛重。浊邪郁伏盘踞,表里气机不畅,升降受阻,故呕逆胀满。三焦门户为湿邪郁滞,水气停蓄,无由以泄,上泛于舌,故舌苔白厚滑腻如积粉。本证以寒热起伏如疟状、呕逆胀满、舌苔白厚滑腻如积粉为辨证要点。

(6)中焦温病的转归:中焦温病有如下几方面转归:

① 邪在中焦,邪热虽盛,正气尚未大伤者,尚可祛邪外出而解。

② 腑实津伤,真阴耗竭殆尽,可危及患者生命。此即吴鞠通指出的阳明太实,土克水者死。什么叫阳明太实?指热结肠腑之实证,病变严重者。什

么叫土克水？土指足阳明大肠，水指肾水、肾精。土克水指阳明热结而耗伤肾精，肾精消亡，阴竭阳脱死亡，故吴鞠通说土克水者死。

③ 湿热秽浊偏盛，困阻中焦，弥漫上下，阻塞机窍，亦可威胁患者生命。即吴鞠通所说"秽浊塞窍者死"。湿热秽浊，蒸郁而蒙蔽于上，清窍为之壅塞，包括湿蒙心包而神志昏蒙不清，湿蔽于目则见目瞑，湿蔽耳窍则见耳聋等；湿浊流下，小肠不克分清泌浊，尿窍不通，湿浊无由以泄，逆而上壅，出入俱废，故曰主死。

3. 邪在下焦

温邪深入下焦，一般为温病的后期，多为邪少虚多之候。

（1）肾阴耗损：本证多为邪热久羁不解，深入下焦耗损肾阴。

① 主要症状及辨证要点：身热，颧红，手足心热甚于手足背，口燥咽干，脉虚神倦，耳聋等。以手足心热甚于手足背、口干咽燥、脉虚神倦为辨证要点。

② 主要病机变化：肾精耗损病变多为中焦病变发展而来，属于病程后期，正如吴鞠通在《温病条辨·下篇》所说："温邪久羁中焦，阳明阳土，未有不克少阴癸水者，或已下而阴伤，或未下而阴竭。"迫至阴竭阳脱，生命活动也就停止了。

邪热深入下焦，耗伤肾阴，机体形质及脏腑失于滋养是其主要病机变化。其证候可分为两方面，一是肾精耗损，其脏腑、四肢、百骸形质失于濡养，如精不养神则神惫委顿、乏力、脉虚，形失精华而消瘦，阴精亏乏不能上奉清窍，则见耳聋（脱精者耳聋），口燥咽干，舌绛不鲜干枯而萎等。二是阴虚内热证候，其阴精耗损，不能维系阳气，虚阳上亢，则见低热持续，入夜较盛，且伴有手足心热甚于手足心背等。

（2）虚风内动：虚风内动为肾阴耗损病变的发展与继续。

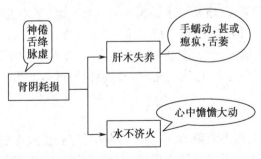

图4-13　虚风内动病机示意图

① 主要症状及辨证要点：手指蠕动，甚或瘛疭，神倦，肢厥，心中憺憺大动，舌干绛而萎，脉虚弱等。以手指蠕动或瘛疭，舌干绛而萎，脉虚弱为辨证

要点。

② 主要病机变化:肾阴耗损,肝木失养,风从内生是其主要病机变化。虚风内动是因肾精耗损,肝木失养,而风从内生。虚风内动是在肾精虚损的基础上进一步发展所形成,因此,虚风内动证具有肾精虚损的基本表现,如神倦、耳聋、五心烦热、舌干绛而萎、脉虚弱等。同时,肝为风木之脏,赖肾水之滋养,若肾精被耗,肝失涵养,筋失濡润,而内风化生,症见手指蠕动,甚或瘛疭。此外,肾水枯竭,不能上济心火,则见心悸憺憺大动。正如吴鞠通在《温病条辨·下篇》所说:"肾水本虚,不能济肝而后发痉,既痉而水难猝补,心之本体欲失,故憺憺然而大动也。"

（3）下焦温病的转归:邪在下焦多为温病的后期,一般为邪少虚多,其正气渐复者,至正能敌邪,尚可祛邪外出而逐渐痊愈。但阴精耗竭欲尽者,阳气失于依附,阴竭阳脱而死亡。所以吴鞠通在《温病条辨·下焦篇》说:"无非邪热深入,消灼津液,涸尽而死也。"

（四）三焦证候的相互传变

1. 上焦传中焦,中焦传下焦

这种传变方式一般反映了某些病发于表的新感温病(如风温)的病证发展演变规律,即上焦手太阴肺的病变为温病的初期,吴鞠通:"凡病温者,始于上焦在手太阴。"即是此意。中焦阳明胃的病变及足太阴脾的病变多为病程的中期或极期。下焦足少阴肾及足厥阴肝的病变多为病程的后期。故吴鞠通指出:"上焦病不治,则传中焦胃与脾也;中焦病不治,即传下焦肝与肾也。始上焦,终下焦。"由于感邪性质不同,体质类型有差异,某些温病不能全遵上述传变规律,例如:暑热病邪可直犯心包,未必始于上焦手太阴。湿热病邪可直犯中焦脾胃,也未必始于上焦。肾精素虚者,温热病邪伏藏下焦,病起于足少阴。因此,王孟英在《增补评注温病条辨·上焦篇》第2条的按语中说:"夫温热究三焦者,非谓必上焦始,而渐及于中下也。伏气自内而发,则病起于下者有之;胃为藏垢纳污之所,湿热疫毒病起于中者有之;暑邪夹湿者,亦犯中焦;又,暑属火,而心为火脏,同气相求,邪极易犯,虽始上焦,亦不能必其在手太阴一经也"。

2. 顺传

指病邪始于上焦手太阴肺,传至中焦阳明胃肠,正气逐邪外出,病趋好转的过程。正如王孟英说:"自肺之胃腑,病机欲出而下行,故曰顺。"(《分类王孟英医案·风温》)又说:"肺、胃、大肠一气相通,温热究三焦,以此一脏二腑为最要。肺开窍于鼻,吸入之邪先犯于肺,肺经不解,则传于胃,谓之顺传。不但脏病传腑为顺,而自上及中,顺流而下,其顺也有不待言者,故温热以大便不闭者为易治,为邪有出路也。若不下传于胃,而内陷心包,不但以脏传脏,其邪由气入营,更进一层矣,故曰逆传。"(《温热经纬·薛生白湿热病篇》王孟英按)顺传者其病邪以脏传腑,感邪较轻,正气尚盛,能祛邪外出,预后好。

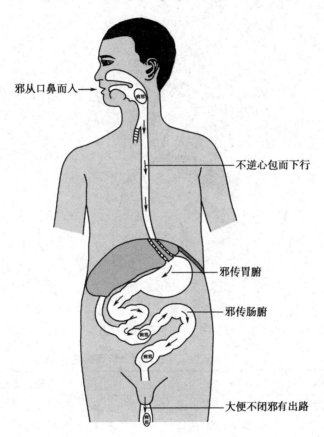

邪从口鼻而入

不逆心包而下行

邪传胃腑

邪传肠腑

大便不闭邪有出路

图4-14 顺传示意图

3. 逆传

指温邪自手太阴肺传至手厥阴心包的过程,即吴鞠通说:"肺病逆传,则为心包。"王孟英也说:"自肺之心包,病机渐进而内陷,故曰逆。"(《分类王孟英医案·风温》)逆传者其病邪以脏传脏,感邪重,正气虚,病情凶险,传变迅速,预后差。其表现,初病有短暂恶寒发热,甚或寒战高热,旋即神昏肢厥,甚者热势骤降而濒于死亡。

总之,人体是一个有机整体,经络气血相通,所感温邪,随处可传,故上焦、中焦、下焦的病变及证候不是截然划分的,有时相互交错重叠,应予注意。

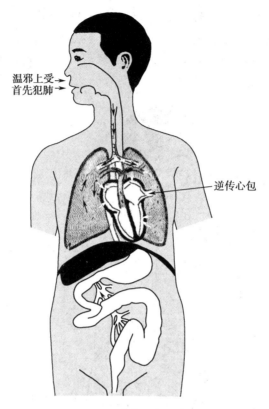

温邪上受→
首先犯肺→

逆传心包

90

图4-15　逆传心包示意图

表4-2　三焦证候的病理及辨证要点

	证　候	病　理	辨证要点
上焦	邪袭肺卫	温邪初袭,卫受邪郁,肺气失宣	发热,微恶风寒,咳嗽
	邪热壅肺	邪热壅肺,肺气闭郁	身热,咳喘,苔黄
	湿热阻肺	湿郁卫表,肺失宣降	咳嗽,苔白腻
	邪陷心包	邪陷包络,机窍阻闭	昏谵舌绛
	湿蒙心包	气分湿热酿蒸痰浊,蒙蔽包络	神志昏蒙,舌苔垢腻
中焦	胃经热盛	温邪侵入胃经,邪正剧争,里热蒸迫	壮热,汗多,渴饮,苔黄燥,脉洪大
	湿邪困脾	湿重热轻,脾气受困,升运失司,气机郁阻	身热不扬,脘痞,苔白腻,脉濡缓
	湿热中阻	湿热俱盛,或热重湿轻,困阻脾胃,升降失司,气失宣展	身热,呕恶,苔黄腻或黄浊

续表

证　候		病　理	辨证要点
	肠道热结	肠道热结津伤,传导失司	潮热便秘,苔黄黑而燥,脉沉有力
	湿热积滞 搏结肠腑	肠道湿热与糟粕积滞相搏,肠道传导失职	身热,腹痛,大便溏垢,苔黄腻或黄浊
下焦	肾阴耗损	邪热深入下焦,耗伤肾阴,形体及脏腑失于滋养	手足心热甚于手足背,口干咽燥,脉虚神倦
	阴虚风动	肾阴耗损,肝木失养,风从内生	手指蠕动或瘛疭,舌干绛而萎,脉虚弱

卫气营血辨证与三焦辨证的关系

（一）卫气营血的病机变化与三焦脏腑的病机变化,既有联系,又有区别

1. 卫气营血与三焦所属脏腑的关系

91

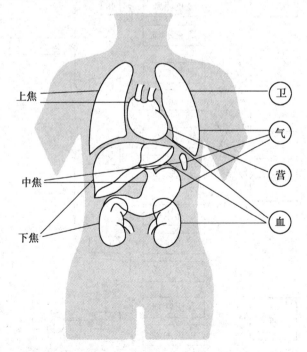

图 4-16　卫气营血与三焦关系示意图

（1）卫分关系着上焦手太阴。

（2）气分的范围不仅涉及手太阴肺,尚包括中焦阳明胃肠及足太阴脾等。

（3）营分与上焦厥阴心包相联系。

（4）血分与上焦厥阴心包相关连。由于肾藏精,精生髓,精髓化血,精血同源,故血分尚与足少阴肾及足厥阴肝关系密切。

2. 卫气营血病变与三焦脏腑病变的联系及区别

（1）上焦手太阴之病,相当于邪在卫分,但邪热壅肺而无表证者,则属气分。

（2）邪陷上焦心包的病变属于营分,其病机变化与营分证候不完全相同,前者主要是邪热内陷,包络机窍阻闭,心神逼乱,后者则是营热阴伤,心神受扰。

（3）气分病变不限于阳明胃肠及足太阴脾,只要温邪不在卫表,又未深入营血分者,皆属气分范围。

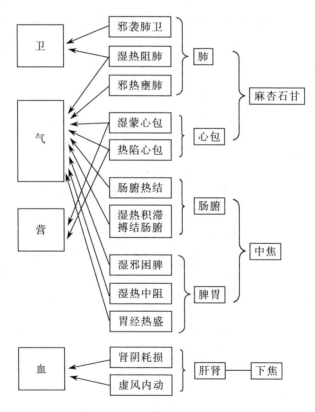

图 4-17　卫气营血和三焦关系图

（4）足少阴肾、足厥阴肝等下焦病变,与动血耗血,痰热互结的血分病变有明显的区别,前者是热伤肾肝真阴、精血,其证属虚,后者病变以热盛迫血为主,病变不限于下焦,其证属实,或中有虚候。

（二）卫气营血辨证与三焦辨证的综合运用

1. 卫气营血辨证和三焦辨证侧重不同

（1）卫气营血辨证主要反映卫气营血的功能失常及其实质损伤。卫气营血的病机变化虽然不可避免地要涉及到相关脏腑的功能失调,但仅仅是影响所及,不是主要的。

（2）作为重点揭示脏腑功能失常及其实质损伤的三焦辨证,也会在一定程度上反映出卫气营血的病机变化,但不是主要的。

2. 卫气营血辨证与三焦辨证的有机配合

（1）三焦辨证所示的病变部位,不能超越卫气营血辨证所示病变层次、范围;卫气营血辨证所示病变范围,不能脱离三焦辨证所确立的病变部位。

（2）一般先以卫气营血辨证确定病变浅深层次及其病程阶段;再用三焦辨证确定病变部位。二者相辅运用,经纬交错,才能将病变层次、病变部位、病证类型及其性质,病情轻重,病变发展及转归等辨析清楚、准确,为治疗提供可靠的依据。

93

第五章
温病的诊法

学习温病的诊法的目的是什么？通过学习,特别是在实践中观察和操作训练,熟练而准确地使用温病常用诊法,为卫气营血辨证、三焦辨证及四时温病的诊断奠定基础。温病诊法与内科杂病的诊法有什么不同？温病诊断方法不出望、闻、问、切四诊范围。由于温病有别于内科杂病,其临床表现有其特殊性,如有各种类型的发热、皮疹、白痦、舌质、舌苔、牙齿等每随病情的发展而有动态变化,故形成了辨舌验齿、辨斑疹、白痦等独具特色的温病诊断方法。同时,对温病常见主症的辨识,尤其是发热、汗出异常、呕吐、神志异常、痉厥、出血等不能忽视。诊察病证,不囿于当前的表现,还要注意动态变化,如舌苔及舌质的动态变化,在一定程度上能辨别卫气营血证候阶段、病变层次、病变性质、病情轻重等;仔细检查斑疹色泽、形态、分布诸征象及动态变化,也能在一定程度上判断病势进退、病证顺逆、预后好坏等。四诊所涉及的观察内容一般有规律可循,但也有特殊表现,故应做到知常达变。对于相似表现,要注意其区别,做到同中求异。

本章内容重点掌握辨舌及辨斑疹、白痦的主要内容。掌握发热、汗出异常、神志异常、痉厥、出血等常见症状的临床表现及其诊断、辨证意义。了解验齿、辨脉、察神色、查胸腹等诊法内容及其临床意义。

不同诊法的使用所起作用不同,要根据四时温病性质、特点、临床表现选择相适应的诊法。各种诊法在临床上的运用彼此辅助、相互补充,不可偏废。

治疗能否取得满意疗效取决于诊断及辨证是否正确,而诊断及辨证的正确则依赖于诊断方法的正确运用与掌握。温病具有"急"、"热"、"变"等特点,所谓"急"是指起病急,病情重;"热"是指发热,或热象重;"变"是指病情变化快,且易内陷生变。因此,临床医生熟练而正确地掌握温病常用诊法,快速、准确地作出诊断和辨证,治疗才能避免贻误。

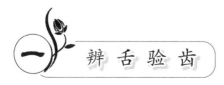

一 辨舌验齿

（一）辨舌

舌诊是温病诊法中一项重要内容,为历代医家所重视。早在《黄帝内经》、《伤寒论》就有通过望舌而诊断、辨证外感热病的记载。至十三世纪已有舌诊专著(如元代《敖氏伤寒金镜录》)问世,而清朝张诞先的《伤寒舌鉴》收载120余种舌象。至温病学派兴起,舌诊在外感热病的诊断与辨证中得到了迅速推广运用,尤其是叶天士《温热论》对温病舌诊有独到发挥。近代曹炳章著《辨舌指南》附有描绘彩舌图120余张,其中主要是温病舌象。至今舌诊已成为温病学理论指导下的一种特殊的诊断方法。吴坤安《伤寒指掌》说:"病之经络、脏腑、营卫气血、表里阴阳,必形于舌。"故舌象常随温病病情的变化而发生变化,因此,察舌在诊断及辨治温病中显得特别重要。

为获取准确舌诊结果,除熟悉和掌握舌诊的基础理论、重要舌象的临床意义外,还应注意观察时的光线与患者的姿势、饮食、年龄、体质等,同时还有以下几方面问题值得重视:①注意舌象动态变化。温病病程发展具有明显的阶段性,而舌象常随病程演变而发生变化。从舌象动态能了解到病变发展演变情况,判断病证顺逆,预后好坏。若不善于将各种舌象进行前后对比,就不能把握病势的进退发展。舌象动态变化,主要反映于舌苔和舌质两个方面。苔色变化,如由白苔变为黄苔或灰苔,甚至进而变为黑苔,表示邪自表传里,病情由轻增重。不夹湿的温热类温病,如由薄白苔转变为黄白相兼苔,反映病变由卫分渐次传入气分。邪热初传气分,一般热势不甚,舌苔多现薄黄不燥,若进而转变为黄燥苔则表明气分邪热已炽。湿热类温病,其湿邪化热过程容易从苔色变化反映出来,如湿热秽浊盘踞膜原,初病一二日舌苔白厚滑腻如积粉,几乎满布无隙;继则舌根变黄,渐及中心,表明湿热秽浊已经化热,病变始由膜原传入胃腑;进而苔变黑色,为邪热入里尤深。病邪盘踞膜原,病情变化较快者,苔色变化尤为迅速,甚至一日三变,如由白变黄,由黄变黑。又如湿邪困脾,升运失司证,其湿热偏转盛化,也可从舌象反映出来,其如湿邪初困太阴湿重热轻,其舌苔白厚黏腻;若湿渐化热,舌苔则由白腻转变为黄腻或黄浊;若湿邪进一步燥化,则舌苔转化为黄燥。这一过程反映了病变由脾而及于胃的动态变化。再如湿邪困脾过用寒凉或误用苦寒攻下,中阳受损,衍生寒湿,舌苔则由白厚黏腻转化为灰滑苔或黑滑苔。另,舌苔厚薄也呈现动态变化,如由厚浊变薄,或由板贴化松,一般为邪退征象,如俞根初说:凡舌苔由腻化松,由厚退薄,乃里滞逐渐减少之象,是为真退,即有续生薄白新苔者,尤为苔真退后胃气渐复,谷气渐进之吉兆。如满舌厚苔骤退,舌质仍见朱点,一二日后又续生厚苔,则为邪之假退。此外,舌苔润燥变化,反映温邪伤阴及湿邪化燥动态。温病初起,热势一般不甚,伤阴也不甚,而舌苔不燥,但多欠滋润,甚或乏津。若邪热渐增,阴伤加重,舌苔则逐渐变燥。如气分阳明热炽,舌见黄燥苔,若病变由胃及肠,形成热结津伤,则苔色变为老黄,焦燥起裂,或生芒刺。此时若失于攻下,邪热进而耗竭肾阴,舌苔则转变为焦燥起刺的黑苔,质地干涩苍老。又,湿浊偏盛,则舌苔黏腻,或附有涎沫,或多津润泽。湿邪化热化燥,黏腻苔垢则渐变干燥。其他不一一枚举。随着病变向深层次发展,舌色相应加深。邪在卫气分,舌之边尖变为红色。初入营分,全舌变红,苔垢渐退。邪热尽入营分,则全舌变绛。如舌由绛色变为深绛色或紫色,则为邪热深逼血分征象。以上是舌色变化一般规律,但是也有特殊者,如邪闭心包,舌质多呈现纯绛鲜泽,若病变由内闭发展至外脱,舌色则由绛转淡。又如血分热盛迫血,舌呈深绛色或紫色,但若出血过多,至气随血脱时,舌色则变为淡白,甚而舌本干瘪。伤阴程度及其动态可从舌质的荣枯变化反映出来,例如初入营分,营阴耗伤不甚严重,舌质尚荣润光泽,若邪热化火,营阴受劫,则舌变干燥乏津。又如邪热久羁,深传下焦,耗竭真阴,则舌变干枯而萎,色绛不鲜等。②注意季节变化对舌象的影响。正常舌象往往随季节不同而发生一些变化,一般认为夏季暑湿较盛,胃纳及脾运呆滞,故舌苔较厚,或有淡黄苔出现;秋季燥气较盛,舌苔多薄而乏津;冬季寒冷,舌苔多较润泽。据观察 129 例正常人舌象与季节变化关系与此大体相符,春、夏、秋、冬四季正常薄白苔分别为79%、69%、77.5%、83.7%。四季均有极少黄而微厚的舌苔出现,春季为3.1%,夏季为13.9%,秋季为8.6%,冬季为4.7%,其中以夏季为多(张天秀,等。正常舌象随季节变化的动态观察。四川生理科学杂志,1989 年 3 期)。③注意昼夜时辰对舌象变化的影响。昼夜时辰变化影响到人体阳气的盛衰,它可从舌象变化方面反映出来,例如辰时为胃气最旺之时,由于胃气蒸发,使舌苔逐渐变厚,辰时至午时阳气渐衰,午时至亥时阴气渐盛,胃气蒸发减弱,故舌苔渐退而变薄,这就是早晨舌苔多较厚,白天(尤其是在进食后)舌苔变薄这一现象的原因之一。可见温病舌象的变化也不排除昼夜时辰的影响,应引起注意。④注意与染苔的鉴别。最常见的是药物染苔,温病过程中患者多有咽喉疼痛,而常用润喉口含药片,常见者有健民咽喉片、草珊瑚含片、西瓜霜含片、余柑子喉片等,这些药物可将舌苔染成黑色或黄色,通过询问病史,不难作出鉴别。此外,吃枇杷可染成黄苔,食乌梅、橄榄可染成黑苔。吸烟多的人,多见黄浊苔微带黑晕,嗜酒之人亦多见黄浊苔,而舌质常带青紫色,应注意鉴别。

辨舌包括辨舌苔和舌质两方面。

1. 辨舌苔

卫分及气分的病证,舌苔变化较明显,也就是说舌苔主要反映卫气分的病变。辨舌苔着重观察舌苔的色泽、润燥、厚薄等。

(1) 白苔:其薄者候卫分之邪,多为温病初起,病变尚轻浅;其厚者候气分之邪,多为湿热为患。

① 苔薄白欠润,舌边尖略红

表现:近似常人舌苔,薄而色白,惟欠滋润,舌之两边及舌尖,比正常人舌质略红(彩图1。所有本书彩图见于书末)。此与苔薄白而润的风寒表证自是不同。

临床意义:温邪侵袭肺卫征象,多见于风温初起。

提示治疗:如症见发热,微恶风寒,口微渴,咳嗽,脉浮数,宜辛凉解表,方如银翘散;如症见咳嗽,微恶风寒,口微渴,用桑菊饮。

② 苔薄白而干,舌边尖红

表现:苔薄色白,干燥乏津,舌之两边及舌尖色红(彩图2)。

临床意义:表邪未解,肺津已伤。《重订通俗伤寒论·六经舌苔》何廉臣勘云:"如初起白薄而燥刺者,温病因感寒而发,肺津已伤也。"何氏所称为新感引动伏邪,病在肺经。

提示治疗:辛凉解表,润肺生津。叶天士说:"若白干薄者,肺津伤也,加麦冬、花露、芦根汁等轻清之品,为上者上之也。"吴坤安称:"如白苔虽薄而燥,或舌边舌尖带红,此风热之邪伤于气分,病在太阴手经,津液已少,不可汗,只宜清轻凉解肺分,如前胡、苏子、杏仁、连翘、黄芩、薄荷、桔梗、淡竹叶之类。"(《伤寒指掌》)

③ 苔白厚而黏腻

表现:白苔满布较厚,紧贴舌面,垢腻油泽,多黏涎附着,患者常吐出浊厚涎沫(彩图3)。

临床意义:湿与热搏,浊邪上泛的征象,多见于湿温病湿浊阻于气分而脾湿偏盛的病证。

提示治疗:开泄化湿。如症见恶寒少汗,身热不扬,午后较甚,头重如裹,身重肢倦,胸闷脘痞,可用三仁汤;如症无恶寒,但身热不扬,脘连腹胀,大便溏泄等,可用雷氏芳香化浊法,或一加减正气散。叶天士说:"再舌上白苔粘腻,吐出浊厚涎沫,口必甜也,为脾瘅病,乃湿热气聚与谷气相搏,土有余也,盈满则上泛,当用省头草芳香辛散以逐之则退。"

④ 苔白厚而干燥

表现:苔积甚厚,色白干燥(彩图4)。

临床意义:为津伤浊结的征象,即胃津受伤,而脾湿不化。亦多胃燥气伤,即胃津已伤。不足以上承,肺气受伤而气不化液。如叶天士说:"再舌苔白厚而干燥者,此胃燥气伤也。"

提示治疗:这种舌苔反映的病机变化特殊,苔白厚为浊邪结于胃腑,其干燥无津表明胃津伤损极甚,治疗上祛邪重要?抑或扶正重要?胃津耗伤,胃气不降,浊结也不能降,所以要先养阴津,后降浊邪。所以章虚谷说:"苔白而厚,本是浊邪,干燥伤津,则浊结不能化,故当先养津而后降浊也。临床上常有患者就医的目的是化白厚的浊苔,虽经燥湿理气,芳香化浊而无效果,若审其舌苔干燥乏津,转手养阴反能奏效。"

⑤ 苔白腻而舌质红绛

表现:白苔板贴细腻,舌质色红而绛(彩图5)。

临床意义:为湿遏热伏的征象;营分邪热为气分湿邪阻遏亦可见到此种舌象。这两方面的临床意义其实是统一的,前者说得笼统而不具体,后者为前者之补充。我们知道清营汤是清解营分邪热的方剂,其适应证中舌质红绛是不言而喻的,吴鞠通说其舌苔白者不可用也,即指热入营分,舌色虽绛,但舌苔白腻为气分有湿邪所遏,方中凉营养阴之品,滋助湿邪,故不可应用。这就旁证了这种舌苔是营分邪热为气分湿邪阻遏的临床意义。

提示治疗:当先泄湿透热,如吴坤安说:"热因湿邪遏伏,宜泄湿以透热,如犀角(水牛角代)、滑石、茯苓皮、猪苓、米仁、茵陈、黄柏之类。"叶天士说:"若白苔绛底者,湿遏热伏也,当先泄湿透热,防其就干也。勿忧之,再从里透于外,则变润矣。"即指上述两方面。

⑥ 白苔滑腻厚如积粉而舌质紫绛

表现:白苔厚而满布无隙,如白粉堆积,润泽滑腻,刮之不尽,而舌质色呈紫绛(彩图6)。

临床意义:为湿热秽浊极甚,郁闭募(膜)原的征象,病情凶险,凡遇此等舌象应倍加警惕。

白苔厚腻如积粉是湿热秽浊郁闭募(膜)原的特异征象,凡见这种舌苔表明邪在募(膜)原。募(膜)原内近胃腑,在治疗上采取疏利透达祛邪入胃,甚至移热入肠。邪入胃肠,也反映在舌苔变化上,其舌根先黄为初入胃腑,舌心变黄已入胃腑,全舌变黄为尽入胃腑,但若变为黄黑色,则已移热于肠腑,有赖攻下而解。所以要注意舌苔的动态变化。

提示治疗:开达膜原。如症见寒热往来,寒甚热微,身痛有汗,手足沉重,呕逆胀满者,可用达原饮,或雷氏宣透膜原法,使病邪从表而解,如其邪不从表解,被驱逐入胃,则舌苔变黄,当用下法,详见黄苔。

⑦ 白苔质如碱状

表现:舌苔白厚,似如白碱(彩图7)。

临床意义:胃中宿滞夹秽浊郁伏的征象。

提示治疗:叶天士称:"若舌上苔如碱者,胃中宿滞夹浊秽郁伏,当急急开泄,否则闭结中焦,不能从膜原达出矣。"

⑧ 白砂苔(水晶苔)

表现:白苔较厚,干硬如砂皮,扪之糙涩,干燥(彩图8)。

临床意义:邪热迅速化燥入胃(肠),苔色未能转黄,而津液已被灼伤。这种舌苔标明病变在胃肠,是热结胃肠的特殊表现,其特殊在于邪热迅速化燥进入胃肠,故不能固守黄燥起刺或焦黑起刺的舌苔才是热结肠腑的理念。这就是有常有变。

提示治疗:通腑泄热。吴有性说:白砂苔"舌上白苔,干硬如砂皮,一名水晶苔,乃自白苔之时,津液干燥,邪虽入胃,不能变黄,宜急下之。方如三承气汤。"

⑨ 白滑苔

表现:舌苔白滑,润泽多津,舌边有齿痕,或附有唾沫,或舌淡而舌本微胖。

临床意义:过用寒凉伤中,中气亏乏。

提示治疗:温中运脾。

⑩ 白霉苔

表现:满舌生白衣,或生糜点,似饭粒状,或如豆腐渣样,刮之易去。咽喉、唇舌皆可发生。

临床意义:为秽浊太盛,胃气衰败的征象,预后多不良。

提示治疗:芳香化浊,扶助胃气。

总之,白苔薄主表,厚主里,润泽者津液未伤,干燥者为津液已伤,厚浊黏腻者多兼夹痰湿秽浊。一般说来,白苔主表主湿,病情较轻,而白砂苔则为热结在里,白霉苔虽夹秽浊,但又主胃气衰败,均系里证、重证,它们是白苔中的特殊类型。

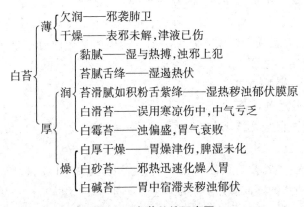

图 5-1 白苔总结示意图

（2）黄苔:黄苔是邪入气分的标志,黄苔一般由白苔转变而成。对黄苔的观察,应注意区分厚薄、润燥,是否兼有白苔及其程度等。

① 薄黄苔

表现:有薄黄不燥(彩图9)及薄黄而干(彩图10)两种表现。薄黄不燥为苔薄微黄,润泽多津;薄黄而干为苔薄黄而干。

临床意义:薄黄不燥者,为温邪初传气分,热势不盛,津液未见明显损伤;苔薄黄而干者,为气分邪热已盛,津液受伤。

提示治疗:薄黄不燥:轻清宣气。可用栀子豉汤。薄黄而干:轻清泄热,甘寒生津。急用凉膈散。

② 黄白相兼苔

表现:黄苔与白苔兼见,或黄多白少,或白多黄少,黄白兼见程度不等(彩图11)。

临床意义:为温邪已传气分而卫分之邪尚未尽解的征象。曹炳章说:“舌苔带一分白,病亦带一分表,必苔纯黄无白,邪方离卫入气。”

提示治疗:宣气达表 。

③ 苔黄干燥

表现:苔黄干燥,苔质不甚厚(彩图12)。

临床意义:为气分邪热炽盛,津液已被灼伤的征象。

提示治疗:辛寒清气。

④ 老黄苔

表现:苔色深黄,质地苍老,如沉香色,或金黄色,焦燥起刺,中有裂纹(彩图13)。

临床意义:为热结肠腑,阳明腑实的征象。章虚谷说:“阳明实热,舌苔必老黄色,黄兼燥。吴鞠通亦称:舌苔老黄,肺胃受浊,气不化津也,甚则黑色,黑,水色也,火极而似水也。又水胜火,大凡五行之极盛,必兼胜己之形。芒刺,苔久不化,热极而起坚硬之刺也。”俞根初更清楚地说道:“惟黄而燥,黄而糙,乃为里热结实之证。”

提示治疗:通腑泄热。

⑤ 黄腻苔及黄浊苔

表现:黄腻苔为黄苔满布,板贴细腻,润泽多津(彩图14),黄浊苔为苔垢堆积,厚浊色黄(彩图15)。

临床意义:黄腻苔与黄浊苔皆为气分湿热内蕴的征象,多见于湿温病湿热流连气分的热偏盛或湿热俱盛证。

提示治疗:黄腻苔,宜辛开苦降,分解湿热,可用王氏连朴饮。若兼毒,可予甘露消毒丹。黄浊苔,苦泄邪热,化痰开结。可用小陷胸加枳实汤。

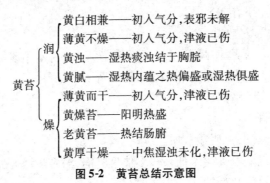

图5-2　黄苔总结示意图

黄苔的结构：
- 润
  - 黄白相兼——初入气分,表邪未解
  - 薄黄不燥——初入气分,津液已伤
  - 黄浊——湿热痰浊结于胸脘
  - 黄腻——湿热内蕴之热偏盛或湿热俱盛
- 燥
  - 薄黄而干——初入气分,津液已伤
  - 黄燥苔——阳明热盛
  - 老黄苔——热结肠腑
  - 黄厚干燥——中焦湿浊未化,津液已伤

(3) 灰苔:温病中常见的灰苔有三种:

① 灰燥苔

表现:舌苔干灰而燥。甚则焦燥起刺(彩图16)。

临床意义:为热结肠腑,津液受伤的征象。

提示治疗:通腑养阴。

② 灰苔黏腻

表现:舌苔色灰而细腻,润泽黏涎(彩图17)。

临床意义:为温邪兼夹痰湿内阻的征象,常伴有胸脘痞闷,渴喜热饮,或口吐痰浊涎沫等症。

提示治疗:温化痰湿,兼以清热。

此外,现代一些初步研究认为,黄苔的形成,可能由于舌上皮内局灶感染,有脓性炎症细胞渗出,附着于延长的丝状乳头而使舌苔呈黄色。同时,舌局部微生物的产色作用也可能是黄苔形成机制之一。此外,黄苔还与发热导致消化系统功能紊乱,舌丝状乳头增殖,口腔腺体分泌异常等相关。

③ 灰滑苔

表现:灰苔满布,润泽多津,苔质光滑细腻(彩图18)。

临床意义:为阳虚有寒的征象,伴见肢冷脉沉等。湿温病湿浊偏盛或过用寒凉均可使中阳受伤,变生为阳虚湿证。

提示治疗:温中散寒。

(4) 黑苔:温病中的黑苔大多由黄苔或灰苔转变而成。

① 黑苔焦燥起刺,质地干涩苍老

表现:舌苔干黑,中心较厚,焦燥起刺,糙涩无津(彩图19)。

临床意义:为热结肠腑,肾阴耗竭的征象,叶天士称其为"土燥水竭",即吴鞠通所说阳明阳土未有不克肾水者,为热结阳明肠腑失于攻下逐邪,而耗竭真阴,病情重笃凶险。

提示治疗:急下存阴。

② 黑苔焦燥或焦枯

表现:苔黑干薄无津,燥而无刺;舌质绛而不鲜,舌本枯萎(彩图20)。

临床意义:为温邪久羁,深入下焦,耗竭肾阴的征象。

提示治疗:育阴清热。

③ 遍舌黑润

表现:满舌黑润,无明显苔垢。

临床意义:温病兼夹痰湿征象。多伴见胸闷,渴喜热饮等症状。

提示治疗:可温化痰饮。

④ 舌苔干黑,舌质淡白无华

表现:舌苔黑而干燥,舌质淡白而无荣泽(彩图21)。

临床意义:为湿温病湿热化燥传入营血,灼伤肠络,大量便血,气随血脱的征象。

提示治疗:益气摄血。

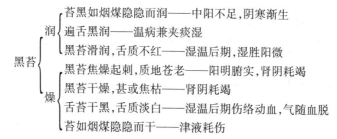

图5-3 黑苔总结示意图

现代某些研究初步认为,在热性病中,出现黑苔是由于丝状乳头角质突起过长,呈细毛状,在机体内、在因子与外来因子,如高热、脱水、炎症、毒素刺激、中枢神经系统及胃肠功能失调、真菌、产色微生物增殖、血红蛋白及蛋白碎屑分解产物等共同作用下而呈现黑色。

表5-1 温病常见舌苔及临床意义

舌苔	种 类	临 床 意 义
白苔	薄而欠润,舌边尖红	温邪侵袭肺卫
	薄而干燥,舌边尖红	表邪未解,津液已伤
	厚而黏腻	湿与热搏,浊邪上泛
	白厚干燥	津伤浊结;胃燥气伤

续表

舌苔	种　类	临床意义
	苔腻舌绛	湿遏热伏;气分有湿营分有热
	滑腻如积粉舌紫绛	湿热秽浊郁闭膜原
	白霉苔	秽浊偏盛,胃气衰败
	白砂苔	邪热迅速化燥入胃
	白碱苔	胃中宿滞夹秽浊郁伏
黄苔	黄白相兼	温邪初传气分,表邪未解
	薄黄不燥	温邪初入气分,津液未伤
	黄腻及黄浊	气分湿热内蕴,热重湿轻或湿热俱盛
	苔黄干燥	气分阳明热炽津伤
	老黄苔	热结肠腑
灰苔	灰燥苔	热结肠腑,津液大伤
	灰滑苔	温病虚寒
	灰腻苔	温病夹痰湿
黑苔	焦燥起刺,质地干涩苍老	热结肠腑,肾阴耗竭
	黑苔干燥甚或焦枯	肾阴耗竭
	遍舌黑润	温病夹痰湿
	舌苔干黑,舌质淡白无华	湿热化燥入营血,灼伤肠络,气随血脱
	苔黑如烟煤隐隐	润者为中阳虚寒;干者为阴津损伤

103

2. 辨舌质

舌质的变化主要候营血分的病变。即邪入营血主要反映舌质的变化。察舌质主要在辨别色泽、荣枯等。温病病态舌质有红舌、绛舌、紫舌三大类。现分别介绍如下:

(1) 红舌

表现:比正常人舌色稍红的舌苔称为红舌。一般为邪热渐入营分的征象。温邪在卫分,舌红局限在边尖部位,罩薄白苔。气分温病舌红,多罩黄苔,皆与邪热传入营分全舌纯红而无苔垢者不同。

① 舌尖红赤起刺

表现:舌红,其尖部尤甚,并生红刺(彩图22)。

临床意义:为心火上炎的征象。

提示治疗:清心凉营。

② 舌红中有裂纹如人字形,或舌中生有红点

表现:舌红出现裂纹,或伴有红星点点(彩图23)。

临床意义:为心营热毒极盛的征象。

提示治疗:兼见心营热盛者,应清心凉营解毒。如症见全身灼热不退,神昏谵狂,肢厥,脉数,可用清营汤加黄连、金汁等。《敖氏伤寒金镜录》云:"舌见红色,更有裂纹如人字形,乃君炎燔灼,热毒突上,故发裂也,宜用凉膈散治之。"

③ 舌质光红柔嫩

表现:舌质红嫩光泽,望之似觉潮润,扪之实干燥无津(彩图24)。

临床意义:为温邪乍退,津液未复的征象。

提示治疗:增液生津,方如增液汤。

④ 舌淡红而干,其色不荣

表现:比正常人舌色更淡的一种舌象(彩图25)。

临床意义:为心脾气血不足,气阴两虚的征象。多见于温病后期邪热未退而虚损未复证。

提示治疗:滋养阴血,培补气液。叶天士说:"舌淡红无色者,或干而色不荣者,当是胃津伤而气无化液也,当用炙甘草汤,不可用寒凉药。"

⑤ 舌红上罩黏腻苔

表现:舌红荣润,上罩少许点片状黏腻苔垢。

临床意义:邪热入营,卫气分之邪尚未尽解(气分之邪多为湿热病邪)。

提示治疗:泄卫透营,清气化湿。

总之,温病过程中的红舌,类型虽有多种不同,但所反映的病变性质不外虚实两端,其实者热在心营,舌色红赤而鲜明。虚者属气血不足,其舌色淡红而不荣。

(2) 绛舌

表现:绛,深红色。绛舌即深红舌,一般舌面无苔垢。

临床意义:为温邪完全深入营分的征象。叶天士说:"其热传营,舌色必绛。"绛舌为营热蒸腾所致。

① 纯绛鲜泽

表现:舌质纯绛无苔,荣润鲜泽(彩图26)。

临床意义:为热入心包的征象。

提示治疗:清心凉营,可用清宫汤,若兼昏谵,语謇,胸腹灼热,四肢厥冷,为热闭心胞,宜安宫牛黄丸或紫雪丹或至宝丹。叶天士说:"纯绛鲜泽者,胞络受病也,宜犀角、鲜生地、连翘、郁金、石菖蒲等。延之数日,或平素心虚有痰,外热一陷,里络就闭,非菖蒲、郁金等所能开,须用牛黄丸、至宝丹之类以开其闭,恐其昏厥为痉也。"吴坤安称:"如见舌苔鲜红绛舌,此疫邪入于营分及胞络之间,汗下两禁,惟宜清营解毒,逐秽开闭,如犀角、银花、菖蒲、郁金、西黄、金汁、人中黄之类,与温热暑症治法相通。"吴氏之说可参。

② 舌绛而干

表现:舌绛无苔,干燥无津(彩图27)。

临床意义:为火邪劫营,营阴耗损的征象。

提示治疗:凉血清火,滋养营阴,方如犀角地黄汤加玄参、天花粉、紫草、丹参、莲子心、竹叶之类。

③ 舌绛兼有黄白苔

表现:舌质绛,舌面罩有黄白色苔垢(彩图28)。

临床意义:为邪热传入营分,卫气分之邪尚未尽解的征象。

提示治疗:凉解营热,泄卫清气。

④ 舌绛上罩黏腻或霉酱苔垢

表现:舌质色绛,舌面罩有黏涎,滑腻多津;舌质色绛,舌面罩有霉酱状苔垢(彩图29)。

临床意义:舌绛上罩黏腻苔者为温邪传入营血,中夹痰浊的征象;舌绛上罩霉酱苔垢蓄,为温邪传入营血分,而兼有秽浊内阻。

提示治疗:凉营清心,兼以涤痰化浊,或芳香避秽。邵仙根称:"舌绛粘腻上浮,暑湿酿蒸,痰浊蒙闭心包也,急用芳香逐秽,宣窍涤痰之法,痰多可用西黄、天竺黄之属。"

⑤ 舌绛而光亮(镜面舌)

表现:舌质色绛,舌面光亮如镜,干燥无津(彩图30)。

临床意义:为胃阴衰亡的征象。

提示治疗:甘寒养胃,如症见口渴,但欲饮不欲食者,可用如益胃汤。叶天士说:"舌绛而光亮,胃阴亡也,急用甘凉濡润之品。"王孟英说:"光绛而胃阴亡者,炙甘草汤去姜、桂,加石斛,以蔗浆易饴糖。"

⑥ 舌绛不鲜,干枯而萎

表现:舌色虽绛但不鲜泽,舌体干枯而萎软(彩图31)。

临床意义:为温邪深入下焦,耗竭肾阴的征象。

提示治疗:填补真阴,叶天士说:"其有绛而不鲜,干枯而萎者,肾阴涸也,急以阿胶、鸡子黄、地黄、天冬等救之,缓则恐涸极而无救也。如症见低热面赤,手足心热甚于手足背,口干咽燥,神倦欲眠,或心中震震,脉虚细或结代可用加减复脉汤。"

⑦ 舌中心绛干

表现:舌之中心绛干,且延及舌尖(彩图32)。

临床意义:胃热心营受灼,津干火盛。

提示治疗:清泄胃热,清心凉营,滋养阴津。叶天士说:"其有舌独中心绛干者,此胃热心营受灼也,当于清胃方中,加入清心之品。否则延及于尖,为津干火盛也。"王孟英说:"舌心是胃之分野,舌尖乃心之外候,心胃两清,即白虎汤加生地黄、黄连、犀角(水牛角代)、竹叶、莲子心也;津干火盛者,再加西洋参、花粉、梨汁、蔗浆可耳。"

总之,绛舌所反映的病候有虚实之分,其纯绛鲜泽及色绛而干燥,均为心营热盛之征。舌绛光亮如镜或干枯不荣,则为胃肾阴液枯涸征象。对绛舌的观察需注意舌面是否有苔垢附着,其兼有黄苔者为气分之邪未尽解;绛舌上罩黏腻或霉酱苔垢者,则为兼夹痰浊或湿浊之气。

现代某些研究初步提示,红绛舌的形成与舌部的炎症、黏膜固有层毛细血管增生、充血、扩张等有关。由于病变发展,又可引起舌黏膜上皮一系列退行性变,如乳头萎缩,上皮剥脱,进一步则造成上皮萎缩,反映了机体代偿功能失调。

(3) 紫舌:紫舌仍候营血分的病变,但反映的病情更深重,多为营血热盛的征象。此外,温邪夹瘀,舌色亦紫。

① 焦紫起刺(杨梅舌)

表现:舌紫而干,中生棘刺,状如杨梅(彩图33)。

临床意义:营血热毒极盛。常为动风动血的先兆。烂喉痧多见杨梅舌。

提示治疗:凉血化瘀,清热解毒。

② 紫晦而干(猪肝舌)

表现:舌质紫而瘀黯,舌体干而枯萎,状如猪肝(彩图34)。

临床意义:为肝肾阴竭的征象,主预后不良。叶天士说:"若紫而干晦者,肾肝色泛也,难治。"章虚谷说:"其晦而干者,精血已枯,邪热乘之,故为难治。肾色黑,肝色青,青黑相合而现于舌,变成紫晦,故曰肾肝色泛也。"

提示治疗:滋养肝肾。吴坤安称:此肝肾已败,不治。

③ 紫而瘀黯,扪之潮湿

表现:舌质紫黯有瘀痕,湿润有津(彩图35)。

临床意义:为温病兼夹瘀血的征象。患者素有瘀伤宿血,感受温邪后,邪热则与瘀血相搏,多见此等舌象,其瘀血部位常有固定性刺痛。

提示治疗:当用方中加入活血化瘀之品。

注意舌紫而瘀黯与酒毒冲心所见舌紫而肿大,或阴寒证出现的舌色淡紫而青滑等舌象相鉴别。

［附］舌下脉络瘀紫

特征：舌下脉络曲张如囊柱状，色深紫。

意义：温病兼夹瘀血阻滞。

提示治疗：当用方中加入活血化瘀之品。

总之，紫舌所反映的病变其性质有虚实之别，焦紫起刺，状如杨梅者，为血分热毒极盛征象，紫而瘀黯者为温病夹瘀，属实证。紫晦而干，状如猪肝，为肝肾阴竭，属虚证。

现代某些研究初步提示，在热病中出现紫舌的原因是多方面的，如血氧饱和度下降，静脉瘀血，血液黏度改变，红细胞数量增多，色素沉着等。紫舌出现，一般病情较重，或热病患者原有肺功能不良、心力衰竭等慢性疾病。

表5-2　温病常见舌质及临床意义

舌质	种　　类	临　床　意　义
红舌	舌尖红赤起刺	心火上炎
	舌红中有裂纹如人字形，或舌中生有红点	心营热毒极盛
	舌质光红柔嫩	温邪乍退，津液未复
	舌淡红而干，其色不荣	心脾气血不足，气阴两虚
绛舌	纯绛鲜泽	热入心包
	舌绛而干	火邪劫营，营阴耗损
	舌绛兼有黄白苔	邪热传入营分，卫气分之邪尚未尽解
	舌绛上罩黏腻或霉酱苔垢	温邪传入营血分，兼有秽浊内阻
	舌绛而光亮	胃阴衰亡
	舌绛不鲜，干枯而萎	温邪深入下焦，耗竭肾阴
	舌中心绛干	胃热心营受灼，津干火盛
紫舌	焦紫起刺	营血热毒极盛
	紫晦而干	肝肾阴竭
	紫而瘀黯，扪之潮湿	温病兼夹瘀血

3. 辨舌形态

关于舌体形态变化，清代医家石芾南作了扼要论述，他在《医原·望病须察神气》说："凡木舌、重舌、舌衄，属心经燥热；舌菌、舌垫，舌肿大塞口，属脾经湿热，夹心火上壅；舌体强硬，多热兼痰；若舌卷短，痿软枯小，则肝肾阴涸而舌因无神气矣。"

（1）舌体强硬：其临床意义有二：一是邪陷心包的征象；二是气液不足，舌本失养。

（2）舌体短缩：为内风扰动,痰浊内阻的征象。

（3）舌蜷囊缩：为邪入厥阴的征象,病情危重。

（4）舌斜舌颤：为肝风内动的征象。

（5）舌体痿软：为肝肾真阴耗竭的征象。

（6）舌体胀大：为湿热蕴毒上泛于舌的征象。

（7）舌本烂(舌疮)：为邪火内炽征象。

（8）舌弛纵：为痰热内闭心窍的征象。

4. 注意观察舌象的动态变化

（1）苔的动态变化

① 苔色由白变黄,由黄变灰,由灰变黑,反映温邪由表传里,病轻由轻加重。

② 厚浊之苔变薄,扳贴之苔转松,为邪退的征象。

③ 温病初起,一般热势不甚,伤阴不甚,舌苔仅欠润乏津;温邪深入,邪热转盛,伤阴加重,则舌苔变燥,或有裂纹,或焦燥起刺等;邪热耗竭肾阴,舌本不仅干燥,且现枯萎干瘪之象。

（2）舌质的动态变化

① 舌色随病程进展而加深。

② 舌质由荣转枯反映伤阴程度的加重。

（二）验齿

1. 齿燥

（1）光燥如石：为胃热伤津,肾阴未竭的征象。

（2）燥如枯骨：为肾阴枯涸的征象,主预后不良。

（3）齿燥色黑：系邪热深入下焦,耗伤肝肾之阴,虚风渐动的征象。

2. 齿缝溢血

病候有虚实区别,因于胃者属实,因于肾者属虚:

（1）齿缝流血,齿龈肿痛：血从齿龈外溢,色鲜红而量较多。为胃火上冲的征象,病证属实。

（2）齿缝流血,齿龈无肿痛：血从齿缝浸出。为肾火上炎的征象,其证属虚。

3. 齿龈结瓣

热邪深逼血分,迫血妄行,血从上溢,结于齿龈,有紫色和黄色不同:

（1）结瓣色紫：指结瓣呈紫色,犹如干漆。为阳明热盛,迫血上溢所致。故又称为阳血结瓣。

（2）结瓣色黄：指结瓣呈黄色,犹如酱瓣。为阳明热盛,迫血上溢所致。

故称为阴血结瓣。阴血结瓣,若伴诸逆证,救治颇难。

4. 齿垢

指齿根部所积浊垢,系胃中浊气为胃热所蒸,升腾于上,结于齿根所致:

(1)辨齿垢有无:齿焦有垢,为火盛而气液未竭。齿焦无垢,主胃肾俱竭,因肾水枯涸则齿焦,胃液耗竭则无垢,示预后不良。

(2)察齿垢形质:齿垢如灰膏样,为津气俱亡,胃肾两竭,惟有湿浊用事,病属难治。

二　辨斑疹白㾦

观察温病中出现的斑疹和白㾦的变化,能帮助了解感邪轻重,病变浅深,证候顺逆等,对临床施治具有重要意义。

(一)辨斑疹

历代医家重视斑疹观察,早在《金匮要略》中就载有阳毒之为病,面赤斑斑如锦纹。揭示了阳毒与斑出的关系,即毒寓斑症之中,这种认识一直延续至今。隋朝巢元方《诸病源候论·温病诸候·温病发斑候》指出:"夫人冬月触冒寒毒,至春始发,初病在表,虽经发汗、吐、下,其表证不解,毒气不散,故发斑疹。"又指出:"冬月夫时温暖,人感乖戾之气,至春被积寒所折,毒气不得发泄,夏遇暑热,温毒始发出肌肤,斑烂隐疹如锦纹。"晋代葛洪《肘后备急方》载有治疗温毒发斑的黑膏方,该方有凉血(营)解毒,透斑外达的作用。明清时期温病学家对斑疹的出现倍加重视,对其观察更加仔细,认识更加深化、成熟。明代医家吴有性《温疫论》有发斑及发斑战汗合论两个专章,指出气属阳而轻清,疫邪留于气分解以战汗;而血属阴而重浊,疫邪留血分恒多胶滞,当解以发斑,而求渐愈。奠定了邪在气分解以战汗和邪在血分解以发斑两大邪解途径与方式。血分温病之斑出邪解论为后世温病学家提出透斑治法提供了依据。温热大师叶天士认为斑疹是邪气外露之象,提出"须用纸捻照见胸背两胁",仔细观察斑疹分布疏密、色泽变化,并结合脉证,判断邪正消长、病证顺逆等。叶氏视斑疹为邪热欲从外解征象,故有斑出热解之说,当温邪初传营分而有斑点隐隐时,则以"急急透斑为要",即凉营(血)解毒透斑。其后余霖著《疫疹一得》,视为斑疹专著。余氏不仅注意观察斑疹色泽变化,更重视斑疹形态,他说:"余断生死,则又不在斑之大小紫黑,总以其形之松浮紧束为凭耳。"至此对斑疹的认识日臻完善。

1. 观察斑疹应注意的问题

（1）观察必须仔细：观察时光线宜明亮，若自然光不足以看清楚、明白时，可借助照明设备，古代限于照明条件，多用纸捻照，现代照明设备先进，应充分利用，细察详辨。同时，要注意全身皮肤检查，特别是头面、耳后、颈胸、腹胁、四肢、躯干等，要逐一检查，只要发现一两个斑点，且能排除蚊叮虫咬之迹，都当视为斑疹始发，不可轻视。

（2）必须结合脉证：阳斑发出，热势下降，神情清爽者，为邪热外达之外解里和佳象，预后较好。但若斑出热不解，或晡出即隐，且见神志昏愦，肢厥，脉伏，则为正不胜邪，毒火内闭险恶之象。正如吴坤安说："凡斑既出，须得脉洪滑有力，手足温者易治；脉微足冷，元气虚弱，难治；斑疹透后，神识宜清，反加昏沉者，难治。"

（3）注意动态变化：在色泽方面，斑疹由红变紫，由紫变黑，颜色逐渐加深，为热毒不断加重，预后一般不好；相反，若斑疹色泽由黑变紫，由紫变红，再从红色转淡，脉证亦随其逐渐减轻，为热毒渐衰，一般预后较好，正如余霖说："深红者，较淡红为稍重，亦血热之象，凉其血即转淡红。色艳如胭脂，此血热之极，较深红为更恶，必大用凉血，始转深红，再凉其血而淡红矣。"说明经过正确治疗，热毒受其顿挫而衰减，斑疹色泽亦发生相应动态变化。在形态变化方面，如斑疹由松浮转变为紧束有根，为热毒不断深入，甚至锢结难出，一般预后不良，正如余霖说："务使松活色淡，方可挽回。在斑疹分布方面，如由稀疏朗润，逐渐融合，汇集成片，甚至遍身皆斑，色泽随之加深，犹如紫茄状，为热毒迅速加重充斥营血，其病情危重凶险。此外，若斑疹急隐急现，为热毒内闭，欲达不达之象。"

2. 斑疹的特征

斑疹分为实证斑疹、虚证阴斑、脏腑内斑三大类。以下讨论实证斑疹。

（1）斑的特征：为点大成片，平展于皮肤，有触目之形，而无碍手之质，压之色不退，消退不脱屑的红色斑块（彩图36）。

（2）疹的特征：为琐碎小粒，突出于皮面，视之有形，抚之碍手，压之色退，消退后脱屑的红色皮疹（彩图37）。吴坤安说："发疹于皮肤之上，起有颗粒，如粟如粒，以手摸之，有尖刺而触手者也。"

临床上斑与疹可单独出现，亦有夹斑带疹者（彩图38），故古代医书常有斑疹并称者，或举斑赅疹者，或举疹赅斑者。余师愚所称之疫疹，即包括斑与疹，其说："大者为斑，小者为疹。"

3. 斑疹的形成机制

（1）斑疹形成的共同机制：斑疹皆系温邪传入营血，或窜扰血络，或热盛动血所致，故章虚谷说："热闭营中，故多成斑疹。"这是斑疹形成的共同机制。

（2）斑和疹形成机制的区别:斑疹的形成在病位上有肺胃的区别,反映的病情有轻重不同。

① 斑:阳明热炽,内迫血分,血从肌肉外渍,则形成斑,故有"斑出阳明"、"斑为阳明热毒"的说法。

② 疹:温邪郁肺（多为风热病邪）,内窜营分,血从肌肤血络而出,则形成疹,故有"疹出太阴"、"疹为太阴风热"的说法。

总之,正如陆子贤说:"古人论斑为阳明热毒,点大而色鲜;疹为太阴风热,点小而色红。"吴坤安也说:"斑由阳明胃热而发,疹因肺受风温而出。"由此可见,斑与疹的形成虽然均为热入营血所致,但涉及脏腑有阳明胃与太阴肺的区别,血渍部位有皮下肌肉及肌肤之异。

4. 斑疹透发的征兆

斑疹欲发未发之际,具有一些征兆,如症见壮热无汗,闷瞀异常,起卧不安,呕恶,耳聋,肢冷,脉伏或脉躁动等,如邵仙根说:"邪热郁伏于中,蒸热为斑,故汗不出,而烦闷呕恶,足冷耳聋,此是斑疹将发之见象,犹天将雨而闷热郁蒸也。脉沉伏,由于邪伏于内,脉道不利所致,寸脉躁动者,伏邪勃发之兆也。"此时即应仔细察看病人面部、耳后、项颈、胸腹、胁肋、四肢有无斑疹隐现,若其已经显露,则应观察其色泽、形态、分布及伴随的脉症,以分辨其病变性质、证候顺逆等。

5. 斑疹的临床意义

叶天士称:"斑疹皆是邪气外露之象",故通过对斑疹色泽、形态、分布、兼症的观察,并结合动态的变化,能辨别病邪的浅深轻重,正气的盛衰,气血的瘀滞等,为正确的治疗提供辨证依据,尚可为预后在一定程度上作出判断。

（1）从斑疹的色泽判断病证的顺逆:根据斑疹色泽,分为红斑、紫斑、黑斑等。随着颜色逐渐加深,病情随之加重,如色红病情较轻,色紫病情较重,色黑病情更重,雷少逸在《时病论·温毒》称:"其色红为胃热者轻也;紫为热甚者重也;黑为热极者危也。"又称:"疹亦红轻、紫重、黑危也。"《重订广温热论·验方妙用·樊开周同何廉臣实验法》说:"经血热则（斑）色红;热毒重则（斑）色深红;热毒犹重则（斑）色妖红,艳如胭脂,统名红斑。络血热则色紫,名曰紫斑,络血热而毒瘀则色黑,名曰黑斑,甚则色青如蓝,名曰蓝斑。"

① 红活荣润:为血液流畅,邪热外透的佳象,属顺证。

② 艳红（如胭脂色）:为邪热炽盛的征象。

③ 紫赤（类鸡冠花色）:为热毒深重的征象。

④ 色黑:火毒极盛的征象。主病情凶险。黑斑表现不同,所主病候及预后有异:一是黑而光亮,为热盛毒盛,气血尚充,依法治之,尚可救之;二是黑

而隐隐,四旁色赤,为火郁内伏,气血尚活的征象,大用清凉透发之剂,间有转红成可救者;三者黑而晦黯,为元气衰败,热毒锢结的征象,主预后不良。

斑疹色泽 {
　红斑 {
　　红活荣润——血畅,邪热外透,佳象
　　艳红如胭脂——血热炽盛
　}
　紫斑——色紫赤如鸡冠花——热毒深重
　黑斑 {
　　黑而光亮——热胜毒盛,气血犹充
　　黑而隐隐四旁色赤——火郁内伏,气血尚活,可透发
　　黑而晦黯——热毒锢结,元气衰败,预后极差
　}
}

图5-4　斑疹色泽临床意义归纳图

（2）从斑疹的形态判断病证的顺逆:斑疹形态与病情轻重,预后好坏有一定关系,正如余霖说:"斑疹一见,苟能细心审量,神明于松浮、紧束之间,决生死于临证之顷。"

① 松浮洋溢:指斑疹松浮,如洒于皮面,属邪毒外泄的征象,属顺证,预后大多良好。

② 紧束有根:指斑疹根脚收束,从皮里钻出,如针透履,如矢贯的。为热毒内伏,锢结难解的征象,属逆候,主预后不良。

此外,斑平下坑烂,即呈坑状糜烂,为瘀热锢结,血脉瘀阻,不能外达,主预后不良,正如张石顽《伤寒绪论》云:"若斑色紫黑而平下坑烂,脉虚小,自利者,不治。"《重订广温热论·论温热兼症疗法·兼毒》说:"若斑色黑而下陷者必死。"

（3）根据斑疹分布判断病情轻重

① 稀疏均匀:指斑疹发出量少,稀疏如蚊虫叮咬之迹。为热毒轻浅的征象,一般预后良好。

② 稠密融合:指斑疹发出的数量甚多,甚至融合成片,稠如锦纹。为热毒深重的征象,一般预后差。故叶天士说:斑疹"宜见不宜见多"。

（4）结合症状辨别病情的轻重

① 斑出热降神清:为外解里和的征象。

② 斑出热不解,神昏、肢厥、脉伏:为正不胜邪,火毒内闭的险恶之象。

（5）从斑疹的动态变化辨别病情的发展:斑疹由红色变成紫色,由紫色发展成黑色,为营血分热毒由轻加重的标志;相反,斑疹由黑色转变成红色,由红色变浅变淡,病情相对减轻。故雷丰称斑疹"红轻、紫重,黑危",可谓要言不烦。

6. 斑疹的治疗原则

（1）斑属阳明邪热内迫血分,故宜清胃泄热,凉血化斑。

（2）疹属太阴风热内窜营分，宜宣肺达邪，清营透疹。

其夹斑带疹者，则以化斑为主，兼以透疹。

（3）如里实壅遏，斑疹蔽伏不透，宜通下腑实，至内壅一通，表气从而疏畅，则热随斑透。吴有性在《温疫论·发斑》中说："邪留血分，里气壅闭，则伏邪不得外透而为斑，若下之，内壅一通，则卫气亦从而疏畅，或出表为斑，则毒邪亦从而解矣。"叶霖亦说："若伏气温毒发斑，热毒甚而内结，斑紫烦躁，神昏谵语，便燥鼻煤，若以犀、地、连，扬汤止沸，不能去其病，设欲釜底抽薪，非加大黄不可。盖里气一通，表气亦顺，化炎热为清凉矣。"

7. 斑疹的治疗禁忌

（1）斑疹初发之际，不可早用寒凉，避免温邪冰伏。

（2）不可妄用升提，否则可致吐血、衄血、痉厥、神昏等。认为斑疹外出，邪热即外达，以浮萍、胡荽、西河柳、羌活、防风等辛温升提，以冀斑出热解。其后果是阳热之邪随辛温之气蒸腾上逆，阴津耗伤，导致神昏、痉厥、吐血、衄血等危重证候。故吴鞠通说："若一派辛温刚燥，气受其灾，而移热于血，岂非自造斑疹乎？再时医每于疹已发出，便称放心，不知邪热炽甚之时，正当谨慎，一有疏忽，为害不浅。"汪曰桢亦说："俗医必以胡荽、浮萍、樱核桃、西河柳为透法，大谬。"余霖说："疹之因表而死者，比比然也。实际上，斑疹外发，并非邪热透解。"叶天士所说："急急透斑为要，不是指辛温升提，而是在凉血清热方中，参入清透之品，如从风热陷入者加入犀角、竹叶之属，如从湿热陷入者加入犀角、花露之品，若兼热毒壅滞，人中黄、金汁也可加入。"变辛温升提而为清化透斑，正如汪曰桢说："急急透斑，不过凉血清热解毒。"故应正确理解透斑真实含义。

［附］

1. 阴斑

（1）特征：斑色淡红稀疏，隐而不显，胸背微见数点，兼见四肢厥冷，口不甚渴，面赤足冷，下利清谷，脉不洪数等表现，谓之阴斑。

（2）形成：温病过用寒凉，或误用吐下，致中气亏微，阴寒下伏，无根失守之虚火载血上行，溢于肌肤所致。俞根初在《通俗伤寒论·发斑伤寒》中说："若先由房劳太过，内伤肾阴，及凉遏太过（如多服凉药、恣食生冷等）内伤脾阳，一经新感寒气，逼其无根失守之火，上熏肺经，浮游于皮肤而发斑点者，此皆谓之阴证发斑，亦谓之虚斑。其形如蚊蚤虱咬痕，稀少而色多淡红，或淡白微红，亦有淡黑色而发于两腰小腹之间者。故发斑必察其虚实寒热四端，为临病求源之首要。"

（3）治疗：宜引火归原，如桂附之类。切忌寒凉清热，否则立见危殆。

2. 脏腑内斑

（1）特征：斑发于脏腑，多发于肠胃、膈膜等处，肌肤间无斑点显现。

（2）形成：阳明热毒，火邪壅遏于中，气不宣通之候。

（3）治疗：治法当宣通邪滞，解毒消斑，清营化热之剂。斑发于内，提透非宜。如吴坤安说："凡温疫时感，每有内斑，其斑发于肠胃噎膈之间，肌肤间不得而见，其脉短滑，似躁非躁，外证口干目赤，手足指冷，烦躁气急，不欲见火，恶闻人声，耳热面赤，或作寒噤，或作喷嚏，昏不知人，郑声作笑，种种形证，皆内斑之验。治法宜宣通气血，解毒化斑，如连翘、地丁、赤芍、紫草、楂肉、槟榔、净银花、人中黄、白僵蚕、钩藤之类，俾得脉和神清，方为毒化斑解。"邵先根亦说："时毒温疫，口鼻吸受，直行中道，邪伏膜原，毒凝气滞，发为内斑。内斑者，发于躯壳里面，胃肠膈膜之处，外之肌肉皮肤，不见斑点，毫无形迹，犹内痈之类也。此证罕见，时证温疫证中，或有此证。其所见外证，俱是阳明热毒，火邪壅遏于中，气不宣通之候。斑发于内，提透非宜，治法当通邪滞，解毒消斑，清营化热之剂。证虽少见，医者不可不知。盖内斑外无形迹可见，全在察脉辨证，庶无贻误。"

内斑实际为内脏出血点，多见于严重感染者，古代医家在未做解剖情况下，能作出这样的判断，实属难得。

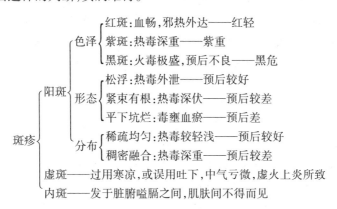

图 5-5　斑疹临床意义归纳图

（二）白㾦

1. 白㾦的含义

白㾦是湿热留恋气分，蕴酿淹滞，郁蒸卫表而外发于皮肤的细小白色㾦疹，突于皮肤，扪之碍手，形如粟米，色类珍珠，内含白色透明或半透明的浆液，消退时有皮屑脱落。多发生于颈、胸、腹等部位。

白痦每随发热与出汗而发出,痦出一批,湿热即透出一层,但湿热病邪黏腻淹滞,故非痦出一次即能透尽,因此多见白痦反复透发。随身热增高,汗出增多,白痦即透发一批。白痦未发之前,有胸闷不舒,为湿遏热郁气分失于宣展所致,白痦既透之后,由于气机宣达,湿热外透,其胸闷随之缓解。

2. 白痦形成机制

湿热在气分郁阻,蕴蒸于肺卫,失于开泄而形成白痦。如叶天士称白痦是"湿热伤肺","湿郁卫分,汗出不彻之故"。王孟英说:"湿热之邪郁于卫分,失于轻清开泄,幸不传他经,而从卫分发痦者,始当清其气分之余邪。"

3. 白痦出现的临床意义

(1)凡白痦出现即为湿热为患,多见于湿温、伏暑、暑温夹湿等。何廉臣说:"温热发痦,每见于夏秋湿温、伏暑之症,春冬温兼湿症亦间有之。"

(2)晶痦:白痦如水晶色,晶莹饱绽,颗粒清楚,谓之晶痦。痦出热势递减,神情清爽,为津气俱足,正能胜邪的佳象。汪曰桢说:"其实白如水晶色者,绝无紧要,吾见甚多。"杨照藜也说:"湿热素盛者多见此证,然在温病中为轻证,不见他患。"

(3)枯痦:痦出空壳无浆,如枯骨色,称之枯痦。痦出身热不退,神志昏迷,气怯神倦,黏汗自出,脉微弱或细数等,为气液俱竭,正不胜邪,邪气内陷的危象。何廉臣说:"热势壮则(白痦)外见,热势缓则(白痦)隐伏,出无定期,甚至连发三五次,若(白痦)干白如枯骨色者大凶,脉必微弱,或细数,神倦气怯,粘汗自出。"

4. 白痦的治疗原则

(1)晶痦:透热化湿,宣疏气机。何廉臣所说:"(白痦)初由湿郁皮肤腠,汗出不彻之故,白如水晶色者多,但当轻宣肺气,开泄卫分,如五叶芦根汤(按:方出《湿热条辨》)最稳而灵。"

(2)枯痦:急养气阴。何廉臣说:"若久延而伤及气液,白如枯骨者多凶,急用甘润药以滋气液,如麦门冬汤(按:方出《金匮要略》)、清燥救肺汤之类,挽回万一。"

5. 白痦的治疗禁忌

白痦系湿热为患,病变在气不在卫,故在治疗上只需清泄气分湿热,忌用辛温疏散,或纯苦清泄里热。故吴鞠通说:"纯辛走表,纯苦清热,皆在所忌"。

白痦是湿热病邪导致机体复杂病机变化的表现之一,并非孤立临床现象,故不能一见白痦就单一治疗白痦,注意形态色泽变化,结合脉证而论治。

白痦虽然出现在皮肤,但病变不在卫分,治疗不可纯用辛透;白痦属于气分病变的表现,但非单纯里热所致,故不可纯清里热。正如吴瑭所说:"纯辛走表,纯苦清里,皆在所忌。"枯痦为气液俱竭,治疗宜滋养气液,但必须湿热已尽,方可投以补剂,以免滋助湿邪。同时,对枯痦的治疗,禁用苦燥温补,以免损伤气液,正如何廉臣说:"切忌苦燥温升,耗气液而速其毙。"

表5-3　晶痦与枯痦比较表

分类	晶　痦	枯　痦
色泽形态	白如水晶,晶莹饱绽,颗粒清楚	空壳无浆,白如枯骨
临床意义	湿热留恋气分,郁蒸肌表	气液俱竭,病情凶险,主预后不良
治疗原则	清热化湿,宣畅气机,方如薏苡竹叶散	补益气液,方如麦门冬汤

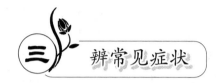

三　辨常见症状

(一) 发热

1. 温病发热的含义

发热是体温升高或虽体温不高而自觉身热的表现。温病发热是正气抗邪,邪正相争的全身性反应。发热时口腔温度超过 37.3℃,腋下温度超过 37℃,肛门温度超过 37.6℃。热势亢盛,一则耗伤阴津,二是消耗元气,即"壮火食气"。应重视和认真对待温病过程中出现的各种形式和类型的发热。

温病发热为外感发热,与内伤发热不同。内伤发热多由阴阳气血及脏腑功能失调,如阴虚、阳虚、气虚、血虚、气郁、血瘀,整体阴阳失衡引起。张景岳称阴虚发热乃真阴亏损,水不制火也;称阳虚发热是元阳败竭,火不归原也。内伤发热起病较缓,多呈持续低热,或时作时止,或发有定时,或伴有手足心热、盗汗,或自汗、头晕、神倦,迁延难愈,病程较长。无卫气营血证候演变规律。温病发热起病陡然,发热之初多与恶寒并现,甚则起病即寒战热炽,具有卫气营血证候演变过程,病程相对较短。

2. 温病发热的一般规律

温病发热有虚实之分,初起正气较盛,抗邪有力,一般属实证发热。中期正盛邪实,邪正剧争,也多为实证发热;但若热炽津伤,则属虚实兼夹之发热。温病后期,邪热久羁,阴津耗伤,邪少虚多,一般属虚证发热;但若后期阴精耗伤,邪火犹炽,亦可出现虚实兼夹的发热。

3. 温病发热的类型及临床意义

(1) 发热恶寒

表现:发热与恶寒并见称为发热恶寒,见于温病发热较重而恶寒较轻,且

116

恶寒时间较短暂。临床上凡见患者称恶寒,即应引起重视,应考虑体温可能升高,及时测试体温非常必要。

临床意义:为温邪初袭,肺卫失调的征象。其发热机制正如《素问·调经论》说:"上焦不通利,则皮肤致密,腠理闭塞,玄府不通,卫气不得泄越,故外热。"吴鞠通则从肺受邪郁解释,他说:"肺主化气,肺病不能化气,气郁则身亦热也。"至于恶寒,是因卫受邪郁,卫气失于温煦所致,王学权在《重庆堂随笔》中说道:"热邪首先犯肺,肺主皮毛,热则气张而失清肃之权,腠理反疏,则凛冽恶寒,然多口渴,易汗,脉证与伤寒迥别。"伏热被风寒外感激发,形成"客寒包火",既有里热外发之身热不退,又有寒郁卫阳之形寒怕冷,正如柳宝诒说:"凡阳气内动,寒邪化热而发之证,外虽微有形寒,而里热炽盛甚,不恶风寒,骨节烦疼,渴热少汗(初起少汗,至阳明即多汗矣)。"需注意的是并不是所有的恶寒皆为表证,如患者出现高热烦渴邪在气分,一定情况下也可伴有恶寒之征,如暑热内盛阳明,从里蒸迫,阴津外溢,气随汗泄,卫表暂失阳气温煦,背心凛凛恶寒,与邪袭肺卫之表证发热恶寒有所不同,从面垢、高热、汗大出、后背心怯寒等表现可鉴。徐洄溪指出,凡汗出多之病,无不恶寒者,以其恶寒汗出而误认为寒,妄用热剂,则立危矣。

(2) 寒热往来

表现:寒热交替而作,如疟发之状。

临床意义:为热郁少阳,枢机不利的征象。少阳胆经热盛,寒热往来,则热盛寒微;热郁少阳三焦,寒热往来而兼腹胁胀满,小便不利;募(膜)原湿热秽浊郁闭,则寒热起伏,寒盛热微,兼呕逆、苔白厚滑腻如积粉。

(3) 壮热

表现:热势壮盛,遍及通体,但恶热不恶寒。

临床意义:为温邪传入气分,邪正剧争,里热蒸迫的征象。邪入阳明,多呈壮热。阳明胃为十二经脉之海,多气多血,五脏六腑皆从其禀受,其抗邪力强,故非邪盛则不能入侵。邪入阳明,正气抗邪,邪正剧争,里热蒸迫,外而肌腠,内而脏腑,无不受其熏灼,故见壮热恶热,吴鞠通说:"温邪之热,与阳明之热相搏,故但恶热也。"

(4) 日晡潮热

表现:晡,指申时,相当于午后3~5时。发热于午后3~5时为甚。

临床意义:为热结肠腑的征象。

(5) 身热不扬

表现:身热羁留,热象不显。患者自觉发热不甚,而持续难退,扪其皮肤,初始不觉很热,但扪久则感灼手。用温度表测试身热不扬的患者,其实际体温不一定低,有高热患者表现身热不扬。身热不扬,至午后发热较甚,状若阴虚,伴见头身重痛,胸闷脘痞,舌苔白腻,脉濡缓等。其与阴虚发热的鉴别,在于湿热证伴有胸闷、脘痞、苔腻、脉濡缓等,而阴虚发热,则有盗汗,舌光绛无苔,脉细数等。

临床意义:为热为湿郁,湿蕴热蒸的征象。如湿温初起,湿重热轻,遏阻卫气多见身热不扬。

(6)发热夜甚

表现:发热,以入夜尤重,即发热昼轻夜重。

临床意义:为热灼营阴的征象。为夜为阴,营亦为阴,营阴得天时之助,与邪抗争,则发热夜甚。此外,瘀热相搏也可能出现发热夜甚,正如吴有性说:"至夜独甚者,血未行也。"瘀热发热,有瘀血征象,如舌有瘀斑、瘀点,或舌质青紫、瘀紫等。

(7)夜热早凉

表现:至夜发热,天明则解,多伴见热退无汗。

临床意义:为邪伏阴分的征象。卫气夜行阴分,日行阳分。至夜其行于阴分,与郁伏阴分余邪相争则发热,至天明其行于阳分,邪正分离,故热退无汗。此外,至夜发热可出现于瘀血证,如吴鞠通说:少腹坚满,小便自利,夜热昼凉,大便秘闭,脉沉实者,蓄血也。

(8)低热

表现:热势低微,持续难退。

临床意义:多为温病后期,肝肾阴伤。邪少虚多的征象,常兼见手足心热甚于手足背,舌质枯萎等,多见于春温后期,肾阴亏损证。其胃阴耗损者,低热多伴见但欲饮,不欲食,舌光绛如镜等,如吴鞠通说:"温病愈后,或一月至一年,面微赤,脉数暮热,常思饮不欲食者,五汁饮主之。""此由中焦胃用之阴不降,胃体之阳独亢所致。"(《温病条辨·下焦篇》)

$$
发热
\begin{cases}
发热恶寒——在表正邪抗争——邪在卫分 \\
寒热往来——热郁少阳,枢机不利——属气分半表半里 \\
壮\quad 热——邪入阳明,里热蒸迫 \\
日晡潮热——热结肠腑 \quad\Big\}\ 属阳明里证 \\
身热不扬——湿中蕴热,郁于气分——多属气分太阴证 \\
发热夜甚——营热阴伤,或血分瘀热——属营血分病变 \\
夜热早凉——邪伏阴分 \\
低\quad 热——肝肾阴伤,邪少虚多——虚证居多 \quad\Big\}\ 温病后期
\end{cases}
$$

图 5-6　发热临床意义示意图

（二）汗出异常

汗液由水谷化生,从腠理毛窍排泄,以调节人身阴阳平衡。观察汗出情况,能帮助了解人体津液盛衰程度,腠理开阖是否正常,正如章虚谷说:"测汗者,测之以审津液之存亡,气机之通塞也。"

汗出异常有以下几种类型:

1. 无汗

表现:发热不伴汗出。

临床意义:

（1）温病初起,温邪袭表。邪郁腠理,腠理窒塞,汗液无由以泄。常伴见发热恶寒,头身疼痛,全身拘急不舒,脉浮等表证,多见于客寒包火证。

（2）热郁上焦气机,肺气失于宣展。气失宣展之职,腠理则闭阖不开,津液失于敷布而无汗,常伴见身热、胸闷等。

（3）热入营分,营阴耗伤。阴津耗竭,无作汗之源,或热深动血耗血,夺血无汗。前者伴见身热夜盛、烦躁、时有谵语、口干反不甚渴饮、舌绛、脉细数等;后者则见急性多部位出血、神昏谵语、舌深绛等。

2. 时有汗出

表现:汗随热势起伏而时出,汗出热减,继而复热。

临床意义:湿热流连气分,湿热相蒸则时有汗出,如吴鞠通说:"若系中风,汗出则身痛解,而热不作矣;今继而复热者,乃湿热相蒸之汗,湿属阴邪,其气留连,不能因汗而退,故继而复热。"

3. 大汗

表现:全身大量汗出。

临床意义:大汗出伴见的症状不同,临床意义有异,常见者是:

（1）为气分热炽,迫其津液外泄的征象,常并见壮热、口渴、心烦、脉洪大等,多出现于邪入阳明之时。

（2）为亡阴脱变的征象,汗出骤然,量多、淋漓不止,兼见唇干齿槁,舌红无津,神志恍惚等,此即《灵枢·决气》说:"津脱者,腠理开,汗大泄。"

（3）为气脱阳亡的征象,因阳气败脱,不能固敛阴津,而致大量汗出。亡阳证汗出如油,淋漓不止,肢冷、肤凉、面色灰惨、神气衰微、夺气无语、脉沉伏等。

徐灵胎对亡阴和亡阳汗出作了比较、鉴别,他说:"亡阴之汗,身畏热,手足温,肌热,汗亦热而味咸,口渴喜凉饮,气粗,脉洪实,此其验也;亡阳之汗,身反恶寒,手足冷,肌凉,汗冷而味淡,微粘,口不渴,而喜热饮,气微,脉浮数而空,此其验也。至于寻常之正汗、热汗、邪汗、自汗,又不在二者之列。"

119

4. 战汗

（1）战汗含义及表现：邪正争战，而见战栗、高热、汗出的过程称为战汗。战汗是邪气流连气分，邪正相持，正气奋起鼓邪外出的表现。戴天章《广温疫论·战汗》说："战则邪正相争，汗则正逐邪出。"

《素问·评热病论》所称之阴阳交颇似战汗表现，如云："有病温者，汗出则辄复热，而脉躁急疾，不为汗衰，狂言不能食，病名为何？岐伯对曰：病名阴阳交，交者死。"又说："人所以汗出者，皆生于谷，令邪气交争于骨肉而得汗者，是邪却精胜也，精胜则能食而不复热，复热者邪气也。汗者，精气也，今汗出而辄复热者，是邪胜也。"汉·张仲景论述了战汗先兆、转归，如云："太阳病未解，脉阴阳俱停，必先振栗汗出而解。"《伤寒杂病论·平脉法第一》说："病有战而汗出，因得解者，何也？答曰：脉浮而紧，按之反芤，此为本虚，故当战而汗出也。"明朝吴有性指出凡疫邪留于气分，解以战汗，以冀战汗顿解。清代叶天士宗吴氏之说，指出："若其邪始终在气分流连者，可冀其战汗透邪。"

战汗发生常有先兆，如四肢厥冷，爪甲青紫，脉伏等，正如魏之琇说："脉象忽然双伏或单伏，而四肢厥冷，或爪甲青紫，欲作战也，宜熟记。"

（2）临床意义：战汗是邪正争战表现形式，存在不同结局与转归，归纳起来大约有以下几种：

① 邪退正虚：气分正邪相争而热炽，里热蒸迫，腠理开疏，津液外泄，邪随汗解，津气亦外泄而耗伤。症见战栗，汗出肤冷，热势骤退，烦渴顿除，倦卧不语，脉搏虚软和缓，待津气回复，则体温恢复正常。注意其表现为汗出肤冷，即体温随着大量汗出而下降，降至正常，甚至正常以下，全身皮肤发凉，至阳气回复，体温才逐渐回升至正常。其热证，如心烦、口渴等亦随体温复常而顿除。神情由烦躁转而为安静嗜睡，倦卧不语。脉象由躁疾转为虚软和缓，即《灵枢·热病》说："其得汗而脉静者生。"如戴天章所指出的："战汗……凡透者，汗必淋漓，汗后身凉，口不渴，舌苔净，二便清，胸、腹、胁无阻滞结痛，始为全解之战汗。"（《广温疫论》）

② 邪盛正虚，不能一战而解，当期再战：由于邪气较盛，正气偏虚，正气抗邪无力，虽经奋起抗邪，但不能一战而解，故战栗而无汗出，停一二日，可望再战汗而邪解。

③ 正虚邪陷，元气欲脱：邪正争战，正不敌邪，邪热内陷，伤津耗气，甚者津气耗竭而阳气外脱，濒于死亡。症见肤冷汗出，躁扰不卧，脉象急疾。注意其表现先是肤冷，继而才汗出不止，为阳气外脱，津液失却固敛而外泄；同时，具有严重神志异常，如躁扰不能安卧。此外，脉搏急疾，正如《灵枢·热病》说："热病已得汗，而脉尚躁盛，此阴脉之极也，死。所谓阴脉之极，指阴虚之

极,阴津耗竭殆尽,故主死。"

气分病变发生战汗,除见于温热类温病外,还可出现于湿热类温病,主要发生在湿热秽浊郁伏膜原及湿热郁阻三焦等病变。浊邪盘踞膜原,经疏利透达治疗,伏邪松动而渐退,正气乘势奋起祛邪,即可战汗而病解,如吴有性说:"必俟其伏邪渐退,表气潜行于内,乃作大战,精气自内由膜中达表,振战止而复热,此时表里相通,故大汗淋漓,衣被湿透,邪从汗解,此名战汗。又,邪留三焦,气郁水停,痰湿内阻,经分消走泄治疗,三焦气机得以宣展,津气输布,正气申张,与病邪抗争而出现战栗、汗出,病邪即随汗出而外解。"叶天士称邪留三焦犹可望其战汗之门户,即指此而言。

邪留气分,当期战汗透邪,为历来温病学家之共认。为获得透邪之战汗,法当益胃。战汗时因为胃中水谷气旺,化而为汗,与邪相并,则邪随汗出而解,故叶天士说:"若其邪始终在气分流连者,可冀其战汗透邪,法宜益胃,令邪与汗并,热达腠开,邪从汗出。"益胃之法,不是补益胃气,而是灌溉汤水,资助汗源。如湿热秽浊之邪或湿热痰浊之邪盘踞膜原,或留于三焦,在疏瀹枢机,使邪气松达的前提下,灌溉汤水,如令多饮白水或米饮,以充养汗源,其枢机疏利,气机畅达,津液充沛,则邪与汗俱行,可望一战而顿解。

邪退正虚之战汗,应加强护理,如让患者安舒静卧,以养阳气来复,切忌频频呼唤,使其烦躁,耗其元神。其正不胜邪者,不能一战而解,当期复战,有隔一二日再战汗而解者。故其治疗,仍以益胃为法,以期再战而解。其正虚邪陷,元气欲脱者,当益气敛津,固脱救逆,如戴天章说:"大抵战汗之脉,以浮为佳,邪出于表也,虚散微濡应有变,煎独参汤待之,以防其脱也。"此外有全身战栗而无汗出者,系中气亏微,失于升发托邪,其预后甚差,正如吴有性说:"但战而不汗者危,以中气亏微,但能降陷,不能升发也。"

古代医家观察战汗非常仔细,在没有温度计、血压计的时代,通过对皮肤的触摸,切触脉搏,观察神志,判断生命指征,难能可贵。

表5-4　几种主要汗出异常的比较

	机 制	伴发症状	临床意义
无汗	邪郁腠理,开合失司;热郁上焦,气失宣展;营热阴伤,无作汗之源	营热阴伤,无作汗之源;身热,身热夜甚,心烦,斑点隐隐,舌绛	①温邪袭表,病在卫分;②邪初入气分,郁阻胸膈;③邪入营分,营热阴伤
时有汗出	湿热相蒸	汗出热减,继而复热	流连气分,热蕴湿中,湿热胶结不解

续表

机 制	伴发症状	临床意义
大汗出	①阳明里热蒸迫;②阴津外泄而脱;③亡阳,不能摄阴津	①壮热,口大渴,脉洪大;②汗出淋漓,唇干齿槁,神志恍惚,舌红无津;③汗出淋漓,肢冷肤凉,舌淡,脉微欲绝	①阳明气分热炽;②亡阴脱变;③气脱阳亡
战汗	气分邪正相持	战栗,高热,全身汗出	③气脱阳亡

(三) 咳嗽

咳嗽是温邪犯肺,肺失清肃的表现。温病咳嗽常有以下几种类型。

1. 干咳无痰或咳嗽少痰

(1) 表现:多见于温病初起,干咳无痰,或咳嗽少痰,偶有少量黏痰,或见少许黄稠痰。

(2) 临床意义:多为风温初起,肺卫受袭,肺失清肃。如陈平伯将咳嗽列为风温病提纲症,如称:"或恶风,或不恶风,必身热咳嗽烦渴,此风温证之提纲也。"从痰之色泽、性状,可帮助鉴别证候之寒热,清代医家何西池云:"辨痰之法,古人以黄稠者为热,稀白者为寒,此特言其大概而不泥也。以外感言之,伤风咳嗽,痰随嗽出,停留不久,故未至于黄稠耳。迨火衰气平,咳嗽渐息,痰之出者,半日一口,反而黄稠,缘火不上壅,痰得久留,受其煎炼使然耳。故黄稠之痰,火气尚缓而微,稀白之痰,火气反急而盛也。"何氏之论,可供临床参考。干咳无痰,也多见于邪热伤灼肺津,正如吴鞠通说:"咳而无痰,不嗽可知,咳声清高,金音清亮,久咳则哑,偏于火而不兼湿也。"燥热病邪燥伤肺津,多有干咳无痰表现,并伴见口咽、鼻窍及皮肤干燥等。

2. 咳嗽喘促

(1) 表现:咳嗽的同时,气息急促,甚者胸闷憋气。伴发热,汗出,口渴,苔黄脉数。

(2) 临床意义:邪热壅肺的征象。

3. 咳唾涎痰

(1) 表现:咳嗽伴有清稀涎痰唾出。

(2) 临床意义:素有停痰伏饮,复感温邪,激发引动痰湿所致,正如吴鞠通说:"既咳且嗽,痰涎复多,咳声重浊。重浊者,土音也,其兼足太阴湿土可知。"吴氏所谓兼足太阴湿土,即指患者中虚(脾虚),内伏痰湿,为温邪引发,出现咳声重浊,唾出较多痰涎。

4. 咳唾脓痰

（1）表现：咳嗽唾出黄绿色浊痰，气味腥臭，随咳嗽而出。多伴见身热持续不退、呼吸急促、胸闷胸痛等。

（2）临床意义：温邪犯肺，邪热壅盛的征象。

5. 咳痰血

（1）表现：咳嗽，少则痰中带血，重则满口血痰，甚或咳血从鼻窍喷出。

（2）临床意义：咳血痰是肺络受伤的征象。风热犯肺，邪袭络伤，常见痰中血丝、血迹，甚者血痰呈铁锈色，并伴有胸部刺痛等。暑热犯肺，暑逼络伤（暑瘵），血从上溢，咯血量较多，呈鲜红色，甚者口鼻喷血，瘀塞气道，窒息呼吸，出现危重证候。

（四）神志异常

1. 神志异常的含义

神志异常指心神失主，意识不同程度丧失，或有言语错乱、行为失常的表现。《灵枢·热病》则称其为智乱，甚则不能言。

2. 温病神志异常的常见类型及临床意义

（1）烦躁不安

表现：心为热扰而不宁，谓之烦；身为热动而不安，谓之躁，临床上烦躁多并见。

临床意义：烦躁是神志异常中最轻者。温病中出现烦躁与下列因素有关，一是胸膈邪热扰心，包括热郁胸膈，或热灼胸膈，扰及心神，而致烦躁，因心居膻中，热郁（灼）胸膈，内扰心神，则出现神志烦躁不安，懊憹不宁。二是胃肠邪热扰心，症见大热、大烦、大渴、脉洪大；邪热里结胃肠，循胃络而乘于心，则见潮热，烦躁，便秘，舌苔老黄，焦燥起芒刺，迨至腑气一通，则烦热顿解。三是邪热初入营分，营热扰心，症见心烦不安，舌绛，口干反不甚渴饮。

（2）神昏谵语（昏谵）

表现：神志不甚清晰，意识丧失，语无伦次。

临床意义：主要有以下几点：

① 热闭心包，逼乱神明。症见身热肢厥，神昏谵语，舌蹇舌绛等。热闭心包病情严重，主预后不良，正如吴鞠通说："心神内闭，内闭外脱者死。"凡见心神内闭，神志异常，即应着手积极抢救。

② 营血热炽，扰乱心神。"心藏脉，脉舍神"。（《灵枢·本神》）营血受热，营（热）热扰心，而见神志异常。营热扰心证，其神志异常多为神昏，时有谵语，并伴见身热夜盛，口干，反不甚渴饮，舌绛，脉细数等。血热炽盛证，其神志异常较严重，多见神昏谵语，如狂发狂，并有急性多部位、多脏腑、多窍道出血，舌深绛等。

③ 热结胃肠,邪热循胃络而乘心。症见神昏谵语,语声重浊,如在瓮中言,甚者发狂骂詈,不避亲疏,登高而歌,弃衣而走,并有潮热,便秘,腹痛腹胀,舌苔老黄,焦燥起刺。阳明多气多血,为十二经脉之长,抗邪力强,非邪盛不能入侵,一旦邪入阳明,邪正剧争,里热蒸迫,扰及心神,则出现较重之神志异常,故《素问·热论》说:"阳明者十二经脉之长也,其血气盛,故不知人。"吴坤安也说:"凡胃中热极乘心,则神昏发狂。"热结胃肠导致的神志异常,与营血热炽所致的神志异常相仿,而实则有异。热结胃肠证,病变在气分,故虽有神志异常,但舌质不绛,舌苔焦燥起刺,而热入营血证,在出现神志异常的同时伴有营血分特异征象,即舌质红绛或深绛。以此为区别。

(3) 神志昏蒙

表现:意识模糊,时清时寐,似清似寐,时有谵语等。

临床意义:为气分湿热酿蒸痰浊,蒙蔽包络,扰及心神的征象,并见苔黄腻,脉濡滑等。

(4) 昏愦不语

表现:意识完全丧失,沉迷不语。

临床意义:为热闭心包病情严重的征象,如余霖说:"窍因气闭,气因毒滞,心迷则神不清,窍闭而声不出;热闭心包,内闭外脱者亦可出现昏愦不语,但兼见肢体厥冷,面色灰惨,舌淡无华,脉微欲绝等。"心窍内闭,心气不能与肺主之气相贯通顺接,而呈离脱之势。热闭阴伤,阴津不能与阳气相维系而保持平衡,故阴阳离决,阳气外脱。阳气外脱则心神散佚,心神佚则昏愦不语,濒于死亡。

(5) 神志如狂

表现:昏谵躁扰,妄为如狂。

临床意义:一是蓄血证。蓄血证有膀胱蓄血、肠腑蓄血的区别,吴有性认为胃肠蓄血多,膀胱蓄血少。胃肠蓄血证,兼见喜忘、大便色黑等,正如吴坤安说:"阳明蓄血发狂,则喜妄,大便黑为辨";膀胱蓄血证,兼见小腹硬痛,小便自利,如吴坤安说:"太阳蓄血发狂,则小腹硬痛,小便自利为辨。"二是热入血室证。热入血室是指月经期间感受外邪,热入胞宫,与血相搏,出现血室血瘀证,症见神志如狂、喜忘,即《素问·调经论》所说:"血并于下,气并于上,乱而喜忘。"

(6) 瘥后神昏

表现:温病瘥后,神志始终不清。

临床意义:①瘀热余邪阻滞心脉。病后正气已虚,余邪留于经脉,与营血相搏,阻碍气血运行。气钝则血滞,心主阻遏,灵气不通,而致神志不清,昏沉迷默。②余邪留伏心包,扰乱心神,正如余霖说:"言者,心之声也,病中谵妄,乃热扰于心,瘥后多言,余热未净,譬如灭火,其火已息,犹存余焰也。"何廉臣亦说:"凡温病热症新瘥后,十余日或半月渐至昏沉者,皆缘发汗未尽,余邪在于心胞故也。"瘥后神昏多见于暑湿病痰热留伏包络。

表5-5 温病常见神志异常及主要临床意义

常见类型	临 床 意 义
烦躁不安	热郁胸膈,心神受扰
神昏谵语	营热(血热)扰心;热陷包络;热结肠腑,胃热扰心
神志昏蒙	气分湿热酿蒸痰浊,蒙蔽包络
昏愦不语	热闭心包之重证;热闭心包,内闭外脱
神志如狂	下焦蓄血,瘀热扰心
瘥后神昏	余邪留伏包络,扰乱心神

(五)痉

1. 痉的含义

筋脉拘急而致肢体抽搐称为痉挛,或称动风。由于其常伴见神志不清,四肢逆冷,故痉与厥常合称痉厥。

2. 痉形成的机制

温病出现痉,与足厥阴肝的病变相关。邪热炽盛,木(肝)火相煽,或阴精(水)耗损,(火)、肝(木)失济,皆可导致痉厥。木火相煽者,因于热盛,抽搐急剧有力,称为实风内动。心肝失济者,因于肾精耗损,其证属虚,抽搐徐缓,称为虚风内动。其病变故常涉及手厥阴心包络。

3. 痉的常见类型及临床意义

(1)实风内动

表现:来势急剧,手足抽搐频繁有力,颈项强直,角弓反张,牙关紧急,两目上视等。

临床意义:总的意义是热极生风的征象。但因病变部位不同,而临床意义有别:

① 阳明热盛引动肝风:并见壮热、渴饮、汗出、苔黄、脉洪大等。

② 肺热引动肝风:并见高热、咳喘、汗出、苔黄等。因肺金受刑,肝木失制而风从内生,故又称为"金囚木旺"。雷丰说:"暑风之病,良由暑热极盛,金被火刑,木无所畏,则风从内生。"

③ 心营热盛引动肝风:兼见身热夜甚,昏谵,舌绛等。

(2)虚风内动

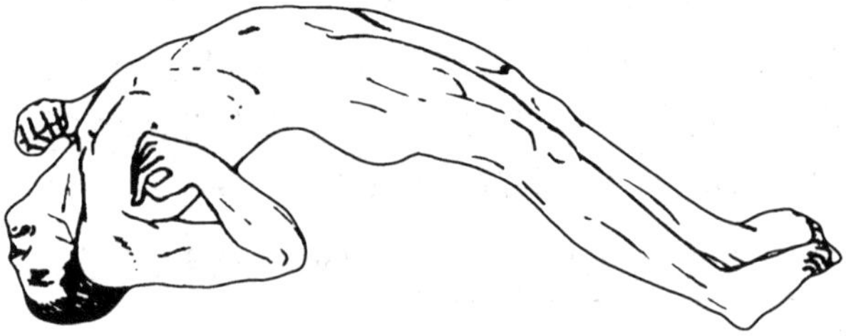

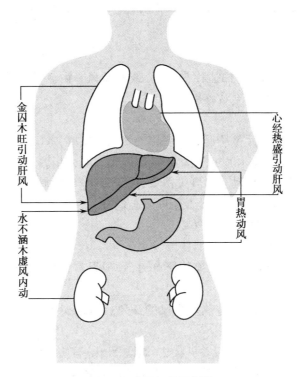

图 5-7　热盛动风示意图

　　表现：手足徐徐蠕动，或口角震颤，心中憺憺悸动。

　　临床意义：为邪热久羁，深入下焦，耗损肾精，肝木失于濡养，筋脉失于滋润，心火失于既济的征象，兼见低热、颧红、五心烦热、消瘦、神倦、口干舌燥、耳聋失语、舌绛枯萎等。

图 5-8　动风机理示意图

（六）出血

1. 温病过程中出血的特点

　　一般为急性多部位、多窍道（腔道）的出血，也有以一个部位或窍道（腔道)的出血为主,而兼有其他部位或窍道(腔道)的出血。

温病过程中的出血与内科杂病血证中的出血表现是有区别的:后者出血多局限在某一局部或窍道(腔道),且出血时作时止,多因虚而致;而温病过程中的出血,多为急性,量多色红,一般为邪热传入营血分,迫血妄行所致。

2. 出血的类型及临床意义

(1)急性广泛出血

表现:出现咯血、衄血、便血、尿血、肌血、阴道出血等急性多部位、多窍道(腔道)的出血。

临床意义:伴见的症状不同,临床意义有别,一般是:

① 为温邪深逼血分,迫血妄行的征象,伴见灼热、昏谵、斑疹显露、舌质深绛等。此为邪热迫血妄行之初的表现。

② 为气随血脱,气不摄血的征象。继迫血妄行之后,则出现气随血脱的变化。邪热迫血妄行,出血量多,阴血不能固敛元气而外脱,症见面白无华、肢体厥冷、气息微弱、沉昏不语、舌淡不荣、脉沉伏如丝等。元气外脱更不能摄纳阴血,进一步导致血溢不止。故在临床上凡见到温病患者有急性多部位出血,要注意辨别病程所处阶段,即属热邪迫血妄行之初,亦或气随血脱之后,二者虽俱属出血危急证候,但其处理原则不同,前者应凉血散血,以使阴血归经,后者则以固敛阳气,摄纳阴血为要。若治疗失误,必导致严重后果。

(2)衄血

表现:鼻窍溢血。

临床意义:多为风热郁肺,损伤血络的征象。风温犯肺,误用辛温发散,易损伤肺窍血络而衄血,吴坤安说:"更有温热之证,药宜凉解,误用辛温而动经血亦能致衄,宜清血分,犀角、连翘、赤芍、牡丹皮、元参、生地黄、牛膝、茜草根之属,清之解之。如衄后身凉脉静,邪从红汗而解也。"

(3)咳血

表现:血随咳唾而出。

临床意义:为肺出血的征象,出血量的多少不同,伴见症状有异,其临床意义有区别:

① 风热壅肺,肺络损伤:咳血量不多,血色晦黯如铁锈色,伴见胸痛气促等。

② 暑热伤肺,迫血妄行:起初咳唾粉红血水,继则咯血不止,甚至血从口鼻喷溢,伴见烦躁不宁,面色反黑,脉急疾,预后极差,常因化源速绝而死亡。

(4)便血

表现:便血又称后血,即便下鲜血。大便色黑亦为便血的表现,但须结合临床检验。

临床意义:为温邪深入营血分,损伤肠络的征象。便血表现不同,伴见症状有异,而临床意义存在差别:

① 湿热化火,深入营血,损伤肠络:便血鲜红,伴见灼热烦躁、舌红绛等。

② 肠腑蓄血:大便色黑,伴见少腹硬满疼痛、神昏如狂、舌紫晦等。

128

第六章
温病的治疗

温病的治疗法则是通过辨证明确其病机而确立的,本章所讨论的解表法、清气法、和解法、祛湿法、通下法、清营凉血法、开窍法、息风法、固脱法等具有明显温病特色。应结合各论相关内容学习,更要结合临床实践,灵活变通,综合应用。学习本章要了解温病治疗的立法依据。掌握温病主要治疗方法的含义、适应证、代表方剂及运用中的注意事项。了解温病常见兼夹证的治疗。

温病治疗原则及治疗方法是怎样确立的? 主要有以下几个方面:

① 辨明病因,审因论治。温病是由特异的温邪引起,并造成人体功能失调及实质损伤,因此祛邪是温病治疗的关键。祛邪务早、务快、务尽,正如吴有性说:"大凡客邪贵乎早逐,乘人气血未乱,肌肉未消,病人不至危殆,投剂不要掣肘,愈后亦易平复,欲为万全之策者,不过知邪之所在,早拨去病根为要耳。"由此可见,及早祛除病邪,可减少病邪对机体的损害,减少并发症的发生,解除患者病痛,有利于健康的恢复。特异的温邪包括风热病邪、暑热病邪、湿热病邪、燥热病邪、伏寒化温的温热病邪、温毒病邪、疠气等,其性质各异,致病后发生的病机变化,产生的证候不同,治则治法有异,故在临床上审证求因,审因论治,即在辨别出致病原因、病邪性质的基础上,拟定出针对病因的特异治疗方法,是取得疗效的可靠保证。

② 辨明证候类型,因证论治。由温邪导致的卫气营血及三焦所属脏腑的病机变化,必然反映在证候类型上,故应根据不同证候类型及其发展变化而确立相应的治疗方法,叶天士依据卫气营血病机演变具有阶段性,提出不同阶段主要证候类型的治疗原则,即:"在卫汗之可也,到气才可清气,入营犹可透热转气……入血就恐耗血动血,直须凉血散血。"吴鞠通根据三焦证候特点,确立了上、中、下三焦的治疗原则,即:"治上焦如羽(非轻不举),治中焦如衡(非平不安),治下焦如权(非重不沉)。"指明温病初起,邪在上焦肺卫,病变部位浅,病情轻,宜用质轻如羽,辛散凉泄之品,轻宣气机,清泄邪热。该类方药有轻可去实功效。中焦病变属温病的中期,正气未至大虚,邪气亦较盛,治疗既不能轻清越上,又不可重坠趋下,须直入中焦,调节中焦气机升降平衡,故吴氏以持衡器须平为喻。温邪传入下焦,耗竭真阴,以复阴为主要治法,以滋腻浓浊之品填补下元,故吴氏以权锤重坠沉降比喻。

此外,吴氏还提出了"补上焦如鉴之空,补中焦如衡之平,补下焦如水之注"的比喻。上述是关于卫气营血及三焦治疗原则的概括,在实际运用时,要依据具体病情而有所变化,例如在卫分"汗之可也",要根据表邪属性,制定出针对风热病邪、暑热病邪、湿热病邪、燥热病邪等的具体治法。又如"到气才可清气",对清气法的理解不应局限清泄气分邪热(如轻清气热、辛寒清气、清热泻火,)还应想到气分范围除单纯邪热内炽外,还包括其他复杂多变的证候类型,故气分病证的治疗涉及诸如通下法、化湿法、和解法等。至于营血分的治法,除了叶氏提出的"透热转气"、"凉血散血"外,还可涉及开窍法、息风法等。

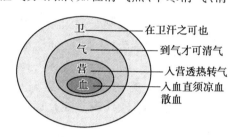

图 6-1　卫气营血证候治则示意图

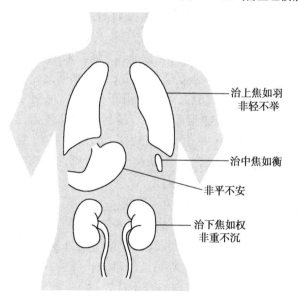

图 6-2　三焦证候治则示意图

③ 依据邪正消长,兼顾邪正治疗。温病病机演变过程,实际上是邪正相互斗争的过程,正胜则邪却,正虚则邪陷。故在拟定温病各种治疗方法时,一定要权衡感邪轻重,正气盛衰情况,合理使用祛邪与扶正的方法,根据病情,或先祛邪后扶正,或先扶正后祛邪,或以扶正为主,兼以祛邪,或以祛邪为主,兼顾扶正,务使邪去而正安。正如柳宝诒说:"第一为热邪寻出路……至照顾正气,转在第二层。盖气竭则脱,阴涸则死,皆因热邪燔劫而然。用药用祛邪

中,参以扶正养阴,必使邪退,而正气乃能立脚。如徒见证治证……虽用药并无大谬,而坐失事机,迨至迁延生变,措手不及,谁之咎欤。"一般说来,温邪在卫气分阶段时,以祛邪撤热为主,养阴扶正为辅;邪入营血分时,伤阴逐渐加重,正气受到损害,其治疗应由祛邪为主逐渐转移到养阴扶正逐邪外出上来;温病后期真阴耗竭,则以复阴为总司,迨至阴复阳留,正能敌邪,则有生机,可望转危为安。

④ 辨明本证与兼证,兼顾兼证治疗。每一种温病都有其基本病机变化和基本证候类型,这些证候类型则为该病种之本证,除本证以外,常有兼夹证出现,如夹痰、夹瘀、兼夹饮食积滞及气郁等。如素有痰湿的患者,其痰湿与温邪相搏,而见夹痰证;又如素有瘀伤宿血者,复感温邪,则见瘀热互结证;病程中忧思气怒,肝气不舒者,则可兼见气郁证;饮食不慎,胃肠糟粕积滞,复感温邪,邪热与宿滞搏结,则兼见饮食积滞。故在治疗时,要察明兼证性质及其与本证主次关系,在治疗本证的同时对兼证予以合理兼治,如兼以化瘀、豁痰、消积、解郁等。

⑤ 注意体质类型,因人施治。同一治疗方法,应用于不同患者的同一证候类型,因其体质不同,所取得的治疗效果则各有差异,故施治方法要因人而异,如在使用清气法于阳虚体质时,只能清凉到十之六七,即不能过用寒凉,以免损伤阳气;但若用之于阴虚火旺者,即使患者热退身凉,也要提防炉烟虽熄,灰中有火,恐死灰复燃,故需细察精详,辨明是否有余邪存在,若察其确有余邪未尽,则仍应清凉,祛邪务尽,不可误投补剂,助长邪势。吴鞠通论护阳和阴汤时说:"大凡体质素虚之人,驱邪及半,必兼护元气,仍佐清邪,故以参甘护元阳,而以白芍、麦冬、生地和阴清邪也"(《温病条辨·下焦篇》第28条自注)。喻嘉言说:"若元气素弱之人,药虽外行,气从中馁,轻者半出不出,留连致困;重者元气缩入,发热无休,所以虚弱之人,必用人参入药中,使药得力,一涌而出。"

此外,还要注意辨证与辨病相结合,参考现代临床研究新进展,吸取辨病治疗的新方法、新措施以提高疗效。

温病的治疗虽有一定原则和大法,但是临床应用则要根据病情灵活掌握,因为温病病证千变万化,既有规律性,又有特殊性,因此,在确立和使用温病治则、治法时,要随着病机变化而变化,不能固守原则一成不变,必须知常达变,灵活运用。温病虽然以清热治疗为基本原则,但不排除温药方药运用,如辛温解表法,虽然应用较少,但并非绝对禁用,新感引动伏邪的"客寒包火"证,可先解新邪而使用辛温解表方药。又如病程中出现阳气暴脱,必须以大辛大热之品,振奋阳气,回阳救逆,以挽厥脱。有时甚至融多种治法于一炉,如卫气营血同病者,则须卫气营血同治。又如伏邪因新感引动而激发,故针对里热、阴伤、伏邪三者分别采用"清"、"养"、"透"综合性治法。清(清气法),即直清里热;养(养阴法),即养阴托邪;透,即透邪外达。总之,对温病的治疗既要有原则性,又要有一定的灵活性。

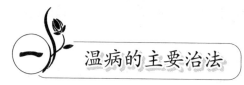

一 温病的主要治法

(一)解表法

什么是解表法?解表法属于八法中的汗法,即《素问·阴阳应象大论》说:"在皮者,汗而发之。"温病解表法的含义是:驱除在表温邪,解除卫分表证的治法。具有疏泄腠理,令邪与汗并,邪随汗解的作用。适用于温病邪在卫分的表证。卫分是人体第一道防线。温邪初袭卫分,病变层次最浅,病情最轻,故应趁病邪尚未传变之际,早期辨明病变层次,早期明确诊断,早期有针对性的治疗,可起到缩短病程,改善预后的作用。卫分证失治或误治,不仅延长病程,还会导致病邪逆传心营,或由卫分而渐及气分,乃至营血分,后果严重。因此应重视卫分证解表法的应用。

1. 解表法的分类

根据温病表证性质有风热、暑热、湿热、燥热的不同,又将解表法分为以下几种:

(1)疏风泄热法(辛凉解表法)

①含义:辛散凉泄卫表风热的治疗方法,称为疏风泄热法。

②适应证:肺卫风热表证。症见发热,微恶风寒,无汗或少汗,口微渴,咳嗽,苔薄白,舌边尖红,脉浮数等。

③代表方剂:银翘散、桑菊饮。

[附]疏风散寒法

辛温解表能否应用于温病?在一定条件下是可以使用的。

疏风散寒法属于辛温解表法,指以微辛微温之品,泄卫透汗,发散风寒的治疗方法。主要用于客寒包火,其表证较重者,如症见恶寒,发热,头痛,身痛拘急,无汗或少汗,咳嗽,口不渴,苔薄白,脉浮等。可先解新邪而应用本法。方如葱豉汤(《肘后备急方》:葱白12g,淡豆豉10g)、荆防败毒散(《摄生众妙方》:荆芥10g,防风12g,羌活10g,独活10g,柴胡12g,前胡12g,川芎10g,枳壳12g,茯苓15g,桔梗12g,甘草3g)。刘松峰用荆防败毒散治疗蛤蟆瘟之喉

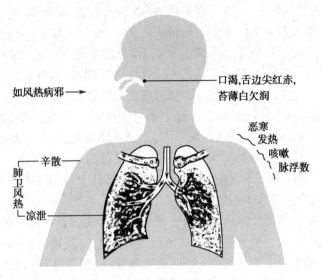

如风热病邪——→

口渴,舌边尖红赤,苔薄白欠润

恶寒
发热
咳嗽
脉浮数

辛散——

肺卫风热

凉泄——

图6-3　疏风泄热法示意图

痹失音,颈大腹胀症(见《松峰说疫·杂疫》)。

　　吴鞠通称温病禁用辛温发汗治法,指出晋唐以降,皆以《伤寒论》为蓝本,其寒温不分,毫无尺度。为了纠正时弊,提出温病忌汗之说,如在《温病条辨·上焦篇》第4条方论云:"按温病忌汗,汗之不惟不解,反生他患,盖病在手经,徒伤足太阳无益,病自口鼻吸受而生,徒伤其表亦无益也。"又在《温病条辨·上焦篇》第16条自注中说:"温病忌汗者,病由口鼻而入邪不在足太阳之表,故不得伤足太阳经也。"吴氏还在《温病条辨·上焦篇》第25条自注说:"按伤寒非汗不解,最喜发汗,伤风亦非汗不解,最忌发汗,只宜解肌。此麻桂异其治,即异其法也。温病亦喜汗解,最忌发汗,只许辛凉解肌,辛温又不可用。妙在导邪外出,俾营卫气血调和,自然得汗,不必强责其汗也。"吴氏之说,强调不要强责其汗是可取的。

　　辛温表散药与辛凉解表药能否同时应用? 也就是说二者能否熔为一炉? 晋唐以降,解表剂多辛温辛凉并用,如葛根橘皮汤(葛根、麻黄、橘皮、苦杏仁、知母、黄芩、炙甘草)主治冬温未即病,至春被积寒所折,不得发越,至夏得热,春寒已解,冬之温毒始发之证。由于当时温病隶属于伤寒之中,尚未从伤寒体系中分化出来,在病因方面仍袭伤寒成温之说,对表证寒温属性的认识比较模糊,故在使用解表方药时难免不有寒热错杂的情况。时至清代,温热大师叶天士提出温病由温邪引起,与由寒邪导致的伤寒,其病因、初发病变部位、表证性质诸方面有别,故治法大异。吴鞠通继承其说,从方药上予以规范,指出温邪先受于手经(肺经),寒邪先受于足经(膀胱经),前者应予辛凉解表,后者应予辛温解表,二者泾渭分明,寒温治法有别,不容混淆。从此,辛凉解表与辛温解表两大治法分立。对解表方药绝对划分寒凉属性,在一定程度上束缚了医生的临床思维。晚清医家张子培在《春温三字诀·附方》说:"按此证初起,予用此方,每加麻黄一二钱,功效倍捷,但三四日后,舌变红黄,则不可用矣。"稍晚何廉臣推崇张氏之法,提出桑菊饮加麻黄,如云:"最多冬温兼寒,即客寒包火,首先犯肺之证,轻则桑菊饮加麻黄。"张子培提出银翘散加麻黄汤,并非对表证寒温属性认识不清,而是从实际出发,对温病表证单一使用辛凉解表治法之局限的一大突破,从而为了提高临床疗效。辛温凉解法,在祛除表邪、解除表证方面作用明显,疗效突出,且无过用寒凉而导致的凉遏冰伏之弊,故受到临床医生的重视。

辛温凉解法的概念是指辛温解表药与辛凉解表药并用的一种解表法,其作用在于增强表散之力和避免凉遏冰伏之弊。适应证候是温病初起表邪较盛或表证寒热性质不明显之证,如症见恶寒发热,头身疼痛,口渴不明显,咳嗽,舌苔薄白欠润,脉浮等。方如张氏银翘散加麻黄方(《春温三字诀》:薄荷10g,荆芥10g,淡豆豉10g,金银花15g,连翘15g,牛蒡子12g,竹叶12g,桔梗12g,苇茎15g,麻黄10g)。

日本国现代汉方学家山本严氏认为,外感热病初起,其发热重恶寒轻的伤寒,多为阳虚或气虚体质所致,宜辛温解表,用《伤寒论》麻黄汤、桂枝汤;其起病即见发热重恶寒轻的温病,可能是阴虚、血虚体质所致,宜辛凉解表,用《温病条辨》的银翘散、桑菊饮;其介于二者之间,即发热与恶寒程度均等者,则宜辛温凉解法。

(2)透表清暑法

① 含义:透散表寒,清化在里暑湿的治疗方法,称为透表清暑法。

② 适应证:暑湿内伏,寒邪外束证,症见头痛恶寒,身形拘急,发热无汗,口渴,心烦脘痞、苔腻等。

③ 代表方剂:新加香薷饮。

(3)宣表化湿法

① 含义:芳香宣透,疏化肌表湿邪的治疗方法,称为宣表化湿法。

② 适应证:湿温初起,湿郁卫气证,症见恶寒头重,身体困重,四肢困重,微热少汗,胸闷脘痞,苔白腻,脉濡缓等。

③ 代表方剂:藿朴夏苓汤。

(4)疏表润燥法

① 含义:以辛凉清润之品,疏化肺卫燥热的治疗方法,称为疏表润燥法。

② 适应证:肺卫燥热证,症见头痛,身热,咳嗽少痰,咽干喉痛,鼻干唇燥,

134

苔薄白欠润,舌边尖红等。

③ 代表方剂:桑杏汤。

2. 解表法与其他治法的配合应用

根据病情的需要,解表法常与滋阴、清气、透疹、解毒、凉血等治法配合使用,如:

(1) 与滋阴法配合,构成滋阴解表法。其作用是,既可防止因疏散而汗出伤阴,又可滋助汗源,令邪随汗解,即所谓津能浮邪之意。

适应证:阴虚之体,邪郁肺卫表证。症见发热,恶寒,无汗或少汗,肌肤干燥,口干咽燥,两目干涩,鼻腔干燥欠润,舌红少津,脉浮细数。丁甘仁说:"一因邪郁气闭,一因阴液亏耗,无蒸汗之资料……若进用汗法则阴液素伤,若不用汗法则邪无出路。"即单纯辛凉解表因汗源不充,不能作汗,强发其表,非但不能致汗,反劫其阴。故当疏风泄热与滋阴生津并举,既可防其汗出伤阴,又能滋养阴津以补充汗源,而托邪外达。方药如俞氏加减葳蕤汤(《通俗伤寒论》:生葳蕤15g,生葱白12g,桔梗12g,东白薇12g,淡豆豉10g,苏薄荷10g,炙甘草3g,红枣10g)、栀豉汤加地黄麦冬汤(引《金匮心典》:即栀子豉汤加生地黄、麦冬)。尤在泾说:"温邪之发,阴必先伤,设有当行解散者,必兼滋阴于其中。昔人葱豉汤中加童便,于栀豉汤中加地黄、麦冬,即此意也。"

(2) 解表清里:与清气法配合,构成解表清里法(清气透表法)。该治法的作用是泄卫透表,清泄里热。如辛凉解表与辛寒清气配合,适用证候是卫分表邪未解,气分里热炽盛证,症见壮热面赤,微恶风寒,口渴引饮,饮不解渴,汗出不畅,苔黄白相兼,脉浮洪。其作用是辛凉解表,清胃保津,方药如银翘白虎汤。银翘白虎汤即银翘散原方合白虎汤原方。

[附] 解表通下

解表通下即解表与清里通下配合的治疗方法,适应证为外邪束表,里热内结,症见寒热,头身疼痛,无汗,息粗,口渴,大便干,溲短赤,舌红赤,苔黄,脉数。方用升降散(《伤寒温疫条辨》:僵蚕10g,蝉蜕8g,姜黄10g,大黄6g)、双解散(引《伤寒温疫条辨》:防风12g,荆芥10g,薄荷10g,麻黄5g,当归10g,川芎10g,白芍12g,白术10g,连翘15g,栀子12g,大黄3g,芒硝3g,桔梗10g,石膏20g,黄芩12g,滑石12g,甘草3g)。双解散为刘完素所创制,是表里双解的重要方剂之一。该方体现多途径祛邪,一是祛邪从表解(从腠理毛窍排邪),解表药辛寒与辛温并用,辛温如麻黄、防风,辛凉如薄荷、荆芥;二是清泄里热,直解热毒,如连翘、栀子、黄芩、石膏;三是通下逐邪,使邪从肠道排泄,如大黄、芒硝;四是利尿除邪,如用滑石、甘草(六一散)。此外,该方还应用了扶正的当归、白芍、白术等,养血益气,逐邪外出。

（3）解表凉营（血）：与清营（凉血）法配合,构成解表凉营（血）,该治法的作用是清泄营热（凉解血热）,透邪外达。其适用证候是邪入营（血）分,表邪未解,即卫营（血）同病。症见舌红赤,肌肤红疹,无汗,口渴,不欲多饮,脉细数。方药如银翘散去淡豆豉加细生地黄、牡丹皮、大青叶、玄参方,或银翘散加生地黄、牡丹皮、赤芍、麦冬方等（《温病条辨》）等。

此外,吴坤安说："若舌红绛中仍带黄白色等,是邪在营卫之间,当用犀羚以透营分之热,荆防以散卫分之邪,两解以和之可也。"

3. 运用解表法的注意事项

解表法又称为汗法,即通过辛散疏泄腠理,令邪随汗解,但汗出过多又可导致阴津耗伤。因此,用解表法时,要适度掌握,并注意以下一些问题:

（1）审查表证性质,选择适合的解表法。如风热病邪宜疏风泄热,燥热病邪宜辛凉清润等。温病一般忌用辛温发汗,否则可助热化火,出现发斑、吐衄血、谵妄等,甚至导致阴津枯竭,此即吴鞠通所说："按温病忌汗,汗之不惟不解,反生他患。"清代医家杨璇也说："抱薪投火,轻者必重,重者必死。"（《伤寒温疫条辨·发表为第一关节辨》）但是,温病亦不是绝对忌汗,若表证较重,亦可于辛凉中适当伍以辛温之品,增强解表透邪的力量。另外,对于"客寒包火"证,亦需用辛温之品,微辛轻解,迫至表邪一解,即当清里为主。

（2）根据兼夹证候进行加减变化。如兼湿浊者辅以化湿,夹痰浊者兼以涤痰,兼瘀血者,适当化瘀,年老气虚者注意扶助正气等。不一一枚举。

（3）注意勿失汗、过汗。失汗指应该使用解表法而未使用,卫分温邪未能及时祛除,促使病情发生变化,如使表邪留恋,病程迁延,或促使表邪传里,病情因而加重等。所谓误汗指错误使用或过分使用解表发汗方药,导致过汗耗伤津液或气阴等。

（4）使用解表法应中病即止。有的卫分表证只需微汗其邪即解,不必屡用汗法,特别是伏邪温病由新感引发者,多兼卫分证,应辨别表证性质,权衡表证与里热的轻重缓急,恰当、准确地选择相应的解表方法及方剂,掌握好剂量,防止过汗伤阴。一旦表证解除,即应转手清泄里热。

（二）清气法

清泄气分邪热的治法谓之清气法。清气法的作用只限于清泄气分无形邪热,不包含对气分湿热、痰热、燥结等病邪、病变的治疗。温邪传入气分,属温极期阶段,邪气既盛,正气未至大衰,为邪正交争关键阶段,因此,把好气分关,不让病邪深入营血分,避免营血实质损伤。若气分病变失治误治,病邪不断深入营分、血分,导致种种危重证候,如营热阴伤、热陷心包、热盛动风、迫血妄行等,救治困难,预后堪虞。清气法对于截断气分病变的发展、传变及提高疗效、改善预后等均有非常重要的意义。

1. 清气法的分类

根据气分病变的浅深、邪热的轻重、病变性质,清气法常可分为以下几种:

(1) 轻清宣气法

① 含义:以轻清之品宣畅气机,透泄邪热的治法称为轻清宣气法。什么是轻? 为什么将"轻"置于首位? "轻",指"十剂"的轻剂,其作用有轻可去实之妙。其药质轻薄,或为叶片,或花瓣、花穗等。《素问·阴阳应象大论》有"轻而扬之","薄则通,气薄则发泄"等论述,可见"轻"有扬、散、宣、通等作用。将其置于首位,是因为重在宣畅气机,正如王孟英说:"正气宣布,邪气潜消,窒滞自通。若遽用寒凉,则使气机郁滞,其热难解。"什么是"清"? 这里所称之"清",是指具有凉解、清泄上焦邪热作用的药物,如金银花、连翘、竹叶等,至于其他清热药如黄连、黄柏、大黄等苦寒沉降,药重而过上焦病所,不属轻清范围。不能将轻清之"轻"理解为用药剂量少而轻,章虚谷说:"以吴人(按:指江南地区居民)气质薄弱,故用药多轻淡,是因地制宜之法。"王孟英不同意其见解,他说:"或疑此法仅可治南方柔弱之躯,不能治北方刚劲之质,余谓不然。其用药有极轻清平淡者取效更捷。苟能悟其理,则药味分量可权衡轻重,至于治则(按:指轻清宣气)不可移易。"王孟英解释轻清宣气时说:"所谓清气者,但宜展气化以轻清,如栀芩蒌苇等味是也。"对轻清宣气的含义、常用药物都讲得清楚。清代医家吴菱山称:"凡气中有热者,当用清凉薄剂。"将"清凉薄剂"作为轻清宣气方剂的专称。轻清宣气法的作用在于以轻清宣透之品,使初入气分邪热宣泄出卫分而解,或从气分而清化,何廉臣也说:"宣气达表,使伏邪从气分而化,卫分而解。"

② 适应证:温邪初入气分,热郁胸膈,热势不甚,气失宣畅之证,症见身热,微渴,心中懊憹,胸闷不舒,舌苔薄黄等。本证病变部位在上焦胸膈,只能用轻清走上之品宣展上焦气机,不可滥用苦寒沉降而药过病所。

③ 代表方剂:栀子豉汤。

轻清宣气法广泛用于风热、暑热、湿热、痰热等病邪郁于上焦胸膈。如:

a. 风热郁阻胸膈:多用加味栀子豉汤(引《重订广温热论》:焦山栀 10g,淡豆豉 10g,生甘草 3g,桔梗 12g,生枳壳 12g,苏薄荷 10g,葱白 10g);或刘氏桔梗散(引《河间六书》:薄荷 10g,黄芩 12g,甘草 3g,山栀仁 10g,桔梗 12g,连翘 15g,竹叶 12g)何廉臣说:"兼风者透风于外,刘氏桔梗汤(散)、加味栀子豉汤二方最灵而妙。"

加味栀子豉汤偏于宣展气机,用于气机郁阻较盛者,而桔梗散长于清泄邪热,用于胸膈邪热较盛证,刘完素云:"身热脉洪,无汗多渴者,是热在上焦,积于胸中,宜桔梗散治之。"

此外,吴坤安认为:"风热郁阻胸膈,不妨用柴、葛、芩、翘,或栀、豉、翘、薄之类,轻清泄热透表,邪亦可外达肌分而解也。"

b. 暑热郁阻上焦:宜轻清芳透,清热涤暑,何秀山在《重订通俗伤寒论》指出:"暑伤上焦气分,宜轻清芳透。"用何氏验方(引《重订通俗伤寒论》,栀子10g,淡豆豉10g,连翘15g,薄荷10g,通草10g,滑石12g,青蒿12g,淡竹叶12g,枇杷叶15g,西瓜翠衣15g,荷叶边12g);气分暑热余邪未尽,头微胀,目不了了,可用清络饮(《温病条辨》:鲜荷叶边12g,鲜金银花15g,西瓜翠衣12g,鲜扁豆花12g,丝瓜皮12g,鲜竹叶心12g)叶霖称:"其治暑病余邪,此方轻清可服。"

c. 湿热郁阻上焦:往往表之不解,清之不应,惟宜轻清开泄化湿,方药如叶氏新加栀子豉汤(引《重订广温热论》:焦栀皮10g,淡香豉10g,苦杏仁12g,鲜枇杷叶12g,浙苓皮15g,薏苡仁15g,飞滑石12g,白通草10g)。气分湿热余邪未尽,脘中微闷,不知饥,不欲食,宜轻清芳透,可用五叶芦根汤(《湿热条辨》:藿香叶12g,佩兰叶12g,薄荷叶10g,枇杷叶12g,鲜荷叶15g,冬瓜子15g,芦根15g),如俞根初说:"凡病在上焦气分者,酌与五叶芦根汤宣上焦,以清肃肺气。"

d. 痰热郁阻胸膈:宜轻清泄热,宣肺化痰,方用陈氏清肺饮或叶氏蒌杏橘贝汤。陈氏清肺饮(陈耕道《疫痧草》:桑叶15g,鲜沙参15g,羚羊角5g,连翘壳12g,桔梗12g,生甘草3g,川贝母5g,橘红5g)。其咳嗽未平者用蒌杏橘贝汤(引《重订广温热论》:瓜蒌皮12g,苦杏仁12g,蜜炙橘红10g,川贝母5g,桔梗12g,枇杷叶15g,冬瓜子15g,冬桑叶15g)。何廉臣说:"其轻清气分痰热,如陈氏清肺饮、或叶氏蒌杏橘贝汤,此皆能清化肺气,通调水道,下输膀胱,俾气分伏热,上能从咯痰而出,下能从小便而出。"

(2) 辛寒清气法:

① 含义:以辛透寒泄之品,大清阳明气分邪热的治疗方法谓之辛寒清气法。一是辛透达阳明邪热出表,以生石膏为代表;二是寒泄,直清阳明里热,仍生石膏为代表。所以生石膏有独胜阳明淫热的作用。五版教材称辛寒清气法是以辛寒之品大清气热的方法,该治法确有大清气热的作用。

② 适应证:气分阳明热炽证,症见壮热,汗出,心烦,口渴,苔黄燥,脉洪数等。

③ 代表方剂:白虎汤。吴鞠通称白虎汤的作用"本为达热出表",又称:"邪重非其力不举。"其作用部位在阳明,透邪力强,较之栀子豉汤之轻清,作用于胸膈,则更深一层。可见白虎汤不失为辛凉重剂的代表方。

吴鞠通提出白虎汤四禁:"白虎本为达热出表,若其人脉浮弦而细者,不可与也;脉沉者,不可与也;不渴者,不可与也;汗不出者,不可与也。"《伤寒论》也说:"其外不解者,不可与白虎汤。"吴氏所称"脉浮"及《伤寒论》所说"外不解",均说明表证未解不可用白虎汤;脉弦细,说明阴津不足不可用白虎汤;脉沉,说明其病在里,元气不足,不可用白虎汤;口不渴、汗不出则说明非阳明热盛之候当然不可应用白虎汤。吴鞠通提出四大禁用证,一般应予遵循,但是临床运用要灵活掌握,如阳明热炽,症见大热、大渴、脉洪大三大主症,虽无汗出,仍可使用白虎汤,因为白虎汤可使阳明怫郁之热随其辛透寒泄而达邪外出,正如张锡纯说:"若内蕴有实热,正可助以白虎汤以宣布其热外达。"又如证见大热、大渴、大汗三大主症,但其脉不洪不大,甚至反见沉数有力者,实际上也可使用白虎汤,正如张锡纯说:"其脉沉而有力,当系热邪深陷,其气分素有伤损,不能托邪外出,治以白虎加人参汤,补气清热,服药脉之沉者即起。"总之,应用白虎汤时要把握一个基本原则,即表邪未解而里热未盛者,一般不用白虎汤。

(3) 清热泻火法

① 含义:以苦寒之品直清里热,清泄邪火的治疗方法,称为清热泻火法。清热泻火法又称苦寒直折法,或泻火解毒法。"毒",《说文解字》称其为厚也,段玉裁注释,毒兼善恶之辞。其作为致病因素之毒,当从其"恶"义解,即毒之负面意义为害人之物。清代医家尤在泾在《金匮心典》中称:"毒为邪气蕴蓄不解之谓也。即六淫邪气聚集不解,化热化火即为毒邪。"清热解毒法,既要清泄邪火,又要解除毒邪症状。

② 适应证:气分蕴热,郁而化火之证,症见身热不退,口苦而渴,烦躁不安,小便黄赤,舌红苔黄等。本证因郁热化火,故用苦寒折降,与阳明热炽而用辛寒清气,达热透表不同。因此,本治法又称为苦寒直折法、泻火解毒法。

③ 代表方剂:黄芩汤加减,或黄连解毒汤,或三黄石膏汤。胆腑郁热者,用方如黄芩汤加豆豉玄参汤;伏热化火成毒,宜用黄连解毒汤(引《外台秘要》):黄连10g,黄柏10g,黄芩12g,栀子12g),《外台秘要》称"此直解热毒,除酷热";或三黄石膏汤(《证治准绳》:黄芩12g,黄连10g,黄柏12g,栀子12g,石膏20g,知母12g,玄参15g,甘草3g)。

邪火炎上,只宜折降,不宜宣发,如清代医家俞根初在《通俗伤寒论·六淫病用药法》说:"实火宜泻,轻则栀、芩、连、柏,但用苦寒以清之。"何廉臣也说:"苦寒直降,即叶天士所谓苦寒直清里热也,黄芩汤(《伤寒论》方)、栀子黄芩汤(《河间六书》方)二方最轻,黄连解毒汤(《外台》方)较重,三黄石膏汤(《内科准绳类方》)尤重,当察伏火之浅深、轻重,对证选用。"以苦寒药为主的清热泻火法应用甚早,如《史记·扁鹊仓公列传》载有仓公用火齐汤治疗外感热病的记载,火齐汤即伊尹三黄汤,由苦寒之黄连黄芩大黄组成,主治三焦实热、烦躁、便秘、狐惑、疹利等。东汉张仲景《伤寒论》善用苦寒药,该书113方及其所使用的91味药物中择用苦寒药物达21味之多,占所用药物的23%。典型方药中黄芩黄连并用,甚或并用大黄,《伤寒论》方奠定了以苦寒药物为主治疗外感热病的基础。唐朝《外台秘要》载崔氏黄连解毒汤,称其作用为"直解热毒,除酷热",并谓:"余以疗凡大热盛,烦、呕、呻吟、错语、不得眠,皆佳。传与诸人,用之亦效。"使苦寒药在外感热病中的应用进一步被推广。宋·朱肱《伤寒类证活人书》载苦寒方药较多,如三黄丸主治热病吐血、黄疸,蒸黄连丸治疗暑毒深伏,累取不效,无药可治者。金元时期刘完素创立了以苦寒清泄里热为主的表里双解方药,为温病治疗以清热为主的治疗体系开创了先河。明末疫疠大行,吴有性著《温疫论》,提出温疫以邪气为本,以治邪为要,善用苦寒攻下之大黄攻逐病邪,认为三承气汤功效相仿,其作用俱在大黄。但吴氏认为苦寒之黄连只能清本热(阳气积化热),不能清邪热,使苦寒药的应用受到限制。清代温病学家叶天士慎用苦寒,更畏苦寒泻下的大黄。其后之杨栗山擅长苦寒药的应用,所著《伤寒温疫条辨》,载方16首,无一不用苦寒之黄芩、黄连、栀子,甚至黄柏也在常用之中,其与大黄共用,共成解毒攻下之方。但吴鞠通对苦寒方药的应用特别谨慎,认为病在上焦禁用苦寒,恐其引邪深入,直犯中下焦。如吴氏说:"余用普济消毒饮于温病初起,必去芩、连,畏其入里而犯中下焦也。新加香薷饮以银花、连翘易香薷饮中之黄连,是恐引邪深入。又称清营汤去黄连是不欲其深入也。"吴氏设苦寒方药禁忌专条,他说:"温病燥热,欲解燥者,先滋其干,不可纯用苦寒也,服之反燥甚。又称温病有余于火,不用淡渗,犹易明,并苦寒亦设禁条,则未易明也。举世皆以苦能降火,寒能清热,坦然用之无疑,不知苦先入心,其化以燥,服之不应,愈化愈燥。宋人以目为火户,设立三黄汤,久服竟至于瞽,非化燥之明征乎? 吾见温病而恣用苦寒,津液干涸不救者甚多。"叶天士、吴鞠通等局限苦寒药的应用,对后世影响极大,其效法者多多,也束缚了临床思维。叶、吴二氏慎用苦寒药的学术思想遭到陆九芝、恽铁樵等医家的强烈反对。

苦寒方药是否引邪深入及化燥伤阴是应该搞清楚的问题。

实际上苦寒药无引邪深入之弊。温邪始于卫分,不断传入营血分,或自上焦传至中下焦是温病固有的发展演变规律。在病变发展过程中,若能及时而正确的治疗,可截断病变的发展。正如吴有性说:"大凡客邪贵乎早逐,乘人气血未乱,肌肉未消,津液未耗,病人不致危殆,早拔去病根为要。"其病邪被祛除,病变终止发展。苦寒药物如黄芩、黄连、栀子、大黄等应根据辨证需要,适当配伍,其苦寒沉降之性,可降解邪热,或直接针对邪毒,而解除毒邪。临床实际提示,温邪袭表所致表证,大多属于病毒感染,其轻清方药有较好疗效;其细菌感染者则以解表清里(如辛散合苦寒配伍之方药)疗效为佳。恽铁樵医案中,应用辛凉解表之葛根黄芩黄连汤甚多,效果颇佳,而无引邪深入的副作用。

苦燥一辞最早见于《素问·藏气法时论》,称"脾苦湿,急食苦以燥之。"可见苦燥针对脾湿而言。而脾湿则宜温化,即以苦辛温之品燥化脾湿,这说是所谓的苦燥,可见苦燥不应包括苦寒药在内。伤阴与病邪传变互为因果,阴津是抗御温邪的精微物质,温邪伤阴的过程就是病邪传变的过程。苦寒化燥伤阴,阴伤则不能抵御病邪深入,这大概就是吴鞠通所说的引邪深入。实际上病变不能有效遏止,其原因是多方面的,不能责之于苦寒方药的副作用,如在体质因素方面,素体阴虚,病邪伏藏化热,邪热伤阴,阴伤则火炽,邪火易成燎原之势,病变发展则迅速,其治疗正需要苦寒方药直清里热。再如感邪重者,其传变也快。总之,病邪的传变发展不是苦寒方药燥伤阴津而促使所致。

2. 清气法与其他治法的配合应用

(1) 宣气透表:用于温邪初传气分,表邪尚未尽解,须于轻清宣气方中加大透表之品。阳明热盛,而兼表证者,辛寒清气,兼以解表透邪,多见于气分伏邪,为新感引发之证;如症见壮热、面赤、无汗、或少汗、头痛、口渴、苔黄而干、或黄白相兼、脉浮洪数大。方如新加白虎汤(《重订通俗伤寒论》:苏薄荷10g,生石膏30g,鲜荷叶10g,陈仓米10g,白知母15g,益元散12g,鲜竹叶15g,嫩桑枝15g,活水芦笋20g),俞根初称该方的作用是外透肌腠,内清脏腑(《通俗伤寒论·表里皆热证》)。

(2) 清热养阴:肺胃余邪未尽,阴液已伤,轻清宣气配合甘寒养阴,其轻清之品,既轻宣肺气、清泄肺热,又载甘寒滋润之品上行,以滋润肺燥,方药如沙参麦门冬汤;阳明热炽,而阴液已伤之证,须于大清气热方中合用生津养液之品,即甘寒柔润于辛寒清气之中,如白虎汤合用五汁饮,古代医家重视胃阴存亡,认为滋养胃阴,既可抑制亢盛之邪热,又能使胃汁流通,俾邪热下行外解,王孟英说:"凡治感证,须先审其胃汁之盛衰,如邪渐化热,即当濡润胃腑,俾得流通,则热有出路,液不自伤,斯为善治。"

(3) 清热宣肺:用于邪热窒肺,肺气郁闭之证,即清泄气热法与宣肺泻肺合用,方如麻杏石甘汤。

(4) 清热解毒:即清热泻火与清热解毒消肿合用的治法,方如普济消毒饮。用于热毒壅结,发热不退,局部红肿焮痛等。

(5) 甘苦合化阴气法:即苦寒泄火与甘寒养阴合用的方法,用于蕴热化火,阴津已伤之证的治疗。苦寒之品在于清热泻火,撤热救阴;甘寒之品在于滋养阴津,抑制亢盛邪火。此即吴鞠通所说:"於应用芩连方内,必大队甘寒以监之,但令清热化阴,不令化燥。"(见《温病条辨·杂说·吴又可温病禁黄连论》)。苦寒泻火与甘寒养阴并用称为甘苦合化阴津法,清代医家陈修园称之为苦甘化阴法,吴鞠通称为甘苦合化阴气法。临床运用此法时,要分辨邪火与阴伤孰轻孰重,权衡苦寒与甘寒两组药的配伍比例,正如何廉臣说:"苦寒复甘寒者,注重清降实火,甘寒参苦寒者,注重在清滋虚热。"

(6)辛寒清气兼燥太阴脾湿法:该治法在于辛寒清泄阳明气热,苦温燥化太阴脾湿,方如白虎加苍术汤。

(7)清热泻火苦寒通下法:即清热泻火法与通下法配合应用,其苦寒泻火之品在于清热解毒,其苦寒下夺之品,通腑泻热。用于肠腑蕴热化火,腑气不通证,方如解毒承气汤。

(8)清热息风法:与息风法配合,构成清热息风法。有清热凉肝,平息肝风的作用,用于邪热内炽,肝风内动证。如阳明热盛引动肝风者,宜辛寒清气,凉肝息风,方如犀羚白虎汤(引《重订通俗伤寒论》:生石膏30g,知母12g,菊花15g,钩藤15g,生甘草3g,生粳米12g(荷叶包),犀角(现已禁用)12g,羚羊角10g,加桑叶15g,牡丹皮12g,童便10ml)。

3. 运用清气法的注意事项

清解气热法应用广泛,但要严格掌握适应证,不可滥用。

运用清气法应注意以下几点:

(1)温邪尚未深入气分,不宜早用清解气热法。只有温邪"到气才可清气",未入气分不宜早投清气方药,否则因遽用寒凉,而郁遏邪气,气机凝滞,表邪冰伏难解,故《伤寒论》称其表不解者,不可予白虎汤。叶天士也说:"到气才可清气。"素体阳虚的患者,病变虽在气分,应用清气法要谨慎,若寒凉清解过度,则会进一步损伤阳气。

(2)湿热留于气分,湿邪未化者,不可单用清气法。

(3)素体阳虚者,虽系气分温病,在使用清气方药时,也勿过剂,须中病即止,避免误伤阳气。

(4)清解气热法与其他治法配合应用要掌握好主次关系,如与息风法配合,一般以清热为本,息风为标,因为热退风自息。特别是小儿体弱神怯,外感发热易动肝风,即便初入气分,也可动风抽搐,应把清泄气热放在首位,至于息风药如菊花、钩藤、桑叶、羚羊角等酌情选入。

(三)和解法

和解法属于八法中的和法,何廉臣引用戴天章的话说:"凡属表里双解,温凉并用,苦辛分消,补泻兼施,平其复遗,调其气血等方,皆谓之和解法。"

温病和解法是指和解、疏泄、分消半表半里之邪,从枢机外转,不致内陷里结的一种治疗方法。适应证是温邪既不在卫分之表,又未结于阳明气分之里,而是介于表里之间的郁于少阳、留连三焦,以及郁伏募(膜)原等证。温邪不在卫表,汗之徒伤卫气;病变不属阳明里证,下之徒伤胃气,惟宜和解表里,以宣展气机,透解邪热,以冀外解里和。

1. 和解法的分类

温病常用的和解法有以下几种:

(1) 清泄少阳法

① 含义:清泄胆经邪热,和降胃中痰浊的治法谓之清泄少阳法。胆经热盛,故当宜清泄胆经邪热;而胆热犯胃,液郁为痰,使胃失和降,故应和降胃中痰浊。

② 适应证:胆经热郁,夹痰郁阻,胃失和降之证,症见寒热往来,口苦,胁痛,烦渴,溲赤,脘痞呕恶,苔黄腻而舌红,脉弦数等。

③ 代表方剂:蒿芩清胆汤。清代医家何秀山说:"足少阳胆与手少阳三焦,合为一经,其气化一寄于胆中以化水谷,一发于三焦以行腠理,若受湿遏热郁,则三焦之气机不畅,胆中之相火乃炽,故以蒿、芩、竹茹为君,以清泄胆火,胆火炽,必犯胃而液郁为痰,故臣以枳壳、二陈和胃化痰,然必下焦之气机通畅,斯胆中之相火清和,故又佐以碧玉引火下泄,使以赤苓,俾湿热下出,均从膀胱而去。此为和解胆经之良方,凡胸痞作呕,寒热如疟者,投无不效。"

(2) 分消走泄法

① 含义:宣展气机,泄化痰热,使三焦气分之邪从上下分消的治疗方法称为分消走泄法。

② 适应证:邪留三焦,气化失职,气滞水停,痰湿阻遏之证,症见寒热起伏,脘痞腹胀,溲短苔腻等。

③ 代表方剂:叶天士称杏、朴、苓之类为基本药,方如温胆汤加减。

该治法重在宣展气机,分消痰湿,虽有热邪不宜骤用寒凉郁滞气机,章虚谷说:"凡表里之气莫不由三焦升降出入,而水道由三焦而行,故邪初入三焦,或胸胁满闷,或小便不利,此当展其气机,虽温邪不可寒凉遏之。"(《医门棒喝》)分消走泄法的作用是使气机宣展,在正气鼓动下,津液布达,邪与汗并,邪随汗出而从表解;同时,枢机运转,气机有升有降,水道畅行,小便通调,在里之邪则随小便外泄。因其邪解途径不外从表从里分消,故又称为表里分消法,或分消上下法。

(3) 开达募(膜)原法

① 含义:疏利、透达募(膜)原湿热秽浊的治疗方法称为开达募(膜)原法。

② 适应证:湿热秽浊郁闭募(膜)原证,症见寒热起伏而寒甚热微,呕逆胀满,肢体疼重,白苔滑厚腻如积粉而舌质紫绛。

膜原位处半表半里,即吴又可所说经(表)、胃(里)交关之所,薛雪说:"外能肌肉,内近胃腑,为三焦户,实一身之半表半里也。"吴有性称湿热秽浊盘踞膜原,其内外隔绝,表气不能通于内,里气不能达于外,营卫所不关,药石所不及,不可强汗而徒伤卫气,也不可强行攻下,而徒损胃气。惟达原饮疏利透达湿热秽浊,使其松动,精气潜入,正气抗邪,以冀邪与汗并,随战汗而从表顿解;或其从膜原驱逐入胃(里),乘势攻下,使在里之邪随腑气通而外解。

③ 代表方药:雷氏宣透募(膜)原法、达原饮等。

2. 和解法与其他治法的配合应用

和解法主治的病证在半表半里,其偏于表者,常可配合解表法应用;其偏于里结肠腑者,亦可配合通下法应用。

和解表里法与其他治法的配合应用:

(1) 与解表法合用:其偏于表者,可与解表法配合应用,如开达募(膜)原法用达原饮治疗兼有三阳经证,如胁痛,耳聋,寒热,呕而口苦,腰背项痛,目痛眉棱骨痛,眼眶痛,鼻干不眠等,则柴胡、羌活、葛根等。

(2) 与通下逐邪法合用:病变偏于里者,即膜原伏邪渐传胃腑证,需与攻下法合用。适应证候是邪离膜原,渐传胃腑,症见寒热起伏,呕逆,两胁胀满,肢体痛重,舌苔由白厚腻浊如积粉,渐变黄浊,方药如三消饮(《温疫论》:厚朴12g,槟榔10g,草果仁8g,黄芩12g,白芍12g,知母12g,葛根15g,柴胡12g,大黄3g,甘草3g)。吴有性说:"若服达原饮,疫邪不随汗解,反渐传入胃,则舌根先黄,渐至苔之中央,改用三消饮以消表里及半表半里之邪。"

(3) 清泄少阳法与清营法同用:少阳胆与厥阴肝互为表里,故气分胆经热炽,深入营血分时,可致肝经邪热亢盛。宜清胆凉营,适应证见烦躁如狂,壮热而渴,不恶寒反恶热,目眩耳聋,口苦干呕,甚或发斑疹,舌色鲜红起刺,脉弦数。方药如犀地桑丹汤(引《重订广温热论》:青蒿脑10g,黄芩10g,桑叶12g,牡丹皮12g,栀子12g,犀角(现已禁用)12g,生地黄15g,连翘12g,紫草15g,玄参心15g,菊花12g,知母12g,芦根20g,白茅根20g,嫩桑枝12g,鲜竹叶15g)。何廉臣指:"该方的适应证为发自少阳胆经者,必相火炽而营分大热。"

3. 运用和解法的注意事项

使用和解法应注意以下事项:

(1) 分清半表半里之邪的性质,以及具体病变部位,有针对性地选择方药。温邪在半表半里,其在少阳三焦者,应分消上下之势,如用温胆汤;其在少阳胆腑者,则应清泄少阳,方用蒿芩清胆汤;其邪在膜原者则宜开达膜原,方如达原饮。

(2)分消走泄、开达膜原法,用于痰湿或湿热留于三焦或郁伏膜原,均以宣展气机为主,虽有热邪不可寒凉遏之。

(3)开达膜原法,其方药辛温雄烈,易助热化火,故用至湿开热透之际,即应转手清化,不可守方续用,否则助热化火,灼伤阴津,而有痉厥兼臻之变。正如俞根初说:"若湿已开,热已透,相火炽盛,再投此剂,反助相火愈炽,适劫胆汁,而灼肝阴,酿成火旺生风,痉厥兼臻之变矣。"(《重订通俗伤寒论·六经方药·和解剂》)。

总之,和解三法其作用各别,清泄少阳法偏于清泄胆经郁热,较之分消走泄、开达募(膜)原法清热力较强,只适于胆经热郁而兼夹痰湿者,不适应里热炽盛证。分消走泄法着重宣展三焦气机,泄化痰浊。开达募(膜)原法旨在疏利透达募(膜)原秽浊之邪。分消走泄法、开达募(膜)原法,其性偏温燥,其作用偏于疏化痰湿秽浊,故只能用至痰湿分消、湿开热透即当转手清化,若温燥过投,则助热化火而劫阴津。

温病与伤寒均使用和解法,但其意义不同,伤寒和解表里方剂,除和解药(如柴胡)外,还有补正托邪之品,如参、甘、姜、枣;而温病之邪在少阳,多有湿热(或痰湿、痰热)中阻,其方药除和解之品,必伍以宣展、分消、开泄湿热或痰湿之药。因其中气不虚,不得补中,以免助邪为患。王孟英说得好:"斯(按:指小柴胡汤)为补正托邪之用,故惟风寒正疟可以按法而投,则参、甘、姜、枣补胃滋营,半夏利其枢,柴芩解其热,病无有不愈矣。即今人于疟发之先,饱啖羊肉酒饭,亦能取效。因风寒自表而受,胃腑空虚,仍能安谷,譬若边衅,可发粮币而命将也。若温热暑湿之时疟,邪自口鼻而受,病从里发,肺胃之气窒塞,先即痞闷恶谷,譬诸内患,必清宫禁而搜伏也。病形虽似,证因迥殊,苟不辨别,而执小柴胡汤为治,则参甘姜枣之温补壅塞助邪,必致液涸神昏。"(《潜斋医学丛书·医砭·补剂》王孟英按)。王氏所称之疟,与当今由疟原虫引起的疟疾不同。王氏认为,风寒在少阳之重证为正伤寒,其轻证则为正疟;温热暑湿之邪在少阳之重证为时感,其轻证则为时疟。二者治法不同。何廉臣重申王氏有关伤寒与温病邪在少阳治法的区别,他强调:"若温热暑湿诸证,邪从口鼻而受,肺胃之气先已窒滞,病发即不饥恶谷,脘闷,苔黄,苟不分别,但执此汤(按:指小柴胡汤)奉为圣法,则参甘姜枣温补助邪,骤则液涸神昏,缓则邪留结痞,且有耗伤阴液而成疟痨者,此王孟英阅历有得之言也,用此方(按:指小柴胡汤)者,其审慎之。"(《重订通俗伤寒论·六经方药·和解剂》

145

何廉臣勘语)。

和解法方药一般不离柴胡,然叶天士有柴胡劫肝阴之说,致使一些医家畏用柴胡。叶氏《临证指南医案》处方基本不用柴胡,徐灵胎说:"古圣凡一病必有一主方,如疟疾小柴胡汤主方也,疟象不同,总以此方加减,或有别症,则不用原方亦可,盖不用柴胡汤而亦可愈者,固有此理,若以为疟而断不可用柴胡,则乱道矣。余向闻此老治疟,禁用柴胡,耳食之人,相传以为秘法,相戒不用,余以为此乃妄人传说,此老决不至此,今阅此案(按:指《临证指南医案》),无一方用柴胡,乃知此语信然矣,则此老之离经叛道,真出人意表者矣。夫柴胡汤少阳经之主方,凡寒热往来之症,非此不可。"(《临证指南医案·疟》徐灵胎评)。实际上,温病是否应用柴胡,依据病情而决定,不能一概不用。只不过暑湿、湿热之邪在少阳者,多以青蒿易柴胡,原因正如何廉臣说:"青蒿脑清芬透络,从少阳胆经领邪外出,虽较疏达腠理之柴胡力缓,而避秽宣络之功,比柴胡尤为胜也,故近世喜用青蒿而畏用柴胡也。"(《重订通俗伤寒论·六经方药·和解剂》何廉臣勘语)

(四) 祛湿法

祛湿法又称化湿法,是指通过芳香化浊、苦温燥湿及淡渗利湿以祛除湿邪的治疗方法。祛湿法主要用于湿热性质温病的治疗。

湿热证邪热依附于湿邪而存在,湿邪居矛盾主要方面,故清热祛湿法,重在祛除湿邪,使湿去热孤,邪热即易得到清解,即叶天士所说:"湿不去,则热不除。"临床上有一种倾向,将清热解毒药视为抗生素,凡温病发热,不辨有无湿邪,一味清热解毒。殊不知,湿热病邪本有困阻气机,损伤阳气的特性,在大剂清热解毒之剂的作用下,阳气再度受到伤损,使病情加重,而发热不解。所以吴鞠通说,徒清热,湿不去,甚至形成所谓的湿热"坏证",此乃颠倒矛盾主次所致。清代医家汪瑟奄称湿热病邪为"半阴半阳"之邪(即湿为阴邪,热为阳邪,阴阳各居一半),湿热致病,反复变迁,不可穷极,而又氤氲黏腻,不似伤寒之一表即解,温热之一清即愈,施治之法,万绪千端,无容一毫执著。实际上湿热病邪致病有一定的规律,即湿热在上焦郁遏卫气,在中焦则困阻脾气,在下焦则郁阻膀胱之气,其衍化为寒湿者则损伤下焦肾中阳气。这就是吴鞠通所说:"其在人身也,上焦与肺合,中焦与脾合,其流于下焦也,与少阳癸水合。"湿热致病有规律,故祛湿清热法也是有规律可循的。祛湿法的作用在于使三焦所属脏腑被湿邪困阻所致之功能失常得以恢复,也就是说,通过调节三焦所属脏腑的气化作用以祛除湿邪,如湿郁上焦者,治以宣肺化湿,湿困中焦者,治以运脾化湿,湿流下焦者,治以淡渗利湿或温阳利水等。正如曹炳章说:"湿即气也,气化则湿化,故治法必以化气为主,在上焦则化肺气,在中焦运脾气,在下焦则化膀胱之气。"(《温病条辨·下焦篇》第55条曹评)。曹氏之论概括了祛湿与调节脏腑功能的关系。祛湿清热法虽然重视祛湿药的应用,但不能忽略清热药的有机配合,即在祛湿的同时还要合理伍以清热之品,只有这样才能达到湿热分解,湿除热清的目的。祛湿清热法用于湿热留于气分的治疗,但不包括湿热留于半表半里证,因为该证已在和解表里法中讨论,不再重复。

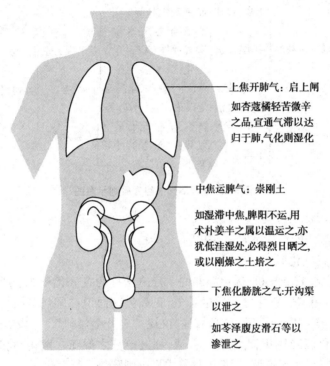

上焦开肺气:启上闸
如杏蔻橘轻苦微辛
之品,宣通气滞以达
归于肺,气化则湿化

中焦运脾气:崇刚土

如湿滞中焦,脾阳不运,用
术朴姜半之属以温运之,亦
犹低洼湿处,必得烈日晒之,
或以刚燥之土培之

下焦化膀胱之气:开沟渠
以泄之

如苓泽腹皮滑石等以
渗泄之

图 6-4 祛湿法示意图

辨别湿与热的偏重程度,以及湿热在上中下焦病变部位,是正确应用祛湿清热法的前提。

首先是辨别湿热偏重程度,主要是从发热、神情、头身疼痛、脘腹状态、口舌感觉、二便、舌苔变化、脉象诸方面辨别。

湿重热轻者,发热不盛,身热不扬;面色淡黄,神情困顿,嗜卧,多眠睡;头身重痛,如头重如裹,身重难于转侧;脘中痞满,按之濡软,或脘连腹胀;口不渴,或渴不欲饮,口淡无味,或口甘多黏涎;大便稀溏,或泄泻,或水泻;小便浑浊不清;苔厚白腻,或白多黄少;脉多濡缓,或濡数等。

热重湿轻者,发热较盛,汗出热臭,汗出热减,继而复热,热势不为汗衰;

面垢微红,烦躁不安;头眩痛或掣痛;胸腹灼热胀痛,常兼疼痛;口秽喷人,口苦,口渴欲饮,饮后不舒;大便不爽,甚至胶秘,或下利黏垢,小便短赤,或黄腻或黄浊;脉濡数或滑数。

其次,辨别湿热在上中下焦部位。如头痛恶寒,身重疼痛,或神志昏寐者,病在上焦;脘腹痞胀,恶心呕吐,或便秘,或腹泻者,一般病属中焦;小便不利,或秘闭不通,病属下焦。

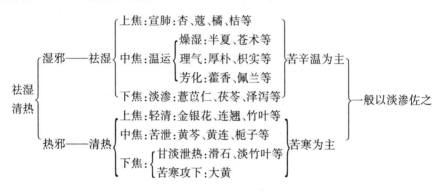

图6-5　祛湿清热法组方原则示意图

1. 祛湿法的分类

按祛湿法的作用不同,分为以下几类:

(1) 宣气化湿

① 含义:宣通气机,透化湿邪的治疗方法称为宣气化湿法。所谓宣通气机,是指应用芳香宣化之品宣通肺气,正如吴鞠通说:“肺病湿则气不得化。”(《温病条辨·下焦篇》第42条自注)又说:“轻开上焦肺气,盖肺主一身之气,气化则湿化。”肺气开泄,则表气自通,郁遏卫分之湿随之散化;同时,肺气开泄,清肃自行,水湿通调,而郁于气分之里湿则顺势下行而化。

② 适应证:湿温初起,湿蕴生热,郁遏卫气之证。症见身热不扬,午后为甚,微恶寒,胸脘痞闷,小溲短少,苔白腻,脉濡缓等。

③ 代表方剂:如三仁汤。

(2) 运脾化湿法

① 含义:燥湿化浊,理气运脾的治法。该治法主治湿浊困脾,升运失司证。符合《素问》脏气法时论、至真要大论所谓“脾苦湿,急食苦以燥之”、“湿淫于内,以苦燥之,以淡泄之”等论述。该治法方药包括了以下几组:一是燥湿药,即古人比喻的犹如低洼湿处,必得刚燥之,或以刚燥之土培之,常用药如半夏、苍术、草果等;二是理气药,如陈皮、枳壳、厚朴等,在于宣通气滞,使气机通畅,湿邪即被宣化;三是芳香化浊药,如藿香、佩兰、郁金、石菖蒲等,湿

郁成秽,必以香药化之;四是淡渗利湿药,其作用在于为湿邪寻求出路,如茯苓、泽泻、滑石、通草等。运脾化湿法正如华岫云总结叶天士治疗经验时所说:"若脾阳不运,湿滞中焦者,用术、朴、姜、半之属以温运之,以苓、泽、大腹皮、滑石等渗泄之,亦犹低洼湿处,必得烈日晒之,或以刚燥之土培之,或开沟渠以泄之耳。"运脾化湿法用于中焦湿浊偏盛证,虽有热邪仍当温运,不可寒凉遏之,故本治法一般不配用清热药。

　　②适应证:湿邪困脾,气机郁阻,升运失司证。症见身热不扬,有汗不解,胸脘痞闷,泛恶欲呕,身重肢倦,苔腻,脉濡等。

　　③代表方剂:雷氏芳香化浊法、一加减正气散。

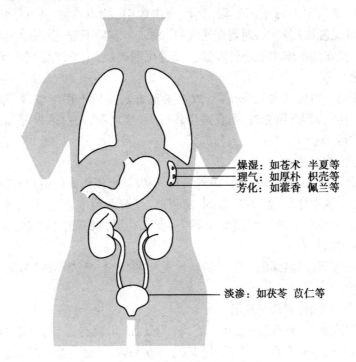

图 6-6　温运化湿法示意图

（3）燥湿泄热法

　　①含义:燥湿泄热法又称辛开苦降法,即以辛开苦降之品以燥化湿邪、清泄邪热的治疗方法。本法以辛开燥化之品,宣通脾阳而化湿浊;并以苦寒沉降之品清降胃热,故叶天士在《临证指南医案》中说:"辛以通阳","苦以清降"。本治法苦辛并进能使中焦互结之湿热分解。

　　②适应证:湿渐化热,湿热互结,遏伏中焦脾胃(即湿热中阻),升降失职证。症见发热,口渴不多饮,脘痞腹胀,泛恶欲吐,舌苔黄腻。

③ 代表方剂:如王氏连朴饮、半夏泻心汤去人参甘草大枣干姜加枳实生姜方(《温病条辨》方,黄芩、黄连、半夏、枳实、生姜)。

半夏泻心汤原出《伤寒论》,用于误下伤中,寒热互结的痞证,如《伤寒论》说:"伤寒五六日,呕而发热者,柴胡汤证具,而以他药下之,若心下满而硬痛者,此为结胸也,大陷胸汤主之。但满而不痛者,此为痞,柴胡不中与也,宜半夏泻心汤。其误下中虚,故以参、枣、草补中托邪;寒热互结,故以半夏、干姜温中开泄散寒,黄芩、黄连苦寒清泄邪热,实为寒热并用。"吴瑭发挥其理论,将《伤寒论》寒热并用方药,引申治疗温病之湿热互结中焦呕而兼痞证,但湿邪为黏腻之阴邪,与甘温壅补之人参、大枣、干姜、甘草相悖逆而不能用,故应去之。又,湿邪与寒邪虽同属阴邪,而寒主收引,故当温散,干姜、半夏最相宜,而湿邪黏腻滞涩气机,则当宣通气机,故以生姜易干姜,变温中为辛散,更加入苦辛微寒的枳实增强理气宣通。经过化裁改造,则更切合湿热互结中焦证的治疗。

中焦湿热俱盛证易化燥伤阴,故该治法方药一般不用淡渗利湿之品,以避免利尿伤阴,其必用之时,则宜选用甘凉、甘淡之芦根、白茅根等,既甘凉生津,又淡渗除湿。

(4) 分利湿邪法

① 含义:以淡渗利尿之品,渗利湿邪,使湿从小便而去的治疗方法称为分利湿邪法。淡渗之品,性多寒凉,不仅利湿,且清泄湿中之热,故分利湿邪法不仅化湿,并兼清邪热。即寓清于利中,不仅利湿,且清湿中之热,故一般不再配合其他清热药。

② 适应证:湿热郁阻下焦之证。症见小便短少,甚或不通,热蒸头胀,苔白口渴等。

③ 代表方剂:如茯苓皮汤。

湿阻下焦,小便不通,浊邪上犯,神明受扰,出现神志异常,正如何廉臣说:一为溺(尿)毒入血,血毒攻心,甚或血毒上脑,其症危急,急宜通窍开闭,利溺逐毒,导赤泻心汤(引《重订广温热论·验方妙用》:川黄连3g,黄芩5g,生栀子5g,知母5g,西洋参3g,辰茯神6g,益元散10g,麦冬3g,犀角3g,灯心草3g,煎汤代水。)调入犀珀至宝丹(引《重订广温热论》,犀角、羚羊角、广郁金、琥珀、炒穿山甲、连翘心、石菖蒲、蟾酥、辰砂、真玳瑁、麝香、血竭、藏红花、桂枝尖、粉牡丹皮、猪心血),或导赤散合加味虎杖散(引《重订广温热论·验方妙用》:鲜生地黄30g,淡竹叶5g,生甘草3g,木通3g,杜牛膝30g,茺蔚子10g,琥珀末2g,麝香0.3g)调入局方来复丹二三钱尚可万幸一二。

2. 祛湿法与其他治法的配合运用

祛湿法常根据病情需要配合其他治疗方法使用,如:

(1) 配合清热法:用于邪热偏胜者。

(2) 配合通下消导法:用于湿热积滞搏结肠腑者,方如枳实导滞汤。

(3) 配合开窍法:用于湿热酿蒸痰浊蒙蔽心包者,方如菖蒲郁金汤。

此外,祛湿法尚可与退黄、和胃诸法应用;祛湿诸法之间也可互相配合应用,尤其是分利湿邪法,一般可概用于其他化湿治法中,因为治湿之法不利小便非其治也,应用的目的在于为湿邪寻求出路。

3. 运用祛湿法的注意事项

使用祛湿法应注意以下几点:

(1) 辨别湿邪与邪热轻重,合理调配祛湿与清热两组药物,湿重热轻者,则以开泄祛湿为主,热重湿轻者,则以苦泄邪热为主。

(2) 注意辨别湿热在上焦、中焦、下焦所属脏腑部位,有针对性地选用不同祛湿清热治法。

(3) 中焦湿邪偏重者,虽有热邪亦当以温运为主,不可早用寒凉郁遏气机,影响湿邪运化。

(4) 在使用祛湿清热法过程中,注意湿邪化燥化火趋势,如已出现化燥伤阴,即不可再用温运。

(5) 素体阴液亏损(阴虚湿热证)者应慎用本治法,以免祛湿而伤阴。用药总以化湿而不伤阴,滋阴而不碍湿为原则。

(五) 通下法

通下为逐邪外出的主要方法,属八法中的下法,系通导、攻逐、泻下肠腑实邪结聚的治疗方法,主治肠腑实邪结聚证,包括热结、湿热积滞搏结、瘀热蓄结等,该治法有泻下热结,荡涤宿滞,破逐瘀血蓄结等作用。该应用最为广泛,取效明显,正如柳宝诒说:"胃为五脏六腑之海,位居中土,最善容纳。……温热病热结肠腑,得攻下而解者,十居六七。"

1. 通下法的分类

常用的通下法有以下几种:

(1) 通腑泄热法

① 含义:以苦寒攻下之品泻下肠腑热结(实热)的治疗方法称为通腑泄热法。

② 适应证:热结肠腑证。症见潮热,谵语,腹胀满,甚则硬痛拒按,大便秘结,舌苔老黄或焦黑起刺,脉沉实等。因病变部位在阳明肠腑,故宗阳明之邪,仍假阳明为出路的治法,如王孟英所说:"移其邪由腑出,正是病之出路。"

③ 代表方剂:调胃承气汤、大承气汤。

该治法以泻下热结为目的,不是单纯攻逐燥粪,故以调胃承气汤为基本方剂,叶霖说:"未成糟粕,故无用枳、朴之去留滞。"大小承气汤主要用于热结而有腹部胀满疼痛者。

(2)导滞通便法

① 含义:通导积滞,泻下湿热郁结的方法称为导滞通便法。该治法在于运脾化湿与攻下积滞并举,轻下频下,使湿热积滞缓消渐散。

② 适应证:湿热积滞交结胃肠证。症见脘腹痞满,恶心呕逆,便溏不爽,色黄赤如酱,舌苔黄浊等。叶天士说:"此多湿邪内搏,下之宜轻,若用承气汤猛下,其行速,正气徒伤,湿仍胶结不去。"

湿热积滞搏结肠腑,非阳明热结证,故不宜三承气汤峻下猛下,否则湿热积滞未除,反损脾胃阳气,而泄泻不止,章虚谷说:"若用承气猛下,其行速,正气徒伤,湿仍胶结不去。湿热积滞非一下即已,因为湿热胶着黏腻,即便腑气暂通,而邪气复聚,热势复作,又见大便溏垢不爽,或胶闭不通,故需轻下频下,下至热退苔净,大便成形,方为邪尽,不可再下。"

由此可见,本治法以轻下频下,消导积滞与泻下湿热郁积并举,使湿热积滞缓消渐散为特点。

③ 代表方剂:如枳实导滞汤。

(3)增液通下法

① 含义:滋养阴液,通下热结的治疗方法称为增液通下法。

② 适应证:肠腑热结阴亏证。症见身热不退,大便秘结,口干唇裂,舌苔干燥等。

③ 代表方剂:如增液承气汤。

(4)通瘀破结法

① 含义:攻逐破散下焦瘀血蓄积的治疗方法称为通瘀破结法。本治法在于使蓄血借攻下而外解。

② 适应证:瘀热互结,蓄积下焦之证。症见身热,少腹硬满急痛,小便自利,大便秘结,或神志如狂,舌黯紫,脉沉实等。吴有性认为,胃肠蓄血多,膀胱蓄血少。其形成为尽因失下,邪热久羁,无由以泄,血为热搏,留于经络,败为紫血,溢于肠胃,腐为黑血,便色如漆,故吴氏主张"从胃治"(按:指攻下治疗)。

③ 代表方剂:如桃仁承气汤。

2. 通下法与其他治法的配合运用

通下法常根据病情的需要而与其他治法配合使用,常见者有:

(1)通腑泻热法与清气法配合,如:

① 辛寒清气与通腑泻热合用:用于热盛阳明,腑有热结,如白虎承气汤。

② 清热泻火与通腑泻热合用:用于肠腑热结,化火成毒,方如黄连解毒汤合大承气汤。

此外尚有杨氏解毒承气汤(《伤寒温疫条辨》:白僵蚕 10g,蝉蜕 10g,黄连 10g,黄芩 12g,栀子 10g,枳实 10g,厚朴 12g,大黄 6g,黄柏 12g,芒硝 10g);俞氏解毒承气汤(引《重订通俗伤寒论》:金银花 12g,栀子 12g,黄连 10g,黄柏 12g,连翘 15g,黄芩 12g,枳实 12g,大黄 6g,西瓜硝 10g,金汁 6ml,白头蚯蚓 12g,生绿豆 15g,雪水 50ml),俞氏称该方:"峻下三焦火毒,时氏解毒承气汤"(引《时氏处方学》:忍冬蕊 20g,蒲公英 20g,川黄柏 12g,生大黄 6g,粉牡丹皮 12g,细木通 10g,酒黄芩 12g,净芒硝 10g,连翘壳 12g,炒栀子 10g,小川黄连 10g);梁玉瑜传十全苦寒救补丹(引《重订广温热论》:生石膏 30g,青子芩 15g,生大黄 6g,川黄连 10g,白犀角(水牛角代)15g,厚朴 12g,枳实 12g,芒硝 10g,生黄柏 12g,知母 12g)。十全苦寒救补丹,适用于阳明热炽,里结肠腑,深逼血分证,该方寓有白虎汤、承气汤、犀角地黄汤诸方合用之意。

(2) 通腑泻热法与益气法合用:用于热结肠腑,元气耗伤证,如人参与大黄同用,《温病述要·新纂何廉臣湿热病篇》说:"其间有气甚虚,而邪实者,宜参黄汤。"

(3) 通腑泻热法与益气养阴法同用:用于阳明热结,津气俱伤证,方如新加黄龙汤。

(4) 通腑泻下法与开窍法合用:用于阳明腑热,兼热闭心包,方如牛黄承气汤。

(5) 泻热通腑法与凉血散血法合用:既攻下阳明热结,又凉血化瘀通络。

适应证候为热结阳明,热入血分,症见发热,神昏,大便秘结,斑疹,舌红绛,苔黄燥起刺,脉沉细数有力。方药如拔萃犀角地黄汤(引《重订通俗伤寒论》:犀角可用水牛角代 12g,生地黄 15g,生大黄 5g,川黄连 10g,黄芩 12g)。

3. 运用通下法的注意事项

应注意以下几点:

(1) 里热亢盛未成结实者,不可妄用。

(2) 温病应用攻下法一般不是一下即已,因邪气复聚,往往需再三下之,但应审正气之盛衰,避免过用攻下而伤正气。

(3) 热结肠腑而有元气耗伤或津气俱伤者,不可纯持攻下,应注意攻补兼施。

(4) 温病后期伤阴,出现津枯肠燥之便秘,忌用苦寒攻下,宜滋养阴津,润肠通便,以补药之体,作泻药之用。

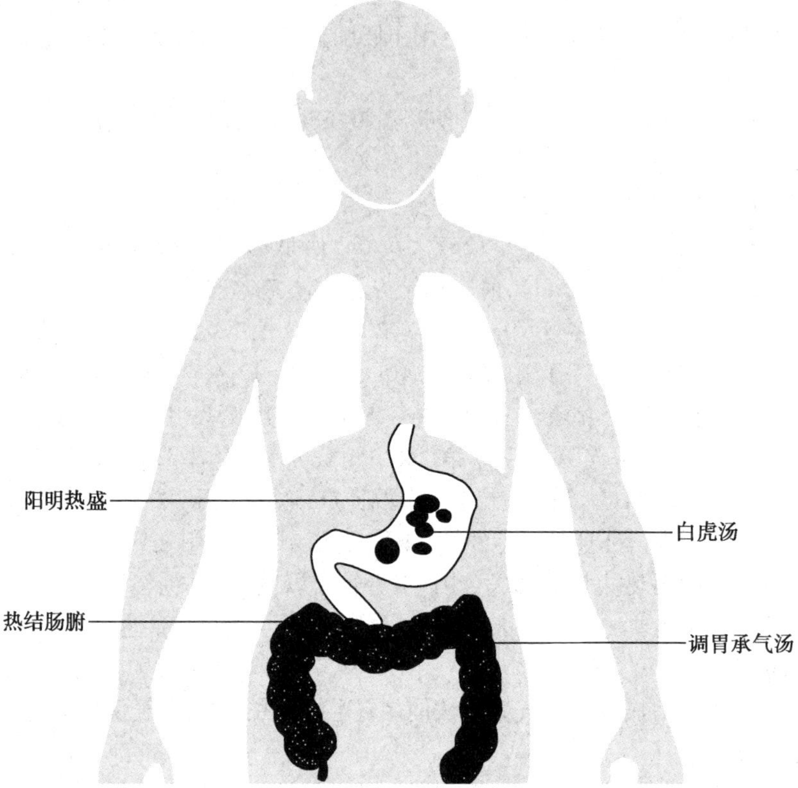

图6-7 辛寒清气与通腑泻热法配合应用示意图

阳明热盛 —— 白虎汤

热结肠腑 —— 调胃承气汤

图6-8 通下逐邪法小结

（六）清营凉血法

清泄营热,滋养营阴,凉血解毒,散瘀通络的治法称为清营凉血法。该治法属于八法中的清法。清营凉血法适于热入营血,营热阴伤,或热盛迫血妄行证。清营凉血法具有清泄营热,滋养营阴,凉血解毒,化瘀通络等作用。营、血分病变无本质区别,仅是严重程度存在差异而已,故在治法上二者多有联系,因此将其合并讨论。

1. 清营凉血法的分类

常用者有如下几种:

（1）清营泄热法

① 含义:于凉营养阴之中,伍以轻清之品,使初入营分之邪热透转气分而解的方法称为清营泄热法,也就是说,在凉解营热(如犀角,现以水牛角代,后同),滋养营阴(如玄参、生地黄、麦冬)的基础上,伍以轻清之品(如金银花、连翘、竹叶),使初入营邪热透转气分而解的治疗方法。其作用在于使营分邪热透转气分而解。简言之,凉营养阴,透邪外达的方法为清营泄热法。因该法的应用能将营分之邪热透转出气分而解,故又被称为"透热转气"法,出自叶天士《温热论》,云"入营犹可透热转气"。章虚谷亦说:"故虽入营,犹可开达,转出气分而解。"何廉臣明确指出:"乍入营分,神烦少寐,脉数舌红,犹可透营泄热,仍转气分而解。"

② 适应证:温邪传入营分,营热阴伤证。症见身热夜甚,心中烦扰,时有谵语,斑疹隐隐,舌质红绛等。

③ 代表方剂:如清营汤。清营汤具有清、养、透三大作用。清,即凉营解毒,如犀角、丹参、黄连;养,即滋养营阴,如玄参、生地黄、麦冬;透,即透热转气,如金银花、连翘、竹叶心。方中轻清之金银花、连翘、竹叶心虽为气分常用药物,但在该方中的作用不是清泄气热,因为邪热已进入营分,无气热可清,而是利用其轻清宣透作用以透泄营分郁热,转出气分而解。

此外,何廉臣有犀地玄参饮,其方剂结构与清营相似,如凉营养阴之犀角、牡丹皮;滋养营阴的玄参、生地黄;透邪外达的连翘、竹叶。全方仍具清营泄热,透热转气的作用。

（2）凉血散血法

① 含义:凉血养阴,活血散瘀的治疗方法,称为凉血散血法。该治法是叶天士提出的重要治法,他说:"入血犹恐耗血动血,直须凉血散血。"血分较营分为更深的一个病变层次,病情也更严重。气分与血分之间有营分病变所间隔,故不能透泄血分邪热转出气分而解。且血分病变瘀热互结,邪热胶滞,也不能透达开泄,故叶天士提出直须凉血散血,而无其他治法可替代。血热不

155

除血不归经,故将凉解血热置于首位;同时,因瘀血不去而新血妄行,故须配以散瘀通络之品;此外,阴津不复,则新血难生,故尚须伍以养阴生津之品,以化生阴血。

② 适应证:邪热传入血分的迫血妄行证。症见灼热躁扰,甚或狂乱谵妄,斑疹密布,吐血便血,舌质深绛或紫绛等。

③ 代表方剂:如犀角地黄汤。

犀解地黄汤原名芍药地黄汤,出自陈延之《小品方》,其云:"芍药地黄汤疗伤寒及温病,应发汗而不发之,内瘀有蓄血者,及衄血,吐血不尽,内余瘀血,面黄,大便黑者,此主消化瘀血。"芍药地黄汤在《备急千金要方》中称之为犀角地黄汤。

(3) 气营(血)两清法

① 含义:清营凉血与清泄气热合用的治法称为气营(血)两清法。

② 适应证:气营(血)两燔证。症见壮热,口渴,烦躁,斑疹,甚或神昏谵妄,两目昏瞀,口秽喷人,骨节疼痛如被杖,苔黄燥或焦黑,舌质深绛或紫绛。

③ 代表方剂:如玉女煎去牛膝熟地加细生地元参方、化斑汤、清瘟败毒饮等。病情较轻,主为气营两燔者,选用玉女煎去牛膝熟地加细生地元参方;病情重,气血两燔者,选用清瘟败毒饮;斑疹显露色深红者选用化斑汤。

2. 清营凉血法与其他治法的配合运用

常用者有以下两种:

(1) 与开窍法合用:用于温邪传入营血分,兼热闭心包证,方如清营汤送服安宫牛黄丸。

(2) 与息风法合用:用于营血分温病,兼有热盛动风证,清营凉血方药加入凉肝息风之品,如肝经热盛引动肝风证,症见身热壮盛,头晕胀痛,手足躁扰,甚则狂乱神昏,痉厥,颈项强直,角弓反张,舌干绛,脉弦数,可用羚角钩藤汤。又如心营热盛引动肝风证,症见身热,心烦,时有谵语,斑点隐隐,痉厥,舌绛,脉弦细而数。可用羚羊镇痉汤(陆定圃《冷庐医话》:犀角(用水牛角代)12g,羚羊角10g,鲜生地黄20g,金银花15g,连翘15g,菊花12g,莲子10g,甘草3g)、羚羊清营汤(引《重订通俗伤寒论·伤寒转痉》:羚羊角12g,金银花15g,生栀子12g,鲜生地黄15g,青连翘15g,淡竹沥10ml。调下紫雪丹1粒。)

3. 运用清营凉血法的注意事项

(1) 邪热未入营血不能早用清营凉血法。

(2) 邪入营血而兼湿郁气机者不宜应用清营凉血法。黏腻湿邪复用阴柔滋腻,滋助湿邪,而加重病情,使病深难解,故吴鞠通在《温病条辨》上焦篇第30条论述清营汤(清营泄热法代表方剂)的禁忌证时说:"舌苔白滑者,不可与也。"舌白滑说明气分有湿浊留滞,此时即便邪热已进入营分也不可使用清营汤。

(3)凉血散血法只宜施于热盛迫血妄行之初,不可用于气随血脱之后。邪热迫血妄行,失血过多,则气随血脱。气脱而不摄血,则血溢不止。此时出血病机发生转变(气不摄血),不可再用凉血散血方药,而耗散元气,加速败脱。只宜益气或温阳,阳气回复,而司摄纳,则阴血固摄而血溢自止。在临床上,面对出血,要依据出血时间长短,出血量,临床症状,准确判断出血机制,区别应用凉血止血、益气固脱摄血。过去温病教材未涉及此方面的内容。笔者在编写《温病学》高级参考丛书时,提炼为一句话:只宜施于热盛迫血妄行之初,不可用于气随血脱之后。在临床上看到西医所称之弥漫性血管内凝血,开始表现血热,其后为气随血脱,西医治疗先用抗凝,后用止血,与中医的认识相近。

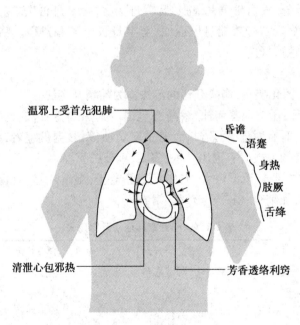

图6-9　清心开窍法示意图

(七)开窍法

什么是开窍法?开通心窍,苏醒神志的方法称为开窍法。开窍法属于急救治法,用于温邪传入心包或痰浊蒙蔽机窍而神昏的治疗。面对发热昏迷的病人,首先想到的是病情危重。二是考虑如何将昏迷者苏醒过来。采取什么方法使其苏醒?使用开窍法是首先考虑的。

1. 开窍法的分类

常用者有以下两种：

（1）清心开窍法：

① 含义：清泄心包邪热，芳香透络利窍的治法称为清心开窍法。

② 适应证：温邪内陷心包，机窍阻闭证。症见身热，神昏谵语，或昏愦不语，舌蹇肢厥，舌质红绛或舌绛鲜泽，脉细数等。

③ 代表方剂：如安宫牛黄丸，紫雪丹，至宝丹等。

安宫牛黄丸、紫雪丹、至宝丹三方均体现了陈平伯所说"泄热透络"作用。"泄热"指清泄心包邪热，安宫牛黄丸方中牛黄、犀角、黄连、栀子、黄芩等属之；"透络"指芳香透络利窍，或称芳香开窍，陈平伯说"闭者宜开，以香开辛散为务"即指此而言，安宫牛黄丸中麝香、郁金、冰片、雄黄（吴鞠通称其为四香）等属之。紫雪丹、至宝丹方剂结构大体如此。上述开窍三方，清泄心包邪热作用程度有差异，安宫牛黄丸最强，紫雪丹次之，至宝丹再次之。安宫牛黄丸长于清泄邪热，紫雪丹兼能息风通便，至宝丹长于芳香避秽。临床上要根据证候情况，注意选择。

（2）豁痰开窍法

① 含义：清化湿热，涤痰开窍的治法称为豁痰开窍法。

② 适应证：湿热酿蒸痰浊，蒙蔽心包证。其热偏盛者，症见发热，神志昏蒙，时清时寐，时有谵语，舌质红，舌苔黄腻黄浊等；其湿偏盛者，症见低热，嗜睡，神志时清时寐，或时有谵语，口中多涎，舌苔白腻等。

③ 代表方剂：热重湿轻者，方如菖蒲郁金汤；湿重热轻者，藿朴夏苓汤去白蔻仁、厚朴，加细辛、白芥子、芦荀、滑石方。

表6-1　清心开窍与豁痰开窍比较

比较项目	豁痰开窍	清心开窍
主治证候	湿蒙心包	热闭心包
病程阶段	气分	营分
发热	身热不扬	胸腹灼热，四肢厥冷
神志	神志昏蒙	神昏谵语，舌蹇
舌苔	舌苔垢腻	舌绛鲜泽

（3）化瘀开窍法

除外清心开窍和豁痰开窍还有别的开窍法吗？有！因为临床上不只热闭心包和湿蒙心包，其治疗也不只以上两种开窍法。现代医学的感染性休克，许多表现为瘀热闭窍，清代医家何秀山在《重订通俗伤寒论》指出，邪闭包络神昏,非痰迷心窍即瘀塞心孔,可见瘀热闭窍是血分温病中极其重要的证候类型,故有相应的化瘀开窍治法。

所谓化瘀开窍法,是指清泄心包邪热,化瘀透络利窍的治法,主治瘀热互结,内陷包络,阻闭机窍,逼乱神明证。症见昏迷不省人事,或谵语狂乱,目瞪口呆,四肢厥冷,斑疹紫黑,唇指(趾)青紫,舌质瘀黯等,治疗方药如犀珀至宝丹(引《重订广温热论》:犀角、羚羊角、广郁金、琥珀、炒穿山甲、连翘心、石菖蒲、蟾酥、辰砂、真玳瑁、麝香、血竭、藏红花、桂枝尖、粉牡丹皮、猪心血),何廉臣称此丹大剂通瘀,直达心窍,又能上清脑络,下降浊阴,专治一切时邪内陷血分,瘀塞心房,不省人事,昏厥如尸,目瞪口呆,四肢厥冷等证。

一般重视或只知道安宫牛黄丸、紫雪丹、至宝丹,而忽略了犀珀至宝丹,因为"三宝"(安宫牛黄丸、紫雪丹、至宝丹)出自经典。上世纪八十年代,笔者在全国中医内科急症学习班讲课时,就着重讲了这方面的内容,临床医生很感兴趣。

此外,犀地三汁饮(引《重订通俗伤寒论》:犀角(水牛角代)12g,连翘15g,白薇12g,皂角刺2g,羚羊角10g,郁金12g,天竺黄6g,牡丹皮12g,竹沥12ml,石菖蒲10g,藕汁15ml);牛黄膏(《河间六书》:西牛黄、郁金、牡丹皮、梅片、辰砂、生甘草);通窍活血汤(《医林改错》:赤芍15g,川芎12g,桃仁12g,红花10g,青葱管三节,生姜汁12ml,麝香1g,红枣12g);珠黄散(珍珠粉、西黄、辰砂、川贝母)也有化瘀开窍的作用。

2. 开窍法与其他治法的配合运用

(1) 开窍法常与息风法配合应用:闭窍常与动风并存,痉厥兼见,故开窍法与息风法多配合应用,如凉肝息风法合用开窍法,主治窍闭动风。肝经热盛引动肝风,是因心肝同源,两厥阴同气,木火相煽,而致痉厥兼臻,以羚角钩藤汤,或羚羊镇痉汤等与清心开窍之安宫牛黄丸、或紫雪丹、或至宝丹等同用。

(2) 开窍法与清营凉血法配合使用:开窍法与清营泄热法或凉血散血配合用于热入营血分,包络机窍阻闭证,方如安宫牛黄丸、或紫雪丹、或至宝丹、或犀珀至宝丹等与清营汤或犀角地黄汤合用。

3. 使用开窍法的注意事项

应注意以下几点:

(1) 清心开窍与豁痰开窍虽皆用于心包病变而导致的神志异常,但两者主治的病证性质不同,前者用于温邪内闭机窍,后者用于湿热酿痰蒙蔽机窍,其适应范围各自有别,故须区别使用。

(2) 邪闭心包的进一步发展,则变为内闭外脱,虽有神昏,但其病机转变,不宜再用开窍法,前者以开通机窍为急,后者则以固敛阳气为要。

（3）温邪传入营分而未至神昏者,说明邪热尚未闭塞心包机窍,一般不宜使用本法。

（4）神昏可出现于其他病变中,如热结肠腑,故非邪闭（蔽）心窍之神昏禁用本法。

（5）开窍法是一种应急的急救治疗方法,故须应用及时准确,并注意病情的变化,恰当配合其他的相关治法。

（八）息风法

平息内风,控制痉厥的方法称为息风法。用于温病热盛动风及虚风内动的治疗。

1. 息风法的分类

由于肝风内动有实证,虚证之别,故息风法也分为凉肝息风,滋阴息风两种。分别介绍如下：

（1）凉肝息风：

① 含义:清热凉肝,息风止痉的治疗方法称为凉肝息风法。该治法以清热凉肝为本,息风止痉为标,因系热盛引动肝风,热之不撤,则肝风难息,故在一定意义上讲,撤其热,即所以息其风。

② 适应证:邪热内炽,肝风内动证。症见灼热肢厥,手足瘛疭,甚或角弓反张,口襟神迷,舌红苔黄,脉弦数等。

③ 代表方剂:羚角钩藤汤。

（2）滋阴息风法：

① 含义:育阴潜阳以息内风的治法称为滋阴息风法。该治法以育阴为本,息风为标,正如薛生白说:"投剂以息风为标,养阴为本。"因虚风内动,源于真阴之耗动,故将育阴置于治疗之首位。

② 适应证:温病后期,真阴亏损,肝木失养,虚风内动证。症见手指蠕动,甚或瘛疭,肢厥神倦,舌干绛而痿,脉虚细等。

③ 代表方剂:如大定风珠。

2. 息风法与其他治法的配合运用

常用者有以下几种：

（1）凉肝息风与清气法合用:阳明热盛引动肝风,为实证动风,以撤热为主,以辛寒清气为主,配合凉肝息风,其方也以白虎汤为主,而加入凉肝息风之羚羊角、菊花、钩藤等。犀羚白虎汤［《重订通俗伤寒论》:生石膏30g,知母12g,菊花15g,钩藤15g,生甘草3g,生粳米12g荷叶包,犀角（现已禁用）12g,羚羊角10g,加桑叶15g,牡丹皮12g,童便10ml］就体现了这一配合原则。

（2）凉肝息风法与清肺肃肺法合用:用于肺热炽盛引动肝风（金囚木旺）

者,雷丰称之为"金囚木旺",即肺金受刑,木无所畏,风从内生,症见发热,咳喘,汗出,口渴,痉厥,苔黄,脉弦数。宜清肺息风,方如雷氏清离定巽法(《时病论》:连翘15g,竹叶15g,生地黄12g 玄参12g,菊花15g,桑叶15g,钩藤15g,木瓜12g)。

此外,何廉臣提出的以桑菊饮加钩藤、桑枝、竹沥、天竺黄、鲜石菖蒲,更适宜邪在肺卫肝风内动,多用于小儿患者。

王孟英对小儿热盛动风,采取芭蕉叶大者一张,放泥地,置患儿于上,体热即退,其风自息。不失对症处理之简易方法。

(3)凉肝息风法与清营凉血法合用:用于营血分热盛引动肝风者,其中以凉肝息风法与清营泄热法合用为多,用于心营热盛引动肝风,方如清营汤加羚羊角、钩藤等。

(4)凉肝息风法与开窍法合用:用于邪陷心包引动肝风者,即手足厥阴俱病之证。

(5)滋阴息风法与益气固脱法合用:用于肝肾阴伤,虚风内动,元气欲脱者,如大定风珠加人参、龙骨等。

3. 运用息风法的注意事项

应注意以下几点:

(1)必须辨别动风之虚实,实证重在清热凉肝,虚证重在育阴。息风药的运用,实证常选择菊花、钩藤、羚羊角等既凉肝又息风之品;虚证常用滋潜(既滋阴又潜阳)之品,如牡蛎、鳖甲、龟甲等介壳类。二者不可相混。

(2)注意风药伤阴、滋潜恋邪之弊,某些止痉息风药,尤其是虫类药,如蜈蚣、全蝎、僵蚕等,有劫液之弊,故在应用时应注意不伤其液。虚风内动,常是邪少虚多,若一味滋潜,则能恋邪为患,故应适当配合祛除余邪的治法。

(3)小儿体脆神怯,最易动风,即使在卫、气分阶段,只要出现高热,即可能引起抽搐,治疗应着重清热透邪,迨至热退而抽风常能自息,故凉肝息风药只能酌情加入,更不可纯用息风止痉药。

(4)注意解除动风原因,不要见风治风,如热盛动风,应审明阳明热盛、阳明腑实,心营热盛何种因素引动,区别治疗,方能奏效。使用滋阴息风法,也要区分真阴耗损程度,掌握滋潜之品的应用剂量等。

(九)滋阴法

什么是滋阴法?滋阴法是用生津养阴之品,滋养阴液的治疗方法,属"八法"中的补法,除具滋补阴液的作用外,还能润燥制火。用于温病阴液耗伤的治疗。吴鞠通称《黄帝内经》所说"实其阴以补其不足",实治温热之关键。如何理解吴氏这一论说?温邪是亢盛的阳热之邪,最易耗损人体阴津,阴津耗竭殆尽,生命活动也就停止了,这就是《素问·玉版论要》所说的"病温虚甚死"。王孟英进一步解释道:"热病未有不耗阴者,其耗之未尽则生,尽则阳无留恋,必脱而死也。"又说:"耗之未尽者,尚有一线生机可望,若耗尽而阴竭,如旱苗之已枯矣,沛然下雨,亦曷济耶?"(《温热经纬·内经伏气温热篇》王士雄按)因此,对温病的治疗,必须处处保养阴津,吴鞠通还说:"夫春温、夏热、秋燥,所伤皆阴液也,学者苟能时时预护堤防,岂有精竭人亡之虞。"又说:"留得一分津液,便有一分生机。"温病初起热势一般不盛,伤阴不重,所伤多为肺津,或肺胃之阴;中期邪正剧争,里热炽盛,伤阴较重,多伤胃中阴津;后期因邪热久羁,深入下焦,而耗伤肾精,或肝肾之阴,其涸尽则死也。一般下焦温病,为邪少虚多证,"虚多"指阴精之耗伤,"邪少",多为余邪未尽。

滋养阴津有什么规律? 吴鞠通在《医医病书》中说道:补上焦如鉴(按鉴,盆也)之空,补中焦如衡之平,补下焦如水之注。概括了温邪伤阴规律及如何应用滋阴法。可谓要言不繁。上焦肺为清虚之脏,温病初起,邪在肺卫,津液未致大伤,不宜专事养阴,而致肺气壅塞,只宜在解表方药中,适当佐以生津之品,滋助汗源,令邪与汗并,邪随汗解,也就是说,初起上焦阴伤,只能清补,不可壅补、蛮补,防其敛邪。温病中期,主要伤胃阴,在滋养胃阴时,勿妨碍脾之运化,相反,在温运脾气时也勿伤及胃阴,因为脾与胃以膜相连,互为表里,容易相互影响。所以吴鞠通在解释补中焦如衡之平时称"以阴阳两不相奸为要"。此外,中焦病变,往往热炽而阴伤,阴伤则热更炽,还要特别注意邪热与阴伤的主次关系,一般在清解邪热的同时,要适当配伍养阴之品,因为养阴即所以制约邪火。温病后期,肾精耗损,邪少虚多,则以填补、灌注真阴为主,即补下焦如水之注,吴鞠通称,扶正以敌邪,正胜则生矣。

1. 滋阴法的分类

滋阴法在温病中的应用颇为广泛,这里着重介绍滋养肺胃、肠道、肝肾的方法。

(1) 滋养肺胃法:

① 含义:以甘凉濡润之品,滋养肺胃阴津的方法称为滋养肺胃法。甘凉濡润之品,是指甘寒濡润与轻清凉散合用,前者(如常用沙参、玉竹、麦冬等)重在养胃,后者(如冬桑叶)意在轻清载药上行,以滋肺燥。二者合用,共奏滋养肺胃。正如叶天士所说:"若苔薄白而干,肺津伤也,加麦冬、花露、芦根汁等轻清之品,为上者上之也。"曹炳章更明确指出:"燥伤胃阴与燥伤肺阴同法,鄙论所谓救胃即所以救肺也,盖肺属金,阳明亦为燥金,故用药无甚大异,不过治肺则引以清轻药,治胃则引以稍重药耳。"(见《增补评注温病条辨》中焦篇第100条曹评)

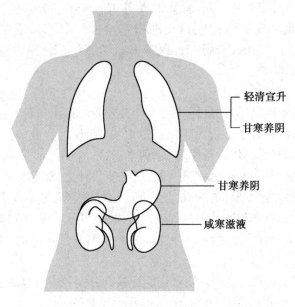

图6-10　滋阴法示意图

② 适应证

a. 肺胃阴伤,余邪未尽,症见咽喉干燥,干咳少痰,口渴,但欲饮不欲食,或有干呕,舌苔干燥,或舌尖红少苔等。

b. 肺胃热盛,肺胃阴伤,症见发热,口渴,汗出,咳嗽,痰少而黏,大便干燥,小便短少,舌质红苔薄黄而干,脉细数有力。

c. 肺胃阴伤,邪热已尽,症见干咳,无痰,或有少许黏痰,或有喘息,大便干,喉咽干燥,小便短少,舌干红少苔或无苔。

③ 代表方剂

a. 肺胃阴伤,余邪未尽者以沙参麦冬汤为代表;

b. 肺胃热盛,肺胃阴伤者,可用俞根初清燥救肺汤(引《重订通俗伤寒论》:冬桑叶12g,苦杏仁12g,冰糖10g,石膏30g,麦冬15g,柿霜10g,南沙参15g,生甘草3g,鸡子白15ml,秋梨皮);火热乘肺,肺胃阴伤,肺气上逆作喘者,可用加减千金麦门冬汤(经验方:麦冬15g,生地黄15g,白芍12g,桑白皮15g,桔梗12g,金银花15g,黄芩15g,炙麻黄10g,紫菀15g,甘草3g),该方由千金麦门冬汤(麦门冬、桑根白皮、半夏、生地黄、紫菀茸、淡竹茹、麻黄、甘草、五味子、生姜)化裁而成,原方主治大病后火热乘肺,咳唾有血,胸膈胀满,上气羸瘦,五心烦热,渴而便秘等;

c. 肺胃阴伤,邪热已尽者,方如俞根初二冬二母散(引《重订通俗伤寒论》:二冬各 15g,二母各 10g,南北沙参各 15g,梨汁 10ml,竹沥 10ml,姜汁 5ml),也可用吴坤安经验方(引《伤寒指掌》:南沙参 15g,麦冬 15g,地骨皮 12g,知母 12g,贝母 10g,石斛 15g,茯苓 12g,苦杏仁 12g,桑白皮 12g,蔗浆汁 15ml,梨汁 15ml)。

(2) 滋养胃阴法

教材没有单独列项滋养胃阴法,为什么要专门提出讨论?因为滋养胃阴法也是重要的滋阴方法。胃为十二经脉之海,五脏六腑皆禀受于胃,胃阴复则十二经之阴皆可恢复,故董废翁在《西塘感症》中说道:"胃中津液不竭,其人必不死。"王孟英更是强调:"凡视温证,必审胃汁之盛衰,如邪渐化热,即当濡润胃腑,胃汁流通,则邪有出路。"上面讨论的滋肺胃法不能替代滋养胃阴法,滋养胃阴法,有其特殊性和具代表意义,故要引起重视,有必要专门讨论。

① 含义:滋养胃阴是指以甘寒濡润之品或酸甘敛津之品,滋养胃中津液的治疗方法。

② 适应证:邪热已退而胃阴已伤的证候,症见不发热,口渴,但欲饮,不欲食,大便干燥,小便短少,舌光绛无苔,或舌干红少苔。

③ 代表方剂:吴鞠通说:欲复其阴非甘凉不可。吴氏所说甘凉即甘寒,其甘寒养胃方有如五汁饮(引《温病条辨》:梨汁、荸荠汁、麦冬汁、藕汁)、玉竹麦门冬汤(引《温病条辨》:玉竹、麦冬、沙参、生甘草),此两方主治燥伤胃阴、牛乳饮(引《温病条辨》,牛乳 200ml,重汤炖熟,顿服之,甚者日再服。)吴鞠通称其为甘寒法,主治胃液干燥,外感已净者;雪梨浆(引《温病条辨》:以甜水梨大者一枚,薄切,新汲凉水内浸半日,时时频饮)主治胃阴伤而口渴甚者;益胃汤(《温病条辨》:沙参、麦冬、冰糖、细生地黄、玉竹)主治阳明温病,下后汗出,胃阴耗伤者;薛生白《湿热条辨》第 28 条方(人参 12g,麦冬 15g,石斛 15g,木瓜 12g,生甘草 3g,生谷芽 15g,鲜莲子 12g)主治湿热证开泄下夺,胃阴不布,元神大亏证;麦冬麻仁汤(《温病条辨》:麦冬 15g,麻子仁 15g,白芍 15g,何首乌 15g,乌梅肉 12g,知母 12g),主治疟伤胃阴,体现了酸甘化阴法。

(3) 增液润肠法

① 含义:以甘寒合成寒之品充养肠道津液,以润肠通便的治疗方法称为增液润肠法。吴鞠通称此法是以补药之体作泻药之用,既可攻实,又可防虚。

② 适应证:温病邪热已解,津枯肠燥证。症见大便秘结,咽干口燥,舌红而干等。

③ 代表方剂:增液汤,吴鞠通称该方以补药之体(按:指养阴)作泻药之用(按:指润肠通便),既可攻实,又能防虚。此外如雪羹加味煎(引《重订广温热论》:淡海蜇 15g,大荸荠 15g,鲜地黄汁 30ml,玄参 15g,瓜蒌仁 15g,鸭梨汁

15ml,白蜜 20ml,姜汁 10ml,鲜冬瓜皮子 15g),薛生白《湿热条辨》35 方(鲜生地黄 20g,芦根 30g,生何首乌 25g,鲜稻根 15g)等,也有代表性。

(4) 填补真阴法

① 含义:以咸寒滋液之品填补肝肾真阴的治疗方法称为填补真阴法。

② 适应证:温邪久羁,深入下焦,劫灼真阴的邪少虚多证。症见低热,面赤,手足心热甚于手足背,口干咽燥,神倦欲眠,或心中震震,舌红少苔,脉虚细或结代等。

③ 代表方剂:如:加减复脉汤。《素问·阴阳应象大论》说:"精不足者,补之以味。下焦阴精耗损,一般以味重而滋腻浓浊之品填补之,并以血肉有情之品为佳。"吴鞠通说:"温病深入下焦劫阴,必以救阴为急务。"又说:"此言复脉为热邪劫阴之总司也。"又说:"故以复脉汤复其津液,阴复则阳留,庶可不致于死也"。

此外,燥伤肝肾之阴可用专翕大生膏(引《温病条辨》:人参、茯苓、龟甲、乌骨鸡、鳖甲、牡蛎、鲍鱼、海参、白芍、五味子、麦冬、羊腰子、猪脊髓、鸡子黄、阿胶、莲子、芡实、熟地黄、沙苑蒺藜、白蜜、枸杞子)、集灵膏(引《温热经纬》:人参、枸杞子、天冬、麦冬、生地黄、熟地黄、怀牛膝),王孟英说:"余谓峻滋肝肾之阴,无出此方之右者。"

2. 滋阴法与其他治法的配合运用

(1) 与解表法配合:主治素体阴虚,感受温邪之阴虚外感证,方如俞氏加减葳蕤汤(生葳蕤、生葱白、桔梗、东白薇、淡豆豉、苏薄荷、炙甘草、红枣)。

(2) 与清气法配合:包括与轻清宣气、辛寒清气、清热泻火等法配合应用,其作用既清泄气热,又滋养阴津,即所谓清补法。如胃热津伤,宜甘寒养阴,辛寒清气同用,方如五汁饮合白虎汤,或竹叶石膏汤(《伤寒论》,竹叶 12g,生石膏 20g,半夏 12g,麦冬 15g,人参 12g,甘草 3g,粳米 12g),主治温病后期余邪未尽,气阴两伤证,何廉臣说,徐洄溪谓大病后必有留热,治宜清养,独推仲景竹叶石膏汤为善后要方。或《备急千金要方》生地黄煎(生玉竹 12g,天花粉 12g,地骨皮 12g,茯神 10g,生石膏 20g,知母 15g,生地黄汁 20ml,麦冬汁 15ml,竹沥 10ml,姜汁白蜜 10ml)主治肺胃阴伤,余邪未尽,痰热恋肺证。与清热泻火法合用,如热伤肾阴,心火亢盛(阴虚火炽),宜清热泻火(苦寒),滋填阴津,方如黄连阿胶汤;又如暑伤心肾,宜清心火,滋肾水,方用连梅汤。

(3) 与通下法配合:主要用于热结津伤证,方如增液承气汤。

(4) 与息风法配合,其作用既能滋养阴精,又可潜镇风阳。前面已经叙述,不再重复。

3. 运用滋阴法的注意事项

165

应注意以下问题：

（1）温病过程中，阴伤与邪热往往并存，故要权衡其孰轻孰重，以及轻重缓急，注意养阴生津与清泄邪热的合理配合。一般而言，上焦以清邪为主，养阴为辅，或先清后养；中焦热盛与阴伤多兼见，应视情养阴与清热并用；下焦邪少虚多，则以填补真阴为主。正如吴鞠通说："在上焦以清为主，清邪之后继以养阴；下焦以存阴为主，存阴之先，若邪尚有余，必先搜邪。"

（2）气分蕴热化火，阴津未致大伤时，不可滥用或早用或纯用甘寒滋腻，以免郁阻气机，使蕴热内闭不达，正如何廉臣说："凡温热病之宜于苦寒者，切忌早用甘寒，盖因苦寒为清，甘寒为滋，自时医以鲜地、鲜斛、元参、麦冬等之清滋法认作清泄法，于是热益壮，神益昏，其弊由甘寒清滋之药得大热煎熬，其膏液化为胶涎，结于脘中，反致伏火不得从里而清泄，从此为闭、为厥，为痉、为癫，甚则为内闭外脱，变证蜂起者，多由于此。"（《重订广温热论·验方妙用·清凉法》）

（3）邪热亢盛而阴液已伤者，一般忌用本法，若有必要应用时，应与清泄邪热之品配合。

（4）湿热化燥，而阴液已伤，出现阴虚夹湿热时，应用本治法，注意滋阴而不碍湿，化湿而不伤阴。

（十）固脱法

固脱法是指固摄津气、敛纳阳气的一类急救方法，主治温病过程中出现的气阴外脱或阳气败脱证。温病脱证，多因患者体质素虚，感邪太盛所致，如在上焦有肺之化源欲绝，津气两脱，或邪闭心包，内闭外脱；在中焦多为阳明腑实，土燥水竭，阴竭气脱；在下焦多为真阴耗竭，亡阴脱变。此外，汗下治疗太过，使阴液骤损，阴损及阳，而致气阴两脱，或阳气败脱。

1. 固脱法的分类

主要有以下两种：

（1）益气敛阴法：

① 含义：益气生津，敛汗固脱的治疗方法称为益气敛阴法。人身元气因汗大出而外泄，人身之阴津因热盛而内耗，气虚不能摄津，阴伤不能敛纳元气，为气阴两脱的病机特点，故益气敛津治法体现了益气之中必佐养阴，摄阴之内必固元气，务使阴潜阳固，平秘而不脱的原则。

② 适应证：津气欲脱证。症见身热骤降，汗多气短，体倦神疲，脉散大无力，舌光少苔等。

③ 代表方剂：如生脉散。

[附] 滋阴固脱

滋阴固脱法吴鞠通称之为镇摄法,指滋养真阴,摄纳元气,不使阴阳离决而脱的治法,主治温病后期,真阴耗竭殆尽,元气欲脱证,即《灵枢·本神》所说:"是故五脏,主藏精者也,不可伤,伤则失守而阴虚,阴虚则无气,无气则死矣。"症见虚汗自出,中无所主,神志恍惚,口渴,舌光红无津,脉沉细而数,按之无力。代表方救逆汤(引《温病条辨》:炙甘草、干地黄、生白芍、麦冬、阿胶、生龙骨、生牡蛎)。阴竭阳脱证不可纯用辛热、甘温之品以振奋阳气,因为阳脱源于阴竭,故务必滋阴潜阳(阴中求阳),方能收到阴复阳留,阴敛阳潜,阴阳相济,密秘不脱之治疗效果。

(2) 回阳固脱法

① 含义:回阳敛汗,以固厥脱的治法称为回阳固脱法。该治法是以甘温、辛热之品振奋阳气,回阳救逆。

② 适应证:阳气败脱证。症见四肢逆冷,汗出淋漓,神疲倦卧,面色苍白,舌淡而润,脉微细欲绝。

③ 代表方剂:参附龙牡汤。或冯楚瞻《锦囊》全真一气汤(引《重订通俗伤寒论·真阴下竭虚阳上脱例》):别直参 30g,麦冬 12g,五味子 5g,熟地黄 12g,白术 12g,熟附片 15g,酒蒸怀牛膝 15g)。

误用辛温发散,汗大出而阳气外泄,或过用攻下,阴液骤夺,无根失守之火上越,导致阳气暴脱,其症如俞根初所说,舌红短、面青、目合口开、手不握固,音嘶气促,甚则冷汗淋漓,手足逆冷,二便自遗,气息俱微,是为龙雷暴动之脱证。若兼有虚寒者,面色唇色多淡白无华,甚则青黯,必不红润,亦有四肢清冷,而两颧独红,是为虚火上炎之戴阳证,非温补不可。

(3) 回阳化瘀固脱法

《温病学》教材未列回阳化瘀固脱法,临床上见到的阳气外脱,血液瘀滞,病情尤其严重,故有必要引起重视。什么是回阳化瘀固脱法?指以甘温、辛热之品振奋阳气,以活血化瘀之品疏通气血之路,使阳气回复,气血周行,脏腑功能复常,阴阳平秘不脱的治疗方法,主治阳气败脱,气血失于鼓运周行,血脉瘀滞证。人身气血应心之动而周行(循环)全身,阳气败脱时,气血失去鼓动而停滞,症见神识不清,面色紫黯,四肢逆冷,爪甲青紫,斑疹色紫,脉沉伏而涩等,仅用回阳,不施化瘀,气血被阻,不能贯通,脏腑失养,脱证仍不能挽回,故只有一方面振奋阳气,以冀阳气回复,同时疏通气血之路,使气血畅行。迨至阳回气通,气行血行,生命活动可望恢复。代表方如王氏急救回阳汤(引《医林改错》:人参、附子、干姜、白术、甘草、桃仁、红花),该方体现了回

167

阳与化瘀两方面的作用。

2. 固脱法与其他治法的配合运用

有如下的配合运用方法：

（1）上述固脱两法的配合：上述固脱两法虽各有适应证，但临床上常有气阴与阳气同时俱脱者，此时固脱两法则须配合运用。

（2）与开窍法的配合：用于内闭与外脱并存之证。如安宫牛黄丸与生脉散的合用。

3. 运用固脱法的注意事项

应注意以下几点：

（1）给药快速及时。

（2）给药量准，次数恰当，间隔时间合理，并随病情变化作必要调整。

（3）津气或阳气一旦固摄，未致骤脱，要密切观察病情是否稳定，防止脱证复出。同时还要注意审查有无邪火复炽，阴津欲竭的现象存在，应根据病情予以辨证论治。

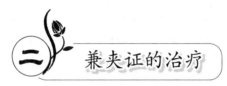

二 兼夹证的治疗

（一）兼痰饮

温病中痰饮的形成主要有以下几种因素：一是患者素有停痰留饮，其温邪与痰饮相搏，而阻遏气机。二是肺、脾、肾功能失司，如肺失通调肃降，脾失运化，肾失开合等，使三焦气化不利，津液停宿，产生痰湿痰饮。三是温邪久羁，煎熬津液为痰，痰热互结。常用治法有：

1. 宣展气机，温化痰湿。

主治痰湿阻遏中焦气机证。症见胸脘痞闷，泛恶欲吐，渴喜热饮，胃脘拒按，舌苔黏腻，脉滑。主治方中配合利气化痰燥湿之品，如温胆汤等。

2. 清化热痰。

清化热痰指清热与化痰并用，以使痰热分解的治疗方法。主治痰热互结证，痰热结胸证，用小陷胸加枳实汤。

3. 开窍化痰。

开窍化痰是指开通心窍，清化痰热的治法。主治温邪夹痰内闭心包证，症见神昏如迷，口吐涎沫，舌苔黏腻等。方如加味导痰汤（引《重订通俗伤寒论》：枳实 12g，茯苓 15g，陈皮 13g，瓜蒌皮 12g，马兜铃 5g，川贝母 10g，石菖蒲根叶 19g，枇杷叶 12g，通草 10g，安宫牛黄丸 1 粒）

（二）兼食滞

根据食滞在胃与肠的不同，配合不同的消导食滞方药，在胃者常用保和丸，在肠者可用枳实导滞丸。

（三）兼气郁

温病兼气郁，或为病程中因情志失调，或为因病重病久而致肝气郁滞，出现胸胁满闷，气胀，时时叹息，嗳气，泛恶不思饮食，在治疗方中加入解郁理气，疏肝运脾之品。何廉臣在《重订广温热论·温热夹症疗法》中说道："温热症夹气郁者，初起时症悉同，而脉多沉，手足冷，呕逆，胸满，颇类夹食。但夹食为有物，为实邪，舌苔厚白而微黄，胸膈满痛不可按，按亦不移。夹气为无物，为虚邪，舌苔白薄，胸膈满痛，半软而可按。先宜宣通其郁，然后解表清里，自无不效。若不舒郁而徒发表，则里气不能外达，而难于彻汗。遽用清下，则上气不宣，多致痞逆。惟解表药中加苏梗、青皮、郁金、香附之类，以宣其气，则表易解。于清里药中加栝蒌、川贝，以舒其郁，则里易和。但川贝母虽为舒郁要药，而力薄性缓，必用至五钱一两，方能奏效，若加四磨饮子则尤捷。"

（四）兼瘀血

温病兼瘀是先有瘀积，复感温邪，引动瘀血痼疾，如患者素有瘀伤蓄血（如跌仆）或先有瘀血痼疾，或妇女月经来潮，感受温邪，邪热与宿瘀搏结。至于温病过程中因邪热深入血分，损伤血络，血溢经脉，离经为瘀，或邪热煎血为瘀，或因温病后期，脏器衰弱，鼓动气血周行无力，血行不畅为瘀等，皆属温病固有病机变化，不属温病兼夹证，其治法已在前面相关章节论述，此处不予重复。正如何秀山在《重订通俗伤寒论·伤寒夹证·夹血伤寒》按语所说："伤寒（按：此指广义伤寒，涵温病）夹气证固多，夹血证亦不鲜，或素因内伤、跌仆，或素因郁怒伤肝，及妇人停经血症，皆先有瘀积在内，因感时病，引动痼疾，谓之夹血。"温病夹瘀血的表现，何氏说："其证必有痛处定而不移，或胸脘痛，或胸胁痛，或大腹痛，或少腹痛，或腰胁痛，或肢臂痛。"

温病夹瘀血的治疗，初起在表者，卫分表证悉俱，而有胸腹、胁肋、四肢，痛不可按而拒手，其脉或芤或涩等瘀血证候，其解表方药中兼以消瘀，如酌加红花、桃仁、当归尾、赤芍、元胡、山楂之类一二味即可，重则加炒穿山甲、酒炒地鳖虫等。若瘀伤宿血与邪热搏结于胸胁腹肋，症见胸腹胁肋结痛，甚则神思如狂，宜清热逐瘀兼行，方如千金犀角地黄汤加丹参、郁金、天花粉、桃仁、生藕汁等，重则再调入失笑散。消一身经络之瘀可用王氏身痛逐瘀汤（羌活、秦艽、川芎、红花、香附、当归、怀牛膝、酒炒地龙、桃仁、没药、炙甘草、陈酒、童便）。

169

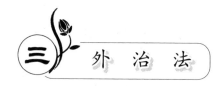

三 外 治 法

外治法可以补充内治法之不足。早先《伤寒论》有火熏、针刺、猪胆汁蜜煎导等外治法，后世续有发展，不断丰富补充，有较好的治疗作用。

外治法是通过皮肤、窍道给药，或采用针刺方法，缓解温病中的某些证候。人体经络网连，气血贯注，腧穴、窍道相通，故通过皮肤、窍道、腧穴给药，或针刺，调节脏腑功能，而起到治疗作用，口服汤药困难者，尤其适合外治法，清代医家吴师机在《理瀹骈文》说："谓温病传变至速，非膏药所能及。不知汤丸不能一日数服，而膏与药可一日数易，只在用之心灵手敏耳。"可见灵活使用外治法，有时可起到内治法起不到的作用。

温病常用的外治法有以下几种：

（一）汤浴法

汤浴法指煎取汤药沐浴身躯的治法，多用于卫分证无汗，或发热不退，或疹出不畅等。汤浴有疏泄腠理、透疹、散热等作用。如芫荽汤浴，治疗麻疹隐而不透；又如高热无汗（汗闭），荆芥、薄荷煎汤擦浴，能使腠理疏泄，汗出热退。又如浸酒紫苏叶、葱白，以帛绵渍之，遍擦胸腹、四肢，可以疏通气血之路，用于血热瘀滞证。此外，《理瀹骈文》有用天水散、白虎汤等煎汤洗浴皮肤的方法。

（二）灌肠法

灌肠法是以制备好的灌肠剂，包括灌肠液置入肛中，或通过肛管灌入结肠（灌肠液）的治疗方法，古称其为导泻法，主要用于危重患者，或口服汤药困难的患者。灌肠剂的选择要依据辨证确定，如津枯者，蜜加盐熬，名蜜导，或猪胆汁和蜜熬成锭，蘸皂角末塞肛门，名胆导。湿热痰浊固结者，以姜汁、麻油浸瓜蒌根导。现代应用灌肠法于中医急证逐渐增多，其如以白头翁汤灌肠液治疗痢疾，以白虎汤加苇茎灌肠液治疗风温肺胃热盛证，用泻下通瘀灌肠液治疗因感染引起的急性肾衰竭等。灌肠液的制备，必须过滤去渣，保持温度38.5℃左右。灌肠时，患者取侧卧（左侧卧为宜），肛管插入20~30cm，将药液灌入，药液保留时间及灌肠次数依据病情确定。

（三）敷药法

敷药法是指将膏药、擦剂、熨贴剂等在病变部位或穴位作外敷的治疗方法。主要用于局部热毒壅滞，也用于全身证候的治疗。如将帛绵浸渍汤药，贴敷患处，如《千金翼方》升麻拓丹汤，即以升麻、漏芦、芒硝、黄芩、栀子等煎汤令冷,渍拓患处,常令湿为佳,治疗丹毒肿痛。又如以三黄二香散、水仙膏外敷温毒肿痛。《理瀹骈文》清阳膏是治疗风温、温病头痛发热,不恶寒而口渴者;热病、温疫、温毒风热上攻头面、腮颊、耳前后肿盛,寒热交作,口干舌燥,或兼咽喉痛者。将膏药贴于太阳、风池、风门、膻中等穴。

(四) 搐鼻法

搐鼻法是指将药末少许抹入鼻腔,刺激鼻黏膜,促使喷嚏,以宣通气道的治疗方法,有解肌、通窍的作用,可用于某些表证、或窍闭神昏证的治疗。如吴师机说:"大凡上焦之病,以药研末,搐鼻取嚏发散为第一捷法,不独通关,急救用闻药也。连嚏数十次,则腠理自松,即解肌也。"又指出:"大头瘟及时毒红肿疼痛,用延胡索、川芎、藜芦、踯躅花等研末搐鼻,以嚏出脓血痰涎为度;时感及湿温等用辟温散,即苍术、细辛、大黄、贯仲、姜厚朴、法半夏、川芎、藿香、羌活、柴胡、前胡、生甘草、防风、白草蔻仁、香薷、广木香、丁香、雄黄、桔梗、朱砂、皂角等研末搐鼻。"以上可供临床参考。现代临床常用皂角、冰片按6:1比例研细,取少许纳入鼻中以令喷嚏,可治疗因鼻塞引起的呼吸不畅,或因高热所致头痛等。搐鼻法因其开关通窍,可使神志苏醒,用于气机阻遏,机窍蒙蔽证的治疗。如通关散(猪牙皂、细辛等分为末)搐鼻治疗暑秽神昏耳聋;又如用卧龙丹(清太医院配方)搐鼻治疗烂喉痧喉关腐烂,气机阻塞,神志不清者,该方以麝香、冰片、猪牙皂、细辛、闹羊花、灯草炭、牛黄共研细末而成。现代临床常以蟾酥、冰片、雄黄各2g,细辛1g,牛黄1g,研细纳入鼻中取嚏,治疗中暑昏迷,牙关紧闭等。

(五) 针刺法

针刺可以泄热、开窍、止痛,于温病应用较多,详见针灸学有关书籍。

外治法与其他治法的配合:外治法为温病辅助治法,必须与其他治法(主要是内服方药治法)配合,方能取得更好效果。如温毒局部红肿灼热疼痛,在外敷治疗的同时,并内服清热解毒方药;又如卫分表证,在搐鼻通窍的同时,并服辛散解表方药等,不一一枚举。

运用外治法的注意事项:

外治方药对皮肤或黏膜有一定的刺激,或含有少许毒性药物,因此,在使用外治方药时,必须注意剂量、用药时间和使用方法等,以免造成损害。

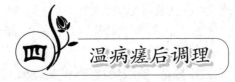

四 温病瘥后调理

温病瘥后是指温邪消退,发热已解,脏腑器官、气血津液进入自身修复及功能恢复的时段,此时应保持精神愉快,情绪稳定,防止忧思气怒,避免过早从事体力劳动或剧烈运动,注意饮食质量,一般不宜进食坚硬生冷,或早进油腻和辛辣酒浆,不宜过早性生活,以免真气进一步内损。除上述一般性调理外,其药物调理也属重要环节,不可忽视。

（一）病后体虚的调治

在温病过程中,邪正斗争,耗伤阴津气血,出现瘥后体虚。病邪已退,正气一时难于恢复,在较长时期表现体力、体质虚弱。机体自稳平衡功能,可使阴阳气血逐渐趋于平衡,但比较缓慢,瘥后体虚要适当药物调理。

1. 滋养气液

滋养气液是温病恢复期常用的治法,温病初愈大多具有阴液元气两伤,症见精神萎顿,寝不安,倦语不思食,或食不甘味,口干咽燥,唇齿皆干,舌干少津等,可用薛氏生脉汤(人参、麦冬、石斛、木瓜、生甘草、生谷芽、鲜莲子)、三才汤(人参、天冬、干地黄)。

2. 滋润胃肠

病中胃肠阴津耗损,肠道津液枯涸,大便秘结,口干咽燥,或唇裂,舌光红少苔,可用增液汤、加味雪羹煎。

3. 补益气血

温病后期,精血耗损,损及元气,体质难复,如面色少华,倦怠懒语,声音低怯,舌质淡红,脉虚无力,可用集灵膏。

（二）余邪未尽的治疗

温病热解,邪气未尽,症状复存,应注意审其邪气之存在多少,正气虚损之程度,合理使用扶正祛邪治法。

1. 滋养气阴,清除余邪

温病热退,气液两虚,余热未尽,症见低热持久不退,口干唇燥,不思食,或有泛恶不适,舌光红少苔,脉细数,可用竹叶石膏汤。

2. 芳香醒胃,清轻涤邪

湿热余邪困扰脾胃,症见脘闷不畅,知饥不食,舌苔薄白腻,方用薛氏五叶芦根汤。

3. 益气健脾,运化湿邪

温病瘥后,脾失健运,症见肢倦乏力,饮食不香,大便溏薄,甚或有轻度水肿,有苔薄白微腻,脉虚弱,可用参苓白术散加大豆黄卷、泽泻等。

4. 温阳化湿

患者素体阳虚,或过用寒凉,或误用攻下,湿热之邪发生转化,演变为寒湿,而损伤脾肾阳气,症见形寒肢冷,神倦乏力,心悸头眩,面浮肢肿,小便短少,舌淡苔白,脉沉细,方用真武汤。

(三) 温病复证的治疗

温病复证又称复病、病复等,是指瘥后,余邪未尽,正气未复,失于调理,不善摄身,正气损伤,正不制邪,邪气张溢,旧病复发,如《诸病源候论·伤寒病诸候》说:"复者,谓复病如初也。"何廉臣在《重订广温热论·热复证疗法》中说:"温热复症,有复至再三者,皆由病人不讲卫生,病家不知看护所致。"

复证有以下几种:

1. 劳复证

劳复证是指瘥后未得到合理而充分的休息,过早从事体力或脑力劳动,或剧烈活动,导致元气损伤,邪热复作,正如《伤寒指掌·瘥后劳复》说:"伤寒(按:指广义伤寒,涵温病)瘥后,元气未复,余邪未清,稍加劳动,其热复作。"又说:"既经复热,必有余火余邪结于中。"劳复证多见发热,心烦懊憹,胸闷脘痞,或胸胁不舒,口苦,食少纳呆,苔薄黄,脉微数,治宜清宣余邪,宣展气机,方用栀子豉汤。若兼呕恶,可加半夏、竹茹,如兼口渴舌红,可加天花粉、竹叶等。如兼食滞而有脘闷嗳气者可加山楂、神曲、麦芽等。劳复证有中气虚弱而邪热复作者,症见发热微觉畏寒,四肢倦怠,少气懒言,气难接续,舌润少苔,脉虚,可用补中益气汤加轻清宣透之品,扶正以托邪外出。肾精耗损,而邪热复作者,症见发热,五心烦热,颧红盗汗,口干舌燥,或心悸失眠,舌红少苔,脉细数,可用加减复脉汤,以养阴清热。

2. 食复证

病瘥后,脾气虚弱,运化无力,胃气未复,受纳受限,若饮食不当,如进食生冷,或坚硬食物,或进食不洁,或早进油腻肥甘,过饮酒浆,损伤脾胃,内生积滞,致旧病复发,正如《伤寒指掌·瘥后食复》说:"伤寒热退之后,胃气虚,余邪未尽,若纳谷太骤,则运化不及,余邪假食滞而复作也。食复常症见发热头痛,嗳腐吞酸,烦闷不纳,轻则日暮微烦,脉象滞缓,重则烦渴谵语,大便秘结,腹胀满,苔垢腻,脉沉实或脉滑数,宜和胃消食,化滞清热,方用香砂枳术丸加减,或用大柴胡汤。"

3. 色复证

色复又称房劳复。温病瘥后,精血元气多虚,若过早的性生活,导致真气内损,邪气复炽,正如《重订通俗伤寒论·伤寒房复》引钱天来说:"男女一交之后,自然元气空虚,余邪错杂于精气之中,走入精隧,溢入经络,乘其交后虚隙之中,人而浸淫于脏腑筋骨脉络俞穴之间,则正气因邪而益虚,邪气因虚而益盛。"色复证多见发热,午后为盛,精神萎惫,两颧发赤,手足心热,腰脊酸楚,脉细数等,当滋肾填精,清透余邪,方用六味地黄汤加味。

4. 感复证

感复证,指温邪瘥后,余邪未尽,又感新邪,而导致病邪复发。《重订通俗伤寒论·伤寒感复》说:"瘥后伏热未尽,复感新邪,其病复作。症见头痛发热,恶风或恶寒,或口渴舌燥,或兼咳嗽,舌红苔薄白,脉浮,根据新感性质,选用疏解表邪方药。"如俞根初在《通俗伤寒论·伤寒感复》说:"感寒身热恶寒者,葱豉葛根汤(葱白、淡豆豉、生葛根)加薄荷、连翘壳;寒重骨疼者,加羌活、苏叶;偏于热重者加花粉、知母;咳嗽者加光杏仁、前胡、桔梗。兼风热重者,银翘散、桑菊饮、桑杏汤,随症酌用。邪郁于内,见烦躁者,荷杏石甘汤(苏薄荷、光杏仁、石膏、知母、生甘草、细辛、鲜竹叶)或葱豉白虎汤(鲜葱白、豆豉、石膏、知母、细辛、生甘草、粳米、荷叶)。营分有伏热者,七味葱白汤(淡豆豉、生葛根、鲜生地、麦冬、葱白、生姜、百劳水)。"

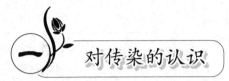

第七章
温病的预防

不少温病具有传染性、流行性，危害严重，自古以来，对其预防特别重视。

一 对传染的认识

早在《汉书》中就有传染的概念，如云："天行疫疠，人相传染。"刘完素《伤寒标本心法类萃》称疫疠为"传染"，并有专节论述。其后逐渐认识到，传染途径有呼吸道、消化道及皮肤接触等，传播媒体可通过空气（天气）、不洁食物、疫水，以及蚊、蝇等昆虫，或动物中的老鼠等。明代虞抟《医学正传》如云："其侍奉亲密之人，或同气连枝之属，熏陶日久，受其恶气，多遭传染。"通过消化道传染，称之为"食注"，如隋代·巢元方《诸病源候论·注病诸候·食注候》云："人有因吉凶坐席饮啖，而有外邪恶毒之气，随食饮入五脏，沉滞在内，流注于外，使人支体沉重，心腹绞痛，乍瘥乍发，以其因饮食得之，故谓之食注。"《备急千金要方》指出"霍乱皆因饮食传染，非关鬼神所致。"《灵枢·百病始生》云："故虚邪之中人也，始于皮肤，皮肤缓则腠理开，开则邪从毛发入。"为病邪从皮毛面入的早期论述。隋·巢元方《诸病源候论·蛊毒病诸候·射工候》提出水毒病、射工病，乃人行水上或以水洗浴接触疫水所致。以昆虫、动物为媒介传播疾病的记载，如汪期莲《温疫汇编》记载："忆昔年入夏，瘟疫大行，有红头青蝇千百为群，凡入人家，必有患瘟而死亡者。"宋代·彭乘《读墨客挥犀》载有鼠涎（唾液）滴器中，食之者得黄疾，通身如蜡，针药所不能疗。清代·洪雅存《北江诗话》说："时赵州有怪鼠，白日入人家，即伏地呕血死。人染其气，亦无不殒者。"此似指鼠疫由老鼠传染而发病的记载。

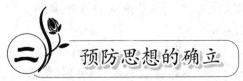

二 预防思想的确立

中医早在两千多年前就提出了"治未病"，奠定了预防疾病的思想，《素问·四气调神大论》说："圣人不治已病治未病，不治已乱治未乱，此之谓也。夫病已成而后药之，乱已成而后治之，譬犹渴而穿井，斗而铸锥，不亦晚乎？"

至于对温疫的预防，一是重视正气在防止病原入侵的重要作用，二是避免与病原接触，如《素问·刺法论》说："五疫之至，皆相染易，无问大小病状相似，不施救疗，如何可得不相移易者？岐伯曰：不相染者，正气存内，邪不可干，避其毒气，天牝从来，复得其往，气出于脑，即不邪干。"说明正气盛，可以防止病邪入侵，但是正气的御邪作用不是绝对的，故同时提出"避其毒气"，避免与病邪接触，则病邪无以入侵。《黄帝内经》这种观点至今仍不失其现实意义。

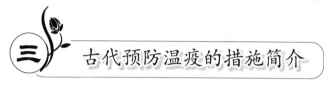

三　古代预防温疫的措施简介

1. 注意环境卫生及个人卫生

我国是一个有悠久历史的文明古国，很早就有清扫庭院、打扫室内外卫生的记载，如周代《礼记·内则》说："凡内外，鸡初鸣，洒扫室堂及庭。"历代重视疏通城市沟渠，建立排水系统，如在河北易县出土的战国时代燕国下都的陶质阴沟管道，为我国早期的地下排水设施。《后汉书·张让传》记载有毕岚"作翻车渴乌施桥西，用洒南北郊路"说明当时已有抽水洒水设备。殷墟甲古文的"溷"字，即厕所、猪圈，后汉邯郸淳《笑林》载有"都厕"，说明厕所建立甚早，并有城市公共厕所，以利粪便管理。在甲骨文中有"井"字，说明至少在商代已广泛使用水井。提倡不喝生水，如《吕氏春秋·本味篇》提出饮水必须"九沸九度"。在食品卫生方面，要求食用新鲜食品，《论语·乡党》中说："鱼馁而肉败不食，色恶不食，恶臭不食。"在汉代王充的《论衡》中明确提出："饮食不洁净，天之大恶也。"在个人卫生方面，战国时代的大诗人屈原在《楚辞·渔父》中有"新沐者必弹冠，新沐者必振衣"的记载，可见当时人已能重视个人卫生。元代郭金玉《静思集》载有"南州牙刷寄来日，去腻涤烦一金值。"表明当时已有植毛牙刷为人使用的习惯。唐代已有不准随地吐痰的要求，如《备急千金要方》载有"常习不唾地"，以保持环境卫生。又《马可·波罗行记》载有："元制规定，向大汉献食者，皆用绢由蒙口鼻（类似口罩），以防止唾沫污染食品。"上述良好的卫生习惯，对预防温病的传染、流行具有重要意义。

2. 锻炼身体增强抗病力

加强身体锻炼，增强体质，固敛正气，减少、防止温邪入侵的重要措施。汉代医家华佗根据"户枢不蠹，流水不腐"的道理，创造了"五禽戏"，模仿虎、鹿、熊、猿、鸟五种动物生动活泼的姿态来锻炼身体，因为动则谷气得消，血脉流通，病不得生，譬如户枢终不朽也。现代被大群众采纳和运用的气功、太极拳、八段锦、保健按摩及其他武术运动等，能促使血脉流通，气机调畅，关节疏利,体质、正气增强,提高抗病能力,防止温邪的入侵和温病的发生。

3. 调养精神增强抗病力

强烈、持续的精神刺激引起阴阳失调、气血失和、外邪入侵,因此,要求情志舒畅,固敛正气。正如《素问·上古天真》说:"恬惔虚无,真气从之,精神内守,病安从来。"《素问·生气通天论》也说:"清静则肉腠闭拒,虽有大风苛毒,弗之能害。"同时,要注意保护体内阴精,以抗御温邪入候,《素问·金匮真言论》说:"夫精者,身之本也,故藏于精者,不病温,即是此义。"此外,人身要适应自然界气候的变化,避免寒冷、炎暑、雨露等因素对人体的侵袭,故《素问·移精变气论》说:"失四时之从,逆寒暑之宜,贼风数至,虚邪朝夕,内至五脏骨髓,外伤空窍肌肤,所以小病必甚,大病必死。"

4. 顺应气候变化

古人根据人体与环境统一的原则,"天人相应规律",总结出一套善于适应自然变化的防病养生方法,如《素问·四气调神大论》提到在一年四季中,要根据气候的变化,采取不同的生活方式,适应自然变化规律。人类生活于自然界,与自然环境息息相关,如果自然环境发生了变化,并超越了人体的适应能力,则会导致温病的发生甚至流行。人们在日常生活中,要根据气候的变化,如气温的升降,而调整衣被和室内温度及湿度,并合理安排季节的作息时间。冬日不可受寒,但不宜保暖过度。夏日不可受暑,但不宜因暑贪凉,恣食生冷,或袒胸露宿而受寒湿。小儿体脆神怯,脏腑娇嫩,老人正气虚弱,适应外界气候变化较差,尤应引起重视。顺应四时气候变化,是人体保存正气,防病养生的重要措施,如果有所忽视,则会降低人体抵御外邪(尤其是温邪)入侵的能力,而罹患疾病。

5. 勿耗正气

肾精是抵御温邪入侵的精微物质,应多加珍惜,勿使亏耗,以免损伤元气,影响健康。古人特别重视节制性生活,因为人身之血与髓,至命门化为精,如果不能节制房事,施泄多而伤精,精伤则阳气受损,正气降,不能有效防御温邪入侵,故《黄帝内经》有藏于精者春不病温之说。古代医家提出节制性生活外还要保持心情舒畅,情绪稳定。中医学认为形神合一,即精神方面的变化,能够影响人体健康。七情是人们对客观外界事物的反应,属正常的精神活动范围,但是如果长期的精神刺激或突然的剧烈精神创伤超过了生理活动调节能力,就会引起体内阴阳气血失调,脏腑经络功能紊乱,而导致温邪的入侵。

6. 驱杀蚊蝇虫害预防疫病

在预防由昆虫、小动物作为媒体引起的传染病方面,古代采取了许多行

177

之有效的方法,如明代赵学敏《本草纲目拾遗》将蝇、蚊、虱、蚤、臭虫列为夏日五大害虫,为人们驱杀对象。如以百部、藜芦、苦楝子、藁本等药物杀虫、灭蝇。以草乌、皂荚等灭蛆。用药草熏烟驱蚊,如以浮萍阴干和雄黄些许,烧烟去蚊。杀灭虱子、虮子的药物,如雄黄、草蒿、藜芦、牛扁、百部、百矾、轻粉等。以石菖蒲、芸草驱杀跳蚤,用楝花米、黄柏、木瓜、荞麦秸、百部、雄黄、辣蓼、浮萍、石菖蒲等驱杀臭虫。

7. 隔离患者,不接触患者使用过的物品

古代采取了许多严格的隔离预防措施,据史籍记载,晋朝就有"朝臣家有时疫染易三人以上者身虽无疾,百日不得入宫。"清初设有"查痘章京"职,以专事检查京城天花患者,一有发现,即令其迁出四五十里以外。熊立品《瘟疫传症全书》提出了勿接触患者任何物品如云:"毋近病人床榻,染其秽污;毋凭死者尸棺,触其臭恶;毋食病家时菜,毋拾死人衣物等。"

8. 药物预防

古代医家重视方药预防,早在《山海经》就有预防疫病的食物、药物记载,如称:箴鱼食之无疫疾。《素问·刺法论》提出服用小金丹预防疫疾,唐朝孙思邈《备急千金要方》认为:"天地有斯瘴疠,还以天地所生之物防备之。"晋朝《肘后备急方》、唐代《备急千金要方》、《外台秘要》等书,列有不少辟温方药,如有雄黄丸、赤散、太乙流金散、雄黄散、杀鬼烧药、虎头杀鬼丸、金牙散等,或制成药囊佩带,或烧熏,或内服。

9. 预防接种

我国至少在明代以前就已发明了种痘法预防天花,开创了世界人工免疫的先河,为1798年英国人琴纳发明牛痘疫苗预防天花奠定了基础,据《医宗金鉴》所载,当时采用的人痘接种术,有痘衣法、痘浆法、旱苗法、水苗法等。

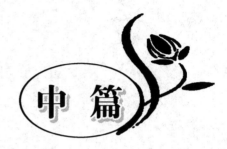

中 篇

第八章
风　温

风温是冬春季节常见的急性外感热病,是新感温病的代表和重点病种之一,极具代表性。故应熟悉风温的含义及初起证候特点。熟悉风温的病因病机及传变规律。掌握风温发生发展过程中各证候类型的辨证及治疗,重点掌握邪在肺卫,邪热壅肺,邪陷心包,肺胃阴伤等代表性证型的辨证论治。

一　概　述

(一) 风温的含义

什么是风温? 风温是由风热病邪引起,初起以发热,微恶风寒,咳嗽,口微渴等肺卫症状为特征,多发生于冬春二季的急性外感热病。风温与冬温是否属于同一种疾病? 回答是同一种疾病,只是把发生于冬季的风温,又叫冬温。

发生于冬春季节的流行性感冒、急性支气管炎和大叶性肺炎等可参考本病辨证。

(二) 风温的特点

风温有哪些特点?

1. 初起以肺卫为病变中心。

2. 可有逆传心包。

3. 多发生于冬春季节。

(三) 源流

东汉张仲景的《伤寒论》首先提出风温病名,但所指与现代风温的含义不相同。张仲景所称风温系伤寒误汗后出现的坏证,如云:"太阳病,发热而渴,不恶寒者,为温病。若发汗已,身灼热者,名为风温。风温之为病,脉阴阳俱浮,自汗出,身重,多眠睡,鼻息必鼾,语言难出。"

自唐代至清初,新感温病学说还未成熟前,对风温虽有论述,但大多将其当成伏气温病。

晋代王叔和在《伤寒例》中指出:"若更感异气变为他病者,当依后坏病证而治之"可见仍然承袭了张仲景学术思想。又称:"阳脉浮滑,阴脉濡弱者,更遇于风,变为风温。"认为风温乃伤寒未愈,复感风邪而成,实为伏气温病。

后世医家在前人认识的基础上提出了一些新的见解:如宋代医家庞安常、朱肱对风温的病因、病变部位、症状、治法进行了论述:如庞氏认为风温为风热相搏而成,他在《伤寒总病论》中说:"病人素伤于风,因复伤于热,风热相搏,则发风温,四肢不收,头痛身热,常自汗出不解。治法在少阴厥阴,不可发汗,汗出则谵语。"同时代而稍后的朱氏提出了类似的观点,如其在《类证活人书》中说:"其人素伤于风,因复伤于热,风热相搏,即发风温。"

许叔微则赞同王叔和的观点,如在《伤寒发微论》中说"阳脉浮滑,阴脉濡弱,更遇于风,变为风温。大抵温气大行,更遇风邪,则有是证。"

到了清代,才明确了风温的含义,并明确其属性为新感温病,特别是出现了风温专著。叶天士明确指出风温是春季感受风温之邪所致新感温病,并对其病机特点、传变趋向以及治疗原则进行了阐述。如云:"风温者,春月受风,其气已温。《经》谓:'春气病在头',治在上焦。肺位最高,邪必先伤。此手太阴气分先病,失治则入手厥阴心包络,血分亦伤。"(《温疫论·三时伏气外感篇》)后陈平伯撰《外感温病篇》是风温之专著,对风温的病因、病机和证治作了系统的阐发。如他说:"风温为病,春月与冬季居多,或恶风,或不恶风,必身热、咳嗽、烦渴",即指明本病的发生季节和初起的临床特点。此外,清代的吴鞠通、吴坤安、王孟英等著名医家对风温病的病因、病机、证候、脉象、治法等作了进一步的阐述和补充,使风温的理论和辨证论治体系在叶氏理论基础上逐步完善和成熟。

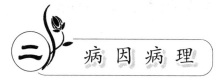

二 病 因 病 理

(一)病因和发病

外因风热病邪,内因正气不足卫外不固,故感之而即病。春季最易形成风热病邪,因立春以后,阳气渐旺,风木当令,气候转暖,阳气升发,阳动为风,气候温暖多风,整个自然界生机盎然,欣欣向荣,即春三月此为发陈,天地俱生,万物以荣(《素问·四气调神大论》),在这种温暖多风的季节环境中,易于衍生出一种既带风邪致病特点,又有温热特性的致病病邪,即风热病邪,故叶天士说"春月受风,其气已温。"吴鞠通所言"风温者,初春阳气始升,厥阴行令,风夹温也。"另外,冬季虽属寒气当令,但若气候反常,应寒反暖,或冬初气候多风,也可导致风温病邪形成,如吴坤安所说,"凡天时晴燥,温风过暖,感其气者,即是风温之邪"(《伤寒指掌》)。若先天素禀不足,体质较虚,其起居不慎,或房劳太过等均易感邪发病。

(二)病理

(1)风热病邪多从口鼻而入,首犯手太阴肺经,并以肺卫为病变中心。

华岫云在《临证指南医案》风温案按语说:风为天之阳气,温乃化热之邪,两阳熏灼,先伤上焦,种种变幻情状,不外手三阴(即肺经)为病薮。当人体素禀不足,正气虚弱,或阴分有亏,卫外不固,或起居不慎,寒温失调之时,风热病邪就会乘虚而入,入侵太阴肺经。风热病邪属阳属热,其性升散疏泄,多从口鼻皮毛而入。《素问·太阴阳明论》说:"伤于风者上先受之。"肺居高位,为五脏六腑之华盖,外邪入侵,多先犯之,所以本病初起邪犯肺卫,病在上焦肺经。如吴鞠通所说,凡病温者始于上焦在手太阴。由于肺主气属卫,与皮毛相合,卫气敷布于皮毛,故风热病邪外侵,肺卫首先受其影响,即外则卫受邪郁而见发热,微恶风寒;内则肺气失宣而见咳嗽咽痛。病变继续发展,则致邪热壅肺,出现痰热喘急。

(2)肺卫之邪不解,其传变趋向大致有二,一是顺传于胃,此时病邪已离卫入气,故呈现气分阳明热炽的病机变化,表现壮热、汗出、口渴、苔黄燥、脉洪大等。为什么顺传于胃?这是因为肺胃有密切联系,正如陈平伯说:"人身之中,肺主卫,又胃为际之本,是以风温外薄,肺胃内应,风温内袭,肺胃受病……而热渴咳嗽为必有之证也。"(《温热经纬·陈平伯外感温病篇》)其症咳嗽,表明病变在肺,而口渴,则病已及胃。二是逆传心包,心肺相近,经络相连,故肺经之邪,易逆传心包。感邪重者,或人体心气不足,或心阴素亏,或治疗失当,则是导致逆传的条件。《王孟英医案·风温·沈裕昆室案》云:"自肺之心包病机渐进而内陷,故曰逆。"症见机窍闭塞之状,如神昏谵语等,此时病邪已离肺卫而深入营血分。邪闭心包严重者,可出现内闭外脱。

(3)风温后期多呈现肺胃阴伤的变化。

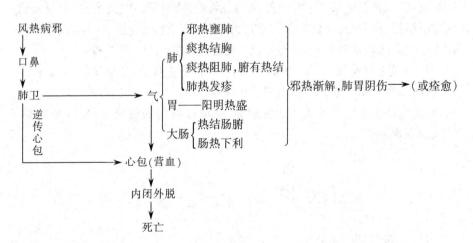

图8-1 风温病理示意图

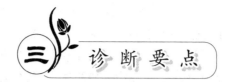

三　诊断要点

（一）发病季节

发生于冬春季节的外感热病应考虑到本病的可能。

（二）临床特点

风温的临床特点是诊断本病的主要依据：

1. 初起有发热，恶风寒，咳嗽，口渴，脉浮数等肺卫表证。少数病例出现逆传心包，即初起有短暂的恶寒发热的肺卫表证，旋即出现神昏肢厥。

2. 继则出现热渴，喘咳，气急等肺热壅盛证候。

3. 后期呈现肺胃阴伤。如低热、干咳、口渴、纳差、干呕、舌燥等。

（三）鉴别诊断

1. 春温　春温与风温均发生于春季，春温系感受温热病邪引起，初起即见里热炽盛之候，如身灼热、烦渴，甚则神昏、痉厥、斑疹等。若为新感引发，可兼有恶寒表证，但仍以里热证候为主。春温初发其病变可在气分，或在营分，春温病情较重，传变较快，病程较长，后期易伤肝肾之阴。而风温是感受风热病邪引起，其初起以肺卫表热证为主要表现，如发热、微恶风寒、咳嗽、口微渴、舌苔薄白、舌边尖红、脉浮数等；其病变以肺经为中心；后期易伤肺胃阴津。

2. 外感咳嗽　由风热病邪引起的外感咳嗽，类似风温初起，邪犯肺卫，肺气失宣证，如微恶风寒、头痛、流涕、咳嗽、咽痛、喷嚏等为主要表现，但全身症状较风温轻，病程短，呈自限性，一般数日即愈，一般无传变，且一年四季皆可发生。而风温症状较重，易于传变，具有流行性，多见于冬春二季。

3. 肺痈　肺痈也以肺经为病变中心，其初期症状重，常见寒战高热，持续不退，咯浊痰。病程第2周后出现邪热化毒蕴肺，肉腐成脓，出现咳吐腥臭脓血痰，X线检查肺部可见大片边缘模糊、密度较均匀的致密影，也可见空洞。与风温不难鉴别。

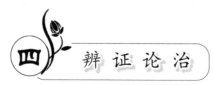

四　辨证论治

（一）证候辨析挈要

1. 风温以手太阴肺为病薮，症状变化复杂，应重视肺经证候的辨析。初起即见发热、恶寒、咳嗽等肺卫表证,少有骤然寒战高热者;继则邪热壅肺,症见身热、咳喘、汗出、口渴,其引动肝风者,则兼见抽搐,其损伤肺络者兼见胸痛、咳吐血痰;严重者可致化源速绝,而见汗涌、鼻衄、脉散大等急重证候。

2. 重视肺经病变与相关脏腑病变的证候联系与区别。如肺热移胃,症见壮热、汗泄、口渴、脉洪大;肺热移肠,其热结者可见潮热、便秘,热迫大肠者下利色黄热臭,肺经邪热波及营分,窜扰血络者,则见肌肤红疹等。此外,可见灼津为痰,结于胸膈胃脘而见胸脘痞闷,按之疼痛等。

3. 病邪由肺卫传入胃肠,其热势虽盛,若无神志异常出现,一般病情较轻。一旦神昏谵语出现,警惕逆传发生,注意辨别邪陷心包的性质(如是否夹痰夹瘀),以及内闭是否伴有外脱等。

(二)治疗要点及注意事项

1. 肺经病变的治疗　初起邪在肺卫宜辛散凉泄,透邪外达;其表邪已解,肺经邪热壅盛者,宜清热宣肺平喘。肺经邪热灼津为痰,结于胸膈,咳痰困难者,宜辛开苦降,分解清化痰热。

2. 胃肠病变的治疗　肺经邪热里传胃肠,其在阳明之经者,犹可辛透寒泄,达邪出表;其迫于肠腑,下利热臭者,邪热虽有外出之机,但须苦寒清泄肠热;而里结肠道,腑气不通,亟须苦寒攻下,导热外出而解;后期肺胃阴伤者宜甘寒滋养肺胃之阴。

3. 心包病变的治疗　邪传心包,机窍内闭者以开通为急;其阳气外脱者,以固敛阳气为要。

4. 治疗注意　①本病初起大忌辛温消散,误用辛温发散,一则劫夺心液,二则耗散心阳,促使逆传。邵新甫说:"风为天之阳气,温乃化热之邪,两阳熏灼,先伤上焦,种种变幻情状,不外手三阴为病薮,头胀、汗出、身热、咳嗽并见,当与辛凉轻剂,清解为先,大忌辛温消散,劫灼清津。"(《临证指南医案·风温》邵新甫按)②本病初起也不可重用寒凉,冰伏表邪,窒碍气机,邪热难于外达,甚至导致内陷生变。

(三)分型论治

1. 邪袭肺卫证治

(1)症状:发热,微恶风寒,无汗或少汗,头痛,咳嗽,口微渴,苔薄白,舌边尖红,脉浮数。

(2)辨证要点

① 根据发热,微恶风寒,确定病变层次在卫分,又据口渴、脉浮数等判断病邪属性为热证而非寒。合参发热,微恶风寒与口渴、脉浮数,可明确系风热病邪郁表的卫分证。风温袭表卫受邪郁,而失温煦,故微恶风寒,邪正相争,

则发热,但风热病邪属于阳热之邪,故恶寒轻且短暂,继被发热所替代。风热上扰清空,故头痛。风热初袭,伤津不甚,故仅有口渴。苔薄白,舌边尖红,脉浮数,是风热在表的征象。

② 根据咳嗽,确定病变部位在上焦肺经。肺主气属卫,肺卫相通,风热初袭,外则卫受邪郁,而内则肺气失宣,故咳嗽。

(3) 证型病机:风热初袭肺卫,卫受邪郁,肺气失宣。

(4) 治疗及方药:辛凉解表,宣肺泄热。方用银翘散。

风性升散,故应随其性而表散之。辛散则能透风于热外,凉泄则使邪热不与风邪相搏,风、热分解,热势必孤,其证可解。银翘散(《温病条辨》:金银花、连翘、竹叶、荆芥穗、薄荷、淡豆豉、牛蒡子、苦桔梗、生甘草、鲜苇根)、桑菊饮(《温病条辨》:苦杏仁、苦桔梗、生甘草、桑叶、菊花、薄荷、连翘、苇根)。

$$风热病邪\begin{cases}卫受邪郁\begin{cases}辛散:薄荷、淡豆豉、荆芥\ 透风于热\\凉泄:金银花、连翘、竹叶\ 邪从表解\end{cases}\\肺气失宣——宣肺止咳:桔梗、牛蒡子、甘草\\风热伤津——清热生津:鲜苇根\end{cases}银翘散$$

上杵为散,鲜苇根汤煎,香气大出即取服,勿过煮。肺药取轻清,过煮则味厚而入中焦矣。病重约二时一服,日三服,夜一服;轻者三时一服,日二服,夜一服,夜不解者作再服。本方辛凉解表,宣肺泄热。吴鞠通云:本方谨遵《内经》风淫于内,治以辛凉,佐以苦甘;热淫于内,治以咸寒,佐以甘苦之训。又宗喻嘉言芳香逐秽之说,用东垣清心凉膈散,辛凉苦甘。病初起,去入里之黄芩,勿犯中焦;加金银花辛凉,荆芥穗芳香,散热解毒,牛蒡子辛平润肺,解热散结,除风利咽,皆手太阴药也。……纯然清肃上焦,不犯中下。吴氏据此而创立银翘散。吴氏又云:"太阴风温……但热不恶寒而渴者辛凉平剂银翘散主之"(《温病条辨·上焦篇》)。方中金银花、连翘、竹叶性凉质轻,轻清宣透,驱除肺卫之邪热,配合淡豆豉、荆芥穗味辛性温,善散表邪,正如吴鞠通说:"治上焦如羽(非轻不举)。"寓少量辛温药于清凉之剂中,以增强辛散透邪之力,两者相合,共奏辛散凉泄之功。桔梗、牛蒡子、甘草宣肺止咳,解毒利咽。鲜苇根甘凉生津。总之,本方体现了宣透原则,有轻可去实之能,无开门揖盗之弊。

本方以辛凉为主,而微兼辛温之品,以增强表散之力,并避免凉遏冰伏之弊,故吴鞠通称其为辛凉平剂,其透表之力较桑菊饮为胜,故用于风热客表而见发热、恶寒、无汗等表证尤重者为适宜。

加减:

① 口渴较甚,舌苔薄而干,伤津较甚,苦重之药当禁,宜甘寒轻剂,本方可

加天花粉清热生津。

② 项肿咽痛者,为风热蕴结成毒,加射干、马勃、玄参解毒消肿。同时佐以活血通络,如加桃仁,正如何廉臣说:"凡用清凉,须防冰伏,必佐活血疏畅,恐凝滞气血也。"何氏此语,源于叶天士《幼科要略》。

③ 咳嗽较甚,为肺气失于肃降,加苦杏仁、橘红、川贝母、瓜蒌等,以宣肺利气,化痰止咳。热盛而咯脓稠痰者,可加黄芩、金荞麦、鱼腥草等清肺化痰。

④ 若邪热化火,热势较盛者,可加青蒿、虎杖、鸭跖草等清热泻火。

⑤ 鼻衄者去荆芥穗、淡豆豉,加白茅根。

⑥ 若见秽浊阻遏气机而胸膈满闷者,可加藿香、郁金,以芳香疏利气机。

⑦ 发热甚而小便短少者,加知母、黄芩、栀子之苦寒以撤热存阴,并加麦冬、生地黄等甘寒生津,共奏甘苦合化阴气。

⑧ 如客寒包火者,可不可以加用辛温之品外散表寒?回答是肯定的,吴鞠通强调,温病忌汗,汗之不惟不解,反生他患。盖病在手经,徒伤足太阳无益,病自口鼻吸受而生,徒发其表亦无益也。且汗为心液,心阳受伤,必有神明内乱,谵语癫狂,内闭外脱之变。又说:汗乃五液之一,未始不伤阴也。……温病最善伤阴,用药又复伤阴,岂非为贼立帜乎?吴氏所言是一般规律。实际上临床应用辛温与辛凉两类解表方药不是截然划分的,若表证较重,银翘散可加入辛温之品,如邵登瀛在《四时病机》说:麻黄、防风解表药也,风热之在皮肤者,得之由汗而泄。又如晚清医家张子培在《春温三字诀·附方》说:按此证初起,予用此方,每加麻黄一二钱,功效倍捷,但三四日后,舌变红黄,则不可用矣。稍晚于张氏的何廉臣推崇张氏之法,提出桑菊饮加麻黄,如云:"最多冬温兼寒,即客寒包火,首先犯肺之证,轻则桑菊饮加麻黄。"

若风热病邪侵袭肺卫,以肺气失宣为主要病机变化,以咳嗽为主要症状者,则宜先用桑菊饮。

桑菊饮(《温病条辨》):苦杏仁、连翘、薄荷、桑叶、菊花、苦桔梗、生甘草、苇茎。水二杯,煮取一杯,日二服。

```
                  ┌ 卫受邪郁 ┌ 辛散:薄荷
                  │          └ 凉泄:桑叶、菊花、连翘
风热病邪 → 肺 ───┤ 肺气失宣——宣肺止咳:桔梗、苦杏仁、甘草  ┝ 桑菊饮
                  └ 风热伤津——清热生津:芦根
```

桑菊饮与银翘散俱系辛凉解表方剂,但桑菊饮透表之力较银翘散为逊,故吴鞠通称为辛凉轻剂。主要用于邪袭肺卫,肺气失宣,以咳嗽为主症的治疗,正如吴鞠通指出,但咳,身不甚热,桑菊饮主之。

加减：

① 如恶寒已解，身热壮盛，气粗如喘者，为邪热已进入气分，里热已炽的征象，加生石膏、知母以清泄气分邪热。

② 咳嗽黄痰，为肺热较甚，加黄芩清泄肺热。

③ 咳痰黏稠不爽，涤痰润肺，即欲清气道之邪，必先祛依附气道之痰，加瓜蒌皮、贝母。

④ 口渴较甚，为热盛伤津较甚，加天花粉清热生津。

⑤ 眼涩，口鼻干燥，咽干咳，加蝉蜕、麦冬疏风润燥止咳。

吴鞠通称桑菊饮为辛凉轻剂、银翘散为辛凉平剂、白虎汤为辛凉重剂怎么样理解？吴氏所称"轻"、"平"、"重"是比较三方透泄作用力度而言。桑菊饮表散力最轻，故称为"轻剂"；吴氏将白虎汤列于上焦篇，主药为生石膏，辛透寒泄之力最强（即吴氏所称白虎本为达邪出表，邪重非其力不举），故称为辛凉"重剂"；至于银翘散透表作用介于桑菊饮与白虎汤之间，故称之为辛凉"平剂"。实际上，白虎汤是通过辛凉（寒）开泄，而透泄气分蕴热外达，故属于气分病变范围的治疗方药。

［附］

以陆九芝为代表的伤寒学派，不使用银翘散、桑菊饮，而是以葛根黄芩黄连汤辛凉解表，认为葛根黄芩黄连汤不独为下利而设，是温病辛凉解表首方。其加减是：咳嗽加象贝、苦杏仁、桑叶、橘红、枇杷叶；头痛加防风、蔓荆子；骨节酸痛加羌活、秦艽；夹湿加苍术、厚朴；热盛加生石膏；溲少加猪苓；呕加川黄连、姜半夏。

2. 邪热壅肺证治

（1）症状：身热，汗出，咳嗽，烦渴，胸闷，甚者胸痛，气喘气粗，舌红苔黄，脉数。

（2）辨证要点

① 根据身热、汗出、烦渴、苔黄、脉数，而无恶风寒等卫分证，确定为气分里热炽盛证。邪热入里，邪正剧争，里热蒸迫，则见身热、汗出、烦渴、苔黄、脉数，为气分发热的征象。

② 又据咳喘以及胸闷胸痛等病变定位在肺，其喘咳胸闷胸痛，为肺气闭郁，络脉不通所致。

本证与邪袭肺卫均有发热咳嗽，如何鉴别？本证无恶风寒卫分表证，同时除外咳嗽，喘促胸闷甚至胸痛，为突出特点，为肺气壅塞的表现，与肺气失宣相比，病变更进一层（气分），病变更严重。

（3）证型病机：邪入气分,肺热壅盛。

（4）治疗及方药：清热宣肺平喘,麻杏石甘汤(《伤寒论》:麻黄、苦杏仁、石膏、甘草)。

$$
邪热壅肺
\begin{cases}
\begin{matrix}邪入气分\\气热炽盛\end{matrix} & 清泄气热:生石膏 \\
\begin{matrix}邪热壅肺\\肺气闭郁\end{matrix} & 宣肺平喘:麻黄、苦杏仁、甘草
\end{cases}
麻杏石甘汤
$$

麻杏石甘汤可理解为麻黄汤与白虎汤之合用,麻黄汤解太阳之表,白虎汤清阳明之里。惟此证属于风温邪热壅肺,外无表邪,无须麻桂发汗解表,只需麻黄杏仁宣肺平喘,生石膏清泄里热。麻黄、石膏一疏一清,寒温并用,使肺气开壅热泄。

加减：

① 痰多,咳甚,胸闷明显者,为痰热恋肺,肺气不利,加贝母、瓜蒌、郁金化痰理气。

② 咳痰带血,为热伤肺络,加白茅根、仙鹤草、黑山栀、侧柏炭等凉血止血。

③ 咳喘,胸痛,脓痰腥臭,为痰热瘀阻,宜加薏苡仁、冬瓜子、芦根、桃仁等清肺化腐,逐瘀排脓。如脓痰腥臭量多,尚可加入桔梗、贝母等。

④ 邪热炽盛不退,可加入蒲公英、金银花、连翘、鱼腥草等清热解毒。

⑤ 邪热灼肺,金囚木旺,身热喘咳,手足抽搐,状若惊痫,宜加羚羊角、川贝母、连翘、知母、钩藤等。

⑥ 喘不得卧,葶苈子、瓜蒌皮、浙贝母、紫苏子。

表8-1 邪袭肺卫与邪热壅肺证治比较表

比较项目	邪 袭 肺 卫	邪 热 壅 肺
病变阶段	卫分	气分
主要症状	发热,微恶风寒,咳嗽,不喘,口微渴,	身热,不恶寒,汗出,咳喘,烦渴,胸闷
治疗原则	辛凉解表,宣肺止咳,桑菊饮	清热宣肺平喘,麻杏石甘汤

3. 痰热结胸证治

（1）症状：身热面赤,渴欲凉饮,饮不解渴,得水则呕,按之胸下痛,便秘,苔黄滑,脉洪滑。

（2）辨证要点

① 胸脘痞闷,按之疼痛为本证特有的征象,是辨证的着眼点,为痰热内结

于胸膈胃脘所致。肺居胸内,肺热灼津为痰,窒滞气机,故致胸脘痞闷,按之疼痛,若其格拒胃气,则得水则呕。正如曹炳章《增补评注温病条辨》[0]中焦篇章38条眉评所说:此证用小陷胸加枳实的扼要处[0],全在得水则呕、胸痛数句。

② 具有身热、渴饮、苔黄滑、脉洪滑等气分热盛证的表现。痰热交蒸,则身热,痰热阻滞,津不上承,故渴欲凉饮,饮不解渴。苔黄滑、脉洪滑等为气分痰热征象。

（3）证型病机:胸膈痰热互结。

（4）治疗及方药:清热化痰开结,小陷胸加枳实汤(《温病条辨》:黄连、瓜蒌、枳实、半夏)。

加减:

① 如呕恶较甚者,为痰热内阻,胃失和降,加姜汁、竹茹以宣通胃气,清化热痰。

② 便秘较甚者,为痰热内阻,腑失通降,宜加重枳实用量。

③ 喘息气促,胸闷,呼吸不利,可加麻黄、苦杏仁开泄肺气而平喘息。

④ 咳痰困难,或咳痰不爽,痰色黄而黏稠,甚者咳嗽引痛胸胁,可加金荞麦、鱼腥草橘络、桃仁,清热通络止痛。

4. 肺热腑实证治

（1）症状:潮热便秘,痰涎壅盛,喘促不宁,苔黄腻或黄滑,脉滑,脉右寸实大。

（2）辨证要点

① 根据痰涎壅滞,喘促不宁,病变定位在肺。肺气不降,痰涎上壅,肺失肃降,则见喘促不宁。

② 又据潮热便秘,定位在肠腑,为阳明实热里结的表现。肺与大肠相表里,肺气不降,则肺津不能下润大肠,则大便秘结难解。邪热与肠腑糟粕结聚而见潮热便秘,甚至腹胀腹痛。

③ 具有苔黄腻或黄滑,脉滑,脉右寸实大等痰热偏盛征象。

总之,痰喘、潮热、便秘是本证的特有症状,是辨证的着眼点。

（3）证型病机:肺经痰热壅阻,肠腑热结不通。

（4）治疗及方药:宣肺化痰,泄热攻下,宣白承气汤(《温病条辨》:生石膏、生大黄、苦杏仁、瓜蒌皮)。

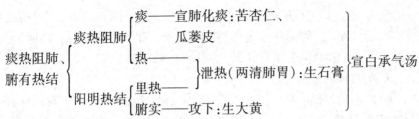

正如吴鞠通所说:"其因肺气不降,而里证又实者,必喘促寸实,则以杏仁、石膏宣肺气之痹,以大黄逐肠胃之结,此脏腑合治法也。"(《温病条辨·中焦篇》)在临床上,肺系感染性疾病,发热、咳喘的同时多伴有便秘,注意通腑治疗,因腑气得通则邪热得泄,而发热、咳喘缓解。只重清热祛痰,忽略通腑,邪无出路,有逼邪入营(血)之虞。

加减:

① 痰涎壅盛量多,喘促不宁,可加葶苈子、桑白皮、地骨皮、贝母泻肺祛痰平喘。

② 咳痰黄稠不爽,气促气热,加黄芩、知母、连翘清泄肺热。

5. 肺热发疹证治

(1) 症状:身热,咳嗽,胸闷,肌肤发疹,疹点红润,苔薄白,舌质红,脉数。

(2) 辨证要点

① 肌肤红疹是本证的特有表现,为肺热波及营血所致。其舌质虽红而不绛,且有苔薄白罩其上,更无神昏谵妄,故本证仅系气分肺热内窜血之发疹,不是邪热全入营分之证。

② 具有身热、咳嗽、胸闷等肺热证候。邪在气分邪正相争故发热,肺气不宣,郁于胸中,不得外泄,故咳嗽而胸闷。肺热郁甚则势必内窜血络。

(3) 证型病机:肺经气分邪热波及营分,窜扰血络。

(4) 治疗及方药:宣肺泄热,凉营透疹,银翘散去豆豉加细生地丹皮大青叶倍玄参方(《温病条辨》)。

临床运用时,还可将荆芥等去掉。

肺热波及营分,{肺经热盛——宣肺泄热:银翘散去淡豆豉
窜扰血络   {窜扰血络——凉营透疹:生地黄、牡丹皮、大青叶、玄参
本方荆芥穗辛凉透疹不在解表。

肺热发疹,只宜宣肺达邪,凉营透疹,不可妄用辛温升提,正如吴鞠通所说:"若一派辛温刚燥,气受其灾,而移热于血,岂非自造斑疹乎?时医每以疹已发出,便称放心,不知邪热炽甚之时,正当谨慎,一有疏忽,为害不浅。"石寿棠说:"若误用升麻、柴胡、葛根、羌活、白芷、当归、西河柳诸品,直升阳明少阳,使热血上循清道则衄,过升则下竭上厥。肺为华盖,受热毒蒸浮则呛咳,

心位正阳,受升提之蒸迫则昏痉。另外,在疹子将出未出之际,不可用大寒之剂,以冰凝其肺气,邪无外达之机,必返归于心,而致神昏瞀乱。同时,也不可妄用滋补,以滋助邪气,壅遏气机,使邪无出路而内攻。"

6. 肺热移肠证治

(1) 症状:身热,咳嗽,口渴,下利,大便稀溏臭秽,色黄如糜,肛门灼热,舌红苔黄,脉数。

(2) 辨证要点

① 根据身热,咳嗽,口渴判断为肺热而致肺气不宣。风热病邪内袭,肺胃受病,肺胃热炽,则身热,咳嗽,口渴。舌红苔黄,脉数,为气分邪热之征象。

② 下利热臭,肛门灼热为辨证的着眼点,定位在肠道。肺胃大肠一气相通,肺中邪热下迫肠道则见下利,大便稀溏臭秽,色黄如糜,肛门灼热,此即《灵枢·师传》所说"脐以上热,肠中热,则出黄如糜"。陈平伯所说"大肠与胃相连属,与肺相表里,温邪内陷,下注大肠,则下利"。

(3) 证型病机:肺热下迫肠腑之肠热下利证。

(4) 治疗及方药:苦寒清热止利,葛根黄芩黄连汤(《伤寒论》:葛根、甘草、黄芩、黄连)。

此证无腹部硬满疼痛,故与热结肠腑之热结旁流不同。陈平伯称此证"仍是无形之热,蕴蓄于中,而非实满之邪盘结于内,故用葛根之升提,不任硝、黄之下逐也。"

葛根黄芩 ┌ 肺热咳嗽——葛根、黄芩,甘草——清肺止咳——清上咳止
黄连汤 └ 肠热下利——黄芩、黄连——清肠止利——清下利止

本证虽热在肠腑,但无燥屎,故不可攻下,下则肠中津液必伤,因系无形之热蕴蓄于中,非实满之邪盘结于内,故用甘辛而凉的葛根清热升提而止利。用黄连、黄芩苦寒泄热坚阴,使热不下迫,则利可止。甘草甘缓,缓和下迫之势。四药配合,使肠热清,而便利止。王子接说:"其意重在芩连,肃清里热,虽以葛根为君,再为先煎,无非取其通阳明之津,佐以甘草缓阳明之气,使之鼓舞胃气,而为承宣苦寒之使,清上则喘定,清下则利止。"(《绛雪园古方选评》)

肺热移肠下利,为邪有出路,不可收涩止利。王孟英说:"温为阳邪,火必克金,故先犯肺,火性炎上,难得下行,若肺气肃降有权,移其邪由腑出,正是病之去路。温热病之大便不闭,为易治者,以脏热移腑,邪有下行之路,所谓腑气通则脏气安也。"(《温热经纬·陈平伯外感温病篇》雄按)

加减:

① 肺热较甚,可加金银花、桑叶、桔梗等清肺宣气。

② 腹痛较甚者,可加白芍和营止痛。

③ 如兼呕恶者,可加藿香、姜竹茹化湿和胃止呕。

④ 如下利赤白脓血相兼者,可合白头翁汤清热解毒,凉血止利。

7. 阳明热盛证治

(1) 症状:高热,汗多,面赤,心烦,渴喜凉饮,舌红苔黄而燥,脉洪大有力。

(2) 辨证要点

① 具有胃经气分热炽表现:壮热、汗出、脉洪大。胃属阳土,主肌肉,为水谷之海,营卫之源。故阳明多气多血,正气最盛,邪气不胜者,不能入侵,传入阳明之邪,皆亢盛之邪热,邪热剧争,里热蒸迫,外而肌肉,内而脏腑,无不受其熏灼,故见壮热、汗出、脉洪大。

② 具有胃阴耗伤的表现:口渴,苔黄燥等。热盛伤津,引水相救,故口渴引饮。苔黄燥为阳明热盛且有津伤的征象。

总之,本证以热、渴、汗泄、脉洪大为着眼点。

(3) 证型病机:胃经热盛,津液耗伤。

(4) 治疗及方药:清热保津,白虎汤(《伤寒论》:生石膏、知母、生甘草、白粳米)。

阳明热盛 { 胃经热盛——清热:生石膏、知母 / 津液耗损——保津(养胃生津):粳米、甘草 } 白虎汤

本方辛寒之石膏为主药,能清能透,伍以知母之苦润,既清阳明独胜之热,又能生津润燥,甘草、粳米调和中宫,养胃生津。何秀山说:"胃为十二经之海,邪热传入胃经,外而肌腠,内而肝胆,上则心肺,下则小肠膀胱,无不受其蒸灼……散漫之浮热,未曾结实,邪既离表,不可再汗,邪未入腑,不可早下,故以白虎汤辛凉泄热,甘寒救阴。壮火食气,此方泻火即所生气。"

吴鞠通指出"白虎汤用之得当,原有立竿见影之妙;若用之不当,祸不旋踵,懦者多不敢用,未免坐误事机;孟浪者,不问其脉证如何,一概用之,甚至石膏用至斤余之多,应手而效者固多,应手而毙者亦复不少"。因此吴氏提出应用四禁,他说"白虎本为达热出表,若其人脉浮弦而细者,不可与也;脉沉者,不可与也;不渴者,不可与也;汗不出者不可与也"。

白虎汤四禁:

① 脉浮弦而细者,不可与也。

② 脉沉者,不可与也。

③ 不渴者,不可与也。

④ 汗不出者,不可与也。《伤寒论》曰:"其外不解者,不可与白虎汤。"

[附]

张锡纯对白虎汤应用四禁的评述:其脉沉而有力,当系热邪深陷,其气分

素有伤损,不能托邪外出,治以白虎加人参汤,补气即以清热,服后其脉之沉者即起,而有力者亦化为和平矣。又说:其汗不出者,若内蕴有实热,正可助以白虎汤以宣布其热外达……服后即汗出而愈。

实际运用应掌握:

① 表邪未解,一般禁用。但若为阳明热炽兼表证,可以白虎汤加减,如银翘白虎汤等。

② 里热未盛,病非阳明实热禁用。但若为阳明热盛兼里证,可以白虎汤加减,如白虎承气汤。

加减:

① 如阳明热盛,而外兼客邪,白虎汤可加透表之品,古有成方可参,如新加白虎汤(苏薄荷、生石膏、鲜荷叶、陈仓米、白知母、益元散、鲜竹叶、嫩桑枝、活水芦笋),正如俞根初在《通俗伤寒论·表里皆热证》称此方外透肌腠,内清脏腑。

② 兼肺热壅盛,咳痰不爽而色黄,气息急促者,可加苦杏仁、瓜蒌皮、金银花、鱼腥草清肺涤痰。

③ 引动肝内而抽搐者,可加水牛角、羚羊角、钩藤、菊花凉肝息风。

④ 口渴甚,为胃阴大伤,尚可见口糜,气秒,咽燥,唇裂,食少便结,为津干火炽,若徒清其热,而热不退,即所谓寒之不寒,责之于无水。陈平伯说:“人之阴气,依胃为养,热邪内灼,胃液干涸,阴气复有何资……急用甘凉之品,以清热濡津,或有济也。”故与五汁饮合用,或加西洋参、天花粉、梨汁、蔗浆等以滋养胃阴,使甘寒柔润于辛寒清气中。胃阴存亡影响着温病的治疗与预后。滋养胃阴,既可抑制亢盛之邪热,即壮水之主以制阳光,又能使胃汁流通,邪热随之下行而解。吴鞠通说:“盖十二经皆禀气于胃,胃阴复而气降得食,则十二经之阴皆可复矣,欲复其阴非甘凉不可。”王士雄也说:“余谓凡治感证,须先审其胃汁之盛衰,如邪渐化热,即当濡润胃腑,俾得流通,则邪有出路,液不自伤,斯为善治。”

⑤ 阳明热盛,肠腑热结,可加芒硝、大黄,即白虎承气汤(引《重订通俗伤寒论》,生石膏、大黄、芒硝、甘草、竹叶、知母、鲜荷叶),方以辛寒之品辛透寒泄,大清胃热,透邪外达,并以苦寒下夺之品,以冀泻下而解。正如何秀山在《重订通俗伤寒论》中说:“一清胃经之燥热,一泻胃腑之实火。”

⑥ 胃热炽盛,侵及血分,肌肤发斑,加水牛角、玄参,凉血化斑。

⑦ 胃热炽盛,燔灼心营,兼见心烦、昏谵、舌独中心绛干者,可加水牛角、生地黄、黄连、竹叶、莲子心以两清心胃。

[附]

何秀山关于白虎汤应用经验:何秀山说:“兼风加桑叶、薄荷。兼寒加葱白、豆豉。兼暑加青蒿、香薷。兼湿加苍术、川朴。气虚液枯者,加人参、麦冬。血虚火旺者,加鲜生地、丹皮。痰多气滞者,加半夏、橘红。络痹筋挛者,加羚羊角、桂枝。火旺生风者,加犀、羚、桑、菊。火实便秘者,加芩、连、硝、黄。惟食积化火,宜用大黄。"

8. 阳明热结证治

(1) 症状:日晡潮热,时有谵语,大便秘结,或热结旁流,便下稀水,腹满硬痛,舌苔黄燥或焦黄、灰黄而燥,脉沉实。

(2) 辨证要点

① 具有便秘、或热结旁流、腹胀满硬痛、苔黄燥等肠道热结,传导失职的症状。肠中燥屎内结,故大便秘结,腹胀满硬痛,苔黄燥。大便虽结,热迫于中,津液下夺,旁趋而出,则便下稀水,称为"热结旁流",所下稀水,恶臭异常,肛门灼热。

② 具有潮热、昏谵等肠道热结,里热蒸迫的症状。邪热结聚,里热蒸灼,故潮热,阳明气旺于申时,故热潮于日晡,约午后 3~5 时。邪热循胃之大络,上扰心神,则时有谵语。

(3) 证型病机:肠腑热结。

(4) 治疗及方药:软坚攻下泄热,调胃承气汤(《伤寒论》:甘草炙、芒硝、大黄去皮,酒洗)。

本证里热已结聚,则非白虎辛凉之剂可透泄。热结肠中,又非芩、连苦寒泻火所能直折,唯以攻下泻热方可奏效。

$$\text{肠腑热结}\begin{cases}\text{郁热——攻下泄热:大黄}\\\text{结滞——软肾润燥:芒硝}\end{cases}\text{缓硝黄峻下:甘草——调胃承气汤}$$

柳宝诒说:"胃为五脏六腑之海,位居中土,最善容纳。……温热病热结肠腑,得攻下而解者,十居六七。热结肠腑以通腑泻热为基本治法,正如王士雄说,移其邪由腑出,正是病之出路。此即所谓阳明之邪仍假阳明为出路。该治法不以攻逐燥粪为目的,而重在泻下热结,故选择方药勿须枳实、厚朴等行气宽满,而调胃承气汤则为最适合的方剂,正如叶霖说:未成糟粕,故无用枳、朴之去留滞。"邵登瀛《四时病机》说:"调胃承气以甘草缓大黄、芒硝留中泄热,泄尽胃中无形结热,而阴气亦得上承,其义用甘草制芒硝,甘胜咸也,芒硝制大黄咸胜苦也。去枳实者,热邪结胃劫津,恐辛燥重劫胃津也。徐洄溪称:芒硝善解结热之邪,大承气用之解已结之热邪,此方(调胃承气)用之,以解将结之热邪,其能调胃则全赖甘草也。"

加减:

① 腹胀满较甚,加枳实、厚朴理气行气。

② 若伤阴较甚,口燥唇裂,舌苔焦裂或苔黑而燥者,为"土燥水竭",可加玄参、生地黄、麦冬生津养阴。

③ 若热毒较盛,可加黄芩、黄连、栀子、黄柏(解毒承气汤),既苦寒攻下,又清热解毒。

本证以调胃承气汤为主方,大承气汤、小承气汤也可视情选用。三承气为《伤寒论》方,大承气汤攻下最猛,用于燥结实坚,腹满痛拒按,正气未衰者,但须中病即止;若燥结不盛,腹部痞满者,选小承气汤,其枳、朴行气除满消痞。而调胃承气汤用于热结为主,胃气不和者,其攻下最缓。吴鞠通说:"大承气者,合四药而观之,可谓无坚不破,无微不入,故曰大也。非真正实热蔽痼,气血俱结者,不可用也。若去入阴之芒硝,则云小矣。去枳、朴之攻气结,加甘草以和中,则云谓胃矣。"(《温病条辨·上焦篇》)

9. 热陷心包证治

(1) 症状:身热,神昏谵语,甚或昏愦不语,舌蹇,肢厥,舌质红绛。

(2) 辨证要点

① 以神志异常为主要表现,如昏谵或昏愦不语、舌蹇等。舌蹇在辨证中具有特异性,因为舌为心之苗窍,由此定位病变在心包。神志异常为热闭机窍所致。

② 根据灼热、舌绛、脉细数等,确定病层次在营分,为营热蒸腾的表现。神志异常非心包证所特有,心营以外因素也可导致,若昏谵而舌苔黄燥或黄腻等不作热陷心包辨证,如阳明热盛,胃热扰心也可出现,其与热陷心包之神昏的鉴别在于无舌红绛及舌蹇等。

总之,昏谵、舌绛、舌蹇是辨证的着眼点。

(3) 证型病机:热陷心营,包络机窍阻闭。陈平伯说:邪热极盛,与三焦相火相煽,最易内窜心包,逼乱神明,闭塞络脉。

(4) 治疗及方药:清心开窍,清宫汤(《温病条辨》:玄参心、莲子心、竹叶卷心、连翘、水牛角、连心麦冬)。

同时选服以下成药:

① 安宫牛黄丸(引《温病条辨》:牛黄、郁金、犀角现以水牛角代、黄连、朱砂、梅片、麝香、珍珠、栀子、雄黄、金箔)。

方中麝香、冰片、郁金开窍苏神,黄连、黄芩、栀子、水牛角泻火解毒。牛黄、雄黄豁痰开窍。朱砂、金箔、珍珠重坠劫痰而镇固。故本方适用于火毒偏盛而内陷心包、机窍阻闭者。故吴鞠通指出,此芳香化浊而利诸窍,咸寒保肾而安心体,苦寒通火腑而泻心用之方也。

吴鞠通说:脉虚者人参汤下,脉实者金银花、薄荷汤下,每服一丸。大人病重体实者,日再服,甚至日三服。小儿服半丸,不知再服半丸。

同仁堂制药厂为蜜丸制剂,大丸重3g,小丸重1.5g,金箔为衣(现有不用者),蜡护。大丸口服每次1丸,小丸每次2丸,病重者每日2~3次。昏迷不能口服者,可用温开水化开,鼻饲给药。小儿酌减。

治疗中如出现四肢厥逆冷,脉微欲绝,即亡阳厥脱,当立即停药,改用四逆汤、参附汤,以回阳救逆,益气固脱。本方含犀角,忌与含川乌、草乌的中药合用。本方含麝香,孕妇忌用。服药期间忌食辛辣厚味,以免助火生痰。

现代研制的中药针剂醒脑静,主要成分是麝香、冰片、栀子、郁金,源于安宫牛黄丸,其功能是开窍醒脑,凉血行气、活血化瘀、清热解毒。主治范围扩大,用于各种病因引起的意识障碍,如颅脑外伤、中风、中枢神经系统感染、肝昏迷、药物毒物中毒、酒精中毒等,急性脑血管意外,高热等。

② 紫雪丹(引《温病条辨》:滑石、石膏、寒水石、磁石、羚羊角、木香、水牛角、沉香、丁香、升麻、玄参、炙甘草、朴硝、辰砂、麝香)。

本方石膏、寒水石、滑石、水牛角、玄参、升麻清热解毒。邪热内壅,气机怫郁,秽浊内生,故用木香、丁香、沉香、麝香芳香避秽,行气开窍。麝香在全方中用量极轻,尚有开窍苏神之功。紫雪丹除有清心开窍作用外,因方中羚羊角能凉肝息风,朴硝能泻热通腑,故对于热盛神昏兼动风便秘者最为适宜。

紫雪丹,因其色紫,质松如霜雪,又为大凉清热之剂,故名紫雪。本方现代制剂为散剂,每瓶内装1.5g,口服,冷开水调下,每次1.5~3g,每日2次,周岁小儿每次0.3g,每增1岁,递增0.3g,1日1次,5岁以上小儿遵医嘱,酌情服用。忌食辛辣油腻,孕妇忌服。

③ 至宝丹(引《温病要辨》:水牛角、朱砂、琥珀、玳瑁、牛黄、麝香、安息香)。

方中水牛角、玳瑁清热解毒。牛黄、朱砂、琥珀重镇安神,重坠劫痰。麝香、冰片、安息香开窍苏神。本方适用于向浊痰闭较甚者。

临床上如何选择安宫牛黄丸、紫雪丹、至宝丹?安宫牛黄丸、紫雪丹、至宝丹俗称"三宝"。吴鞠通称:"大抵安宫牛黄丸最凉,紫雪丹次之,至宝丹再次之。"在临床应用时,若热闭心包而兼热盛动风者,可以清宫汤送服紫雪丹。若热邪极盛,可以清宫汤送服安宫牛黄丸。若痰闭而秽浊重者宜清宫汤送服至宝丹。

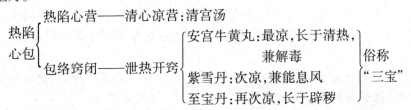

加减:若大便秘结,腹部按之硬痛,舌绛而苔黄燥脉数沉实,为热入心包,阳明腑实之证,去清宫汤,以生大黄末9g煎汤,送服安宫牛黄丸一丸,或直接以大黄末与化开之安宫牛黄丸同服。共奏清心开窍,攻下腑实之功效。共奏清心开窍,攻下肠腑实热之功也。吴鞠通说:阳明大实不通,有消亡肾液之虞,其势不可稍缓须臾,则以牛黄丸开手少阴之闭,以承气汤急泻阳明,救足少阴之消,此两少阴合治法也。

10. 内闭外脱证治

所谓内闭外脱,是指邪热内闭心包,兼气阴外脱或阳气外脱。

(1) 症状:身热,神志昏愦不语,倦卧,或兼汗多气短,脉细无力;或兼面色苍白,汗出淋漓,四肢厥冷,脉微细欲绝。

(2) 辨证要点

① 根据身热、昏谵,定位病变在心包。本证多为热陷心包,机窍内闭的继续与发展,邪热内陷,聚于膻中,故身热,但阳气受郁,不能达于四末,多见四肢逆冷,而胸腹灼热。昏谵为热闭心包,机窍阻闭,逼乱神明所致。

② 据蜷卧、多汗、气短、脉细无力判断为气阴两脱表现;甚者面色苍白,汗出淋漓,四肢厥冷,脉微欲绝,为阳气败脱征象。津气两伤,失于固摄,故蜷卧、多汗、气短、脉细无力;若发展到阳气濒临外脱,阴津失于固敛摄纳,肢体失于温煦,气息难于维系,故见面色苍白,汗出淋漓,四肢厥冷,脉微欲绝。

(3) 证型病机:热闭心包兼气阴两脱或阳气暴脱证。

(4) 治疗及方药:按病变情况施治:

① 热闭心包与气阴欲脱并见者,宜清心开窍,益气敛阴并举,方用生脉散(引《温病条辨》:人参、麦冬、五味子)送服安宫牛黄丸或紫雪丹、至宝丹。

$$
津气两脱
\begin{cases}
津脱:酸甘化阴:麦冬、五味子 \\
气脱:益气固脱:人参
\end{cases}
益气摄津
$$

——生脉散——

人身元气因汗而外泄,人身阴津因热而内耗,气虚不能摄津,阴伤不能敛纳元气,为气阴两脱的病机特点,故益气敛津治法体现了益气之中必佐养阴,摄阴之内必固元气,务使阴潜阳固,平秘而不脱的原则。

② 热闭心包与阳气暴脱并存者,治宜清心开窍,回阳救逆,方用参附汤(《校注妇人良方》:人参、熟附子、生姜、大枣)送服安宫牛黄丸或紫雪丹、至宝丹。

③ 由热闭心包导致阳气暴脱,而热闭心包症状不复出现者,宜单用参附汤回阳救逆为急务。

第八章 风 温

表 8-2　内闭与外脱鉴别表

	内　　闭	外　　脱
病机	热闭包络,机窍阻闭	热闭阴伤,阴阳失于维系,阴阳离决;机窍内闭,心气不与肺气相顺接
发生先后	内闭出现在先	由内闭导致外脱
神志	昏谵,神乱,热逼心神所致	沉昏不语,心神散佚所致
体温	胸腹灼热四肢厥冷。热闭膻中,阳气不布所致	肢体皆厥,阳气式微,失于温煦所致
舌象	舌绛舌蹇	舌淡
治则	开通窍闭为急	固敛阳气为要
备注	内闭与外脱并存者,开窍固脱并用	内闭与外脱并存者,开窍固脱并用

11. 余热未净,肺胃阴伤证治

（1）症状：低热不退或不发热,口干舌燥而渴,干咳,食少,舌红少苔,脉细。

（2）辨证要点

① 根据身热不甚或不发热,但咳嗽,有少量黏痰等,判断为余邪未净。邪气标志：发热与痰。本证出现于风温后期,发热不甚,咳嗽有少量黏痰,均属余邪未尽征象。

② 其口干舌燥而口渴,舌红少苔等为阴伤征象。肺阴伤多干咳,胃阴伤多口渴,且但欲饮不欲食。本证既有干咳,又有口渴,舌红少苔,肺胃阴伤症状悉具。

（3）证型病机：风温恢复期,肺胃阴伤,余邪未净。

（4）治疗及方药：滋养肺胃津液,轻清未净余邪,沙参麦冬汤（《温病条辨》：沙参、玉竹、生甘草、冬桑叶、麦冬、生扁豆、天花粉）。

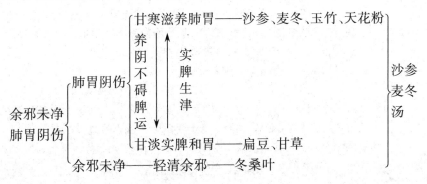

199

本方甘寒滋养胃阴，甘淡实脾和胃，体现了吴鞠通所称补中焦以阴阳两不相奸为要。方中冬桑叶，轻清载药上行，既清余邪而止咳嗽，又引甘寒之品上达于肺，而润肺燥。

小　　结

风温由风热病邪引起。风热病邪既易消退，又易传陷生变。风热上犯，肺经先病，为病变之中心。邪袭肺卫，卫受邪郁，肺气失宣；进而肺热壅塞，闭郁肺气。辛散凉泄，透风于热外，是其基本治则。初起在表，大忌辛温消灼，劫夺阴津。肺卫风热消退，其肺热壅盛而发热咳喘者，须清泄肺热，泻肺平喘。肺胃大肠一气相通，风温气分病变以此一脏二腑为最要，风热自肺经，下传于胃，邪正剧争，里热蒸迫，热势虽重，但阳明是多气多血之经，抗邪力强，趁其鼓邪外出之际，治以辛透寒泄，可获邪退顿解。惟邪热里结肠腑，病变已深，已失透泄达热之机，无望腑气通而邪热自退，唯有通其腑而泄其热。若失治误治，则迁延多变，其“土燥而水竭”是危及生命的严重病变，须急下存阴。本病在病变过程中，肺胃肠腑阴津极易消灼，应权衡邪正关系，适时滋养阴津，扶正敌邪，促使机体恢复。一般而言，肺胃肠腑病变，多属顺证，预后多良好。心肺相近，经络相通，肺病逆传，则包络受邪，而使机窍闭塞，神昏谵妄，语言謇涩。其内闭之初，急急芳香透络利窍，务使窍开神苏，庶免阳气败脱。阳气外脱，以固敛阳气为要。内闭外脱，闭脱交错，宜审其偏重，开窍固脱并进，或可挽回万一。内陷心包属于逆证，病情重笃凶险，预后堪虞，应积极应对。

- 风温
  - 卫分——肺卫——邪袭肺卫——辛凉解表，宣肺泄热：银翘散，桑菊饮
  - 气分
    - 肺
      - 邪热壅肺——清热宣肺平喘：麻杏石甘汤
      - 痰热阻滞，腑有热结——宣肺化痰，泄热攻下：宣白承气汤
      - 肺热发疹——宣肺泄热，凉营透疹；银翘散去豆豉加细生地丹皮大青叶倍玄参方
      - 肺热移肠——苦寒清热止痢：葛根黄芩黄连汤
    - 胸——痰热结胸——清热化痰开结：小陷胸汤加枳实汤
    - 阳明
      - 热盛——辛寒清气，达热出表：白虎汤
      - 热结——软坚攻下泄热：调胃承气汤
  - 营血分—心包
    - 热陷心包——清心开窍：清宫汤送服安宫牛黄丸
    - 内闭外脱——清心开窍，固脱救逆：安宫牛黄丸合生脉散或参附汤
    - 热入心包，阳明腑实——清心开窍，攻下腑实：牛黄承气汤
  - 余邪未净——肺胃阴伤——滋养肺胃津液：沙参麦冬汤

图 8-2　风温证候归纳图

第九章

春 温

春温是伏气温病的代表病种,病发于里,病情严重,危害严重,应重视其学习。应熟悉春温的含义及病因病机。掌握春温初起的证候特点。熟悉春温的诊断要点及治疗大法。掌握各个证候类型的辨证论治。

一 概 述

(一)春温的含义

什么是春温?春温是由冬令感受寒邪,郁伏化热,发于春季的一种伏邪温病。

现代医学的流行性脑脊髓膜炎、其他化脓性脑膜炎、败血症等及重症流行性感冒可参照春温辨证论治。

(二)春温的特点

1. 起病急,病情较重,变化较多,病程长。本已伏热久羁,蓄势骤发,故其发病大多急暴。春温先已正气不足,加之在伏寒化热的过程中,更是暗耗正气,正不胜邪,故伏热一旦外发,大多病情危重,变化迅速。若因邪伏深沉,不得一齐外出,虽治之得当,也难尽透,故病情多有反复,犹如抽蕉剥茧,缠绵难愈,致使病程延长。

2. 初发即以里热外发及阴津耗伤为主要表现,即初起即以高热、烦渴、溲赤等症候,严重者很快出现神昏、痉厥、斑疹、出血等症。若无新感引动,初发则无表证。

3. 部分患者可留有痴呆、抽搐等后遗症。

4. 发病季节多发生于春季,有的也可出现于冬春或春夏之交。

(三)源流

自从《素问·阴阳应象大论》提出"冬伤于寒,春必病温",历代医家多据此来认识春温,把春温当作"伏寒化温"发生于春季的伏气温病。所称"冬伤于寒,春必病温"是春季温病(主要指春温)病因的最早认识及命名的依据。《素问·金匮真言论》所说"藏于精者,春不病温"最早从体质因素指出阴精不足乃是春季温病(包括春温)伏寒化温的内在条件。后世医家在此基础上对本病的认识有所发展。如东汉张仲景《伤寒论》记载"太阳病发热而渴,不恶寒者为温病"。即描述了伏热外发的主要临床症状。晋·王叔和在《伤寒序例》说:"冬时严寒……中而即病者,名曰伤寒,不即病者,寒毒藏于肌肤,至春变为温病。"首次提出春季温病伏寒藏于肌肤的早期论述,其后,隋·巢元方等《诸病源候论》、唐·孙思邈《备急千金要方》、王焘《外台秘要》等虽对伏邪温病病因的认识已经突破单一的伏寒化温之说,但就春温而言,仍本《黄帝内经》"冬伤于寒,春必病温"立论。是谁首先提出春温病名?是宋代郭雍最早提出"春温"这一病名,正如他在《伤寒补亡论》中所说"然春温之病,古无专治之法,温疫之法兼之也。"但其所论之春温,还包含了春季"自感风寒温气"及"春有非常之气,中人为疫"等发生在春季的其他外感温热病。到了元代,公元 1368 年,王安道在其《医经溯洄集》中才明确将春温局限于伏气温病范围,并确定了以"清里热"为主的治疗原则。

清代哪些医家论述春温最系统和具体?随着温病学说的发展,对春温的认识也日渐深刻和丰富。在这个过程中,叶天士、俞根初、雷少逸、王士雄等著名医家皆有重要贡献,尤其是晚清医家柳宝诒《温热逢源》(1900)系统论述了伏邪温病的病因、病机、证候、辨证及治疗等问题,实际上主要是针对春温所作的系统的阐发,形成了春温的辨证施治理论体系。迄今为止,论述春温大体从柳氏。

必须指出的是,历代医家和学者对春温病的病因病机也存在着不同的认识,其中主要集中于新感抑或伏邪、伏邪属性、邪伏部位及外发途径等方面。对这些分歧,只有通过大量实践和研究,才会逐步取得较为一致的认识,而在此以前,不宜轻率地对其中某个方面作出否定。

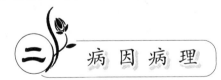

二　病因病理

(一) 病因

1. 致病外因是伏寒化温的温热病邪。《灵枢·邪气脏腑病形》说:"正邪之中人也微,先见于色,不知于身,若有若无,若亡若存,有形无形,莫知其情。"所谓正邪即是从时令旺方而来者,如冬令以寒为正邪,其中人也微,故人不觉;若正气充足者,也不至伏藏,反之,寒气便伏匿体内,甚至逐渐化为温热之邪,至春季而发病,即为春温。但若冬令感寒重者,即中即病,也不至伏藏成温。近代医家张锡纯也说:"是以寒气之中人也,其重者即时成病,即冬令之伤寒也。其轻者,微受寒侵,不能即病,由皮肤内侵,潜伏于三焦脂膜中,阻塞气化之升降流通,即能暗生内热,迨至内热积而益深,又兼春回阳生触发其热,或更薄受外感以激发其热,是以其热自内暴发而成温病,即后世方书所谓伏气成温也。"显然寒邪内伏化热,是春温发病的外因。

2. 致病内因是患者阴精亏虚。阴精亏虚是冬月感寒化热形成温热病邪的内在条件。《黄帝内经》早有藏于精者春不病温论说,寓有冬不藏精,春必病温之意。清代医家柳宝诒在《温热逢源》指出:"经曰:冬伤于寒,春必病温。"又曰:"冬不藏精,春必病温。"分而言之,则一言其邪之实,一言其正之虚。合而言之,则惟其冬不藏精而肾气先虚,寒邪乃得而伤之。显然,肾气先虚则是其内在因素。但此处所言肾气先虚,就一般而论,当以阴精亏损为主,而肾阳之亏损者,也不能完全排除。故柳氏进一步说:"寒邪潜伏少阴,寒必伤阳;肾阳既弱,则不能蒸化而鼓动之。"每见有温邪初发而肾阳先馁,因之邪气冰伏,欲达不达,辗转之间,邪即内陷,不可挽救,此最难着手之危证。若在小儿稚阴稚阳之体,则更为突出,一旦呵护失当,或为阴伤,或为阳损,甚或阴阳皆虚,则更易感寒而伏藏,至春而温发,更是变证蜂起,甚至不可挽救。即使救治脱险,部分患者尚可留有后遗之症。故对机体内在因素的认识,既应重视阴精不足这一主要因素,但也不能忽视阳气亏损在春温发病过程中的重要地位。

(二)病理

1. 邪气内伏,里热外发

温热病邪内伏,蕴热外发,源于下列因素:

(1)伏邪自发:起病即见里热炽盛之证,一般查询不出诱发因素,实际上与气候变化有关,即春天阳气升动,引发在里伏热。春季阳气升发,机体顺应自然而阳气内动,即或是阳气本弱之人,此时机体阳气也相对较盛,更何况阴虚阳盛之体,内阳一旦发动,冬令所伏之寒也即迅速化热外发。正如柳宝诒所说:"逮春时阳气内动,则寒邪化热而出。"此乃春阳诱发,一般称为"伏热自发"。

(2)再感引发:又称新感引发,即伏邪因再感外邪而被激发。春令寒邪本已化热,于将发未发之际,却因感受风热或风寒之邪而诱发者,一般则称为"新感引动伏邪"。除里热证候外,兼有恶寒、头痛等卫分之表证。

(3)其他因素引发:如饮食不慎、劳倦、情志不遂、房劳等,使正气受伤,不能制约伏热而外发,正如张石顽说:"有饥饱劳役而发者,有房室不慎而发者。"

2. 里热外发有气分、营分之别

由于人体有感邪轻重、正虚程度的不同,因此有热郁气分和热郁营分之别。

(1)热邪郁发气分:郁热发于气分者,初起多从少阳胆腑发出,即叶天士指出的,入春发于少阳,以春木内应肝胆也。邪热内郁气分,尚多见热盛阴伤而肠腑热结,传导失司之证。邪在气分,邪气虽盛,正气未至大衰,故病情较发于营分者为轻。气分病变发展可向营血分深入。

（2）热邪郁发营分：由于郁热深伏，亏耗营阴，故病情较重。病证演变，即可外达气分，出现较好转归，又可内陷心包，引动肝风，或深入血分，迫血妄行，出现种种险恶证候。

（3）春温后期因邪热久羁，深入下焦，而灼伤肝肾之阴，呈现邪少虚多的变化。

春温的传变：由于正气之盛衰、感邪之轻重、邪伏之浅深等因素均有所不同，故春温初发之际，有在气、在营、在血之别，而证候的转归，则有顺逆之异。一般说来，病发于气分而止于气分，邪热未再深入，且能透达于外，属顺；病发于营分，而伏热尚可由营转气，具有外透之机，亦为顺；若邪热深伏营血，不得外出，甚至变证蜂起者，则为逆，预后不佳。总之，本病因系伏热内发，故其转归应以由里达外、由深及浅，即由血及营、由营及气，进而外达者，为顺。反之，由气及营，自营而血，邪热步步内逼，正气时时见亏，乃至内闭外脱，或邪陷正衰者，皆为逆。

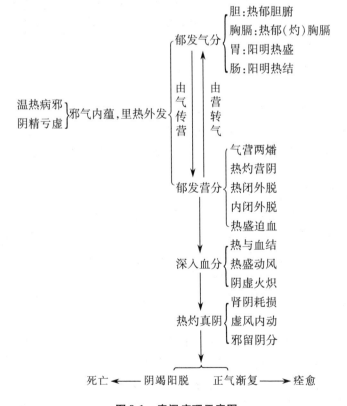

图 9-1　春温病理示意图

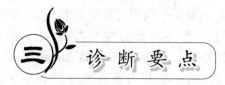

三 诊断要点

（一）发病季节

凡发于春季，或冬春及春夏之交的急性热病，皆应考虑本病的可能性。尤其对发于这个季节，并具有流行性的这类疾病更应高度警惕。

（二）临床特点

本病有以下特点：

1. 起病急骤，发病即见高热、口渴、有汗不解、尿赤等里热证候，或同时见到头痛、身痛、呕吐、项强、烦躁不安。少数病例可伴见恶寒等表证，但为时甚短。

2. 于皮肤、黏膜很快出现瘀点、瘀斑及斑疹，病程中易出现痉厥、神昏以及脑膜刺激征，如布氏征、克氏征阳性，小儿前囟隆起等。有的病例（如暴发型流行性脑脊髓膜炎）起病即可见到神昏、惊厥或厥脱等危象。

3. 后期易致肾阴耗损，虚风内动。

（三）鉴别诊断

1. 风温 二者均发生在春季，但是性质不同的两种疾病，故须作出鉴别：

（1）初起证候不同，春温初起即见里热炽盛表现；风温初起即见肺卫表证。

（2）病变部位不同，春温初发即在气分、营分；风温以手太阴肺为病变中心。

（3）春温伤阴明显，后期易伤肝肾之阴；风温易伤肺胃阴津。

表 9-1 风温与春温比较表

比较项目	风 温	春 温
发病季节	冬季及春季	春季为主，或冬春之交
初起证候	病在肺经，肺卫表证	初起里证候显著，如无外感激发，一般无表证
主要病变部位及病机	初起以手太阴肺为病变中心，或顺传胃肠，或逆传心包。易伤肺胃阴津	初发即在气分或营分，或自里达表，或深入传里。后期易伤肝肾之阴
病程长短	相对较短，既易消退，又易传变内陷	相对较长，伏邪不尽，其病不解，如抽蕉剥茧，层出不穷
病情严重程度	相对较轻	相对较重

2. 感冒 春温若为新感引发者可伴见恶寒、无汗或少汗等表证,易与感冒相混淆,但感冒不特发于春季,四季皆可发生,以咳嗽、喷嚏、流涕、咽痛等肺卫证候为主,恶寒消失后,其发热等症亦随之减轻,一般5~7天即愈。春温则特发于春季,发病急,病情重,以突发高热,烦渴尿赤等里热炽盛证候为主,短暂的恶寒消失后,里热证候反而强留不解,病程明显长于感冒,甚至很快出现神昏、斑疹、惊厥或厥脱等症。

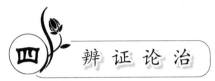

四 辨 证 论 治

(一) 证候分析挈要

1. 首先应辨析伏热外发的部位。发于气分者,高热、不恶寒、烦渴、尿赤、苔黄;发于营分者,身热夜盛、心烦、谵语、舌质红绛;发于血分者,斑疹显现、多部位及多窍道急性出血、舌质深绛;若发于气营(血),则气营(血)诸证同现。热闭心包则神昏,肝风内动则抽搐。

2. 春温若系新感引发者,应辨析新感外邪之属性。如柳宝诒说:"其为时邪引动而发者,须辨其所夹何邪,或风温(风热),或暴寒。"若为风寒引发,一般兼见恶寒、头痛项强、肢体酸痛;若为风热,则见微恶风寒、咳嗽、咽痛。

3. 春温伏热内发,最易损伤正气而险象环生,故尤须注重辨析邪正之间的关系,若热势虽烈,而正气损伤较轻者,一般预后尚可;但若正气,尤其是真阴真阳亏损较甚,则可迅速出现内闭外脱、虚风内动、正衰邪陷等证,甚至阴阳离决而导致死亡。

4. 注意病情反复。伏邪不尽是出现反复的基础。观察舌象的动态变化,判断邪正消长,很重要。其病发于营血分,其舌质色绛,一般无苔垢,正如王孟英说:"故起病之初,往往舌润而无苔垢,但察其脉软而或弦,或微数,口未渴而心烦恶热,即宜投以清解营分之药,迫邪从气分而化,苔始渐布,然后再清其气分可也,伏邪重者,初起即舌绛咽干,甚有肢冷脉伏之假象,亟宜大清阴分伏邪,继必厚腻黄浊之苔渐生,此伏邪与新邪(按:指新感)先后不同处,更有邪伏深沉,不能一齐外出者,虽治之得法,而苔退舌淡之后,逾一二日舌复干绛,苔复黄燥,正如抽蕉剥茧层出不穷。"

此外,春温病亦有舌脉之象与证候不符者,正如柳宝诒所说:"然邪深伏下焦,而舌底不见紫绛者,亦间有之。邪热郁极而发,脉之细弱者,忽变浮大弦数;舌之淡白者,倏变灰黑干燥,则势已燎原,不可响迩。至此而始图挽救,恐热邪炽盛,脏腑枯烂,虽有焦头烂额之客,而已无及矣。"

（二）治疗要点及注意事项

1. 无论邪热内伏何处，总以直清里热为基本治疗原则。同时注重透邪外出，使伏热由阴出阳，由深出浅，由里达外。

2. 若系新感引动，表证尚存者，原则上应先解表，而后清里。如叶天士说：若因外邪先受，引动在里伏热，必先辛凉以解新邪，继进苦寒，以清里热。或据病情，使用表里双解法；其里热特炽者，也有清里而表自解者。而解表方药的应用，要根据外邪性质而适当选择，如风寒客表，宜用辛温解表方药；风热客表，宜用辛凉解表方药。切忌大剂辛温发汗，庶免过汗耗伤心阴心阳，甚或导致真阴耗竭，变生险情。

3. 春温发病，本于肾精亏虚，里热一发，阴津灼伤最易，水不制火，易成燎原之势，变证蜂起，治疗故当步步顾护阴液，滋养阴津。柳宝诒说："用药宜助阴气，以托邪外达，勿任留恋。"

以上治则可简称为清（热）、养（阴）、透（邪）三法，但须根据病情，灵活掌握和运用。例如，热结肠腑，则当咸寒攻下，则热随攻下而解，未用苦寒直清里热，亦不失为直清里热，未使用轻清宣透仍系导邪外出。出现阳虚欲脱时，则不可固执养阴一法，而当改用回阳救逆。至若神昏、斑疹、抽搐，则当配以开窍、凉血、息风；兼食、兼痰、兼瘀，又当参用消食、化痰、活血。更有邪气深伏，病邪层出不尽，则应谨病机，随机应变，或清或透，或清或养，务使邪尽正复，不留后患。

（三）分型论治

1. 郁发气分证治

（1）热郁胆腑

① 症状：身热，口苦而渴，胸胁满闷，干呕心烦，小便短赤，舌红苔黄，脉弦数。

② 辨证要点

a. 身热而无恶寒表证，提示病在气分，据口苦、心烦、脉弦数定位在少阳胆腑，为胆腑热郁的症状，为本证特有的表现，为辨证的着眼处；

b. 据口渴、尿短赤，判断为热郁津伤之症。

③ 证型病机：胆腑热郁，津液耗伤。

④ 治疗及方药：苦寒清热，宣郁透邪，黄芩汤加豆豉玄参方（《温热逢源》：黄芩、芍药、甘草、大枣、淡豆豉、玄参）。

邵新甫说："烦劳多欲之人，阴精久耗，入春则里热大泄，木火内燃，强阳无制，燔燎之势，直从里发，始见必壮热烦燥，口干舌燥之候矣，故主治以存津液为第一，黄芩汤坚阴却邪，即此义也。"（《临证指南医案·温热》邵新甫按）

张畹香《温暑医旨》说:"黄芩汤坚阴托邪,为提少阳邪出。"柳宝诒说:愚意不若用黄芩汤加豆豉元(玄)参,为至当不易之法。盖黄芩汤为清泄里热专剂,加以淡豆豉为黑豆所造,本入肾经,又蒸罨而成,与伏邪之蒸郁而发相同,且性味和平,无逼汗耗阴之弊,故淡豆豉为宣发少阴伏邪的对之药。再加玄参以补肾阴。一面泄热,一面透邪。

$$
\text{热郁}\atop\text{胆腑}
\left\{
\begin{array}{l}
\text{胆腑热伤——苦寒清热:黄芩——清} \\
\text{热郁津伤——养阴托邪(酸甘化阴):玄参、白芍、大} \\
\qquad\qquad\qquad\qquad\qquad\quad \text{枣、甘草——养} \\
\text{气分伏邪——透邪外达:淡豆豉——透}
\end{array}
\right\}
\text{黄芩汤加豆}\atop\text{豉玄参方}
$$

正如《温热经纬·叶香岩三时伏气外感篇》说:"春温一证,由冬令收藏未固,昔人以冬寒内伏,藏于少阴,入春发于少阳,以春木内应肝胆也。寒邪深伏,已经化热,昔贤以黄芩汤为主方,苦寒直清里热,热伏于阴,苦味坚阴,乃正治也。"但该方虽能直清里热,却无透邪之力;虽能苦以坚阴,但养阴之品似嫌不足。故柳宝诒谓:"愚意不若用黄芩汤加豆豉、玄参,为至当不易之法。从整个处方来看,用黄芩苦寒直折少阳之热,芍药、甘草、大枣酸甘化阴,以生津液;更有玄参养阴清热,豆豉宣郁透热"。全方"清"、"养"、"透"三法悉俱,且能径达少阳病所,故可作为春温热在少阳胆腑之代表方剂。

加减:

a. 新感引发伏热,而有风热表证者,宜加葛根、薄荷、蝉蜕以奏表里双解之功。

b. 兼寒热往来,胸胁胀满,心烦者,为热郁少阳之经,宜加柴胡、栀子以疏解少阳郁热。

c. 如兼呕吐(甚者呕吐如喷),为胆热犯胃,胃气上逆,宜加龙胆、竹茹、黄连以清泄胆热及清降胃热,必要时佐以玉枢丹止吐。

(2)热郁胸膈

① 症状:身热不甚,心烦懊侬,起卧不安,胸闷,欲呕不得呕,苔薄黄不燥,脉数。舌红苔微黄。

② 辨证要点

a. 心烦、懊侬,此为该证型的主要表现,为胸膈热郁,气失宣展的表现,胸膈之位,上关于心,下关于胃,故胸膈之热上扰于心,则心烦懊侬,坐卧不安;下干于胃,则欲呕不得呕。

b. 其身热不甚,舌苔微黄,脉数,可明确其热在气不在卫。里热虽郁,但其热未炽,故身热不盛而仅有微黄苔垢。其舌色不绛,虽有烦躁,可鉴非营分受热征象。

③ 证型病机:热郁胸膈,气失宣展。

④ 治疗及方药:清宣郁热,栀子豉汤(《伤寒论》:栀子、香豉)。

王孟英说:"气贵流通,而邪气扰之,则周行气滞,失去轻虚灵动之机,反觉实矣,惟以轻清,则正气宣布,邪气潜消,而窒滞自通。"

$$热郁\begin{Bmatrix}胸膈热郁——凉泄邪热:栀子——使邪从气分而化\\气失宣展——宣气达表:淡豆豉——宣邪从卫分外解\end{Bmatrix}栀子豉汤$$

本证病变部位在上焦胸膈,郁热不甚,不可遽用寒凉,以郁遏气机,故以轻清宣气为主。

加减:

a. 兼卫分表证,宜加薄荷、牛蒡子、蝉蜕等解表祛邪。

b. 如津液已明显耗伤,有口渴,苔黄而干者,宜加天花粉养阴生津。

c. 如兼呕吐者,宜加姜竹茹降逆止呕。

d. 如胸膈热郁较甚,胸闷不舒显著者,宜加苦杏仁、瓜蒌皮、郁金等以宽胸利膈。

此外,本证如夹湿、夹痰,尚可加入化湿、祛痰之品,临证宜斟酌。

栀子豉汤仅两味药组成,临床适用吗? 栀子豉汤代表一个治疗法度,方虽简但嫌其力度不够,故除栀子豉汤外,古代医家应用的其他方药亦可资参考,如刘河间桔梗散(引《保命集·解利伤寒论》:薄荷、黄芩、甘草、山栀仁、桔梗、连翘、竹叶)。刘河间说:"如身热脉洪,无汗多渴者,是热在上焦,积于胸中,宜桔梗散。"

$$热郁胸膈\begin{Bmatrix}胸膈热郁——凉泄邪热:栀子、黄芩、连翘、竹叶\\气失宣展——宣气达表:桔梗、薄荷\end{Bmatrix}桔梗散$$

如症见口舌生疮,大便干结者,可加大黄导热下行。咽喉疼痛,甚或干痛者,可加射干、玄参清咽解毒。如咽痒干咳,可加蝉蜕、牛蒡子等清咽止咳。如咳吐脓痰,色黄而黏,或白痰黏稠,频咳不止,咳出不爽,皆为肺热化火,酿成邪毒,宜加鱼腥草、岩白菜、全瓜蒌、苦杏仁等清肺解毒,化痰肃肺。如口渴引饮,汗出较多,为邪入阳明,可加生石膏、知母等清泄阳明胃热。以上两方,栀子豉汤其作用偏于宣展气机,用于气机郁阻较盛者,而桔梗散长于清泄邪热,用于胸膈邪热较盛证,正如刘完素云:"身热脉洪,无汗多渴者,是热在上焦,积于胸中,宜桔梗散治之。"

⑤ 王孟英指出用栀子、黄芩、瓜蒌、苇茎等药,他说"所谓清气者,但宜展气化以清轻,如栀子、芩、蒌、苇等味是也"。

⑥ 吴坤安指出:"不妨用柴、葛、芩、翘、薄之类,轻清泄热透表,邪亦可外达肌分而解也。"

⑦ 加味栀子豉汤(引《重订广温热论》,焦山栀、淡豆豉、生甘草、桔梗、生枳壳、苏薄荷、葱白)。

（3）热灼胸膈

① 症状:身热不已,烦躁不安,胸膈灼热如焚,唇焦咽燥,口渴,或便秘,舌红苔黄或黄白欠润,脉滑数。

② 辨证要点

a. 身热不已,烦躁不安,胸膈灼热如焚为本证的突出症状,为胸膈邪热炽盛的表现。其与前证相比较,虽同为热在胸膈,但前证之邪热较轻,本证之邪热较甚。正因其热邪燔灼,熏灼胸膈,故身热不已,胸膈如焚,胸膈炽热犯及于心则烦躁不安。

b. 口渴,唇焦,咽燥,或便秘、苔黄、欠润等为上焦气热灼津的表现。胸膈之热上灼咽喉,耗伤津液则咽燥,唇焦,犯及于胃,甚则及于肠腑,灼伤津液,故口渴,或大便秘结。

③ 证型病机:热灼胸膈,气热灼津。

④ 治疗及方药:清泄膈热,凉膈散(《太平惠民和剂局方》:炒山栀、薄荷叶、黄芩、连翘、酒浸川大黄、芒硝、甘草)。

连翘、竹叶
热灼胸膈

清泄膈热,撤热以存阴 {
 轻清泄热:栀子、黄芩——邪热在气分被清化
 导热下行:大黄、芒硝、甘草(调胃承气汤)——邪热随攻下外解
} 凉膈散

透邪外达:薄荷——达邪从表外解

凉膈散与刘氏桔梗散不同,在于无桔梗,有大黄、芒硝,因热灼胸膈,不能宣气达表,故去宣泄气机的桔梗,只宜导热下行,故加大黄、芒硝。

加减:

a. 伤津较甚,而无明显便秘者,可去芒硝,加天花粉、芦根等清热生津。

b. 如兼灼热发痉,为热盛动风,可加菊花、钩藤以凉肝息风。

本方及“风温”章所介绍的银翘散,皆为“煮散”剂。煮散是一种或数种药物经粉碎,混匀而制成的粗末状内服散剂。使用时加水煎煮,去渣取汁服用。煮散剂早在东汉张仲景《伤寒杂病论》中即有所记载,至宋则是其临床应用的极盛时期,正如宋·沈括《梦溪笔谈》所说:“古方用汤最多,用丸、散者殊少。”近世用汤者殊少,皆用煮散。现代已有免煎中药药粉,冲服方便,可替代煮散。

（4）阳明热盛

① 症状:壮热,面赤,汗多,心烦,渴喜凉饮,舌红苔黄而燥,脉洪大或

滑数。

② 辨证要点:壮热,口渴,汗多,脉洪大为本证辨证要点,即所谓"四大"症:大热、大渴、大汗、脉洪大。阳明为多气多血之经,正气能与邪热剧烈抗争,故见壮热,舌红,脉洪大或滑数。邪热循阳明经上蒸于面,则面赤。热盛迫津外泄,则汗多。热扰心神则烦。热炽津伤则渴喜凉饮,苔黄而燥。

③ 证型病机:此为春温阳明热炽津伤之气分证。

④ 治法选方:清热生津透邪。方选白虎汤加味。

白虎汤(见"风温·阳明热盛")

加减:

a. 热盛伤津,烦渴较甚者,竹叶、石斛、芦根等以清热生津。

b. 热扰心神而谵语者加水牛角、连翘、竹叶卷心、黄连、莲子心等以两清心胃。

c. 阳明热盛引动肝风,出现手足搐搦者,可加水牛角、羚羊角、钩藤、菊花等以凉肝息风,此即犀羚白虎汤。(《通俗伤寒论》)

d. 若兼呕吐者,加清半夏、竹茹等降逆止呕,此即镇逆白虎汤。(《医学衷中参西录》)

e. 兼便秘,腑气不通者,加大黄、玄明粉,此即白虎承气汤(《通俗伤寒论》),一清胃经之邪热,一泻胃肠之实火。

(5) 阳明热结,阴液亏损

① 症状:身热,腹满,便秘,口干唇燥裂,舌苔焦燥,脉沉细。

② 辨证要点

a. 身热、腹满、便秘等定位在肠腑,为热结阳明之证。热结大肠,则身热,燥屎不行而便秘,气机阻滞则腹满甚或时痛。

b. 口干、唇燥、舌苔焦燥等阴液亏损表现。春温最易伤阴,阳明热结更多阴亏津耗。故见口干、唇燥、舌苔焦燥等。

③ 证型病机:热入阳明,津伤腑实。本证病情严重,即吴鞠通说,阳明太实,土克水者死。

④ 治疗及方药:滋阴攻下,先用增液汤,其病不解再用增液承气汤。

增液汤:玄参、生地黄、麦冬。

吴鞠通称该方妙在寓泻于实,以补药之体,作泻药之用,既可攻实,又可防虚。

[附]

雪羹加味煎:淡海蜇、大荸荠、鲜地汁、玄参、瓜蒌仁、雅梨汁、白蜜、姜汁、

211

鲜冬瓜皮子。主治证候同增液汤。

增液承气汤(《温病条辨》:玄参、麦冬连心、细生地、大黄、芒硝)。水八杯,煮取三杯,先服一杯,不知再服。

吴鞠通说:"温病之不大便,不出热结液干二者之外,其偏于阳邪炽盛,热结之实证,则从承气法矣,其偏于阴亏液涸之半虚半实证,则不可混施承气,故以此法代之。"

热入
阳明

$\left\{ \begin{array}{l} 阴液亏损——滋养阴津:玄参、麦冬、生地黄(增液汤) \\ 阳明腑实——泻热通腑:大黄、芒硝 \end{array} \right\}$增液承气汤

加减:

a. 如邪热已解,肠道津枯便秘者,去芒硝、大黄之攻下,庶免克伐正气。使该方仅存玄参、麦冬、生地黄,甘寒复咸寒,"增水以行舟"。

b. 若兼腹胀满、疼痛者,加枳实、厚朴、白芍,以行气止痛,此即《四圣悬枢》白英丹。

此外,以下方剂也可酌情选用:吴有性的养营承气汤(《温疫论》:知母、当归、芍药、生地黄、大黄、枳实、厚朴);《备急千金要方》生地黄汤(鲜生地、生大黄、生甘草、红枣、芒硝);吴瑭护胃承气汤(《温病条辨》:生大黄、玄参、生地黄、牡丹皮、知母、麦冬)。

(6) 阳明热结,气阴两虚

① 症状:身热,腹满胀痛,便秘,口干,咽干燥,倦怠乏力,撮空肢颤,目不了了,舌苔焦黄或焦黑,脉沉弱或沉涩。

② 辨证要点

a. 应下失下的治疗经过。

b. 身热、腹满便秘等阳明腑实之证尚存。阳明腑实,肠中热与燥屎相结则身热,便秘,腹硬满胀痛,苔干黄或焦黑。

c. 阴津及元气受到耗损。应下不可迁延,迁延则水为热灼而立见消亡,而见口干咽燥,舌裂舌焦,苔干黄或苔焦黑等。元气耗散,神无所主,而见撮空肢颤,目不了了,倦怠少气,脉沉弱、沉细等。

③ 证型病机:阳明腑实,气液俱虚。

④ 治疗及方药:攻下腑实,补益气阴,新加黄龙汤(《温病条辨》:细生地、生甘草、人参、生大黄、芒硝、玄参、麦冬连心、当归、海参洗、姜汁)。水八杯,煮取三杯。先用一杯,冲参汁、姜汁,顿服之。如腹中有响声,或转矢气者,为欲便也,候一二时不便,再如前法服一杯。候二十四刻不便,再服第三杯。如服一杯即得便,止后服。

此证邪实正虚,攻不胜攻,补又碍邪,故须扶正祛邪,邪正合治。

$$
\text{阳明热结}\atop\text{气液两虚}
\begin{cases}
\text{阳明热结}
\begin{cases}
\text{泻热通腑：大黄、芒硝、甘草（调胃承气汤）} \\
\text{宣通胃气：姜汁（代枳、朴）}
\end{cases} \\
\text{气液俱虚}
\begin{cases}
\text{气虚——益气：人参（独参汤）} \\
\text{阴虚——补益阴血：玄参、生地黄、麦冬} \\
\qquad\qquad\text{（增液汤）海参、当归}
\end{cases}
\end{cases}
\quad\text{新加黄}\atop\text{龙汤}
$$

黄龙汤方出明代医家陶华《伤寒六书》，吴又可引用于《温疫论》，主治邪火壅闭，元神将脱证。攻之不可，补之则邪火更炽。吴又可说："此证下亦死，不下亦死，与其坐以待毙，莫若含药而亡，或有回生于万一者。"吴鞠通说："不忍其危险难治，而遂弃之。故将其化裁，更名新加黄龙汤，更适合本证治疗。"

此证极为危险，而治疗又甚为棘手，阳明结热，本应攻下，但攻之则几微之气不胜；元神将脱，本应滋补，但补之则邪热愈炽，故本证若治不及时，或治不得当，常可致阴竭阳脱而死亡。惟以本方以治之，方可险中求生。服药后，若大便见通，乃邪迟正存之佳兆，可停用本方，改用大队滋阴益气之剂，如益胃汤加人参，以期逐步向愈。若便仍不解，可继服本方，或加用蜜煎导法，使燥热早出一时，而多留一分气阴。

[附]

黄龙汤（引《温疫论》：人参、当归、芒硝、大黄、枳实、厚朴、甘草。）

（7）阳明腑实，小肠热盛

① 症状：身热，大便不通，小便涓滴不畅，尿时疼痛，尿色红赤，心烦口渴，脉沉实，左尺牢坚。

② 辨证要点：有两组症状，在辨证中具有重要意义：

a. 具有热结肠腑的基本表现，即身热、便秘，定位在大肠腑。热结阳明，腑气不通则身热，便秘，腹满。热盛津伤，水不上承，则心烦，口渴，舌红。

b. 具有小便涓滴不畅，溺时疼痛，尿色红赤等小肠热盛，下注膀胱的特有症候。小肠邪热注于膀胱，水腑不通，则小便涓滴赤痛，脉沉实。吴鞠通说："因火腑不通，左尺必现牢坚之脉，小肠热盛，下注膀胱，小便必涓滴赤且痛也。"

《黄帝内经》以左尺候小肠，今小肠热盛，故左尺牢坚。

③ 证型病机：热结肠腑，小肠热盛。

④ 治疗及方药：攻下腑实，通泄火腑，即通大肠之秘，泻小肠之热，二肠同治之法，导赤承气汤（《温病条辨》：赤芍、细生地、生大黄、黄连、黄柏、芒硝）。水五杯，煮取二杯，先服一杯，不下再服。

```
阳明腑  ┌ 热结肠腑——泄热通腑:芒硝、大黄                                  ┐
实,小  ┤                        ┌ 清心泄热 ┐                          │
肠热盛  └ 小肠热盛——通泄火腑 ┤ 下移火腑 ├黄连、生地黄 ┐              ├ 导赤承气汤
                              └ 清小肠热:黄柏、赤芍 ┘              ┘
```

吴鞠通称此方是以导赤散去淡通之阳药,加连、柏之苦通火腑;大黄、芒硝调胃气而通大肠,此二肠同治法也。

加减:

a. 尿血者,加墨旱莲、白茅根等凉血止血。

b. 小便时尿道疼痛,尿频尿急,加蒲公英、海金沙等,以利尿通淋止痛。李时珍称蒲公英是治疗热淋之妙品。

c. 腰胁疼痛较剧,加入柴胡、白芍等以缓急止痛。其腰痛,不可认为肾虚而误用温补。

2. 郁发营分证治

(1) 热灼营阴:此为伏热初发的又一常见证型。

① 症状:身热夜甚,心烦躁扰,时有谵语,夜寐不安,口干反不甚渴,斑疹隐隐,舌质红绛,无苔或有少许薄苔,脉细数。

② 辨证要点

a. 具有营热蒸腾,扰及心神的症状,即舌红绛,心烦,甚或时有谵语,口干反不甚渴饮等。其中舌红绛是营分受热的基本征象,即所谓其热入营,舌色必绛。营气蒸腾,则口干反不甚渴饮。营气通于心,营热扰心则心烦躁扰,时有谵语,夜寐不安。

b. 具有营阴耗伤的症状,即身热夜甚,咽干,脉细数等。热在营中,营阴亏损,至夜得天时之助,与邪相解,则身热夜甚。

c. 此外,尚可见到营热窜络的征象,即斑疹隐隐。

③ 证型病机:热郁营分,营热阴伤。

本证若见于春温始发之时,乃为营分伏热外发所致;若见于春温气分热盛之后,则是气分热邪内陷所为。

④ 治疗及方药:清营泄热,清营汤(《温病条辨》:犀角水牛角代、生地黄、玄参、竹叶心、麦冬、丹参、黄连、金银花、连翘连心用)。水八杯,煮取三杯,日三服。

```
          ┌ 营热 ┌ 凉营解毒 ┌ 凉营:犀角、丹参 ┐ 清      ┐
热灼      │      │          └ 解毒:黄连       ┘          │
营阴 ┤      │      └ 透热外达:金银花、连翘、竹叶心——透    ├ 清营汤
          └ 阴伤——滋养营阴:玄参、生地黄、麦冬(增液汤)——养 ┘
```

清营汤具清热、养阴、透邪三大作用。清，即凉营解毒，如犀角、丹参、黄连；养，即滋养营阴，如玄参、生地黄、麦冬；透，即透热转气，如金银花、连翘、竹叶心。方中轻清之金银花、连翘、竹叶心虽为气分常用药物，但在该方的作用不是清泄气热，而是透泄营分郁热，转出气分而解。

加减：

a. 若为外邪引动营分郁热外发而兼有表证者，可酌加淡豆豉、牛蒡子、薄荷等，共奏表里双解。

b. 神昏谵语明显者，为热已内闭心包，可加安宫牛黄丸，以清心开窍；若夹痰内闭，舌绛、苔垢，喉中有痰，还可加入天竺黄、竹沥、姜汁、瓜蒌等涤痰开窍。

c. 营热炽盛引动肝风，而见手足搐搦者，可加菊花、钩藤凉肝息风。

d. 舌变深绛，已有出血倾向者，为营热深传血分，热无外透之机，故宜去金银花、连翘、竹叶心等轻清透泄之品。

（2）气营（血）两燔：气分邪热未解，营（血）热毒又炽，称为气营（血）两燔。

① 症状：壮热烦渴，目赤头痛，呕吐，夜寐不安，斑疹隐隐，或狂躁谵语，吐血、衄血、便血，斑疹外现，苔焦黄起刺，舌红绛或紫绛。

② 辨证要点

a. 具有壮热、口渴、苔黄等气分阳明热炽证。气分热炽，则壮热，烦渴，苔黄或黄燥。火热炎上，可见目赤、头痛、呕吐。

b. 具有烦躁、斑疹、吐血、衄血、舌绛等营（血）分证。营分热炽，则舌绛。营热窜扰心神，则夜寐不安，狂躁谵语。营热窜扰血络，则见斑疹隐隐。若血热同燔，灼伤血络，迫血妄行，则见斑疹外露，多部位、多窍道出血，舌色深绛。脉数则为气营（血）两燔之征。

③ 证型病机：气营（血）两燔。

④ 治疗及方药：气营（血）两清，一般用玉女煎去熟地黄、牛膝加细生地玄参方（《温病条辨》：生石膏、知母、生地黄、玄参、麦冬）俗称加减玉女煎；斑疹显露而色深者用化斑汤（《温病条辨》：石膏、知母、生甘草、玄参、犀角、白粳米）；气血两燔而病情严重者用清瘟败毒饮（《疫疹一得》：生石膏、生地黄、乌犀角、川黄连、栀子、桔梗、黄芩、知母、赤芍、玄参、连翘、甘草、牡丹皮、鲜竹叶）。水八杯，煮取三杯，分二次服。渣再取一盅服。

气营两燔——热燔 {
气分——辛寒清气：生石膏、知母（白虎汤）
营分——凉营养阴：玄参、生地黄、麦冬（增液汤）
} 加减玉女煎

215

叶天士说:"斑出热不解者,胃津亡也,主以甘寒,重则如玉女煎。斑出热不解,多属气营(血)两燔。"其"如"玉女煎,提示不用原方。吴鞠通遵其意,称气营(血)两燔不可专治一边,故选用张景岳气血两治之玉女煎,去牛膝者牛膝趋下,不合太阴证之用,改熟地黄为细生地黄者,取其轻而不重,凉而不温之义,且细生地黄能发血中之表,加玄参者,取其壮水制火,预防咽痛失血等症也。张景岳玉女煎出自《景岳全书·新方八阵·寒证》,主治水亏火盛,六脉浮洪滑大,少阴不足,阳明有余,烦热,干渴,头痛,牙痛,失血等症。吴鞠通去其熟地黄之温,牛膝之趋下,加凉营(血)养阴的生地黄、玄参,于本证甚为合拍。王孟英称加减玉女煎是"变白虎加入人参法而为白虎加地黄法",救已亡之液,而清未尽之热。

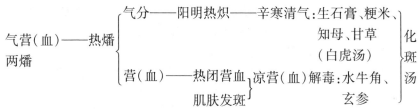

加减:

a. 热毒较甚,斑疹密集,色紫红,舌深绛者,加牡丹皮、赤芍、大青叶、蝉蜕等以解毒化斑。

b. 烦躁,昏谵,为兼有邪闭心包,加安宫牛黄丸以清心开窍。

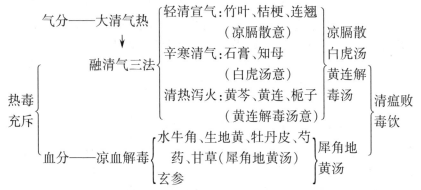

本方的方剂结构大,药用剂量大,清热解毒力量强,故能大清气血,而有清瘟败毒之名。方出余师愚《疫疹一得》,余氏称此十二经泄火之药也,凡一切火热,表里俱盛……不论始终,以此为主。该方有大中小剂之分,其大剂药品用量极大,如生石膏用至6~8两。称其重用石膏直入胃经,使其敷布十二经,退其淫热。治疗祁某案例,大剂连投15剂而愈,计用石膏6斤有零,犀角7两有零,黄连6两有零。余氏说:此前人所未有,后人之所未见。余氏感慨其方"医家不敢用,病家不敢服,甚至铺家不敢卖,有此三不敢,疫疹死于误者,不知凡几。"然而经余氏治疗,患者存活日多,谤者日益众。汪曰桢说:"论者益复集矢于余氏。又评道:偶有特立之士,力排众论,别出心裁如师愚者,且而群目为怪物矣,欲求医学之昌明,何可得乎?"纪晓岚《阅微草堂笔记》记载:"乾隆癸丑年(1793)京师大疫,以张景岳方法治者死,以吴又可方法者亦不验,桐城医士(余师愚)投大剂石膏药,应手而痊,踵其法者,活人无算。"

加减:

a. 夹斑带疹者,加金银花、大青叶等凉血化斑,辛凉透疹。

b. 斑疹青紫,宛如浮萍之背者,为热毒瘀滞,加紫草、红花、桃仁等凉血散瘀。

c. 兼衄血、吐血者,加白茅根、焦栀子、生地黄、莲子心、小蓟等,清心凉血止血。

d. 神志昏愦者,加安宫牛黄丸或紫雪丹清心开窍。

此外,太阴温病血从上溢,可用银翘散合犀角地黄汤。

(3)热盛迫血

①症状:身体灼热,心烦躁扰,神昏谵语,吐血、衄血、便血、溺血,斑疹外现,舌质深绛。

②辨证要点

a. 具有血分热毒炽盛导致的急性多部位出血,如吐衄、便血及斑疹成片成块等。血分热毒炽盛,迫血妄行,而外溢肌肤,则身体灼热,斑疹密布,热伤阳络,则血上溢而为吐血、衄血。热伤阴络,则血下溢而为便血、溺血。

b. 具有脉络结瘀滞征象,如斑疹紫黑,舌深绛等;

c. 具有血热扰心出现的神志异常,如躁扰不安,昏狂谵妄。心主血,血热扰心,则躁扰不安,甚或昏狂谵妄。

③证型病机:血热瘀阻,耗血动血。

本证为营热内侵所致,或为热伏血分而发,前者为病进,后者之发病则更为急暴凶险。

④治疗及方药:凉血散血,清热解毒,犀角地黄汤(《温病条辨》:干地黄、牛白芍、牡丹皮、犀角水牛角代)。水五杯,煮取二杯,分二次服,渣再煮一杯服。

内科杂病血证出血,多系局部血络损伤,将止血置于首位,血止之后再消瘀血,继后找出出血原因,施以宁血治疗,最后才补血。而温病出血,为急性多部位,多窍道出血,采取凉血散血治法,与内科杂病血证治法不同。在《伤寒论》时代,认识到外感热病多因辛温、火劫、火熏等迫使血气流行,失其常度而妄行,如凡服桂枝汤吐者,其后必吐脓血;少阴病但厥无汗,而强发之,必动其血;脉浮热甚,反灸之,此为实,实以虚治,因火而动,必咽燥吐血。对此称其"难治",以姑息为主,期待血证见血自愈,如"衄乃解","自衄者愈","血自下,下者愈"等。隋·巢元方《诸病源候论》认识到热病出血是"内有瘀血积"。六朝时陈延之《小品方》,书虽散佚,但明《永乐大典》有收,保留了消瘀血方芍药地黄汤,称其此主消化瘀血,治疗伤寒或温病初起在表而未表之,热毒入而有瘀血积。唐朝孙思邈《备急千金要方》改芍药地黄汤名为犀角地黄汤。明朝陶华《伤寒六书》提出出血和昏谵、惊狂、迷忘、厥逆、便黑等皆系热病瘀血证。叶天士在理论上突破,指出:入血就恐耗血动血,直须凉血散血。完善了温病血分证治疗理论。血热所迫而"动血",故直须"凉血"以撤热,热除血自宁,可见凉血即所以宁血;离经妄行之血,即为瘀血,故须"散血"化瘀,因为瘀血不除,而新血妄行,可谓通因通用。化瘀、消瘀即属八法中之"消"法;"耗血"即阴血之耗损,乃血因热所耗,但不能直接补益血气,在于充养阴津,即养阴生新,以及并防止汗出伤阴,此即"救阴不在血而在津与汗"。由此可知,凉血散血,不直接止血,其血自可止。实际上,凉血散血寓有"止"、"消"、"宁"、"补"之意。

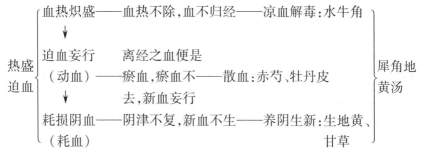

凡见热病急性多部位出血,必察发热、气息、脉象,及时判断是迫血妄行之出血,抑或失血量多,气随血脱,摄纳失权之出血。此方只宜施于迫血妄行之初,不可用于气随血脱之后。

加减:

a. 斑色紫赤,可加大青叶、玄参、丹参、紫草等以增强凉血解毒,活血化瘀之效。

b. 昏谵较重,加安宫牛黄丸清心开窍以苏神志。

c. 出血显著,加蒲黄、侧柏叶、茜草、白茅根等,以增强凉血止血的作用。

d. 兼动风抽搐者,加羚羊角、菊花、钩藤、童便等,以清热凉肝息风。

e. 见血溢不止,身热骤降,肢体皆厥,面色苍白,沉昏不语,舌变淡白无华者,为气随血脱,气不摄血征象,急改用参附龙牡汤以益气摄血,回阳救逆。

（4）热与血结

① 症状:身热,神识如狂,或清或乱,或胸腹硬满,手不可近,或两胁下硬满作痛,或少腹坚满,按之疼痛,大便色黑,小便自利,口干而漱水不欲咽,舌紫绛而黯或有瘀斑,脉沉实或涩。

② 辨证要点

a. 具有身热,少腹坚满疼痛,大便色黑,舌有瘀斑等下焦血蓄的征象,此为辨证着眼点,示明了瘀血的症状及部位。热在血中,炼血为瘀是导致本证的主要原因。但若其人素有瘀伤蓄血,或妇人患春温经水适来,热与血搏,亦可导致本证。因其血分有热,故身热。热与血结于下焦,则少腹坚满,按之疼痛,大便结或色黑易解,小便自利。

b. 具有神志如狂,或清或乱等瘀热扰心的表现。热与血结,瘀热上干于心神,则神志如狂,时清时乱。

③ 证型病机:热与血结,瘀蓄下焦。吴又可称此证系"尽因失下,邪热久羁,无由以泄,血为热搏,留于经络,败为紫血,溢于肠间"(《温疫论·蓄血》)所致。

④ 治疗及方药:攻下泄热,活血逐瘀,桃仁承气汤(引《温病条辨》:大黄、芒硝、桃仁、芍药、牡丹皮、当归)。水八杯,煮取三杯,先服一杯,得下止后服,不下,再服。本方原出于《温疫论·蓄血》,为吴又可所引用。

$$热与血 \longrightarrow 下焦 \begin{cases} 瘀——活血逐瘀:当归、赤芍、 \\ \qquad\qquad\qquad 牡丹皮、桃仁 \\ 热——攻下泄热:芒硝、大黄 \end{cases} \begin{array}{l} 瘀热两分,攻下邪 \\ 解——桃仁承气汤 \end{array}$$

加减:

a. 兼昏谵,斑疹,吐血、衄血者,为血分热盛血瘀,宜与犀角地黄汤合用,兼以凉血解毒化瘀。

b. 肠腑瘀热闭急,经脉血液瘀滞,少腹疼痛较甚者,可加生蒲黄、五灵脂,以增强活血逐瘀止痛之功效。

3. 热入心包证治

（1）热闭心包(参见"风温"章)

（2）内闭外脱(参见"风温"章)

4. 热盛动风证治

（1）症状:壮热,口渴,眩晕,头胀痛,目直,抽搐,颈强,角弓反张,舌质红,苔黄而干,脉弦数。

（2）辨证要点:具有以下两点:

① 热陷手足厥阴,木火相煽,出现的痉厥,如手足躁扰抽搐、昏谵、头晕胀

痛等,其中以抽搐,昏谵为辨证着眼点。

② 具有血热内郁及血热伤阴的征象,如血热内郁而身体灼热不已,或壮热;血热伤阴则舌质干绛。

（3） 证型病机:热陷手足厥阴,热盛动风。

（4） 治疗及方药:凉肝息风,羚角钩藤汤(《通俗伤寒论》):羚羊角、霜桑叶、京贝母、鲜生地黄、双钩藤、滁菊花、茯神木、生白芍、生甘草、淡竹茹)。

$$
热盛动风 \begin{cases} 热陷厥阴 \begin{cases} 足厥阴肝——清肝热、息肝风:羚羊角、钩藤、\\ \qquad\qquad\qquad 桑叶、菊花 \\ 手厥阴心包——化痰通络宁神:茯神、川贝母、\\ \qquad\qquad\qquad\qquad 竹茹 \end{cases} 羚角钩藤汤 \\ 血热阴伤——凉血滋阴:生地黄、芍药、甘草(酸甘化阴) \end{cases}
$$

加减:

① 兼阳明热盛,见壮热,渴饮,汗多者,加生石膏、知母,以清泄气热。

② 兼热结肠腑而便秘者,加大黄、芒硝以攻下泄热。

③ 如血分热炽,症见肌肤发斑,舌色深绛,加水牛角、板蓝根、牡丹皮、紫草等以凉血解毒化斑。

④ 兼项强者,加葛根以解强急。

⑤ 如抽搐频繁急剧,加全蝎、地龙、蜈蚣等以息风止痉。

⑥ 昏谵不醒者,加紫雪丹以开窍息风。

⑦ 痰壅神昏者,加石菖蒲、郁金、竹沥、姜汁等以涤痰开窍。

5. 热灼真阴证治

（1） 阴虚火炽

① 症状:身热,心烦不得卧,肌肤枯燥,咽干,尿短,舌红苔黄而干,脉细数。

② 辨证要点

a. 具有肾阴亏损的表现,如肌肤枯燥,咽干,尿短,舌干,脉细数等;

b. 有邪热犹炽的症状,如身热,心烦不得卧,舌红苔黄等。

③ 证候病机:真阴亏损,壮火犹炽。此证阴愈虚则火愈亢,火愈亢则阴愈虚。吴鞠通曰:"此证阴阳各自为道,不相交互,去死不远。"

④ 治疗及方药:育阴清热,即叶天士说: 舌黑而干,津枯火炽,急急泻南补北。所言泻南者指泻心火,补北者指滋肾水。方用黄连阿胶汤(《温病条辨》:黄连、黄芩、阿胶、白芍、鸡子黄)。

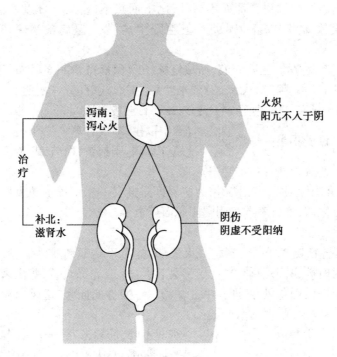

阴虚火炽 { 真阴亏损——育阴:阿胶、白芍、鸡子黄 { 外捍亢阳 内护真阴 } 黄连阿
壮火犹炽——清热:黄连、黄芩 { 内坚真阴 外泻壮火 } 胶汤

泻南:
泻心火

火炽
阳亢不入于阴

治疗

补北:
滋肾水

阴伤
阴虚不受阳纳

图9-2 滋肾泻火法

吴鞠通曰:"故以黄芩从黄连,外泻壮火,而内坚真阴;以芍药从阿胶,内护真阴,而外捍亢阳,名黄连阿胶汤者,取一刚以御外侮,一柔以护内主也"。

（2）肾阴耗损

① 症状:身热不甚,久留不退,手足心热甚于手足背,咽干齿黑,舌质干绛,甚则紫晦,或神倦,耳聋,脉虚软,或结代。

② 辨证要点

a. 具有因肾精亏损而形质失养的表现,如神倦,口干,耳聋,舌质干绛,甚或紫晦,脉虚软或结代。肾精亏损,不能上荣,则咽干齿黑。肝肾精血不足,不能上承耳目,则耳聋视物不清。肝肾亏耗,精不化气,神失所养,则神倦心悸。精血亏损,血脉不畅,则舌干绛,甚至紫黯痉软,脉虚软,或结代。

b. 具有阴虚内热之候,如身热不甚,久留不退,手足心热甚于手足背。真阴亏损,虚热内生,故身热不甚,日久不退,潮热颧赤,手足心热甚于手足背。

③ 证型病机:邪热久羁,深入下焦,耗损肾阴。

此为春温后期真阴亏损之证。春温最易伤阴,尤其是病已步入后期之时,虽然伏热已少,但肝肾真阴在整个病变过程中已为热邪所耗,终成邪少虚多,甚至纯虚无邪之候。虽有低热持续,但邪少虚多,仍以扶正治疗为基本原则,故吴鞠通说:"温病已汗而不得汗,已下而热不退,六七日以外,脉尚躁盛者,重以复脉汤。""扶正以敌邪,正胜则生矣。"(《温病条辨·下焦篇》第6条)

④ 治疗及方药:滋阴养液,加减复脉汤(《温病条辨》:炙甘草、干地黄、生白芍、麦冬不去心、阿胶、火麻仁)。水八杯,煮取八分,分三次服。剧者,加甘草至30g,干地黄24g,白芍24g,麦冬21g,日三夜一服。

$$肾精耗损\begin{cases}滋养不足——滋养肾阴\begin{cases}补中以生津:炙甘草\\填补真阴:干地黄、白芍、麦冬、阿胶、麻仁\end{cases}\\阴虚内热——存阴退热\end{cases}$$

下焦真阴亏损,以填补肾精为主。即是此义。本证以加减复脉汤复其阴精,使阴复阳留,庶可不致于阴竭阳脱而死亡。

加减:

① 若肾精耗损,筋脉失养,心火失济,症见手足蠕动或瘈疭,心中憺憺大动,甚则时时欲脱,形消神倦,齿黑唇裂,舌干绛或光绛无苔,脉虚者,加牡蛎、鳖甲、龟甲以滋阴息风,此即三甲复脉汤。一般称此证为"虚风内动",实系肾阴亏虚的继发表现,现图示如下:

$$肾精耗损\begin{cases}形消神倦\\齿黑唇裂\\舌干绛或光绛无苔\end{cases}\longrightarrow\begin{cases}水亏木旺,筋脉失养——手足蠕动,瘈疭\\真阴欲竭,心火失济——心中憺憺大动,\\\qquad\qquad\qquad\qquad 时时欲脱\end{cases}$$

$$肾精亏损\begin{cases}筋脉失养,肝风内动——潜镇风阳:龟甲、鳖甲、牡蛎\\滋补肾精:炙甘草、阿胶、麦冬、麻仁、干地黄、白芍(加减复脉汤)\\心失所养,水火失于既济\longleftarrow 滋阴养心,水火既济\end{cases}$$

② 若阴亏严重,时时欲脱,纯虚无邪者,加龟甲、鳖甲、牡蛎、鸡子黄、五味子以育阴潜阳固脱,此即大定风珠;若喘者,更加人参;自汗者,更加龙骨、浮小麦;心悸者更加茯神。

$$加减复脉汤\xrightarrow{主治}肾精亏损\begin{cases}虚风内动:加减复\\\qquad\qquad 脉汤加\begin{cases}龟甲\\鳖甲\\牡蛎\end{cases}三甲复脉汤\\虚风内动\\时时欲脱:\begin{cases}三甲复脉汤加鸡子黄\\\qquad\qquad 五味子\end{cases}大定风珠\end{cases}$$

222

6. 邪留阴分证治

（1）症状：夜热早凉，热退无汗，能食形瘦，舌红苔少，脉沉细略数。

（2）辨证要点：有以下两点：

① 夜热早凉，热退无汗是辨证的着眼处，为邪陷阴分的表现。人体卫气日行于阳，夜行于阴，余邪留于阴分，卫气夜入阴分与邪相争则身热。天明卫气出于阳，不与邪争则早凉。病在阴分，脾胃无病故能食。

② 有消瘦、舌红、苔少等阴分亏损的表现。精血被劫，不能充养肌肤，故形瘦。邪留阴分，阴津亏乏，则舌红少苔，脉沉细略数。

（3）证型病机：阴液亏损，邪伏阴分。

（4）治疗及方药：滋阴透热，青蒿鳖甲汤（《温病条辨》：青蒿、鳖甲、生地黄、知母、牡丹皮）。水五杯，煮取二杯，日再服。

邪留阴分 $\begin{cases} 邪热伤阴——滋养阴液：生地黄、知母、鳖甲 \\ 邪伏阴分——清热透邪：青蒿、牡丹皮 \end{cases}$ 青蒿鳖甲汤

小　　结

春温系伏邪温病。阴精素亏，病邪内伏，邪自里外发，或发于气分，或发于营分。里热蕴蓄，阴精虚损，贯穿始终，是其病机特点。直清里热，滋养阴津，透邪外达为其基本治疗法则。气分证中以入春发于少阳的胆腑热郁证为病之首，古训以黄芩汤为主方，苦味坚阴，苦寒直清里热。惟嫌养阴透邪不足，故常加淡豆豉、玄参养阴托邪，领邪外出。胸膈之邪，轻者热郁胸中，宜轻清宣透（栀子豉汤），达邪出表；重者胸膈气热灼津，宜导泄上焦膈热从泻下而解，方如凉膈散。阳明证多见热结津伤，甚者肠腑邪热壅闭，而元阴元阳又有欲脱之势。宜审标本虚实，邪正合治，或滋阴攻下，或补益气阴，泻热通腑，方如增液承气汤、新加黄龙汤等。其病发于营分，病情严重，营热阴伤，侵扰心神，甚至引动肝风，痉厥兼臻，或机窍闭塞，昏谵肢厥，其凉营养阴，开窍息风，刻不容缓。其深逼血分，迫血妄行，斑疹，吐衄，急性多部位多窍道出血，昏狂谵妄，险象环生。其耗血动血，则直须凉血散血，方如犀角地黄汤。气分与营血分病变，交错重叠，如两燔气营（血），毒燔气血等，应审其偏重，或气营（血）两清，或大清气血，方如加减玉女煎、化斑汤、清瘟败毒饮等。后期肾精亏损，治疗须察是否邪气尚存，如见津枯火炽，则宜泻南补北，方如黄连阿胶汤。而邪少虚多者，以扶正为主，扶正以敌邪，正胜则有生机，否则肾精涸尽而致死亡。"补下焦如水之注"，以加减复脉汤为总司，以填补下元。后期大抵滋阴不厌频繁，而攻下切须慎重。

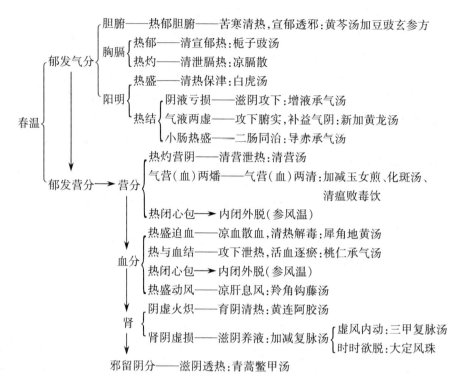

图 9-3　春温证候归纳图

第十章

暑　温

由暑热病邪引起的暑温是多种暑病的代表,通过其学习,可以帮助、带动对其他暑病内容的学习。要求熟悉暑温的含义、特点、病因病机等内容。掌握暑温各证候类型的辨证论治。了解冒暑、暑秽的证治。

一　概　述

(一) 暑温的含义

暑温是感受暑热病邪引起,起病急骤,初起即见壮热、烦渴、汗多、脉洪大等气分热盛证候,发生于夏暑当令季节的急性热病。

根据暑温的发病季节和临床特征,西医学中的流行性乙型脑炎,以及其他发生于夏季的传染病,如登革热和登革出血热、钩端螺旋体病、流行性感冒等,属于暑温范围,可参考本病予以辨证论治。

(二) 暑温的特点

暑温有如下特点:

1. 起病急骤,多发自阳明气分。

2. 传变迅速。最耗伤津气,甚至津气欲脱。

3. 易闭窍、动风、动血。

4. 易夹湿邪。

总之,首犯阳明,易伤津耗气,津气欲脱,闭窍动风动血是其特点。

(三) 源流

1. 早在《黄帝内经》时代,就有了关于暑病的认识。如《素问·热论》有:"凡病伤寒而成温者,先夏至日者为病温,后夏至日者为病暑。"《素问·生气通天论》则进一步描述了暑病的临床表现,如,"因于暑,汗,烦则喘喝,静则多言,体若燔炭,汗出而散。"

2. 汉张仲景所称中热、中暍,皆指暑病,并有病因、主要症状和治疗方法的论述。如《金匮要略·痉湿暍病脉证治》说,"太阳中热者,暍是也。汗出恶寒,身热而渴者,白虎加人参汤主之。"指出了暑病的病因、主要症状和治疗方法。仲景所称"中热"和"暍",尤在泾解释为:"中暍即中暑,暑亦六淫之一";

"中热亦即中暑,喝即暑之气也。"(《金匮要略心典》)故中热、中喝,即为暑病。西晋王叔和对暑病的病理性质有了进一步的认识,他在《伤寒例》中说:"暑病者,热极重于温也"。晋、隋、唐时期多数医家多赞同这一看法,主张这一见解。到了宋元时期,进一步的深化了对暑病的认识,并有明确的分类。如《太平惠民和剂局方》即有"中暑"、"伤暑"、"冒暑"、"伏暑"之别,并有相应的治疗方药记载。杨士瀛的《仁斋直指方·暑》说:暑病非冬令感寒伏匿体内而后发的疾病,他明确指出,"暑气自口鼻而入",其病在三焦肠胃之间,且"心包络与胃口相应",故可传入心包络,而出现神志异常。朱丹溪也指出暑病亦非冬月伏寒所化,如《丹溪心法·中暑》明确指出:"夏暑乃夏月炎暑也,盛热之气也。"

3. 明清医家分类细致,研究较多,提出阳者阴暑之名,而遭非议。如明·戴思恭《证治要诀·中暑》在病理上提出了"有暑即有痰""的观点。张元素、张景岳则将暑病分为阳暑和阴暑。暑本系阳热之邪,而提出阴暑之名,被清代医家王孟英所批评。

4. 清代对本病的认识则更加深入,首提"暑温"病名。清初喻嘉言主暑病当属新感而非伏气,指出:"盖暑病乃夏月新受之病,岂有冬月伏寒春时不发,至夏始发之理乎?"值得称道的是吴鞠通,他认为湿热相搏谓之暑,他将暑病之偏于热者命名为"暑温",首次确立了"暑温"这一病名,"暑温"概括了绝大部分暑病。如说:"暑温者,正夏之时,暑病之偏于热者也。""形似伤寒,但右脉洪大而数,左脉反小于右,口渴甚,面赤,汗大出者名曰暑温。"并在其著作《温病条辨》中对本病的病因病机、变证转归、治法方药以及与湿温等病的区别等均作出详细论述,奠定了本病的辨证论治体系,从而将本病作为一个独立病种而被系统研究。其后,王孟英提出暑纯热无湿、暑兼湿邪与暑中固有湿邪不同,与吴鞠通的认识有差别,并提出暑为火邪,心为火脏,邪易入之,为暑邪直中心包提出了明确的病理依据,又为暑伤津气拟定清暑益气汤,一直为后世遵用。

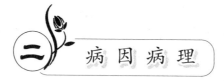

二 病因病理

(一)病因

1. 外因——暑热病邪。夏季暑气当令,暑热病邪肆虐,一旦侵入人体即可发生暑温。正如雷少逸所说:"夏伤于暑者,谓夏季小暑大暑之令,伤于暑也。"

2. 内因——元气亏乏,不足以御夏令暑热病邪的入侵。炎夏之际,人若正气素亏,或劳倦太过,或汗泄过多,津气耗伤,机体抗御外邪能力低下,暑热病邪便可乘虚而入,导致本病发生。正如王安道所说:"暑热者,夏之令也,大行于天地之间,人或劳倦、或饥饿、元气亏乏,不足以御天令之亢热,于是受伤而为病。"

(二)病理

1. 暑热病邪径犯阳明。暑性酷烈,一般不经卫分而径犯阳明。阳明多气多血,邪正剧争,里热蒸迫,初发即见阳明气分热盛证候,如壮热、汗多、口渴、脉洪等,这就是叶天士说的"夏暑发自阳明"。

2. 气分暑热炽盛,极易耗气伤津。暑性酷烈,壮火食气,易耗损元气。《素问·举痛论》称"炅则气泄",又称"炅则腠理开,荣卫通,汗大泄,故气泄。"亢盛暑热,迫津外泄,则致阴津受伤。气耗不能摄津,津伤不司敛纳,而致津气俱耗,甚至津气欲脱。

3. 暑热病邪常兼夹湿邪为患。因天暑下迫,地湿上蒸,人在气交之中,既伤暑,又受湿,暑热病邪兼夹湿邪郁阻气分,其证候除具暑热亢盛症外,并兼有湿邪中阻,郁滞气机之症,如脘痞、身重、苔腻等。这就是叶天士所说的"长夏湿令,暑必兼湿。"又称"暑令湿盛,必多兼感。"

227

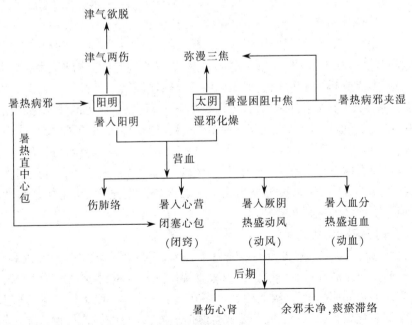

图 10-1　暑温病理示意图

4. 暑热病邪传陷心营（血），闭窍动风动血。《素问·六节藏象论》称：“心者，生之本，神之变，其华在面，其充在血，为阳中之太阳，通于夏气。”这就是所谓心为火脏，暑为火邪，邪易入之。暑热病邪可从气分内陷心营，也可径直侵入心包（直中），如宋·杨仁斋《仁斋直指方》中暑论说：“暑自口鼻而入，凝之于牙颊，达之于心包。”暑热炼津为痰，闭塞机窍，木火相煽，引动肝风，则痉厥兼臻，其深入血分，迫血分妄行，导致急性多部位、多脏器、多窍道（腔道）出血，如咳血、咯血、吐血、衄血、尿血及肌肤发斑等。这就是本病闭窍、动风、动血的特点。

5. 后期津气未复而邪气留恋。如气阴亏损，余邪未净，筋脉失养而见低热不退，虚风内动；或包络痰热留伏未净，机窍不利，而致神情呆顿；或痰瘀滞络，筋脉失利，而见手足拘挛，肢体强直或抽搐等。

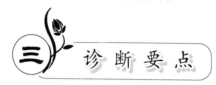

三　诊断要点

（一）发病季节

暑温的发生具有明显的季节性，多发生于夏暑当令季节，一般是夏至到处暑期间。

（二）临床特点

1. 发病急骤，初起即见壮热、烦渴、汗大出、脉洪大等阳明气分热盛证候。少数病例可见发热、恶寒、无汗、咽痛、身痛、苔薄白、脉浮数等肺卫表证，但为时短暂，很快便邪气内传阳明，而见阳明气分热盛证候。

2. 病情变化较快，可以由气分而迅速深入营、血。而有的病例则在出现短暂的肺卫表证后，即可迅速出现神昏、肢直、抽搐等窍闭动风之症；或由阳明气分而迅速转变为高热、肢烦、大汗、昏愦、脉微等暑热内闭，正气外脱之候；或热退而即见汗出不止、气短喘息、脉散大等津气欲脱之象。凡此诸多变证，在本病部分病例，尤其是小儿及正虚之人的病变过程中，往往是突然发生，应当引起高度重视和警惕。

（三）鉴别诊断

1. 湿温　暑温与湿温都是夏季常见温病，多发于夏末秋初雨湿较盛，气候炎热之时；发病较缓，起病之时，卫表以湿重热轻为主，且持续时间较长；入气，则以湿热困阻脾胃为病变中心。多在气分羁留，以致缠绵难愈，病程较长；若湿热化燥化火，亦可深入营血和损伤阴液，以肠络损伤便血为主；若湿热病邪寒化，损伤脾肾阳气，则是湿温较为独特的病理变化。故二者亦不难鉴别。

2. 暑疟、瘴疟　发于夏季或夏秋之交,严重时,亦有高热、神昏、抽搐,易与暑温混淆。但暑疟和瘴疟多具反复发作,高热烦渴,随汗出而退的特点,外周血及骨髓涂片可发现疟原虫,故与暑温亦不难鉴别。

3. 疫毒痢　疫毒痢亦多见于夏季或夏秋之交,临床上也具有起病急骤、动风、窍闭,甚至内闭外脱等特点,与暑温往往不易鉴别。疫毒痢的闭脱证出现更具暴发性,二者主要靠实验室检查,方能作出鉴别。

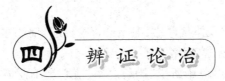

四　辨证论治

（一）证候辨析挈要

1. 辨识有无表证　本病发病急骤,传变迅速,一般无表证,仅少数病例出现表证,但大多非常短暂,易被忽视,或误诊为一般暑月感冒(见"暑湿·附·冒暑")。故夏季暑温流行之时,若见发热,恶寒,身痛,苔薄白,脉浮数等肺卫证候者,应予高度警惕,并考虑暑温表证之可能,以免漏诊。但若证见高热,背部恶寒,汗出烦渴,脉洪大者,则又不可因其背部恶寒而误诊为暑温表证。其背部恶寒,实乃暑温阳明热盛,汗出太多,阳气随汗而泄所致。

2. 辨析气阴损耗程度　本病易损耗气阴,导致多种凶险变证,故对气阴耗损程度应予高度重视。凡口渴引饮,舌干少津即为津伤;神倦脉虚即为气耗,二者同见,即为津伤气耗。如进而出现消渴不已,或渴不咽水,舌光绛而干,脉细数,则为肝肾真阴受灼。兼见咳血,则为肺阴灼伤,络脉受损;兼见心烦不眠,则为心阴亏损,心神不宁;若汗出淋漓,喘喝脉散,则为元气欲脱。

3. 辨析窍闭风动之先兆　本病之神昏、抽搐往往突然发生,为了掌握治疗上的主动,故对其先兆应详加辨析。凡见嗜睡,进而沉睡,或烦躁不寐,静而多言者,均为神昏之兆;手足不时微微抽动,惊惕肉瞤,项强者,则应防其风动。

4. 注意症状复杂多变,传变不分表里渐次。如张凤逵《伤暑全书》说:"不拘表里,不以渐次,不论脏腑,冒暑蒸毒,从口鼻入者,直中心包络经,入肝则眩晕顽麻,入脾则昏睡不觉,入肺则喘咳痿痹,入肾则消渴,非专心主而别脏无传入也。"

（二）治疗要点及注意事项

1. 本病的基本治法是清暑泄热　"夏暑发自阳明",本病初起,阳明气热大甚以辛寒之剂,清泄暑热;如进而暑热伤津,则用甘寒之剂,清热生津;若暑热去而津气大伤,则宜甘酸之剂,益气敛津。叶天士引张凤逵所说:"暑病首用辛凉,继用甘寒,终用甘酸钦津,不必用下。"可谓总结了本病气分阶段不同时期的治疗大法。但须指出的是,其所谓首用辛凉是指辛凉重剂,即辛寒清气之法,非指辛凉解表;本病易耗气伤津,很少形成腑实之证,故一般不必使用下法,否则徒伤津气,但若出现腑实兼证,又当急予攻下。

2. 若暑邪入营,宜清营透热;入血直须凉血散血;若有神昏、痉厥之变,其治虽与风温相同,但尤宜早投清心开窍,息风救逆之剂,若稍有迟疑,则恐不治。

3. 病变后期,出现津气两虚,兼余邪留恋,痰瘀滞络多见,则应益气养阴,或兼清余邪,如化痰祛瘀搜络等。

4. 王纶《明医杂著》中所说"治暑之法,清心利小便最好。"乃针对暑邪的性质而提出的治则,在于清暑利尿,导心火下行,使暑热随小便之径而外出,并非暑温全病程的治疗通则,故须注意。

(三)分型论治

1. 气分证治

(1)暑入阳明

① 症状:壮热汗多,口渴心烦,头痛且晕,面赤气粗,或背微恶寒,苔黄燥,脉洪数或洪大而芤。

② 辨证要点:壮热(大热),汗多(大汗),口渴(大渴),脉洪数(洪大)为本证辨证要点,即所谓"四大"症。若兼背微恶寒,脉洪大而芤,则为本证兼有津气耗伤之症。此为暑热充斥阳明之气分证。阳明暑热之邪燔灼,邪热蒸腾于外则身体壮热,热逼津液外泄则汗多,热耗津液则口渴。暑热与心火同气,心为暑热所迫则心烦不宁。邪热上蒸,则头痛且晕,面部红赤。热郁气机则气粗。苔黄燥,脉洪数皆为阳明暑热炽盛之象。若热盛汗多,不仅津液受伤,阳气亦随之外泄,致使气阴两耗,故兼背恶寒,脉洪大而芤。

③ 证型病机:暑热充斥阳明气分,邪正剧争,里热蒸迫证。

④ 治疗及方药:清暑泄热,用白虎汤。若兼津气两伤,则宜兼以益气生津,方用白虎加人参汤(引《温病条辨》)。

白虎汤方解参见"风温"章。

暑入阳明
耗气伤津 {
暑入阳明—白虎汤—清泄暑热——退邪阳
耗气伤津——人参—益气生津——固正阳
} 救化源

吴鞠通解释:"脉大而芤,几于散矣,阴虚而阳不固也,补阴药有鞭长莫及之虞,惟白虎退邪阳,人参固正阳,使阳能生阴,乃救化源之妙法也。"郑雪堂说:"此症脉散大,由热邪伤气逼迫而致,故纯虚症之可以益阴配阳者,自当用白虎汤,急清其热,而用人参急补其气。再此症若但清热,热虽清,则气恐即脱,若仅补正,则邪方炽而反助之,故用清补两施法。"(《温病条辨·上焦篇》第8条自注及雪堂按)。

加减:

a. 暑热炽盛,尚可加金银花、连翘、竹叶、荷叶、西瓜翠衣等清暑透邪。

b. 兼暑湿郁阻气机,出现胸痞、呕恶苔腻者,可加藿香、佩兰等芳化湿邪,疏理气机。

c. 若兼湿郁卫表,出现恶风寒,身热无汗者,宜加香薷、大豆卷、连翘、金银花等以疏解表邪。

（2）暑伤津气

① 症状:身热心烦,小便短黄,口渴汗出,气短而促,肢倦神疲,苔黄干燥,脉虚。

② 辨证要点

a. 暑热未退,而见身热,心烦、溺赤等暑热内盛表现。暑热内郁阳明,则身热心烦,汗出。暑热伤津则口渴,小便短黄,苔黄燥。暑热伤气,肺气受损,则气短而促。

b. 具有肢倦神疲、自汗、脉虚无力等津气两伤表现,此为本证辨证着眼处。

③ 证型病机:暑郁气分,津气两伤。

④ 治疗及方药:清气涤暑,益气生津,王氏清暑益气汤(《温热经纬》:西洋参、石斛、麦冬、黄连、竹叶、荷梗、甘草、粳米、西瓜翠衣、知母)。

原方出自薛生白《湿热病篇》第38条王孟英评注,但未著剂量及方名。

暑伤津气 { 暑热内郁——清热涤暑:西瓜翠衣、荷梗、知母、竹叶、黄连; 津气两伤——益气生津:西洋参、粳米、石斛、麦冬 } 王氏清暑益气汤

本方与白虎加人参汤皆能清暑泄热,益气生津。但本方以甘寒药物为主,白虎加人参汤以辛甘寒药物为主,故前者重在益气生津,后者重在清暑泄热。再以益气与生津而论,则前方重在生津,后者重在益气。

本方与东垣清暑益气汤,二者虽然方名一样,"但东垣之方,虽有清暑之名而无清暑之实。"王孟英的这段评语固然有其偏激的一面,但针对本证来说,王氏所制之方实较东垣贴切。不过,本方之黄连为苦寒之药,虽为清涤暑热而设,但恐有伤津化燥之弊,故只宜少用。亦如汪曰桢所说:"此方较东垣之方为妥,然黄连尚宜酌用。"

本方为清补合剂,为邪不甚而偏于正虚者设,临床应用时,可根据暑热邪

气与津气耗损两个方面的轻重而灵活使用。若暑热较甚,可加重清热涤暑之药;若正虚较甚,可加重益气生津之品。若久热不退,可去黄连、知母,加白薇、蝉蜕、地骨皮。

[附]

东垣清暑益气汤(引《温病条辨》):黄芪、黄柏、麦冬、青皮、白术、升麻、当归、炙甘草、神曲、人参、泽泻、五味子、陈皮、苍术、葛根、生姜。

(3) 津气欲脱

① 症状:身热已退,汗出不止,喘渴欲脱,脉散大。

② 辨证要点:本证具有三个主要表现:

a. 身热已降而汗出不止。暑热已去者,本应逐步向愈,但若病变过程中汗出不止,即喻嘉言说:"夏月人身之阳,以汗而外泄。"暑热耗伤津气过甚,则可于邪退之时,而体温骤然降至正常以下。元气大伤,失于固摄,气不敛津则汗出不止,使阴津耗伤。

b. 喘渴欲脱。汗出不止则津益伤而气愈耗,津气大损,则致肺不主气,化源欲绝而见气短喘息,呼多吸少,喝喝有声之候,为津液耗伤太过,肺之化源欲绝。

c. 脉散大。为阴津失于内守,阳气失于固敛而欲脱的征象。正如吴瑭所说:"汗多而脉散大,其为阳气发泄太甚,内虚不司留恋可知。"脉散大,为本证极重要的表现,汪曰桢说:"脉虚为的验"。

③ 证型病机:暑伤津气,津气欲脱。即阳气以汗多而外泄,阴津因暑热炽盛而内耗,津气耗伤殆尽而欲脱,故吴鞠通称此证为阳气发泄太甚,而内虚不司留恋。

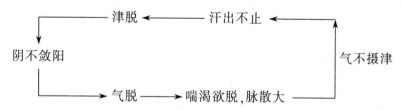

④ 治疗及方药:益气敛津,生脉固脱。生脉散(《温病条辨》:人参、麦冬、五味子)(同时,应中西医结合积极抢救。)

喻嘉言说:夏月人身之阳,以汗而外泄,人身之阴以热而内耗。阴阳两俱不足,盖阳以阴为宅,补阳不伤其阴;阴以阳为根,泻阴不动其阳。

益气摄津 $\begin{cases} 津脱——酸甘化阴:麦冬、五味子——守阴留阳 \\ 气脱——益气固脱:人参 \end{cases}$

薛生白说："暑月热伤元气,气短倦怠,口渴多汗,肺虚而咳者,宜人参麦冬五味子等味。"吴鞠通说："生脉散酸甘化阴,守阴所以留阳,阳留汗自止也;人参为君,所以补肺中元气也。"王孟英说："其(生脉散)命名之意,即于复脉汤内取用参麦二味,因止汗故加五味子。"

加减:

如突发急性呼吸频数和呼吸窘迫,呼吸次数＞35次/分,大汗出,鼻翼扇动,脉散大,神恍惊悸,面色潮红,汗出如油,口渴欲饮,饮不解渴,身热心烦,四肢温暖,舌光干枯无苔,脉虚数或结代。宜补益元气,育阴潜阳。生脉散合用三甲复脉汤(人参、牡蛎、鳖甲、龟甲、生地黄、麦冬、山萸肉、五味子)。每日1剂,水煎服。如出现肢冷尿少者,为阴损及阳,生脉散宜加附子、肉桂,以温肾化气。

使用生脉散的注意事项:

a. 判断本方是否奏效以脉敛与否作为标准,故吴鞠通说："脉不敛,再作服,以脉敛为度。"古代医家在没有血压计的情况下,凭借脉诊,指导用药、判断疗效及生命指征,很不容易。

b. 使用生脉散须详审其邪之有无,如津气受伤,而暑热未清者不可单用本方,以免恋邪为患,故徐灵胎说："不可徇俗而视(生脉散)为治暑之剂也。"

表10-1　津气两伤与津气欲脱证治比较表

比较项目	津 气 两 伤	津 气 欲 脱
发热	发热未退	身热已退,或骤退
气息	气短而促	喘渴欲脱
汗出	口渴自汗	肢冷汗出,汗出不止,冷汗
脉象	脉虚无力	脉散大
治疗	清气涤暑,益气生津	益气敛津,生脉固脱
备注		津气欲脱,用生脉散,以脉敛为度

(4) 热结肠腑

① 症状:身灼热,日晡为甚,腹胀满硬痛,谵语狂乱,大便秘结或热结旁流,循衣摸床,舌蜷囊缩,舌红,苔黄燥裂或焦黑起刺,脉沉数。

② 辨证要点

a. 暑热炽盛成毒,津液损伤的表现:暑热炽盛成毒,津液损伤的表现以身灼热,神志昏乱,苔黄燥裂或焦黑起刺为主。腑气不通,暑热及肠中浊气循胃之大络而上干神明,神不守舍则见谵语狂乱,循衣摸床。热犯厥阴,则舌蜷囊

233

缩。舌红,苔黄燥裂或焦黑起刺,脉沉数,皆为热结阳明津伤之象。

b. 肠腑热结表现:潮热日晡为甚,腹胀满硬痛,大便秘结或热结旁流,为本证辨证要点。暑热与肠中糟粕相结,灼伤津液,传导失常,则大便秘结。燥屎不行,气机阻滞,则腹胀满硬痛。阳明经气旺于申、酉,今阳明腑实已成,故身灼热,日晡尤甚。若肠中热结较甚,肠液下迫,则见下利臭水纯清之"热结旁流"。

③ 证型病机:暑热成毒,结于肠腑,津液损伤。

④ 治疗及方药:急下存阴,通腑泄热,清热解毒。方选解毒承气汤(《伤寒温疫条辨》:黄连、黄芩、黄柏、栀子炒、厚朴姜汁炒、生大黄酒洗、后下、芒硝兑入、白僵蚕酒炒、蝉蜕)。

张凤逵说,暑病"不必用下",但暑温热结肠腑者,则当早下,导热外出,否则痉厥立现,危在顷刻。如流行性乙型脑炎属热结肠腑者。

热——泄热通腑——大承气汤
透邪外达——僵蚕、蝉蜕 } 解毒承气汤
毒——清热解毒——黄连解毒汤

另外,还有俞氏解毒承气汤(引《重订通俗伤寒论》:金银花、栀子、黄连、黄柏、连翘、黄芩、枳实、大黄、西瓜硝、金汁、白头蚯蚓、生绿豆、雪水)。

从俞氏解毒承气汤方剂结构看,比较符合暑热搏结肠腑的治疗。

加减:

a. 若见本证兼有气虚者,可加人参;

b. 热毒炽盛,可去僵蚕,加大青叶、生石膏;

c. 肝风内动者,可加羚羊角、钩藤。

(5) 暑湿困阻中焦

① 症状:壮热,汗出,面赤恶热,气粗息促,肢体酸楚,心烦,口渴,小便短赤,脘痞呕恶,舌红赤,苔黄腻,脉洪大。

② 辨证要点

a. 壮热、烦渴,汗多溺短,脉洪等暑热内盛阳明为主症;

b. 兼有脘痞、身重等湿阻太阴的症候。

③ 证型病机:暑热内盛阳明,兼湿阻太阴。

④ 治疗及方药:清热化湿,白虎加苍术汤(《类证活人书》)。

暑湿困阻中焦 { 阳明热盛——清热(辛寒清气):白虎汤 | 湿困太阴——化湿(燥湿):苍术 } 白虎汤加苍术汤

加减:

a. 中焦湿邪偏盛,可加藿香、佩兰、滑石、大豆卷、通草等芳化渗利之品。

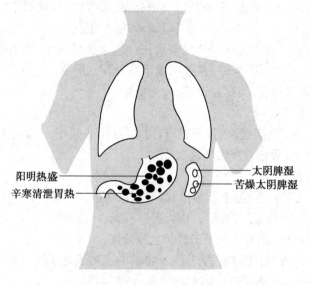

阳明热盛 ————
辛寒清泄胃热 ————
———— 太阴脾湿
———— 苦燥太阴脾湿

图 10-2 暑湿困阻中焦证治示意图

b. 兼腹胀,可加厚朴、枳实等行气理气,使气行而湿化。

（6）暑湿弥漫三焦

① 症状:身热面赤,耳聋,头眩晕,咳痰带血,不甚渴饮,胸闷脘痞,恶心呕吐,大便溏臭,小便短赤,舌红赤,苔黄腻,脉滑数。

② 辨证要点

a. 暑湿蕴蒸上焦的表现,如身热、面赤、耳聋、痰血、胸闷等。暑湿内郁,蒸腾于外则身热不退,上蒸清窍则面赤耳聋。叶天士说:"湿乃重浊之邪,热处湿中,蒸淫之气上迫清窍,耳为失聪,不与少阳耳聋同例。"少阳耳聋乃胆热上冲所致,必伴有寒热往来,口苦咽干,脉弦等症,可鉴别。暑热漫及上焦,侵袭肺,肺气不利,气机受阻,热损肺络,可见胸闷、咳痰带血。

b. 暑湿困阻中焦之脘痞而不甚渴饮。

c. 暑湿注下的下利稀水,小便短赤等。湿热蕴结下焦,肠道失于分清泌浊,则见小便短赤,下痢稀水。舌红,苔黄滑,可知暑湿之邪仍在气分。

本证暑重湿轻。

③ 证型病机:暑湿弥漫三焦气分。

④ 治疗及方药:清暑利湿,宣通三焦,三石汤(《温病条辨》:飞滑石三钱,生石膏五钱,寒水石三钱,苦杏仁三钱,竹茹二钱炒,金银花三钱露更妙,金汁一酒杯,冲,白通草二钱)。

水五杯,煮成二杯,分两次温服。

$$暑湿弥漫三焦\begin{cases}上焦——清宣\begin{cases}宣肺化湿:苦杏仁(气化湿化)\\轻清泄热:金银花\end{cases}\\中焦——清泄中焦:石膏、寒水石、金汁、竹茹\\下焦——淡渗凉泄下焦:滑石、通草\end{cases}三石汤$$

宣肺化湿很重要,吴鞠通说:以肺为要领。

(7) 邪干胃肠

① 症状:发热,腹痛,心烦躁扰,口渴喜饮,呕恶频作,大便溏泄,泻下急迫秽臭,小便短赤,舌红,苔腻,脉濡数。

② 辨证要点

a. 胃肠失和的表现:呕吐频作,泻下急迫臭秽;

b. 暑湿的一般表现:发热,口渴,舌红苔腻,脉濡数。

③ 证型病机:此为暑湿干于胃肠之气分证。

④ 治疗及方药:清解暑热,化气利湿。方选桂苓甘露饮(《宣明论方》)。

$$暑热——清暑热:石膏、寒水石$$

$$暑湿——清暑利湿:\begin{cases}六一散\\五苓散\end{cases}$$

2. 营血分证治

(1) 暑伤肺络:本证因暑伤肺络而咳嗽、咯血,颇似痨瘵,故又有暑瘵之称。

① 症状:骤然咯血、衄血,咳嗽气促,头目不清,灼热烦渴,舌红苔黄,脉数。

② 辨证要点

a. 以咯血、衄血为主要表现。由于暑热损伤肺络,血从上溢则见骤然吐血、衄血,出血量或多或少,视病变程度而异,出血为暑伤肺络的征象,为本证辨证着眼处。

b. 具有暑热内盛、暑热蒸迫的表现,如灼热烦渴,头目不清,舌红苔黄,脉数。

③ 证型病机:暑热伤肺,迫血妄行。本证病情严重,吴鞠通说:"暑温寒热,舌白不渴,吐血者,名曰暑瘵,为难治。"又说:"咳而衄,邪闭肺络,上行清道,汗出邪泄可生,不然则化源绝矣"(《温病条辨·原病篇》第8条自注)又说:"太阴温病,血从上溢……吐粉红血水,非血非液,实血与液交迫而出,有燎原之势,化源速绝"(《温病条辨·原病篇》第11条自注)。王孟英说:"若肺气竭绝,必自汗气喘,此是闭塞,故关窍不通"(《重庆堂随笔》)可见,肺络损伤出血,血瘀肺窍,肺气窒塞,不司呼吸,是化源绝的基本原因。

④ 治疗及方药:凉血解毒,清络宣肺,犀角地黄汤合银翘散。因无表证,荆芥、淡豆豉、薄荷等解表药应去掉。

本证多因血热瘀滞肺络,导致肺之化源速绝而死亡。故治疗要及时。

方用犀角地黄汤清热解毒,凉血止血;银翘散清解肺络之热,宣降肺气。

加减:

a. 出血量多,可加三七粉止血。

b. 肺热盛而咯血者,加炒栀子、黄芩、白茅根、侧柏炭、藕节炭等清肺泻火,凉血止血。

c. 若肺胃热盛,可加生石膏、知母、黄连等清热解毒。

d. 若气随血脱,可用独参汤或参附汤益气固脱,回阳救逆。

(2) 暑入心营

① 症状:灼热烦躁,夜寐不安,时有谵语或昏愦不语,舌蹇肢厥,舌红绛,脉细数;或猝然昏倒,不知人事,身热肢厥,气粗如喘,牙关微紧或口开默不作声,舌绛脉数。

② 辨证要点

a. 具有谵语、昏迷等暑热内闭心包的表现。经曰:"暑气通于心",故暑温病最易由气及营,出现暑入心营之证,而见灼热烦躁,夜寐不安,时有谵语。暑热病邪直中心包昏厥,称为暑厥,如叶天士所说:"夏令受热,昏迷若惊,此为暑厥。"如若营分热盛进而内闭心包,则神志异常更为明显,出现谵语狂言不休或昏愦不语。

b. 具有营热炽盛的症状,如灼热,舌绛等。暑入心营途径不同,而临床表现有异:

由气分传入心营者,始有气分暑热内盛证,继则出现灼热、烦躁、时有谵语,甚或昏迷不语,而舌绛,脉细数;

若暑热之邪未经卫气而猝然直犯心营,内闭心包,以致陡发神昏肢厥者,名曰"暑厥"。因其清窍为卒中之暑热所闭,故起病即陡见神昏猝倒。热郁气机,则身热而手足反见厥冷。

③ 证型病机:暑入心营,闭塞机窍。

④ 治疗及方药:凉营泄热,清心开窍。

暑热由气分内陷心营者,清营汤送服安宫牛黄丸或紫雪丹(参风温);

暑热直中心包引起暑厥者,用行军散(《重订霍乱论》:牛黄、麝香、珍珠、冰片、硼砂、雄黄、火硝、金箔),亦可用"三宝"。并配合针刺人中、十宣、曲泽、合谷等穴。

神苏厥回,视暑热在气在营(血),分别予以治疗:暑在气分者仍予清热涤

237

暑;若暑在营(血)分,仍宜清营凉血。

[附]

叶天士王孟英论治暑厥:

叶天士说:"夏令受热,昏迷若惊,此为暑厥。"即热气闭塞孔窍所致,其邪入络,与中络中法,牛黄丸至宝丹芳香利窍可效。又说:"神苏已后,用清凉血分,如连翘心、元(玄)参、细生地、鲜生地、二冬之属。"王孟英说:"暑是火邪,心为火脏,邪易入之,故治中者,必以清心之药为君。"又说:"余以神犀紫雪二方救之极效。"

暑入心营,邪闭心包,内闭外脱的治疗,参风温章"内闭外脱"。

表10-2　暑厥与中风的比较表

比较项目	中　　　风	暑　　　厥
季节	一般无季节性	夏季
发病因素	情绪激动、紧张、饮酒等可引发	炎热气候,炎热环境
病机	肝肾阴亏,肝风上逆	暑热直中心包,闭塞机窍
年龄	多见中老年	任何年龄皆可发病
症状	突然昏仆,留有口眼歪斜,半身不遂,后遗症。昏仆24小时后可出现发热	起病急,壮热昏迷,救治及时,一般不留后遗症

(3) 暑热动风

① 症状:身灼热,四肢抽搐,甚则角弓反张,牙关紧闭,神志不清,或喉有痰鸣,脉弦数或弦滑。

② 辨证要点

a. 暑热炽盛,身灼热不已;

b. 暑热内陷厥阴,闭塞机窍,引动肝风,导致痉厥,如神迷、抽搐,甚或角弓反张,称之为暑风。吴鞠通称之为暑痫,如云:"小儿暑温,身热猝然痉厥,名曰暑痫。"风火相煽,扰乱心神,则见神志不清。脉弦数,为热盛引动肝风之兆。魏玉理谓:木热则脂流,未有肝火盛而不生痰者。今风动痰生,痰随火热而上望,则喉间痰鸣,脉弦滑。

③ 证型病机;暑入厥阴,闭塞机窍,木火相煽,引动肝风。

④ 治疗及方药:清泄暑热,息风定痉,羚角钩藤汤(参春温)。

加减:

a. 阳明暑热炽盛,可与白虎汤合用;

b. 暑热结于肠腑,大便不通,可加大黄、芒硝、全瓜蒌;

c. 营(血)分热炽,可与清营汤或犀角地黄汤合用;

d. 暑热内闭心包,症见谵语或昏愦不语,舌蹇肢厥者,急加紫雪丹;

e. 热毒炽盛,可加板蓝根、大青叶;

f. 喉间痰鸣,可加胆南星、鲜竹沥、天竺黄,或与猴枣散(猴枣、羚羊角、天竺黄、川贝母、沉香、青礞石、麝香、月石)合用;

g. 抽搐较甚,可加鲜地龙、全蝎、蜈蚣、僵蚕、蝉蜕。

（4）暑入血分

① 症状:灼热躁扰,神昏谵妄,斑疹密布,色呈紫黑,吐血、衄血、便血,或兼见四肢抽搐,角弓反张,喉间痰声漉漉,舌绛苔焦。

② 辨证要点

此为暑温暑热病邪燔灼血分之证。血热引动肝风,则可兼见四肢抽搐,角弓反张。风动痰生,痰浊随火热上升,则见痰响喉间。

a. 具有血热炽盛阴津耗伤、迫血妄行、血热内陷心包的表现,如灼热、躁扰、斑疹,吐衄血、便血、舌绛苔焦等。血分暑热燔炽,则身灼热,舌绛苔焦。

b. 热陷心包,化痰生风的表现,如神昏谵妄,喉中痰鸣,抽搐,角弓反张等。

总之,本证具有闭窍、动风、动血三方面的证候。

③ 证型病机:暑热火毒燔灼血分,闭窍动风动血。

④ 治疗及方药:凉血解毒,清心开窍,神犀丹(《温热经纬》)、安宫牛黄丸。

神犀丹:乌犀角尖(水牛角代,磨汁)、石菖蒲、黄芩、鲜生地汁、金银花(鲜者捣汁用尤良)、金汁、连翘、板蓝根(如无,用飞净青黛代之)、香豆豉、玄参、天花粉、紫草。

各药生晒研细,忌用火炒,以犀角(水牛角代)、地黄汁、金汁和捣为丸。切勿加蜜。如难丸,可将香豆豉煮烂。每重9g,凉开水化服,日2次,小儿减半。如无金汁,可加人中黄,研入。

王孟英说:"温热暑疫诸病,邪不即解,耗液伤营,逆传内陷,痉厥昏狂,谵语发斑等症,但看病人舌色干光,或紫绛,或圆硬,或黑苔,皆以此丹救之。若初病即觉神情昏躁,而舌赤口干者,是温邪直入营分,酷暑之时,阴虚之体,及新产妇人,患此最多,急须用此,多可挽回。"

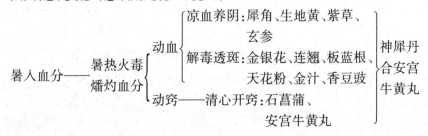

239

加减:

a. 动风抽搐,加羚羊角、钩藤以凉肝息风;如抽搐不止,加服止痉散(全蝎、蜈蚣、僵蚕),以增强止痉之力。

b. 痰涎壅盛,喉中痰鸣,加天竺黄、胆南星、竹沥以涤除热痰,必要时送服猴枣散(《中医学》:猴枣、羚羊角、天竺黄、贝母、青礞石、伽南香、煅月石、麝香),以化痰开窍。

c. 兼气分热盛者,可酌加生石膏、知母等,以两清气血。

3. 暑伤心肾证治

(1) 症状:心热烦躁,消渴不已,麻痹,舌红绛,苔黄黑干燥,脉细数。

(2) 辨证要点:具有三大主症。

① 心热烦躁,病变部位在心。暑温余邪上助心火,则心火亢炽,而心热烦躁。肾阴为暑热所伤,肾水难以上济于心,则心火愈炽,心火愈炽则肾水愈伤,肾水愈伤则心火愈炽,以至形成恶性循环,而心热烦躁尤甚。吴鞠通说:"暑先入心,助火独亢于上。"

② 消渴不已,病变部位在肾。肾水不能上济于心,则心火独亢于上,加之余热未净,津液难复,故消渴不已。吴鞠通说:"肾液不足故消渴也。"又说:"心与肾均为少阴主火,在为火邪,以火从火,二火相搏,水难为济,不消渴乎?"

③ 麻痹,病变部位在肝。肾阴不足,水不涵木,肝阴亏虚不能濡养筋脉,则肢体麻痹。吴鞠通说:"肝主筋而受液于肾,热邪伤阴,筋络无所秉受,故麻痹也。"叶霖说:"入肾消渴,入肝麻痹,出李梴《医学入门》,张司农收入《伤暑全书》。"(《温病条辨·下焦篇》第36条叶评)

(3) 证型病机:心火亢甚,肾阴消灼,肝失所养。

(4) 治疗及方药:清心火,滋肾水,连梅汤(《温病条辨》:黄连、乌梅去核、麦冬连心,水五杯,煎取二杯,分两次服。脉虚大而芤者加人参、生地黄、阿胶烊)。

暑伤
心肾 {
心火亢盛——清泄心火(苦寒泻火):黄连
肾阴消灼,肝失所养——滋肾养肝(酸甘化阴):麦冬、生地黄、阿胶、乌梅
} 连梅汤

加减:

① 若见脉虚大而芤者,为兼气液两虚,加人参以益气生津。

② 若兼大便干燥,小便短赤加生大黄、竹叶,以导泻心火。

表 10-3　暑温肝肾阴伤与春温阴伤火炽比较表

比较项目	春温阴伤火炽	暑温肝肾阴伤
病因	温热病邪(伏寒化温)	暑热病邪
病位	心,肾	心,肾,肝
症状	身热,心烦,舌红苔少	身热,消渴,麻痹
治则	清心火,滋肾水	清心火,滋肝肾
方药	黄连阿胶汤:黄连、黄芩、阿胶、白芍、鸡子黄	连梅汤:黄连、阿胶、生地黄、乌梅、麦冬

4. 余邪未净,痰瘀滞络证治

（1）症状:身热不甚,久留不退,神情呆钝,终日昏睡,或痴呆不语,手足拘挛,肢体强直。

（2）辨证要点

① 余热未净:低热不退。

② 痰热余邪留伏,闭塞心窍:神情呆钝,终日昏睡,默默无语,或痴呆不语,失明,耳聋等。

③ 痰热余邪滞络,气血瘀阻,经脉失养:手颤动,拘挛,肢体强直等。

此暑温余邪未净,痰瘀留滞之证,见于暑温后期。其痰、瘀乃为前期病变过程之中逐渐形成。痰为热煎津液,瘀为热熬血液而就。以上诸症多因闭窍动风,迁延时日所致。

（3）证型病机:暑温后期,余邪未净,痰瘀留滞。

（4）治疗及方药:化痰祛瘀搜络,薛氏三甲散(《湿热病篇》)。醉地鳖虫、醋炒鳖甲、土炒穿山甲、生僵蚕、柴胡、桃仁泥(薛氏之方,既无方名亦无剂量,现列方名仅供参考)。

余邪未净,
痰瘀滞络
{
余邪未净——搜除余邪:柴胡、醋炒鳖甲
痰瘀滞络
{
化痰:僵蚕
祛瘀:桃仁、土炒穿山甲、醉地鳖虫
}
薛氏三甲散
}

加减:

① 余热未清,发热不退者,加青蒿、地骨皮、白薇等,以清除余热。

② 痰瘀较甚,可酌加陈胆南星、白附子、乌梢蛇、红花、白芥子等以化瘀化痰通络。尚可配合针刺治疗。

［附］:王孟英通络蠲痰汤:风痰阻络,肝风内动,凉肝息风,通络蠲痰。羚羊角、石菖蒲、丝瓜络、冬瓜子、薏苡仁、桑枝、旋覆花、橘络、钩藤、胆南星、安宫牛黄丸。此证也可选用。

[附] 冒暑、暑秽

一、冒暑

即夏月感冒。乃由夏月外感暑热湿邪或内有暑湿蕴郁,复感寒邪所致。以肺胃见证为主,病情较轻,病程较短,极少传变,预后良好。

常见类型有以下两种:

1. 暑湿内蕴,寒邪束表

(1) 症状:发热,恶寒,身痛,无汗,鼻塞流涕,身形拘急,脘痞,心烦,舌苔腻。

(2) 辨证要点:寒邪束表的表现:恶寒发热,身痛,无汗,拘急;暑湿内蕴的表现:脘痞,心烦,苔腻。

(3) 证型病机:暑湿内蕴,寒邪束表。

(4) 治疗及方药:疏表散寒,涤暑化湿。方选新加香薷饮(《温病条辨》)。

$$
\begin{matrix} 暑湿内蕴 \\ 寒邪束表 \end{matrix} \begin{cases} 寒邪束表——疏表散寒:香薷 \\ 暑湿内蕴 \begin{cases} ——涤暑化湿:金银花、连翘、\\ 扁豆花、厚朴 \end{cases} \end{cases} 新加香薷饮
$$

2. 暑热夹湿,犯于肺卫

(1) 症状:发热恶寒,汗出,头晕,咳嗽,苔薄微腻。

(2) 辨证要点:暑湿客表的表现:发热恶寒,汗出,头晕,苔薄微腻;暑湿犯肺的表现:咳嗽。

(3) 证型病机:暑湿犯于肺卫,肺气失宣。

(4) 治疗及方药:涤暑清热,化湿宣肺。雷氏清凉涤暑汤(《时病论》)。

$$
\begin{matrix} 暑热夹湿 \\ 犯于肺卫 \end{matrix} \begin{cases} 暑湿客表 \begin{cases} 清暑:青蒿、扁豆、连翘、西瓜翠衣 \\ 化湿:滑石、甘草、茯苓、通草 \end{cases} \\ 暑湿犯肺——宣肺:苦杏仁、瓜蒌皮、枇杷叶 \end{cases} 雷氏清凉涤暑汤
$$

二、暑秽

俗称"发痧",即夏季感受暑湿秽浊之气而致猝然闷乱、烦躁的病证,为中暑的一种类型。其发生,多因夏秋之间,天暑下逼,地湿上腾,暑湿交蒸,更兼秽浊之气交混于内,人因起居不慎感受而发。

(1) 症状:突然头痛而胀,胸脘痞闷,烦躁呕恶,肤热有汗,甚则神昏耳聋,苔腻。

(2) 辨证要点:暑湿秽浊闭阻,蒙蔽清阳的表现:胸脘痞闷,烦躁呕恶,头痛且胀,神昏耳聋;暑湿熏蒸的表现:肤热有汗,其热不甚,汗亦不畅,苔腻。

（3）证型病机：暑湿秽浊中阻，郁遏气机。

（4）治疗及方药：芳香辟秽，化湿涤浊，藿香正气散（《太平惠民和剂局方》）、通关散（《丹溪心法附余》）、玉枢丹。

小　结

暑热病邪所伤，如矢之中人，发病暴急。多径入阳明，或直入心营，深迫血分，耗气伤阴，闭窍、动风、动血，病情危重。其夹湿者，病程迁延，后期灼津为痰，痰瘀互结，或留伏包络，或滞于络脉，则神呆肢瘫，甚难康复。对本病要早发现，早诊断，早治疗，则愈后较好。其初入阳明，壮热不退，蒸迫表里内外，以大剂白虎汤撤热以存阴。暑热伤气，最令表虚，其发热、汗出后恶寒、脉虚是其特点，不可作表证看待。气分暑热不撤，则气耗津伤，须辨别暑热与津气耗伤主次，以及偏重程度，或于白虎汤中加入人参，以奏阳生阴长，或以甘寒柔润于辛寒清气之中，以壮水之主而制阳光，增水而抑火，勿重蹈寒之不寒责之无水之辙。津气欲脱者，益气之中兼以养阴，摄阴之内顾护阳气，务使阴阳平秘，急煎急服生脉散，或注射生脉针，给药须勤，及时足量，以脉敛为度。闭窍动风，急急开窍息风，神犀、安宫或紫雪，速投不要掣肘，甚至配合针刺开窍泄热，尽快使神志复苏，痉厥控制，庶免厥脱，以改善愈后，减少遗复证。气分暑湿，证候复杂，不限所列证型，应参照湿温有关证型辨治。

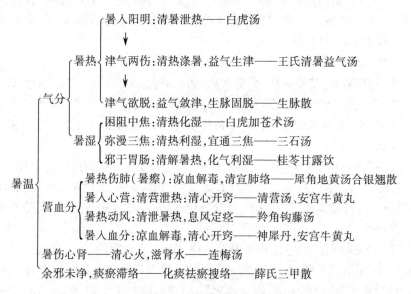

图10-3　暑温证候归纳图

第十一章
湿 温

湿温是湿热类温病的代表,在温病学中占有重要的地位。要求熟悉湿温的含义、特点、病因发病、以及病机演变规律等。掌握不同证候类型如邪遏卫气、邪阻募(膜)原、湿困中焦、湿浊蒙上,泌别失司、湿热蕴毒、湿热酿痰蒙蔽心包、湿热化燥入血等诸证型的辨证论治。注意气分诸证型症状交叉重叠,有同有异,治疗方法繁多等特点,通过比较、鉴别,将知识掌握牢固。

一 概 述

（一）湿温的含义

湿温是由湿热病邪引起,初起以身热不扬、身重肢倦、胸闷脘痞、苔腻脉缓为主要症状,多发生于夏秋季节的一种急性外感热病。

根据湿温病的发病季节和临床表现,西医学中发生于夏末秋初的伤寒、副伤寒、沙门氏菌属感染、某些肠道病毒感染和病毒性肝炎等,属于湿温范围,可参考本病予以辨证论治。

（二）湿温的特点

1. 起病较缓,传变较慢,病势缠绵,病程较长,吴鞠通称其"病难速已"。

2. 病证演变虽有卫气营血过程,但主要流连气分,以脾胃为病变中心。

3. 后期湿热化燥深入血分,多损伤肠络,出现以便血为主的严重证候。

（三）源流

1. 病名首见于《难经》。《难经·五十八难》云:"伤寒有五:有中风,有伤寒,有湿温,有热病,有温病",并载其脉象为"阳濡而弱,阴小而急。"言脉而不言其证。所言湿温属于"广义伤寒"(外感热病)中的一种,已认识到是一种独立的病种。

2. 晋王叔和《脉经》论述了湿温主症、病因、病变部位、治疗禁忌。王氏对湿温言证而不言其脉,其主症为"两胫逆冷,腹满叉胸,头目痛苦,妄言",其病因为"尝伤于湿,因而中暍,湿热相搏",病变部位在足太阴,治疗重心在中焦脾,还提出治疗禁忌如云:"治在足太阴,不可发汗。"

3. 宋至金元时期,有关于湿温病的因、证、脉、治的论述,多局限于对热病

（含暑病）夹湿的证治认识,治疗未脱离《伤寒论》。汉代张仲景在《伤寒杂病论》中如半夏泻心汤之类芩、连与姜、夏同用,成为后世治疗气分湿温所师之法。宋代朱肱在《伤寒类证活人书》指出汗之"必不能言,耳聋,不知痛所在,身青面色变,名曰重喝",治疗以"白虎加苍术汤主之"。宋许叔微《普济本事方》中亦以白虎加苍术汤为治疗主方。而金代刘河间提出"天以常火,人以常动",暑热为患较多,其《伤寒标本》所创制的天水散等方,开创了清热利湿之法,丰富了湿温的治疗方法。

4. 清代对湿温论述系统,实用于临床。叶天士《外感温热篇》虽将温病分为温邪夹风和温邪夹湿两大类别,但温邪夹湿乃是作为湿热类温病的总称,而不是一个独立的温病病种。迨至薛雪立湿热为专论,著《湿热病篇》后,其湿热病多包括湿温,确立了湿温病的辨证论治。吴鞠通的《温病条辨》立湿温为专病,并作为一种独立的温病病种,以三焦为纲进行系统辨证论治,其治法及方药为后世所遵循。

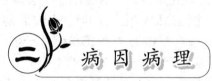

二 病 因 病 理

（一）病因

1. 外因　感受湿热病邪。湿热多从口鼻而入,或从表伤。薛生白指出,从口鼻而入十之八九,从表伤者十之一二。

2. 内因　太阴（脾）内伤是致病内因。

脾气受伤,升运失司,湿邪停聚,郁久化热,酿成湿热。内伤因素包括饱食脾困,过逸脾滞,久饥脾馁,劳倦脾乏,以及饮食不洁伤脾。另,夏秋季节湿热偏盛,脾胃功能呆滞,再因饮食不节,脾胃复伤,运化失职,则更易发生本病。

湿温的发病是外因与内因相互作用的结果,叶天士称其"外邪（湿热）入里,里湿为合。"薛生白说:"太阴内伤,湿饮停聚,客邪再至,内外相引,故病湿热。"如仅有外感而无内伤,或仅有内伤而无外感,则皆不易发病。

（二）病理

1. 初起发自太阴肺脾,以邪遏卫气为主要病理变化。外感时令湿热,郁遏卫表,肺气失于敷布,则有头痛、恶寒、身重疼痛、身热不扬等;脾气内伤,运化失常,湿邪停聚,阻遏气机,则有胸闷脘痞、舌苔厚腻等气分湿阻证。内外合邪,形成湿遏卫气。

2. 湿热流连,以脾胃为病变中心。

（1）湿土之气同类相召,湿热病邪易入侵脾胃。阳明为水谷之海,太阴

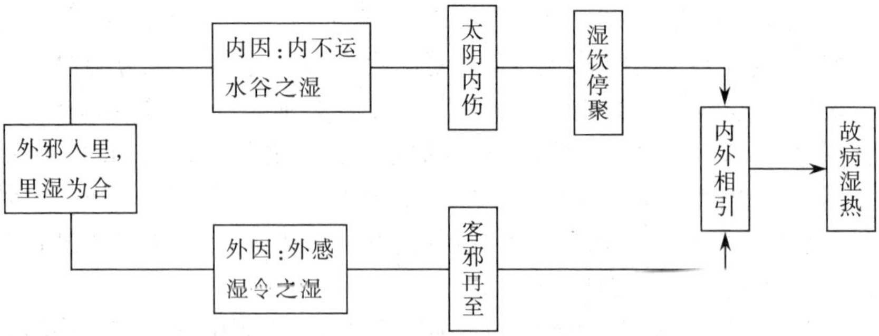

图 11-1　湿温病外因与内因关系示意图

为湿土之脏,故湿温病以太阴阳明经居多。正如章虚谷说:"胃为戊土属阳,脾为己土属阴,湿土之气同类相召,故湿热之邪,始虽外受,终归脾胃。"即脾胃同属中土,湿为土之气,同气两从,故湿热病邪易入侵脾胃。脾胃受湿热内困,升降运化功能失常,则见脘腹痞胀,呕恶,便溏,苔腻等。

(2)中气盛衰决定湿热的转化。中焦脾胃湿热,随中气的盛衰而转化,中气实而阳气偏旺者,则邪随热化,病变部位偏重于阳明胃;中气素虚者,则邪随湿化而病变部位偏重于太阴脾。病变偏于阳明者,则见热重湿轻证,病变偏于太阴者,则见湿重热轻证。此即薛生白所说:"中气实则病在阳明,中气虚则病在太阴。"本证热偏盛者,易化燥伤阴;湿偏盛者易损伤阳气,甚者则成湿胜阳微。正如吴鞠通说:"湿之入中焦……其中伤也,有伤脾阳,有伤脾阴,有伤胃阳,有伤胃阴,有两伤脾胃,伤脾胃之阳者,十常八九,伤脾胃之阴者,十居一二。"

(3)中焦湿热波及其他脏腑。本病病变虽以脾胃为中心,但并不局限于中焦,可弥漫三焦,波及其他脏腑及部位,故如湿蕴热蒸,可蒙蔽上焦,壅塞清窍,导致耳聋、目瞑,甚则神志异常;如湿邪下注,小肠失于分清泌浊,则致小便不利;湿热蕴郁肝胆,迫其胆汁不循常道,溢于肌肤,则见身目俱黄;湿热郁蒸肌腠则发白痦等。

3. 湿邪燥化其病机变化与一般温病基本相同

随着湿温病程的发展,其湿随热化,则热势渐增,湿邪渐减,甚至消失,呈现一派但热无湿证候,称为湿邪燥化。湿邪燥化呈渐进性,故可出现邪热虽炽,而余湿未净者。气分湿热燥化,可见热盛津伤,阳明热结等。其深入营血分虽有营热阴伤、热盛迫血、热闭包络等,但尤多见肠络损伤而便血,血出量多可致气随血脱而危及患者生命。

吴鞠通称湿邪与人身上焦肺、中焦脾、下焦肾密切相关,他说:"其在人身也,上焦与肺合,中焦与脾合,其流于下焦也,与少阴癸水合。"(《温病条辨·

下焦篇》第42条)肺主一身之气,肺受湿郁,则津液敷布失职,肃降通调无权,则湿邪难化;中焦为病变中心,脾为湿困,则升运失司;湿流下焦,则小肠失于分清泌浊,膀胱气化失司。其湿从寒化,衍变为寒湿者,则损伤下焦肾中阳气,小便不利,水气泛溢,此即吴氏所说,与少阴癸水相合。

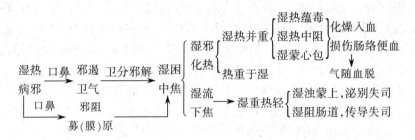

图 11-2　湿温病理变化示意图

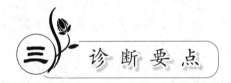

三　诊断要点

（一）发病季节

湿温虽然一年四季均可发生,但多发于夏秋季节,故夏秋季节发生的急性外感热病,兼备湿与热两方面证候者,应考虑到本病的可能。

（二）临床特点

下列特点是诊断湿温的重要依据:

1. 起病较缓。初起症见恶寒发热而热势不扬、头身重痛,胸闷脘痞,舌苔垢腻,脉濡缓等。

2. 传变较慢,病程较长。以湿热流连气分及困阻脾胃的证候为主。

3. 病程中易发白㾦。后期可见便血。

（三）鉴别诊断

湿温应与暑温夹湿相鉴别。暑温夹湿以暑热证候突出,湿温初起以湿重热轻的证候为主,迨至湿渐化热才转变为湿热并重及热重湿轻,两者自是不同。

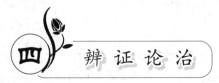

四　辨证论治

（一）证候辨析挈要

1. 权衡湿热孰轻孰重　湿为阴邪,热为阳邪,湿重者中阳偏衰,热重者中阳偏旺。所以,湿温邪在卫、气阶段,尤其在气分阶段,无论证情怎样复杂,而辨别湿与热的孰重孰轻,对于把握其主要病机,决定治疗大法,均具有十分重要的临床意义。湿重热轻者,多见热势不扬,早轻暮重,头身重痛,大便溏,小便混浊不清,渴不引饮,或竟不渴,口淡无味,苔白腻、白滑、或白如积粉,舌质略红等症候。正如何廉臣在《重订广温热论》所说:"其舌苔必白腻,或白滑而厚,或白苔带灰兼粘腻浮滑,或白带黑点而粘腻,甚或白苔满布,厚如积粉,板贴不松。脉息模糊不清,或沉细似无,断续不匀。神多沉困嗜睡,证必凛凛恶寒,甚至足冷,头目胀痛,昏重,如裹如蒙,身痛不能屈伸,身重不能转侧,小便短涩黄热,大便溏而不爽或水泻。热重湿轻者,多见热势较高,汗出不解,大便秘,或下利黏垢,秽臭难近,小便短赤,渴不多饮,口苦,口秽,苔黄厚腻,舌质红等证候。"亦如何廉臣所云:"其舌苔必黄腻,舌之边尖红紫欠津,或底白罩黄混浊不清,或纯黄白,或黄色燥刺,或苔白底绛,或黄中带黑,浮滑粘腻,或白苔渐黄而灰黑,脉息数滞不调。症必神烦口渴,渴不引饮,甚则耳聋干呕,面色红黄黑混,口气秽浊,余则前论诸症或现或不现,但必胸腹热满,按之灼手,甚或按之作痛。"

表 11-1　湿重热轻与热重湿轻的比较

比较项目	湿重热轻	热重湿轻
发热及汗出	身热不扬,早轻暮重,少汗	热盛,不为汗衰,汗出热臭
神情及面容	神情困顿,面如油垢而晦浊	神情烦躁,面潮红
头痛	头目胀痛,昏重,如裹如蒙,身重不能转侧	头掣痛,搏动样疼痛
胸腹症状	胸闷脘痞	胸脘痛满
口味及口渴情况	口淡,口甘,口中多涎,渴不引饮,或竟不渴	口苦,口秽,口渴喜饮,饮后不舒
二便	大便溏,小便混浊不清	大便溏不爽,下利黏垢,小便短赤
舌象	苔白腻、白滑、或白如积粉,舌质略红等	黄腻或黄浊
脉象	濡,或兼微数	弦数,或滑数
备注		薛生白说:"湿热之症,脉无定体"

总之,湿重热轻者,多见于素禀脾虚,中阳不足之人,多表现湿邪蕴脾,困阻清阳的证候,热象多不显著;热重湿轻者,多见于中阳偏旺之人,多表现阳明热盛伤津的证候,而湿象较轻。舌苔的变化,往往能够较为直接地反映湿

与热的多寡。若湿与热无明显偏盛者,则谓湿热并重。

2. 察邪所在三焦部位　湿温虽以脾胃为病变中心,但湿有蒙上流下的特点,临床之际,应当辨别湿热偏于三焦何部。

(1) 偏上焦:多见恶寒发热,头胀重,胸痞闷,或因湿热酿痰而蒙蔽心包,轻者神志淡漠,甚则时有昏蒙谵语。

(2) 偏中焦:多见脘腹胀满,恶心呕吐,便溏不爽,知饥不食,四肢倦怠。

(3) 偏下焦:多见小便不利,或小便不通而兼热蒸头胀,或大便不通,腹满,或下利黏垢。

3. 辨卫气营血浅深层次　湿温与其他温病一样,仍有卫气营血浅深层次之分,其卫分与气分阶段的界限很难截然划分,初起往往卫气同病,湿邪偏盛,继则邪气完全进入气分。此时,湿热胶合,最难分解,稽留时间最长,证候亦最复杂,待其化燥伤阴,邪气方才深入营血。营血阶段的辨证与其他温病基本相同。故对湿温的辨证,除当辨卫气营血外,关键还在于掌握气分阶段的辨证,其中又须特别注重辨别湿与热的偏重,邪在三焦的所在部位。

4. 辨别证情的转化　一般而言,湿温的整个病程中,除后期邪退正虚外,大多以邪实为主。由实证转化为虚证的情况,如气分湿郁过久,阳气受损而致的“湿胜阳微”;血热妄行,出血过多而致的“气随血脱”。对这类情况的辨别,关键在其即将发生之前,从面容、神态、体温、呼吸、舌苔、脉象等方面把握其先机。如叶天士曾指出:“且吾吴湿邪害人最广,如面色白者,须要顾其阳气,湿胜则阳微也,法应清凉,然到十分之六七,即不可过于寒凉,恐成功反弃,何以故耶? 湿热一去,阳亦衰微也。”他还说:“舌黄或浊,须要有地之黄,若光滑者,乃无形湿热中有虚象。”即是从面色和舌苔表现来辨别湿温可能由实证转为虚证,或实证之中已伏虚象的例证。又如病变过程中,若身热骤降,突见面色苍白,神情委顿,呼吸急促,脉象细微短促者,即为湿温由实转虚之变证,应予高度重视。

(二) 治疗要点及注意事项

古代医家称:“湿温一证,半阴半阳,其反复变迁,不可穷极,而又氤氲粘腻,不似伤寒一表即解,温热之一清即愈。施治之法,万绪千端,无容一毫执着。”(《增补评注温病条辨·下焦篇》第24条汪按)。其治疗总在分解湿热,使湿去热孤而易消解。薛生白说:“热得湿而愈炽,湿得热而愈横,湿热两分其病轻而缓,湿热两合其病重而速。吴鞠通也说,徒清热,则湿不退,徒祛湿,则热愈炽。”故以分解湿热为大法。分解湿热的方法,随湿热之多少、病变部位不同而异。分解湿热,重在宣通气机,特别是调理肺脾肾气机,以祛邪外出,正如曹炳章说:“湿即气也,气化则湿化……故治法必以化气为主,在上焦

249

化肺气,在中焦则运脾气,在下焦则化膀胱之气。"(《增补评注温病条辨·下焦篇》第 55 条曹按)下焦湿热衍变为寒湿者,则当温肾化湿。

1. 分解上中焦湿热　湿热初袭,卫气受郁,肺脾同病,涉及上中二焦,湿邪偏盛,宜芳香宣透表里之湿。

2. 分解中焦湿热,随湿热多少不同而异。

(1) 湿重热轻:遵《素问》脏气法时论、至真要大论所谓"脾苦湿,急食苦以燥之";"湿淫于内,以苦燥之,以淡泄之"。故以苦温开泄为主,适当佐淡渗或清热。所谓开泄,是以苦辛温之品开达透泄湿浊的方法,具有苦燥、辛通(散)、温运等作用。

(2) 湿热俱盛:苦辛通降,化湿清热并进。苦泄以清降胃热,辛开以燥化脾湿,苦辛并进,顺应脾胃升降,故能分解中焦湿热。叶天士说"苦以清降,辛以通阳"即指此而言。

(3) 热重湿轻:苦泄清热为主,酌情兼以化湿。

3. 分解下焦湿热:湿邪偏盛,流注下焦,小肠泌别失司,则以淡渗利湿为治,使邪随小便而解。淡渗之品,性多偏凉,既渗湿又泄热,故能兼治湿热。

4. 湿邪燥化,其治疗与一般温病相同。

5. 本病的治疗应注意以下几点:

(1) 初起邪遏卫气,禁用辛温发汗、苦寒攻下、滋养阴液。

(2) 湿重热轻,不能过用寒凉而郁遏气机,致湿浊难化。

(3) 热重湿轻,虽以苦泄治疗为主,但要注意避免苦燥伤阴。

(4) 化燥入营(血)的治疗虽与一般温病相同。但应注意辨察气分是否有余湿未净,必要时应配合化湿治疗。

(三) 分型论治

1. 湿重于热证治

(1) 邪遏卫气

① 症状:恶寒少汗,身热不扬,午后热甚,头痛如裹,身重肢倦,胸闷不饥,面色淡黄,口不渴,苔白腻,脉濡缓。

② 辨证要点

a. 有恶寒少汗,头重如裹,身重肢倦等卫分湿郁的表现。湿遏卫阳,腠理开合失常,故见恶寒少汗。《黄帝内经》谓:"因于湿,首如裹。"湿性重着,故其头痛多有沉重如裹如蒙的感觉,不比风寒在表或邪热上蒸之痛而且剧。湿邪留滞肌肉,则身重疼痛,肢体倦怠。

b. 有胸闷,脘痞,舌苔垢腻等湿遏气机的表现。湿阻中焦,气机升降不畅,即吴鞠通所说:"湿闭清阳道路,故胸脘痞闷不知饥。"

c.从身热不扬而午后较甚,舌苔白腻,脉缓等可判断为湿重热轻。湿郁于表,卫气不得宣泄则发热,但热为湿遏,故身热不扬。午后属阴,湿为阴邪,旺于阴分,故午后正邪交争较甚而身热亦较午前明显。本证午后身热,有似阴虚之状,但两颧不红而见面色淡黄,且无细数之脉及五心烦热、舌红苔少等阴虚内热见症,且从舌苔白腻,脉缓等症可断为湿重热轻之候。

③证型病机:湿遏卫气的湿重热轻证。从三焦定位分析,本证正如何廉臣在《湿温时疫治疗法》一书中所说:"发自太阴肺脾。太阴肺受湿郁,即湿遏于卫,太阴脾受湿阻,升运失司,即所谓湿闭清阳道路也。"故湿遏卫气病变涉及太阴肺脾。

④治疗及方药:芳香辛散,宣化表里湿邪,藿朴夏苓汤(《医原》:藿香、半夏、赤茯苓、苦杏仁、生薏苡仁、豆蔻仁、猪苓、泽泻、淡豆豉、厚朴),三仁汤(《温病条辨》:苦杏仁、飞滑石、白通草、豆蔻仁、竹叶、厚朴、生薏苡仁、半夏)。

吴鞠通称:"肺病湿则气不得化。故本治法重在宣通肺气。肺合皮毛,肺气得宣,则抑郁卫表之湿邪即被宣化。吴鞠通说:"若湿阻上焦者,用开肺气,佐淡渗,通膀胱,是即启上闸,开支河,导水势下行之理也。"吴氏重视宣通肺气,他说:"凡宣通三焦之方,皆扼重上焦,以上焦为病之始入,且为气化之先。推崇三仁汤,惟以三仁汤轻开上焦肺气,盖肺主一身之气,气化则湿亦化。"石寿棠在《医原》所说,湿去气通,布津于外,自然汗解。同时,肺气宣通、水道通调,而郁滞气分之湿邪,则随小便排出,古人喻其为启上闸,开支河,导水势下行之理也。

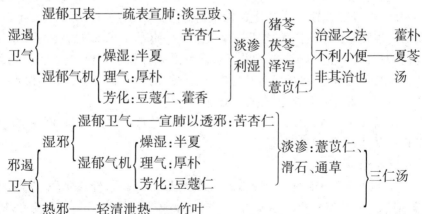

徐灵胎评叶天士《临证指南医案》批评叶氏甚多,赞许者甚少,惟对宣肺化湿给予高度评价,他说:"治湿不用燥热之品,皆以芳香淡渗之药,疏肺气而和膀胱,此为良法"(《临证指南医案·湿》徐评)。

上述两方在运用上的区别,藿朴夏苓汤因有淡豆豉疏表透卫,故用于湿邪偏于卫表而化热尚不明显者;三仁汤中因有竹叶、滑石能泄湿中之热,故用于湿渐化热者。

加减:以上两方应随证加减:

a. 若表证较甚,症见恶寒无汗者,可酌加紫苏梗、桔梗、葱白、生姜等宣肺透表。

b. 兼湿滞经络,身体酸楚者,可加炒防己、秦艽等以宣通经络之湿。

c. 邪化热,症见神烦、口渴、尿短少灼痛,宜加连翘、栀子、芦根、薏苡仁、瞿麦等轻清宣泄郁热,淡渗利湿,导热下行。

d. 湿热郁蒸发黄,可加茵陈、栀子等清热渗湿,利尿退黄。

本证治疗禁忌:本病初起治疗有三禁。

① 禁辛温发汗:因见头痛恶寒,身重疼痛等而误作伤寒辛温发汗,则湿随辛温发表之药蒸腾而上,蒙蔽清窍,出现神昏、耳聋、目瞑。

② 禁苦寒攻下:若将胸闷脘痞误认为是积滞而攻下,则可损伤脾胃之阳气而致脾气下陷,腹泻难止。

③ 禁用滋腻养阴:若将午后热甚误认为阴虚而滋润之,湿为胶滞阴邪,再加柔润阴药,二阴相合,则有锢结而不可解之势,使病程迁延。

吴鞠通说:"汗之,则神昏、耳聋、甚则目瞑、不欲言;下之则洞泄;润之则病深不解。"

(2) 邪阻募(膜)原

此为湿温初发,又一证候类型。薛生白说:"邪从上受,直趋中道,故病多归膜原"(《温热经纬·薛生白湿热病篇》)。膜原位置,古代医家有如下论述:吴又可说膜原在经胃交关之所。薛生白说:"膜原外通肌肉,内近胃腑,为三焦之门户,实一身之半表半里也。"章虚谷说:"外经络,内脏腑,膜原居其中,为内外交界之地,凡口鼻肌肉所受之邪,皆归于此也,而近胃口,故膜原之邪,必由三焦而入脾胃。"综上,膜原位居半表半里。

① 症状:寒热往来如疟状,寒甚热微,身痛有汗,手足沉重,呕逆胀满,舌苔白厚腻浊,或如积粉,脉缓。

② 辨证要点

a. 从寒热往来确定病变部位在半表半里。膜原者,外通肌肉,内近胃腑,即三焦之门户,实一身之半表半里。故湿热病邪上受,由卫入气,直趋中道,势必途经膜原,若邪气阻遏于此,即发为本病。邪阻膜原,表里之气失和,阳气被邪阻遏,不能布达肌表则恶寒,至阳气渐积,郁极而通则恶寒消失而发热汗出,邪正如此反复交争,故寒热往来如疟状。

b. 从舌苔白厚腻浊如积粉,确定湿热阻于募(膜)原。

c. 从寒热往来而寒甚热微,苔白厚腻浊,脉缓等确定为湿重热轻。因邪气为湿浊偏盛而热遏不宣,故恶寒较甚而发热较微。

① 证型病机:湿热秽浊郁阻募(膜)原。

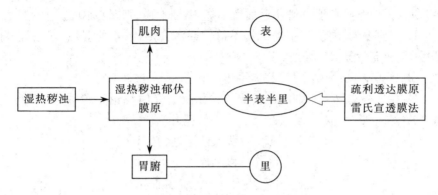

图 11-3　湿热秽浊郁阻募(膜)原示意图

② 治疗及方药:疏利透达膜原湿热秽浊,雷氏宣透膜原法(《时病论》:厚朴姜制、槟榔、草果仁煨、黄芩酒炒、甘草、藿香叶、姜半夏)。

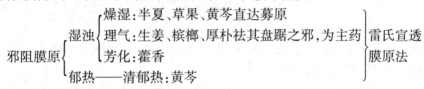

加减:

a. 小便不利者,加薏苡仁、泽泻以淡渗利湿,为湿邪寻其出路。

b. 阳虚体寒者,可加干姜、老蔻破阴化湿。

本证治疗中的注意事项:

① 本证寒热起伏,肢体疼痛,不可误作表证而发汗,徒伤卫气。

② 本证呕逆胀满,苔白厚腻浊,不可误认为肠胃积滞而行攻下逐邪,徒伤胃气。

③ 应用宣透膜法至湿开热透即当转手清化,若疏利透热之剂过投,则助热化火,适劫津液,而有痉厥兼臻之变,故当注意。

④ 阴亏热体者,慎用。《时病论》称:"但辛燥之剂,于阴亏体热者,须酌之。"

(3) 湿困中焦

① 症状:身热不扬,脘闷腹胀,大便不爽或溏泄,恶心呕吐,口不渴或渴不引饮,或身痛,苔白腻,脉象濡缓或模糊。

253

② 辨证要点

a. 根据脘痞腹胀、恶心呕吐、大便溏泄等，确定病变部位在脾，即吴鞠通称"以中焦为扼要。"其症状的产生是脾失升运所致；湿困中焦，气机不畅，腑气不降，故脘闷腹胀，大便不爽。湿邪下趋肠道，则大便溏泄，亦即《黄帝内经》所云："湿胜则濡泄。"脾不升而胃不降，湿浊上逆，则恶心呕吐。

b. 根据身热不扬、口不渴或渴不欲饮或渴喜热饮、小便混浊、苔白腻、脉濡缓等，确定为湿重热轻证。

③ 证型病机：湿困中焦，脾失运化。

④ 治疗及方药：燥温化浊，雷氏芳香化浊法（《时病论》：藿香叶、佩兰叶、陈广皮、制半夏、大腹皮酒洗、厚朴姜汁炒、鲜荷叶）。

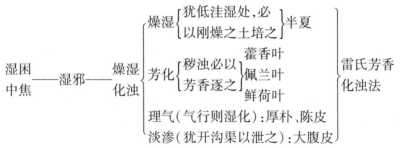

加减：

a. 兼身痛，便溏，为脾失健运，湿窜经络，加防己急走经络之湿，薏苡仁、通草、大豆黄卷分利实便。

b. 若证转寒湿，出现畏寒肢冷，泄泻，脉缓，苔白腻，加草果以胜太阴寒湿。

本证治疗中的注意事项：

① 此证湿中蕴热，虽有热邪，不可早投大剂寒凉，郁闭气机，使湿浊难化，当先开泄其湿，而后清热，或适当配以清热。临床上凡见发热，不审发热属性，不辨是否为湿热病邪导致，盲目清热解毒，如每因寒凉，损其中阳，反增腹满，或呕恶、腹泻，汤药难进，使后续治疗无法进行。本于此，在编写五版教材时引用了章虚谷的告诫，章氏说："三焦升降之气，由脾鼓运，中焦和则上下气顺，脾气虚弱则湿自内生，湿盛而脾不健运，浊湿不行，自觉闷极，虽有热邪，其内湿盛，而舌苔不燥，当先开泄其湿，而后清热，不可投寒凉，以闭其湿也。"

② 本证以中焦为扼要，虽涉及下焦症状，其治疗仍以把握运化中焦湿浊为关键，不可偏离其中心。

此外，临床医生常习用《温病条辨》一加减正气散：藿香梗、厚朴、茯苓、陈皮、茵陈、神曲、大腹皮、麦芽、苦杏仁、甘草。主治三焦湿郁，升降失司，脘满腹胀,大便不爽证。吴鞠通说,此证以中焦为扼要。又称以升降中焦为定法。总计五个加减正气散,皆以藿香梗、厚朴、茯苓、陈皮为基本药物。若脾不健运,湿窜经络,则加薏苡仁、大豆黄卷、通草以实脾渗湿,加炒防己急祛经络中湿邪;若久则酿热,加苦杏仁、滑石;其衍变为寒湿,加草果、山楂肉、神曲,或加苍术、大腹皮、谷芽。

(4) 湿浊蒙上,泌别失司

① 症状:神识如蒙,头胀,呕逆,渴不多饮,小便不通,苔白腻,脉濡,苔垢腻。

② 辨证要点

a. 本证具有神迷、呕逆、尿闭三大主症,即叶天士《临证指南医案》所说:"上中下三焦交病",湿蒙上焦,神迷;湿浊中阻而呕逆;湿阻下焦则尿闭。其中尿闭为关键,因尿闭则浊壅,上蒙心包更甚。此多由中焦湿浊久困所致,如薛雪所说:湿多热少,则蒙上流下。湿浊下流,小肠失于分清泌浊则小便不通;肠道气机为下流之湿浊所阻,传导失常,则少腹硬满,大便不通;湿浊无从下出而反上攻,浊气犯胃则呕逆;湿浊蒙蔽清窍,则神识如蒙。

b. 具有渴不多饮,舌苔白腻,湿邪偏盛的征象。

③ 证型病机:中焦湿浊久困之蒙上流下证。

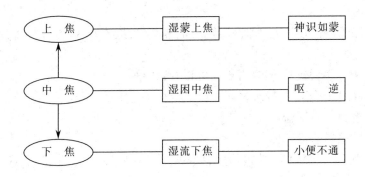

图11-4 中焦湿浊久困之蒙上流下证病机示意图

④ 治疗及方药:先进芳香开窍,继进淡渗分利。先与苏合香丸芳香开闭,通窍苏神;继进茯苓皮汤(《温病条辨》:茯苓皮、生薏苡仁、猪苓、大腹皮、白通草、淡竹叶)淡渗除湿,宣通水道。叶天士说:"吸受秽湿,膜原先病,呕逆,邪气分布,营卫皆受,遂热蒸头胀,身痛经旬,神识昏迷,小水不通,上中下三焦交病,舌白,渴不多饮,是气分窒滞,当以芳香通神,淡渗宣窍,俾秽湿浊气,由此可以分消。"

湿温病治法,淡渗利湿为重要一法,成为治湿基本原则,特别是湿阻下焦小便不通,尤显得突出,甚至有治湿之法不利小便非其治也之告诫,此语原意出自《素问·至真要大论》王冰注。但利湿之药要根据体质合理应用,阴虚夹湿者,过用伤阴,阳虚湿盛,过用则损阳气。喻嘉言《医门法律·三气诸方》说:"凡治湿病当利小便,而阳虚者,一概利之,转至杀人,医之罪也。"

(5)湿阻肠道,传导失司

① 症状:神识如蒙,少腹硬满,大便不通,舌苔垢腻。

② 辨证要点

a. 根据大便不通,少腹硬满,确定病变部位在肠腑;

b. 根据舌苔垢腻辨明是湿浊为患。因无潮热及黄燥焦黑起刺之苔,故可排除热结肠腑,叶天士称本证"全是湿郁气结"。

③ 证型病机:湿温久羁,肠道湿郁气结,传导失司。

④ 治疗及方药:宜通气机,清化湿浊,宣清导浊汤(《温病条辨》:猪苓、茯苓、寒水石、晚蚕砂、皂荚子)。

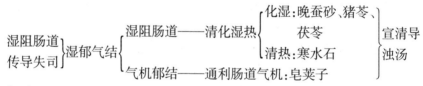

加减:

a. 肠腑湿郁较甚,少腹胀满拘急,加苦杏仁、瓜蒌实、槟榔等,肃肺气而畅通肠道气机。

b. 神志昏蒙较甚,可加苏合香丸以开窍醒神。

注意:本证不可用苦寒攻下。

2. 湿热并重证治

(1)湿热蕴毒

① 症状:发热口渴,胸闷腹胀,肢酸倦怠,咽喉肿痛,小便黄赤,或身目发黄,苔黄而腻,脉滑数。

② 辨证要点

a. 具有发热、口渴、溺赤、苔黄腻等邪热偏盛的征象。热毒伤津则发热口渴,湿热蕴下则小便黄赤,苔黄腻为湿热蕴蒸,热势渐盛之象。

b. 具有胸痞、腹胀、肢酸倦怠等湿邪偏盛征象。湿热阻于中焦,气机不展则胸闷腹胀,肢酸倦怠。

c. 具有咽喉肿痛等热毒见症。热毒壅上则咽喉肿痛。

③ 证型病机:湿热交蒸,酿成热毒,充斥气分。

④ 治疗及方药:解毒化湿,甘露消毒丹(引《温热经纬》:飞滑石、绵茵陈、淡黄芩、石菖蒲、川贝母、木通、藿香、射干、连翘、薄荷、豆蔻仁)。该方又名普

济解疫丹,王孟英谓之为治疗湿温、时疫邪在气分之主方。

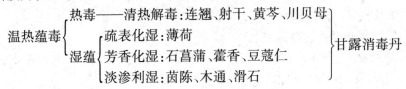

加减:

a. 邪热转盛,高热汗出,汗出热减继而复热,心烦,可加黄连、栀子仁以苦泄邪热。

b. 兼呕吐,恶心,为湿热犯胃,胃气上逆,加姜汁、竹茹、半夏和胃降逆。

c. 咽喉肿痛而兼口中多黏涎,加莱菔汁、桔梗等利咽祛痰。

d. 身目深黄,小便短黄,大便秘,加虎杖、栀子等利尿退黄。

e. 身体酸楚疼痛,为湿窜经络,络脉痹阻,加薏苡仁、防己除湿止痛。

（2）湿热中阻

① 症状:发热汗出不解,口渴不欲多饮,脘痞呕恶,心中烦闷,便溏色黄,小便短赤,苔黄腻,脉濡数。

② 辨证要点

a. 从脘痞呕恶,便溏色黄,确定病变部位在中焦脾胃,为湿热困阻升降失司所致。湿热中阻,气机不畅则脘痞;胃失和降,热蒸湿浊上逆则呕吐恶心;脾失升运,湿浊协热下迫,小肠泌别失职,则便溏色黄。

b. 具有发热汗出不解,口渴不欲多饮,小便短赤,苔黄滑腻等湿热俱盛的症候。因其里热渐盛,热蒸湿动,则发热汗出,且其热势明显高于湿重热轻之证,但因湿与热胶着难化,故虽汗出而热不能解;热蒸津伤,津液不能上承则口渴,但湿阻于内则所饮不多;脾失升运,湿浊协热下迫,小肠泌别失职,则小便短赤;苔黄滑腻为湿热俱盛之征。

③ 证型病机:湿热交蒸,郁阻脾胃。

④ 治疗及方药:苦辛通降,王氏连朴饮(《霍乱论》:川黄连姜汁炒、制厚朴、石菖蒲、制半夏、淡豆豉、炒栀子、芦根)。

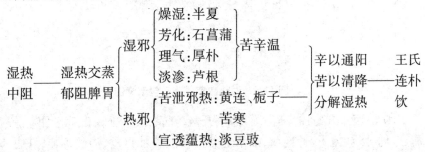

加减：

呕吐较甚,可加姜汁、竹茹,和降胃气。

（3）湿热酿痰,蒙蔽心包

① 症状:身热不退,朝轻暮重,神识昏蒙、似清似寐、或时清时寐、时或谵语,舌苔黄腻,脉濡滑而数。

② 辨证要点

a. 神志异常为特有征象,其特点是时清时寐,系湿浊蒙蔽心神所致。湿热酿痰,湿热夹痰浊而上蒙心包,心神受其蔽扰,故见神识昏蒙,其特征为神志似清似寐,呈昏糊状态,或时清时寐,或时有谵语,甚至嗜睡昏沉,但呼之能应。

b. 有高热不退,舌苔黄腻,脉滑数等气分湿热俱盛的症状。气分湿热郁蒸,故身热不退,朝轻暮重;苔黄腻,脉滑数则是湿热酿痰之征。

③ 证型病机:湿热酿蒸痰浊蒙蔽心包。

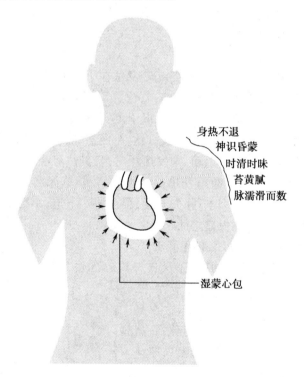

图 11-5　湿热酿痰蒙蔽心包示意图

④ 治疗及方药:清热化湿,豁痰开蔽,菖蒲郁金汤(《温病全书》:鲜石菖蒲、广郁金、炒栀子、青连翘、细木通、鲜竹叶、粉牡丹皮、淡竹沥冲、灯心草、玉

枢丹冲服)。若湿浊偏重者,送服苏合香丸;热偏重者,送服至宝丹。

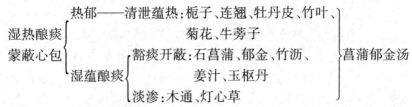

何秀山说:"若湿热盛,则熏蒸膻中,蒙蔽心包,则神志昏沉,如醉如痴,嗜卧懒动,渴不多饮,向壁卧,闭目不欲见光明,宜芳香化浊,辛淡宣气,使气行浊化,如拨去云雾,即见青天,此即湿蒙之治法也。"何氏验方:青蒿、佩兰、豆蔻仁、苦杏仁、连翘、滑石、郁金、石菖蒲、薏苡仁、白薇、茵陈。

其湿偏盛,蒙蔽心包,何廉臣的治疗经验是:"治以芳香辟秽,辛淡开闭,藿朴夏苓汤去蔻(豆蔻仁)、朴(厚朴),加细辛、白芥子、芦笋、滑石。"

湿热酿痰蒙蔽心包(简称湿蒙)与热闭心包不同,其区别是:

① 湿蒙心包为湿热痰浊蒙蔽;热闭心包为邪热内陷,包络机窍闭塞。

② 湿蒙病变在气分;热闭心包病变属营血分。

③ 湿蒙神志异常为时清时瘥,呈昏蒙状;热闭心包则为昏谵,或沉昏不语。

④ 湿蒙证因湿热熏蒸,上泛于舌,故舌苔垢浊黄腻;热闭心包证因营热腾于上,故舌变红绛。

⑤ 湿蒙治以化湿豁痰开蔽;热闭心包治以清心开窍。

表11-2　湿热酿痰蒙蔽心包与热陷心包的比较

比较项目	湿蒙心包	热陷心包
病程阶段	气分	营分
发热	身热不扬	身热肢厥
神志	昏蒙,时清时昧	神昏谵语,舌蹇
舌苔	垢腻	舌绛
治疗	豁痰开窍	清心开窍

湿蒙心包,可转化为热闭心包,既有湿热化燥,渐陷心营,而气分湿邪犹存,正如吴坤安《伤寒指掌·伤寒类证》称:如湿温之邪入于血络,舌苔中黄边赤,发为赤斑丹疹,神昏谵语,宜清疏血分以透斑,佐以芳香逐秽以开闭,水牛角、连翘、赤芍、金银花、牛蒡子、石菖蒲、郁金、玄参、薄荷、人中黄之类。

3. 热重于湿证治(参见"暑温")

4. 化燥入血证治

(1) 症状:身灼热,心烦躁扰,甚或神昏谵语,斑疹显现,或上下出血,或便下鲜血,舌红绛或干绛。

（2）辨证要点

a. 以便下鲜血为特点,为肠络损伤的表现。肠络属阴络,阴络伤则便血,正如《灵枢·百病始生》说:"阳络伤则血外溢;阴络伤则血内溢,血内溢则后血(便血)"由于湿温邪气尚在气分之时,乃以脾胃为病变中心,邪从燥化之时又偏重于阳明,故一旦湿热化燥,则极易损伤肠络,迫血下溢,而见便下鲜血。

b. 舌红绛,为邪入营血征象。营血热炽,伤阴动血,故舌红绛。

（3）证型病机:湿热化燥入血,肠络损伤。

（4）治疗及方药:大进凉血解毒之剂,救阴而泄邪,邪解而血自止矣。犀角地黄汤加紫珠草、连翘、金银花、茜根、地榆炭、侧柏炭等。

加减:

① 若便血不止,面色苍白,汗出肢冷,舌淡无华,脉微细等,为气随血脱,犀角地黄汤加味方已不对证,故不可再用,必主用独参汤以益气固脱摄血。有形之阴不能即复,几微之气首当急固。葛可久谓独参汤不但脱血益气,亦且阳生阴长。

② 元气回复,死象解除,而见面色㿠白,四肢欠温,倦怠乏力,仍有少量便血,舌淡,脉缓无力等,为脾肾虚寒,阴血亏虚之象,改用黄土汤温补脾肾,养血止血。

5. 湿胜阳微证治

多由素体中阳偏虚,邪从湿化,加重中阳损伤,日久脾虚及肾所致。亦可因湿温治不如法,过用寒凉清热,反使湿遏伤阳,病机发生逆变。如王孟英所说,湿热证治不如法,但清热,失于化湿,亦有此变。

（1）症状:身冷,汗泄,胸痞,口渴,苔白腻,脉沉细。

（2）辨证要点

a. 湿阻表现:胸痞,苔白腻。寒湿内阻,则胸痞,苔白腻。

b. 脾肾阳虚表现:身冷,脉沉细。脾肾阳虚,但有寒湿而无邪热,故见身冷,脉沉细。

（3）证型病机:脾肾阳虚,寒湿内阻。

（4）治疗及方药:扶阳逐湿。王孟英指出:本证固属阴证,宜温。方选薛氏扶阳逐湿汤(引《温热经纬》:人参、附子、益智仁、白术、茯苓)。本方出自《湿热病篇》第25条。薛氏自注云:此条湿邪伤阳,理合扶阳逐湿。故以之名方。

$$\left\{\begin{array}{l}\text{脾肾阳虚——益气温阳:人参、附子、益智仁}\\\text{湿邪内阻——运脾化湿:白术、茯苓}\end{array}\right\}\text{扶阳逐湿汤}$$

若肾阳衰微,水湿内盛,见形寒神疲,心悸气短,头目昏眩,少腹拘急,小便不利,甚或面浮肢肿,舌质淡胖,脉沉细或沉迟者,宜温阳利水,方选真武汤(《伤寒论》:茯苓、芍药、白术、生姜、附子炮去皮)。

吴鞠通治疗下焦寒湿的要点是:一以护肾阳,使火能生土;肾合膀胱,泄膀胱之积水,从下治;脾为肾之上游,升脾阳从上治,亦所以使水不没肾中真阳。

6. 余邪未净证治

(1) 症状:身热已退,脘中微闷,知饥不食,苔薄腻,脉濡。

(2) 辨证要点

a. 余湿未净表现:脘中微闷,苔薄腻,脉濡。余湿留困,故见脘中微闷,苔薄腻,脉濡。

b. 脾胃之气未醒之征:知饥不食。余湿蒙绕,胃气不舒,脾气未醒,故虽知饥而不欲纳食。

(3) 证型病机:热势已退,余湿未净,胃气不舒,脾气未醒。

(4) 治疗及方药:治宜轻清芳化,涤除余邪,用五叶芦根汤(《湿热病篇》:藿香叶、薄荷叶、鲜荷叶、枇杷叶、佩兰叶、芦根尖、冬瓜仁)。

$$\left.\begin{array}{l}\text{薄荷叶、枇杷叶:轻清肃肺——宣上}\\\text{藿香叶、佩兰叶、鲜荷叶:芳香化浊,醒脾舒胃——畅中}\\\text{芦根、冬瓜仁:宣导湿邪——渗下}\end{array}\right\}\text{五叶芦根汤}$$

小　结

湿温因于太阴内伤,再感湿热,内外合邪而发病。湿热多从口鼻而入,或发自太阴肺脾,或直趋中道,客于膜原,而终归脾胃。湿属土之气,而阳明为水谷之海,太阴为湿土之脏,同气相求,故湿温病以脾胃为病变中心。其中气实则病在阳明,中气虚则病在太阴。前者湿重热轻,后者热重湿轻,然其化热则一。湿邪化热化燥,深入营血,与不夹湿邪类温病病机基本相同。湿多热少,困阻中焦者,其升运失司者,则脘连腹胀,呕恶便溏;其蒙上流下,泌别失司者,则窍阻神昏,呕逆,神迷,小便不通。热多湿少,中阻脾胃者,其热势较盛,蒸湿为汗,热势不为汗衰,汗出热减,继而复热,脘痞,腹胀,呕逆等升清降浊失常之症依然;其酿为热毒者,即邪气蕴蓄不解,除发热较盛外,咽喉因毒壅而肿痛;其蒙蔽心包者,则神识昏蒙、似清似昧、或时清时昧。湿邪偏重,甚至衍变成寒湿者,视为湿温之变证或称坏证,其损伤肾中阳气,而水气泛溢,则出现怯寒,心悸,水肿,小便不利等症。湿温病的治疗,应分清湿热之多少,以化气祛湿为主,使气化则湿化。其湿多热少,脾胃升运失司,当以开泄化湿为主,虽有热邪,不可寒凉遏之。中焦湿多热少,蒙上流下,上中下三焦交病者,神迷呕逆,小便不通,下闭而上壅,秽湿浊邪逆上闭窍,当以芳香通神,淡渗宣窍并进,俾秽湿浊气,由此可以分消,或可挽回万一。其热重湿轻,或湿热开重,互结中焦者,则治以苦泄,即以苦寒清降胃热,辛开运化脾湿,苦辛并进,苦以清降,辛以通阳,而分解中焦之湿热。其酿成热毒者,兼以解毒,兼心包蒙蔽者,兼以豁痰开窍。化燥入血,迫血妄行,上下失血者,虽然可见,但以阴络损伤之便血为主,当大进凉血解毒之剂,以凉血止血。湿温变生寒湿者,则当温阳化湿。

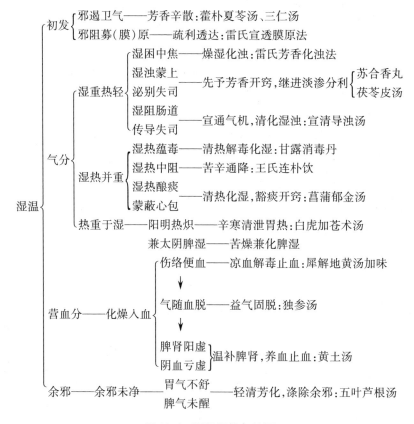

图 11-6　湿温证候归纳图

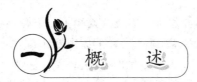

第十二章

伏　暑

伏暑属伏气温病之一,病情迁延缠绵,或发于气分,或发于营分,必为外邪激发引动。在学习中,应熟悉伏暑的含义及其特点,掌握伏暑发生发展规律及常见证型的辨证论治。

一　概　述

(一) 伏暑的含义

伏暑是发生于秋冬季节,而临床表现具有暑湿症或暑热证候的一种急性外感热病。

根据本病的发病季节和临床特征,与西医的流行性出血热、散发性脑炎等疾病相似,可归属伏暑范围,并参考本病予以辨证论治。

(二) 伏暑的特点

1. 夏令感受暑湿病邪,至秋冬发病,必由时令之邪引发,故初发即有表证可察。

2. 起病急骤,病重,缠绵难解。

3. 初发类似感冒,继而形似疟疾,惟寒热多不规则,以后但热不寒,入夜尤甚,天明得汗稍减,而胸腹灼热不除,大便多溏垢不爽。

(三) 源流

伏暑源于《素问·生气通天论》,"夏伤于暑,秋必痎疟。"为暑伏的最早记载和其后认识的主要理论依据。此后,对本病的病因病机、临床表现和治疗方法不乏记载。如,宋《太平惠民和剂局方》谓:"丈夫妇人伏暑,发热作渴,呕吐恶心,黄连一味为丸。"但其所称伏暑,实为病因,而非病名。又如,明李梴《医学入门》谓:"伏暑,即冒暑久而藏伏三焦肠胃之间。热伤气而不伤形,旬月莫觉,变出寒热不定,霍乱吐泻,膨胀中满,疟痢烦渴,腹痛下血等症。"不仅讨论了暑邪所伏部位,病机和临床表现,而且更重要的是,首次提出了伏暑病名,并试图对其概念予以界定。至于明·王肯堂《证治准绳》所载:"暑邪久伏而发者,名曰伏暑。"因其概念表述较为简明,而后人亦有将之作为本病病名的正式确立者。到了清代,许多医家,如周扬俊、俞根初、吴鞠通、吴坤安、陆子贤等,对本病皆设专论,对其因、证、脉、治作了更加深入的研究,从而使伏暑在辨证和治疗上亦渐臻完善。

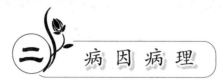

二 病 因 病 理

(一) 病因

夏月摄身不慎,感受暑热或暑湿病邪,伏藏体内,至秋冬为时令之邪引发。

(二) 病理

1. 邪伤气分或邪舍营血与体质因素相关。阳虚湿盛者则暑遏伏气分;阴虚阳盛之体,暑热则舍于营(血)分。正如邵新甫说:"阳虚者湿胜,邪伤气分为我","阴虚火旺者,邪归营分为多"(《临证指南医案·暑》)。

2. 邪伤气分多见暑湿郁于少阳、暑湿积滞搏结肠腑等病变。至于气分暑湿的其他病机变化,如暑湿困阻中焦,与暑温兼湿及湿温大体相同,故吴鞠通说:"伏暑、暑温、湿温,证本一源,前后互参,不可偏执"。

3. 邪舍营分者则暑热性质突出,病情重,其病机变化与不兼湿的其他温病基本相似,如营热阴伤、气营(血)相燔,或传入血分,形成热盛迫血,痰热瘀阻心包,热盛动风,斑疹透发等。此外,营血分病变还可由气分暑湿化燥传入而形成。

4. 本病不论发于气分或发于营分,均为时令之邪引发,故发病之初必兼卫表之证。

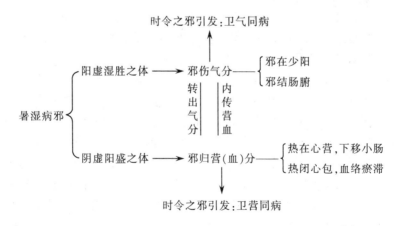

图 12-1　伏暑病理示意图

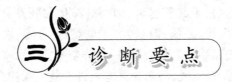

三 诊 断 要 点

（一）发病季节

多发生于秋季,亦有发生于冬季者。

（二）临床特点

1. 起病急骤,病情重,缠绵难解。

2. 病发即见暑湿或暑热内伏的证候,或发于气分,或发于营分,均兼有表证。

（三）鉴别诊断

伏暑应与暑温、暑湿、湿温、秋燥、风温等鉴别。

1. 湿温

表 12-1　伏暑与湿温鉴别表

比较项目	湿　温	伏　暑
病因	湿热病邪	暑热病邪,可兼夹湿邪
发病季节	夏末秋初为主	深秋或冬季
初发证候特点	初发多见湿遏卫气或邪阻膜原	卫气同病,或卫营同病。里热证突出
营血分出血表现	以便血为主	发斑,多部位出血

2. 秋燥、风温鉴别　秋燥可见于深秋,风温亦可见于冬季,但二者皆系新感温病,早期均有明显的肺卫表证,病变重心亦在肺卫,若邪气尚未内传,则不表现里热证候。而伏暑乃是伏邪内发,初起虽有外邪相加,但表证为时短暂,且同时具有明显的里热证候,故可以资鉴别。

3. 感冒　感冒四时均可发生,主由风邪干人所致,以恶寒发热、头痛、鼻塞流涕、喷嚏等为主要表现,虽与伏暑初起兼表证类似,但一般无暑湿和暑热里证,也无卫气营血的演变过程。

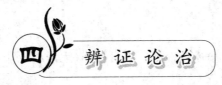

四 辨 证 论 治

（一）证候辨析挈要

1. 辨别伏邪性质　伏暑乃伏气温病,发病之初即有伏邪外发之证。若见高热、心烦、口渴、脘痞、舌红苔腻者,即为暑湿伏邪外发。既为暑湿,就须进一步分辨暑与湿的多少,及病理机转。若见高热、烦躁、口干不甚渴饮、舌绛苔少者,即为暑热伏邪外发。既为暑热,则传变迅速,故应注意分辨是否有入血动血、热瘀搏结、闭窍动风、伤阴耗气等病理变化。暑湿伏邪外发较之暑热伏邪外发,治疗更困难,何廉臣说:"伏暑夹湿反较伏暑化火为缠绵,往往一层解后,停一二日再透一层,且每有后一层之邪更甚于前者……可见伏邪之病势纠葛,药虽对症,断难速效也。"

2. 辨别伏邪所发部位　暑湿伏发于气分,其病多在少阳、脾胃、肠腑。暑热伏邪发于营分,其病多在心包、小肠,并波及肝、肾和全身脉络。

3. 辨别脏腑气血阴阳变化　久伏邪气,暗耗正气,骤然外发,病势迅猛,往往很快损伤多个脏腑。尤其是热瘀搏结,脉络阻滞,气血津液环流不畅,再加之热迫血液外出,更致脏腑失养,甚至衰竭而发生阴阳气血外脱之候。故临床尤须察微知著,注意辨别脏腑气血阴阳的病变状况。

4. 辨别外邪性质　伏邪外发皆须外邪引动,深秋冬日,虽以风寒多见,但亦不乏风热之邪,故对外邪性质,必须详加分辨。

5. 辨预后好坏　预后与中气盛衰有关,俞根初说:"伏暑之实证,多吉少凶。"又说:"伏暑之虚证多凶少吉。"

（二）治疗要点及注意事项

伏暑的治疗比较棘手,正如邵新甫在《临证指南医案》的按语中所说:"表之汗不易彻;攻之便易溏泄;过清则肢冷、呕恶;过燥,唇齿燥裂。不比风寒之邪,一汗而解,温热之气投凉即安。夫暑与湿,为熏蒸粘腻之邪也,最难骤愈。"

1. 初起以解表清里为原则,气分兼表者宜解表清暑化湿;营分兼表者,宜解表清营。

2. 表解之后,暑湿郁于气分而见邪留少阳者当清少阳,分消暑湿;暑湿积滞搏结肠腑者,宜轻下频下,疏通暑湿之郁滞。

本病营血分病变的治疗宜忌与湿温基本相同。

（三）分型论治

1. 邪在气分证治

（1）卫气同病

① 症状:发热,恶风寒,头痛,周身酸痛,无汗或少汗,心烦口渴,小便短赤,脘痞,苔腻,脉濡数。

② 辨证要点

a. 具暑湿内伏表现:心烦、口渴、小便短赤、脘痞、苔腻等;因其湿邪内郁,故见心烦口渴,小便短赤,脘痞,苔腻。

b. 具外邪引发的表证:寒邪束表者有恶寒发热,无汗,身痛等;风热郁表者有发热,微恶风寒,咽痛等。

③ 证型病机:暑湿内蕴,表邪外束,卫气同病。

④ 治疗及方药:清暑化湿解表。

内有暑湿,外有风热者,宜清暑化湿,辛凉解表,方选银翘散加苦杏仁、滑石、薏苡仁、白通草;若内有暑湿,外有风寒者,宜清暑化湿,散寒解表,方选黄连香薷饮(《类证活人书》:黄连酒炒、香薷去土、厚朴姜制)。

风热郁表——辛凉解表:银翘散
暑湿内蕴——清暑化湿:苦杏仁、滑石、薏苡仁、白通草

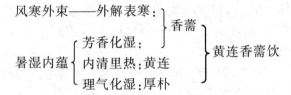

风寒外束——外解表寒:香薷
暑湿内蕴 芳香化湿:香薷
内清里热:黄连   黄连香薷饮
理气化湿:厚朴

(2) 卫营同病

① 症状:发热,恶风寒,头痛,无汗或少汗,心烦不寐,口干不甚渴饮,舌赤或红绛,少苔,脉浮细数。

② 辨证要点

a. 具有暑热内舍营血之症,如心烦、口干不渴,舌赤少苔,脉细数;暑热灼伤心营,营阴受损,故见心烦不寐,口干不甚渴饮,舌赤少苔,脉细数。

b. 具外邪束表之症:寒邪束表者有恶寒发热,无汗,身痛等;风热郁表者有发热,微恶风寒,咽痛等。

③ 证型病机:暑热舍营,外邪客表。吴鞠通说:此即邪在血分,而表实之证也。

④ 治疗及方药:解表透邪,清营泄热。若为风热时邪引动者,宜清营泄热,辛凉解表,方选银翘散加生地黄、牡丹皮、赤芍、麦冬;若为风寒时邪引动者,宜清营泄热,散寒解表,方选加减葳蕤汤(《通俗伤寒论》:生葳蕤、生葱白、桔梗、白薇、淡豆豉、薄荷、炙甘草、红枣)。正如尤在泾说:"温邪之发,阴必先伤,设有当行解散者,必兼滋阴于其中。"

风热郁表——辛凉解表:银翘散   银翘散加生地黄、牡
暑热舍营——凉营滋液:牡丹皮、赤芍、生地黄、麦冬   丹皮、赤芍、麦冬方

267

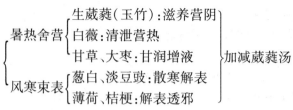

暑热舍营 { 生葳蕤(玉竹):滋养营阴
白薇:清泄营热
甘草、大枣:甘润增液 } 加减葳蕤汤

风寒束表 { 葱白、淡豆豉:散寒解表
薄荷、桔梗:解表透邪 }

2. 邪在气分证治

（1）邪在少阳

① 症状：寒热似疟，口渴心烦，脘痞，身热午后较甚，入暮尤剧，天明得汗诸症稍减，但胸腹灼热不除，苔黄白而腻，脉弦数。

② 辨证要点

a. 具有胆经热炽见症：寒热似疟，口渴，心烦，脉弦数等；邪阻少阳，枢机不利，故寒热往来似疟；暑湿内蒸，故口渴心烦；脉弦数为暑湿郁阻少阳之症。

b. 有湿浊不降，郁阻气机见症：脘痞，呕恶，苔黄腻。

③ 证型病机：热郁少阳，湿浊不降。

④ 治疗及方药：清泄少阳，兼以化湿（和降湿浊），蒿芩清胆汤(《通俗伤寒论》：青蒿、黄芩、淡竹茹、枳壳、仙半夏、陈皮、赤茯苓、碧玉散)。

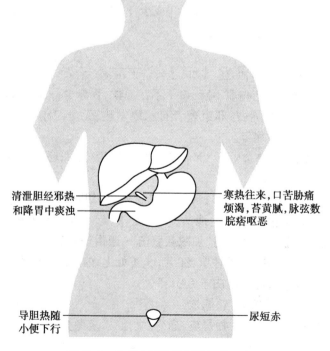

清泄胆经邪热 ——
和降胃中痰浊 ——
—— 寒热往来,口苦胁痛
烦渴,苔黄腻,脉弦数
—— 脘痞呕恶

导胆热随 ——
小便下行
—— 尿短赤

图 12-2 热郁少阳湿浊不降证治示意图

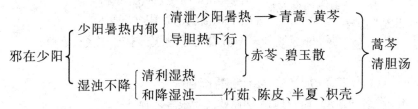

清代医家何秀山说："此为和解胆经之良方,凡胸痞作呕,寒热如疟者,投无不效。"

加减:

a. 如湿浊较重,可酌加大豆卷、白豆蔻、薏苡仁、通草等清化湿浊。

b. 如见口苦,口秽,耳聋,妄言,为胆热炽盛,扰乱心神,加龙胆草清泄胆热。

c. 入暮热盛,心烦不寐,舌赤尿黄,为兼心经热盛,加栀子、地骨皮导泄心火。

（2）邪结肠腑

① 症状:身热稽留,胸腹灼热,呕恶,便溏不爽,色黄如酱,苔黄垢腻,脉滑数。

② 辨证要点

a. 具有便溏不爽,色黄如酱(甚至如藕泥,或大便胶闭)、呕恶等暑湿积滞搏结胃肠的症状;暑湿积滞阻于肠道,故大便溏而不爽,色黄如酱;肠失传导之常,胃气亦失下行而反上逆,浊气上攻,故见呕吐恶心。

b. 具有发热(胸腹灼热),苔黄垢腻,脉濡数等气分暑湿郁阻证候。胃肠暑湿积滞交结郁蒸,故身热稽留,胸腹灼热;苔黄垢腻,脉濡数,均为里有暑湿积滞之征象。

③ 证型病机:暑湿郁蒸气分,肠腑暑热积滞搏结。

④ 治疗及方药:导滞通下,清热化湿,枳实导滞汤(《通俗伤寒论》:枳实、生大黄酒洗、山楂、槟榔、川厚朴、川黄连、六曲、连翘、紫草、木通、甘草)。

本证大便溏,若按《伤寒论》腹微痛,初头硬,后必溏,不可攻之的告诫,严禁通下治法,但吴又可说:"其人平素大便不实,虽胃家甚,但蒸作极臭,状如粘胶,至死不结,应下之证,设引经论,初硬后溏不可攻之句,诚为千古之弊。"突破了《伤寒论》认识的束缚。但吴氏以承气汤峻下频下,损伤中阳,则是不可取的。惟枳实导滞汤轻下频下,通导积滞与清化湿热并举,则使湿热积滞缓消渐散。

邪结肠腑 { 积滞搏结肠腑 { 消导积滞:山楂、神曲、槟榔
通下积滞:大黄、枳实、厚朴 } 枳实
导滞汤
暑湿郁蒸气分——清暑化湿:黄连、木通、连翘、紫草 }

加减:

a. 呕恶较甚者,加半夏、姜汁和胃降逆。

b. 伤络便血者,加炒地榆、侧柏炭、茜根等凉血止血。

此外,本证临床上还可应用陆氏润字丸(引《三世医验》:酒大黄、半夏、前胡、山楂、天花粉、白术、陈皮、枳实、槟榔。此方善治湿热食积,胸满不食,腹痛便秘)、小陷胸汤合朴黄丸(半夏、瓜蒌、黄连、川厚朴、陈皮、大黄、广木香)等。

本证的治疗,体现了轻下频下,消导积滞与泻下湿热郁积并举,使湿热积滞缓消渐散的特点。

本证治疗中的注意事项:

① 本证为暑湿积滞搏结肠腑,非阳明腑实证,故不宜三承气汤峻下猛下,否则湿邪不但不被祛除,反损伤阳气。正如章虚谷说:"若用承气猛下,其行建,正气徒伤,湿仍胶结不去。"石寿棠《医原》说:"设使大剂攻下,走而不守,则必宿垢不行,反行稀水,徒伤正气,变成坏证。"

② 本证应用导滞通下,邪气非一下即已,因暑湿积滞黏腻淹滞,胶闭难化,因此,常有下后不久,邪气复聚而热势又作,再见便溏不爽者,故须轻下频下,下至热退苔净,大便成形,胃肠暑湿积滞消失为度。

③ 兼脾虚,则当扶脾通下,如章虚谷说舌苔若犹带白色而滑者,乃湿重为夹阴之邪,或胀满不得和下,须佐二术健脾燥湿,否则脾伤气陷,下利不止,即变危证。盖湿重属太阴证,必当扶脾也。

[附]

气分病变,除少阳胆腑和阳明肠腑诸证候类型外,也有邪气困阻于脾的,何廉臣在《重印全国名医验案》伏暑案的按语中说道:"暑为湿遏,初起邪在气分,即当分别湿多热多,湿多者,治以轻开肺气为主,肺主一身之气,气化则湿自化,即有兼邪,亦与之俱化,湿气弥漫……宜用体轻而味辛淡者治之,如杏仁、(白)蔻仁、半夏、厚朴、藿梗、淡竹(叶)、薏苡仁、通草、茯苓、泽泻之类,启上闸,开支河,导湿下行以为为出路,湿去气通,布津于外,自然汗解……迨至湿开热透,当然以泄热为首要。"

(3) 热结阴伤

① 症状:小便短少不利,身热,口渴,无汗,舌干红,苔黄燥,脉细数。

② 辨证要点

　　a. 具暑热炽盛之症,如身热,舌红,苔黄,脉数。内热炽盛,蒸腾于外,故见身热,舌红,苔黄,脉皆为气分热盛象。

　　b. 具阴伤液涸,泉源枯竭之症,如口渴,小便短少不利,无汗,苔燥,脉细。热灼阴伤,津液干涸,故口渴,小便短少不利,无汗;苔燥,脉细皆为气分热结阴伤之象。

　　③ 证型病机:暑湿化燥,气分热结阴伤之证。

　　④ 治疗及方药:滋阴生津,泻火解毒。方选冬地三黄汤(引《温病条辨》:麦冬、黄连、苇根汁冲、银花露冲、细生地黄、黄芩、玄参、黄柏、生甘草)

$$
\left.\begin{array}{l}
\text{阴伤液涸——甘寒生津:生地黄、玄参} \\
\qquad\text{麦冬、银花露、苇根汁轻清布化肺气} \\
\qquad\text{生甘草清热生津} \\
\text{气分热结——黄芩、黄连、黄柏苦寒清泄余热}
\end{array}\right\}
\left.\begin{array}{l}\text{甘苦合}\\\text{化阴气}\end{array}\right.
$$

　　本方苦寒之品在于清热泻火,撤热救阴,甘寒滋润之品旨在滋养阴津,抑制亢盛邪火。苦寒与甘寒两组药物合用,称为甘苦合化阴津法,清代医家陈修园谓其为苦甘化阴法,吴鞠通称之为甘苦合化阴气法,临床运用时,要分辨邪火与阴伤之孰轻孰重,权衡苦寒与甘寒药的配伍比例,苦寒复甘寒者,注重清降实火,甘寒参苦寒者,注重在滋阴清热。

　　3. 邪在营血证治

　　(1) 热在心营,下移小肠

　　① 身热夜甚,心烦不寐,口干不甚渴饮,小便短赤热痛,舌绛,脉细数。

　　② 辨证要点

　　a. 具有发热夜甚,心烦、渴不欲饮,舌绛等热灼心营的表现;热灼营阴,故身热夜甚,口干不甚渴饮,舌绛;热扰心神,故心烦不寐。

　　b. 具有小溲短赤热痛等小肠热盛症状。心与小肠相表里,心营热邪下移小肠,故见小溲短赤热痛。

　　③ 证型病机:心营受热,下移小肠。

　　④ 治疗及方药:清心凉营,清泻火腑,导赤清心汤(《通俗伤寒论》:鲜生地黄、朱茯神、细木通、原麦冬辰砂染、粉牡丹皮、益元散包煎、淡竹叶、莲子心、灯心草辰砂染、莹白童便冲)。

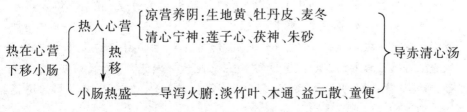

加减：

a. 心营热盛,神烦,时有谵语者,加水牛角凉解营热。

b. 兼尿血者,宜加墨旱莲、白茅根等凉血止血。

（2）热闭心包,血络瘀滞

① 症状:身热灼手,入夜尤甚,神昏谵语,口干而漱水不欲咽,皮肤、黏膜出血斑进行性扩大,斑色青紫,舌色深绛无苔,望之若干,扪之尚润,或紫晦而润。

② 辨证要点

a. 具有神昏谵语等热闭心包的表现;邪热炼血为瘀,热瘀交结,闭塞心包则神昏谵语。

b. 具有身热夜甚,口干但欲漱水不欲咽,舌绛无苔或紫晦等营血热盛,血络瘀滞的症状。邪热内炽营血,故身热灼手,入夜尤甚;热蒸营阴,血络瘀滞,故口干而漱水不欲咽下,舌色深绛无苔,望之若干而扪之尚润,或紫晦而润。

③ 证型病机:热闭心包,血络瘀滞。

④ 治疗及方药:清营(血)泄热,开窍通瘀,犀地清络饮(《通俗伤寒论》:犀角汁水牛角代,冲、粉丹皮、青连翘带心、淡竹沥和匀、鲜生地黄、生赤芍、原桃仁去皮、生姜汁同冲、鲜白茅根、灯心草、鲜石菖蒲汁)。

热闭心包
血络瘀滞 { 血络瘀滞——清营泄热:水牛角、牡丹皮、生地黄、凉血通瘀:赤芍、桃仁、白茅根 热闭心包——清心开窍:连翘心、灯心草、石菖蒲、竹沥、姜汁 } 犀地清络饮

何秀山评犀地清络饮:"热陷心包神昏,非痰迷心窍,即瘀塞心孔,必用轻清灵通之品始能开窍透络,故以金犀角地黄汤凉通络脉为君,此为轻透络,通通瘀泄热之良方。"又说:"服药二三时许不应,急于次煎中调入牛黄膏(牛黄、朱砂、郁金、牡丹皮、冰片、甘草)以奏速效。"

小　结

伏暑虽然发生于秋冬季节,但其表现仍不失暑热特性,故有伏暑之名。或伏于气分,或舍于营分,必为外邪所感而激发,初发则表里同病,故须表里同治,如卫气同病者,除具表邪以外,暑热常夹湿邪郁伏于气分,故宜解表与清暑化湿并行。卫营同病者,以营分暑热证候突出为特点,宜辛凉解表与清营泄热兼施。其表邪既退,而里热更显炽盛,气分病变中以邪郁少阳和邪结肠腑为主要证候类型,前者宜清泄少阳,兼化湿浊,后者导滞通下与清热化湿兼进。暑湿氤氲黏滞,虽治疗正确恰当,仍见伏邪渐退,而复聚如初,反复变迁,难求速愈,特别是暑湿郁结肠腑,治疗须具耐心,频下轻下,务使肠道暑湿

缓消渐散,其热退身凉,舌苔退净,大便成形,为湿邪已尽。注意祛邪求尽,防止死灰复燃。营血分暑热炽盛而炼血为瘀,或滞于络脉,或瘀滞心包,宜清营凉血,开窍通瘀。

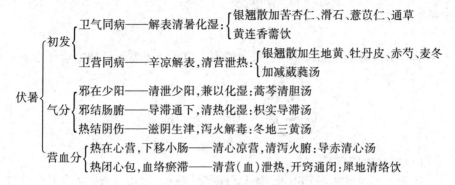

图12-3　伏暑证候归纳图

第十三章
秋　燥

学习秋燥要求熟悉秋燥的含义及特点。掌握秋燥常见证型的辨证论治。

一　概　述

（一）秋燥的含义

秋燥是感受燥热病邪引起，初起以咽干、鼻燥、咳嗽少痰、皮肤干燥等肺卫津伤为主要表现，发生于秋季的一种外感热病。

秋燥分为凉燥与温燥两类：

1. 凉燥　指秋深初凉，西风肃杀，阴凝则燥，故称燥为次寒，或称燥为小寒，症见头微痛，恶寒，咳嗽稀痰，鼻塞，嗌塞，脉弦无汗等。不属温病范围。

2. 温燥　秋承夏后，火之余焰未息，久晴无雨，秋阳以曝，产生温燥病邪，感之者即为温燥，属温病范围。

叶天士《临证指南医案》"燥"门所论之燥，统论内伤之燥与外感燥邪所致之秋燥。内伤之燥，即邵新甫说："内伤者，乃人之本病，精血下夺而成，或因偏饵燥剂所致，病自下焦阴分起。"（《临证指南医案·燥》邵新甫按）。"外感者，由于天时风热过盛胜，或因深秋偏亢之邪，始必上焦气分"（《临证指南医案·燥》邵新甫按）。

根据秋燥的发病季节和临床表现，西医学中发于秋季的上呼吸道感染、急性支气管炎及某些肺部感染等疾病，当属秋燥范围，可参考本病辨证论治。

（二）秋燥的特点

1. 病情轻，预后一般好。

2. 传变较少，少数可传入肝肾，病程一般较短，易于痊愈。

3. 以津液干燥导致的症状为主。

（三）源流

早在《黄帝内经》即有关于燥的记载。《素问·至真要大论》所载"清气大来，燥之胜也"，《素问·气交变大论》所载"岁金太过，燥气流行"，"岁木不及，燥乃大行"，即已认识到燥气能够致病，并与岁运、时令气候变化密切相关。《素问·六元正纪大论》说："凡此阳明司天之政……三之气，天政布，凉乃行,燥热交合,燥极而泽,民病寒热。"《素问·阴阳应象大论》有"燥胜则干"的临床特点记载。《素问·至真要大论》确立了燥病的治疗大法,其曰:"燥者濡之","燥化于天,治以辛寒,佐以苦甘"。

到金元时期,刘河间补充了《素问·至真要大论》中病机十九条所缺燥气致病的论述,"诸涩枯涸,干劲皴揭,皆属于燥。"(《素问玄机原病式》)概括了燥气致病的特点。

以上对燥气致病,大多从内燥立论。明·李梴指出燥有内、外之分,对外感燥邪致病具有重要意义。清代喻嘉言《医门法律》立"秋燥"为专论,确立了秋燥的病名,并对秋燥病进行了较深入研究和系统论述。喻氏根据临床实际,指出《黄帝内经》"秋伤于湿",当为"秋伤于燥","燥金虽为秋令,虽属阴经,然异于寒湿,同于火热"。"凡秋月燥病,误认为湿治者,操刃之事也。"治疗上则针对燥热伤肺,创制了清燥救肺汤,对后世温燥的治疗产生了深远影响。关于秋燥的性质,明清医家亦各有认识。喻嘉言认为燥气"同于火热",沈目南《医征·温热病论》认为燥病属凉,谓之"次寒","病与感寒同"。而俞根初、吴鞠通、王孟英、费晋卿等医家则认为秋燥有温、凉两类。俞氏在《重订通俗伤寒论·秋燥伤寒》中指出:"秋深初凉,西风肃杀,感之者多病风燥,此属燥凉,较严冬风寒为轻。若久晴无雨,秋阳以曝,感之者多病温燥,此属燥热,较之暮春风温为重。"可见燥而偏寒者是为凉燥,燥而偏热者是为温燥。本章所论之秋燥,实指温燥而言。

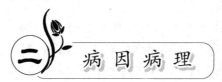

二 病因病理

(一) 病因

秋燥病的致病因素是外感燥热病邪。秋承夏后,秋阳以曝,久晴无雨之时,火之余炎未息。若机体正气不足,或摄护失慎,防御能力下降,燥热病邪遂从口鼻而入,致人以病。

(二) 病理

1. 燥热病邪从口鼻而入,先伤肺经,使肺受邪郁,肺津受伤,而失肃降,出现发热,微恶寒,咳嗽少痰,咽干鼻燥等。正如叶天士所说:"温自上受、燥自上伤,理亦相等,均是肺气受病。"喻嘉言亦谓:"燥气先伤于上焦华盖。"

2. 肺燥化火,卫分表证即随之消失,燥热之邪既可上干清窍,又能灼伤肺津。燥干清窍者可见耳鸣、目赤、咽痛、龈肿等症;燥热伤肺者,症见身热,气粗而喘,干咳无痰等。正如石寿棠《医原·燥气论》说:"燥从天降,首伤肺金,肺主一身之气,气为燥郁,清肃不行,机关不利,势必干咳连声,胸胁牵痛,不能转侧,胸满气逆喘急,干呕。"

3. 燥热传里可致肺胃阴伤,或肺燥肠热,或肠燥便秘等。

4. 燥热病邪可深入营血,燥伤真阴,但较少见。

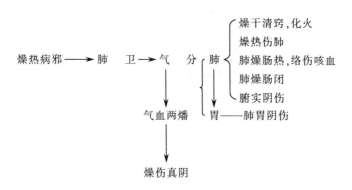

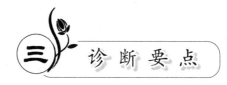

图 13-1 秋燥病理示意图

三 诊断要点

（一）发病季节

农历立秋之后秋分之前(公历 8 月上旬~9 月下旬),久晴无雨,秋阳过盛之时,发生的急性外感热病,应考虑此病的可能性。而秋分之后小雪之前(公历 10 月上旬~11 月下旬),多为本病之凉燥发病季节。

（二）临床特点

1. 初起具有发热,微恶风寒,咳嗽,口干口渴,咽干咽痛,干咳无痰或少痰,苔薄白乏津,舌边尖红,右脉浮数而大等肺卫见证。

2. 病变中心在肺,病情较轻,较少传变。

3. 虽伤肺胃之阴,但较少传入下焦。

（三）鉴别诊断

1. 凉燥　凉燥则发热较轻,恶寒显著,无汗,咽干唇燥但不作渴,咳嗽痰稀,苔薄白欠润,舌质正常,脉浮不数,或弦。

2. 风温　风温初起的临床表现与秋燥相似,皆有发热恶寒,咳嗽口渴,脉浮数等肺卫见证。但秋燥发于秋季,初起必伴有口、鼻、咽、唇及皮肤等处干燥的表现,病程中易致肺燥阴伤、肺络受损,少见营血或下焦证候,病情一般较风温为轻。而风温发于冬春二季,初起虽然肺卫风热证候明显,但津气干燥见证却不突出,病程中易于形成痰热阻肺和逆传心营之变。

3. 风热感冒　由风热病邪引起的风热感冒,类似温燥初起,其邪犯肺卫,肺气失宣证,以微恶风寒,发热,头痛、流涕、咳嗽、咽痛、喷嚏等为主要表现,但一般无咽干、鼻燥、咳嗽少痰、皮肤干燥等肺卫津伤的主要表现。感冒一年四季皆可发生,而温燥仅发生于秋季,二者乍是不同。

4. 伏暑　伏暑虽亦发于秋季,初起也有卫表见证,但以所伏之气分暑湿或营分暑热证候为主,无清窍津气干燥之象,且其病情较重,表证消失较快,里热变证较多。故秋燥与伏暑不难区别。

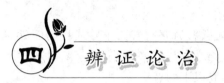

四　辨证论治

(一) 证候辨析挈要

1. 初起应辨温燥凉燥　本章所论之秋燥,虽实指温燥而言,但燥邪的性质毕竟有偏寒偏热之分,所以当其初犯肺卫之时,在证候表现上,也必然有温燥凉燥之别。临床之际,可着眼于发病时气候的温热寒凉,发热恶寒的孰轻孰重,口渴与否,痰质的稀稠,舌质的变化,对二者作出辨别。一般说来,温燥恶寒较轻,不久即可随汗消失,鼻中必有燥热感,痰稠而胶结,口渴,舌边尖红赤,津液的劫伤较凉燥为甚;而凉燥恶寒较重,持续时间亦较长,鼻鸣而塞,或流清涕,痰质清稀,口不作渴,舌质正常。当其化热进入气分之后则与温燥气分证候相同,故二者的鉴别,应在初起阶段。

2. 中期应辨燥热所伤部位　肺卫不解,内传气分,肺脏必然首当其冲,出现干咳不已,心烦口渴,舌质干红等肺气燥热之象,甚至肺络受损而见咳血。肺与大肠相表里,燥热下移大肠,则见大便泄泻;或肺不布津于肠,则见大便秘结。若燥热聚于上焦,上干头目清窍,则见耳鸣、目赤、咽痛。故应根据其临床特点,详细分辨燥热所伤部位。

3. 后期应辨邪正多寡　一般而论,秋燥当于气分而愈。在气分证之后期,多呈邪少虚多之候。虚在肺胃阴伤。邪气渐迟,则身热渐微。若反见热势不退,则是邪气尚盛,应防其进一步化火伤阴。若终成营血或下焦肝肾之变,则与其他纯热无湿类温病的相应证候辨析相同。

(二) 治疗要点及注意事项

1. 叶天士有"上燥治气,下燥治血,此为定评"(《临证指南医案·燥》)的论述。上燥治气:肺主一身之气,肺气为燥热所郁,故宜辛凉甘润,清肃肺卫。下燥治血:何廉臣说:"下燥治血,清燥养营汤之主。"中燥增液:是后人所加。

2. 本病治则以滋润为主,按病变不同而分别治之:

(1)上燥治气:指初起的治疗,即辛凉甘润,疏散表邪,清肃肺气,滋养肺阴。

(2)中燥增液:指燥热耗伤中焦胃肠阴津,治宜甘寒滋养津液。

(3)下燥治血:指少数患者具有卜焦阴血灼伤之证,治宜填补真阴,以化生精血。

治疗注意:本病忌用辛温升散;忌苦燥伤阴。

(三)分型论治

1. 邪在肺卫证治

(1)症状:发热,微恶风寒,少汗,干咳或痰少而黏,咳甚则声音嘶哑,咽干痛,鼻燥热,口微渴,舌边尖红,苔薄白而乏津,右脉数大。

(2)辨证要点:有以下两点。

a. 具有发热微恶风寒,头痛,少汗,苔白,舌红等燥热郁表症状。此为燥热上受,秋燥初起,邪在肺卫之证。肺卫受邪,卫气失和,则发热,微恶风寒,少汗。曹炳章说:"右脉数大,右寸尤甚,不独秋燥为然,即风渐亦如是,此亦识病之要诀,但风温初起右寸必浮耳。"

b. 有咳嗽少痰,咽干,鼻燥等肺津受伤表现。肺气失于宣降,则出现咳嗽。燥热伤及肺津,则干咳喉痒,痰少而黏,咳甚而声音嘶哑,咽干,鼻燥,口微渴。舌边尖红,苔薄白乏津,右脉数大,更是燥热犯及上焦肺卫之明证。

(3)证型病机:卫受邪郁,肺津受伤。

(4)治疗及方药:《临证指南医案·燥》云:"脉右数大,议清气分中燥热。"

辛凉甘润,轻透肺卫,桑杏汤(《温病条辨》:桑叶、苦杏仁、沙参、象贝、香豆豉、栀子皮、梨皮)。

卫受邪郁——辛凉轻透:淡豆豉、桑叶、栀子

邪在肺卫 { 肺津受伤——甘润养肺:沙参、梨皮、贝母 } 桑杏汤
肺失清肃 { 肃降肺气——苦杏仁 }

加减:

① 咳伤肺络,胸痛,痰中带有血丝者,加白茅根、藕汁、丝瓜络,凉血通络止血。

② 干咳气逆,喘促,去淡豆豉,加桑白皮、葶苈子、麦冬,泻肺降逆。

2. 邪在气分证治

（1）燥干清窍

① 症状：发热，口渴，耳鸣，目赤，龈肿，咽痛，苔薄黄而干，脉数。

② 辨证要点：本证症状集中于上焦耳、目、龈、咽等部位，表现为清窍不利，所谓清窍，即清阳（马莳注《黄帝内经》："凡人之物有属清阳者焉，如涕、唾、气液之类"）所出之上窍，如咽、鼻孔、耳窍等。清窍不利如咽痛、目赤、龈肿、耳鸣等，此为辨证着眼点，为燥热内入气分，上干头目清窍之证所致。卫表之邪未解，内入上焦气分，燥热上干头目、清窍，故见耳鸣、目赤、跟肿、咽痛等症。燥热内盛，津液受伤，则发热，口渴，苔薄黄而干，脉数。

③ 证型病机：上焦气热化火，干及清窍。吴鞠通称："燥气化火，清窍不利。"

④ 治疗及方药：叶天士说：燥火上郁，齿胀咽痛，当辛凉清上。

清宣上焦气分燥热，翘荷汤（《温病条辨》：薄荷、连翘、生甘草、黑栀皮、桔梗、绿豆皮）。

水二杯，煮取一杯，顿服之。日服二剂。甚者日三。

燥干清窍 ⟶ 燥热化火 { 上干头目：清头目：薄荷 / 清燥火：连翘、栀子、绿豆衣 / 燥热灼咽：利咽止痛：桔梗、甘草 } 翘荷汤

曹炳章评该方云："燥气上干清窍，见头目之病，此时虽用养液之药，尚觉隔膜一层，故用药则先轻宣凉散，兼导之下行。"

加减：

a. 头目不清，加桑叶、蝉蜕以增强清头目功效。

b. 耳鸣甚，加苦丁茶。

c. 目赤甚，加菊花、夏枯草。

d. 咽痛甚，加牛蒡子。

（2）燥热伤肺

① 症状：发热，口渴，心烦，干咳无痰，气逆而喘，胸满胁痛，咽干，鼻燥，舌边尖红赤，苔薄白而燥或薄黄而燥，脉数。

② 辨证要点

a. 具有身热、心烦、口渴等肺经燥热化火的表现；

b. 有燥热伤肺，肺津受损，肺失肃降，热爽气滞则络脉不通，燥伤津液则络脉失濡症状，如干咳无痰，咽喉干燥，鼻燥，气逆而喘，胸满胁痛，舌边尖红赤，苔薄白而燥或薄黄而燥等。

③ 证型病机：肺燥化火，灼伤肺津。

④ 治疗及方药：清肺润燥养阴，清燥救肺汤（《医门法律》：冬桑叶、石膏、

人参、甘草、胡麻仁炒研、真阿胶、麦冬去心、苦杏仁去皮尖,麸炒、枇杷叶刷去毛,蜜涂炙黄)。水一碗,煮六分,频频二三次温服。

$$
燥热伤肺\begin{cases}肺燥化火——清肺:生石膏、桑叶 \\ 肺津耗伤——润燥养阴\begin{cases}益气以生津:人参 \\ 滋养阴津:阿胶、麦冬、胡麻仁\end{cases}清燥救肺汤 \\ 肺失肃降——肃肺:苦杏仁、枇杷叶\end{cases}
$$

加减:

a. 咳痰黏稠,不易咳出,去人参、桑叶,加川贝母、桑白皮。

b. 咳嗽气逆,痰中带血,去人参,加生地黄、白茅根、藕节、甜杏仁。

c. 五心烦热,午后潮热,两颧发赤,呛咳无痰,加地骨皮、生地黄、牡丹皮。

蒲辅周说:"温燥言其秋后久晴无雨,秋阳过盛,人感之咳嗽咽痛,宜润。我看不必用清燥救肺汤全方,仿清燥救肺汤,多用玉竹、芦根、枇杷叶、花粉、连、芩、栀等,苦化燥,不宜多用,多则伤律化火。"亦可作为临床应用本方之参考。

(3) 肺燥肠热,络伤咳血

① 症状:初起时喉痒干咳,继则咳甚而痰黏带血,胸胁疼痛,腹部灼热,大便泄泻,舌红,苔薄黄而干,脉数。

② 辨证要点

a. 具有干咳、痰血,胸胁牵痛、舌红,苔黄干,脉数等肺燥络伤症候;初起燥热伤肺,故喉痒干咳。继而内室之燥热化火,肺络受损,故咳甚且痰黏带血,胸胁疼痛。

b. 具有大便泄泻(所泻多艰涩难行),腹部灼热等肺热移肠证候。肺与大肠相表里,肺中燥热下趋入肠,肠中热盛,迫津外泄,故见腹中灼热如焚,便泄稀水恶臭,肛门热痛。燥则气结,通行失畅,故甚者可见腹痛而泻,艰涩难行,似痢非痢。这与虚寒便泄清水不同,与肠热下利之葛根芩连汤证亦有所不同。《医原·燥气论》说:"(肺)气为燥郁,治节无权,中宫水饮不能屈曲输于膀胱,而直注大肠,则必腹痛泄泻。"又说:"但燥气干滞,所泻必艰涩难行,与湿泻、热泻之倾肠滑利者不同。"又说:"(腹部)肠燥拘急,有似硬梗,按之痛甚,蜷曲难伸。舌红,苔黄而干,脉数,皆系气分燥热之症,故本证之咳血,切勿视为热入血分,迫血妄行所致。"

③ 证型病机:肺燥络伤,移热肠腑。

④ 治疗及方药:润肺清肠,阿胶黄芩汤(《通俗伤寒论》:陈阿胶、青子芩、甜杏仁、生桑白皮、生白芍、生甘草、鲜车前草、甘蔗梢)。先用生糯米,开水泡取汁,代水煎药。

肺燥肠热
络伤咳血 { 肺燥络伤——清润肺燥 { 甜杏仁、桑白皮、甘蔗、 } { 阿胶
              养阴止血 { 阿胶、白芍、甘草   黄芩汤
        肺热移肠——清肠止利:黄芩、车前草 }

加减:

a. 若欲增其润肠之功者,可加瓜蒌仁、火麻仁;

b. 欲急下者,可加玄明粉、白蜜;

c. 欲开肺气,恢复肺之输布津液者,可加前胡、紫菀。

本证治疗注意:不可误作积滞攻下。正如《医原》称:"此皆燥极见证,切勿认为积滞误行攻下。"

（4）肺胃阴伤

① 辨证要点（参见"风温"章）。

② 证型病机（参见"风温"章）。

③ 治疗及方药:甘寒滋润,清养肺胃,轻者沙参麦冬汤（参见"风温"章），津伤甚者合以五汁饮（《温病条辨》:梨汁、荸荠汁、鲜苇根汁、麦冬汁、藕汁或用蔗浆）。

（5）肺燥肠闭

① 症状:咳嗽不爽而多痰,胸满腹胀,大便秘结,舌红而干。

② 辨证要点

a. 具有便秘、胸腹胀满等肠道津枯便秘的表现;肺气不降,则津不下布,大肠失泌,传导失常,故糟粕停滞而为腹满便秘。舌红而干则为燥热津亏之兆。

b. 咳痰不爽,肺经燥热未解之症。肠道津枯,是因肺燥津液不布所致。

③ 证型病机:肺有燥热,液亏肠闭。

④ 治疗及方药:肃肺化痰,润肠通便,五仁橘皮汤（《通俗伤寒论》:甜杏仁研细、松子仁、郁李仁杵、原桃仁杵、柏子仁杵、橘皮蜜炙）。

肺燥肠闭 { 肺燥——肃肺化痰:甜杏仁、蜜炙橘皮   } 五仁橘皮汤
        肠闭——润肠通便:松子仁、郁李仁、桃仁、柏子仁 }

治疗注意事项:本证便秘是因肺燥而致津液不布,肠道津枯而引起,与热结肠腑（阳明腑实）不同,故不任承气汤苦寒攻下。

（6）腑实阴伤

① 症状:便秘,腹胀,身热,神昏谵语,舌苔干黑。

② 辨证要点

a. 有身热、便秘、口干唇燥,苔黑干燥等热结肠腑,津液耗伤之症;

b. 有腑实太盛,胃热乘心之昏谵。

③ 证型病机:燥热内结阳明,津伤肠燥。

④ 治疗及方药:滋阴通下,调胃承气汤加鲜何首乌、鲜生地黄、鲜石斛等。

3. 气血两燔证治(参见"春温"章)。

4. 燥伤真阴证治(参见"春温"章)。

小　结

秋承夏后,余炎未尽,多燥热病邪致病。病变中心虽然在肺,但病情较轻,而较少传变。本病肺胃阴伤虽不少见,但较少深入营血及下焦肝肾。初犯肺卫,类似风温表证,惟以咽干、鼻燥、咳嗽少痰、皮肤干燥等肺卫津伤为主要表现,治宜辛凉甘润轻透肺卫,方如桑杏汤。表证虽除而燥热伤肺者,则以清泄肺热,甘润肺燥为主,方如清燥救肺汤。肺之燥热移肠,络伤咳血,宜清润肺燥,清肠止血,方如阿胶黄芩汤。其肺燥肠闭者,宜肃肺化痰,润肠通便,方如五仁橘皮汤。其后期肺胃阴伤,宜甘寒生津滋养肺胃,方如沙参麦冬汤、五汁饮。

秋燥
- 卫——邪在肺卫——辛凉甘润轻透肺卫:桑杏汤
- 气
  - 肺——燥热伤肺——辛凉甘润清润肺燥:清燥救肺汤
  - 肺肠
    - 肺燥肠热络伤咳血——清热止血润肺清肠:阿胶黄芩汤
    - 肺燥肠闭——肃肺化痰润肠通便:五仁橘皮汤
  - 肠——腑实阴伤——滋阴通下:调胃承气汤加鲜何首乌、鲜生地黄、鲜石斛
  - 肺胃——肺胃阴伤——甘寒生津滋养肺胃:沙参麦冬汤、五汁饮
- 气血——气血两燔——气血两清:加减玉女煎
- 后期——燥伤真阴(参春温)

图 13-2　秋燥证候归纳图

第十四章

大 头 瘟

学习本病要求熟悉大头瘟的含义及特点,掌握大头瘟的辨证论治。

一 概 述

(一) 大头瘟的含义

大头瘟是感受风热时毒而引起的一种以头面焮赤肿大为特征的急性外感热病。本病多发生于冬春季。

本病近代较少见,多数学者认为西医学中的"颜面丹毒"与本病类似,可参照大头瘟辨证论治。

(二) 大头瘟的特点

1. 起病急骤,除有憎寒发热外,以头面焮赤肿痛为主要表现。

2. 以肺胃为主要病变部位,很少深入营分,预后好。

(三) 源流

关于本病的病名,历代文献有大头风、大头伤寒、大头天行、抱头火丹、大头瘟、大头温、虾蟆瘟等名称,这是根据其临床特征,或对其病因、病性的认识而作出命名。如《通俗伤寒论·大头伤寒》谓:"风温将发,更感时毒,乃天行之疠气,感其气而发毒,故名大头天行病,状如伤寒,故名大头伤寒;病多互相传染,长幼相似,故通称大头瘟。"

本病在隋代巢元方《诸病源候论》"丹毒病诸候"、"肿病诸候"中有类似本病临床表现的记述。唐代孙思邈《千金翼方·疮痈》有"阳气大发,消脑流项,名曰脑烁疽,其色不乐,项痛如刺","肉中忽有赤如朱涂,赤色大者如掌"的记载,应包括本病在内。金元时期,刘河间《素问病机气宜保命集》对本病的特征进行了描述,称本病为"大头病"。《丹溪心法》已把本病列为瘟疫范畴,称"大头天行病,此为湿气在高巅之上",治疗上"切勿用降药"。俞震《古今医案按》记载了金元时期泰和二年(公元1201年)四月本病流行,"俗云大头伤寒,染之多不救",李东垣制"普济消毒饮",广施其方而全活甚众的史实。明代陶华《伤寒全生集》指出本病的病因"一曰时毒,一曰疫毒,盖大行疫毒之气,人感之而为大头伤风也",治疗上宜"退热消毒"。张景岳《景岳全书·瘟

283

疫》始称本病为"大头瘟",认为系"天行邪毒客于三阳之经"所致,然病理性质上有"表里虚实之辨",主张"内火未盛者,先当解散","时气盛行宜清火解毒","若时毒内外俱实,当双解"。清代俞根初在《通俗伤寒论》中指出本病乃感受"天行之疠气"所致。吴鞠通《温病条辨·上焦篇》将本病归于"温毒"之中,认为"温毒……俗名大头瘟、虾蟆瘟","治法总不能出李东垣普济消毒饮之外",并主张"温毒外肿",可用水仙膏外敷。至此,对大头瘟的病因病机、证治的认识臻于完善。

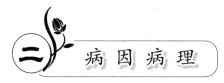

二 病 因 病 理

（一）病因

本病的致病因素是风热时毒。所谓风热时毒,是指风热病邪兼夹毒邪,致病后引起的临床症状除具风热证候外,还有局部红肿热痛。

（二）病理

1. 风热时毒从口鼻而入,充斥肺胃。肺受邪侵,则卫受邪郁,故见憎寒发热;继则肺胃受邪,里热蒸迫,而见壮热,渴饮,烦躁,苔黄,脉数等。

2. 邪毒攻窜,搏结头面。邪毒上攻,壅结成肿,局部焮赤疼痛。

3. 邪毒内陷营血分,其病理变化与一般温病相同。

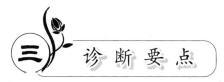

三 诊 断 要 点

（一）发病季节

本病的发生有一定的季节性,多发生于冬春季节。

（二）临床特点

下列临床特点是诊断本病的主要依据。

1. 起病急骤,以头面焮赤肿痛为特征。

2. 具有憎寒发热,口渴,烦躁,苔黄脉数等肺胃热毒充斥的证候,一般不传入营血分,预后好。

（三）鉴别诊断

痄腮:痄腮以一侧或两侧腮肿为特征,其肿胀以耳垂焮赤为中心,呈漫肿状,伴有咀嚼疼痛,张口不利,可并发睾丸肿痛。

但两者治疗上可互参。

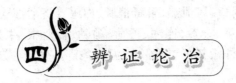

（一）证候辨析挈要

1. 辨病变部位 《伤寒全生集·辨大头伤风》谓："盖此毒先肿鼻，次肿于耳，从耳至头上络脑后结块。"先肿口鼻额，以至于面目甚肿者，此属阳明；若发于耳之上下前后并头目者，此属少阳；若发于前额、头顶及脑后项下者，此属太阳；若发于头、耳、目、鼻者，为三阳俱病。

2. 辨肿痛特征 肿胀处发硬，肌肤焮红灼热者，热毒较甚。肿胀伴疱疹糜烂者，热邪夹湿毒秽浊。

3. 辨伴发症 恶寒发热者，病在卫分；憎寒壮热，或但热不寒，烦躁口渴者，病在气分；神昏谵语，肌肤有瘀斑者，为热入营血。

（二）治疗要点及注意事项

1. 以清热解毒为基本原则。

2. 本病初起治疗不宜单行清热解毒。因其初起卫分证短暂，或起病即呈卫气同病，故一般应按卫气同病论治，即透表清热，解表消肿，并佐以疏畅气血，避免凉遏冰伏之弊。

3. 配合外敷治疗，外敷方药以清热解毒，行瘀止痛为主。

（三）证候辨治

本病病理变化单纯，证候稳定，故一般不分型论治。

1. 症状：始起憎寒发热，头面红肿，或伴咽喉疼痛，继则恶寒渐罢而热势益增，口渴引饮，烦躁不安，头面焮肿，咽喉疼痛加剧，舌赤苔黄，脉数实。

2. 辨证要点：主要具有两点。

（1）头面焮肿，咽喉疼痛为本病突出的特点，为辨证的着眼处，为邪毒搏结壅盛的征象。《诸病源候论·肿病诸候·诸肿候》云："肿之生也，皆由风邪、寒、热、毒气客于经络，使血涩不通，壅结皆成肿也。"阳明胃络起布于面，热毒循经上攻，故头面焮肿疼痛；热毒充斥于肺，呼吸之门户亦受其害，故咽喉疼痛。

（2）初起憎寒发热，继则以壮热，口渴，心烦，苔黄，脉数等肺胃热毒充斥症突出。邪毒犯卫，卫气与之交争，故憎寒发热；继之热毒充斥于肺胃，正邪剧争，气分热盛，故壮热；热盛伤津故口渴；胃络通心，邪热循经上扰心神，故烦躁不安；苔黄、脉数皆为气分热毒炽盛之征象。

3. 证型病机：肺胃热毒充斥，上攻头面。

4. 治疗及方药:疏风泄热,解毒消肿,内服普济消毒饮(《东垣十书》:黄芩、黄连、陈皮、甘草、玄参、连翘、薄荷、马勃、板蓝根、牛蒡子、僵蚕、升麻、柴胡、桔梗);局部外敷三黄二香散(《温病条辨》:黄连、黄柏、生大黄、乳香、没药)。

```
                       ┌肺──疏风泄热肃肺:薄荷、僵蚕、柴胡、
              ┌充斥┤              陈皮、桔梗          ┐普济
大头瘟─┤风热┤    └胃──苦寒直折,清降胃火:黄芩、黄连 ┤消毒饮
       └时毒└上攻──头面──解毒消肿:升麻、板蓝根、连翘、┘
                                  马勃、玄参、甘草
```

本方以凉膈散为主,加清解气热之马勃、僵蚕、金银花等,得轻可去实之妙;再加玄参、板蓝根、牛蒡子败温毒而利肺气。

加减:

(1) 表邪较甚时,可加荆芥、防风、葛根等,以增强透表疏表作用。

(2) 兼便秘、腹胀,可加大黄泻热通腑。

(3) 头面红肿明显,里热偏盛,可加夏枯草、菊花以清解上泛之热毒。

(4) 头面肿胀紫赤者,加牡丹皮、紫草、桃仁以凉血通络。

三黄二香散方解:

方用黄连、黄柏、大黄(三黄)泻火解毒;用乳香、没药(二香)活血散瘀止痛。

[附]

《古今医案按》云:"泰二年(公元1202)四月,民多疫病,初觉憎寒,壮热,体重,次传头面,肿甚,目不能开,上喘,咽喉不利,舌干口燥,俗云大头伤寒,染之多不救。张县丞患此,医以承气汤加蓝根下之,稍缓,翌日其病如故,下之又缓,终莫能愈,渐至危笃,请东垣视之,乃曰:身半以上,天之气也,邪热客于心肺之间,上攻头面,而为肿,以承气泻胃,是诛伐无过,遂用芩、连各五钱,苦寒泻心肺之火,元参、连翘、板蓝根、马勃、鼠粘子各一钱苦辛平,清火散肿毒,僵蚕七分,清痰利膈,甘草二钱缓之,桔梗三分以载之,则诸药浮而不沉,升麻七分,升气于右,柴胡五分升气于左。清阳升于高巅,则浊气不能复居其位。经曰:邪之所凑,其气必虚。用人参二钱以补虚,再佐陈皮二钱以利其壅滞之气,名普济消毒饮子。""共为细末,半用汤调,时时服之,半用蜜丸噙化。且施其方,全活甚众。"

第十五章

烂 喉 痧

学习本章要求熟悉烂喉痧的含义及特点,掌握常见证型的辨证论治,掌握本病的治疗总则。

概 述

（一）烂喉痧的含义

本病具有多种病名。有因其咽喉糜烂、肌肤痧疹,而命为"烂喉痧"、"烂喉丹痧"者;有因其肌肤痧疹赤若涂丹,而命为"痧疹"、"丹痧"者;有因其温热时毒之性甚厉,而命为"温毒喉痧"者;有因其发病与时令气候变化密切相关,而命为"时喉痧"者;有因其具有强烈传染性,而命为"疫喉痧"、"疫喉"、"疫毒痧"、"疫痧"者。

烂喉痧是现代教材规范的病名,由温热时毒引起,以发热,咽喉肿痛糜烂,肌肤痧疹密布为临床特征,多发生于冬春二季的一种急性外感热病。

根据本病的发病季节和临床特征,西医学中的猩红热与之酷似,可参考本病予以辨证施治。

（二）烂喉痧的特点

1. 咽喉肿痛、糜烂,肌肤痧疹密布,舌绛起刺,状如杨梅是本病的特有表现。

2. 起病急骤,邪毒易于充斥肺胃,严重者可传入营血分。本病后期或在愈后,可因正虚邪恋,出现余毒留于关节、心、肾,症见关节红肿疼痛,心悸,水肿等。

（三）源流

东汉张仲景《金匮要略》所描述的"阳毒"、隋代巢元方等《诸病源候论》所载之"丹毒"、唐代孙思邈《千金翼方》所载之"丹疹"等与烂喉痧临床特征相似。清代叶天士《临证指南医案·疫门》未命名烂喉痧,但所载数案"喉痛,丹疹,舌如碌,神躁暮昏",则极似本病,从临床角度支持了部分学者认为本病是18世纪初从国外传入我国的看法。其后有关本病的专著增多,如《疫痧草》(陈耕道著,公元1801年)、《烂喉痧疹辑要》(金德鉴著,公元1867年)、《疫喉浅论》(夏云著,公元1874年)等,对本病的因、证、脉、治均作出较为系统的论述。

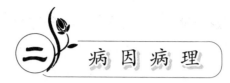

病因病理

(一) 病因

本病的病因为温热时毒,当人体止气亏虚时,易感邪发病。一是邪毒随空气霾雾从口鼻吸入;一是家有疫痧人,一人病气,足充一室,直接吸入邪毒发病。《疫痧草·辨论疫气感染》说:"其人正气适亏,口鼻吸受其毒而发者为感染,家有疫痧人,吸受病人之毒而发者,为传染。所受虽殊,其毒则一也。"

(二) 病理

1. 邪毒初袭,充斥肺胃。温热时毒自口鼻而入,肺胃首先受病,使肺气不宣,卫受邪郁,而见憎寒发热;邪毒传里,阳明受邪,正邪抗争,而见里热蒸迫证候,肺胃热毒上攻咽喉而致红肿疼痛,甚则糜烂;肺胃热毒窜扰血络则肌肤痧疹密布。

何廉臣在《重印全国名医验案》中说:"疫痧时气,吸从口鼻,并入肺经气分则喉烂,并入胃经血分者则发痧,喉痧气血同病,内外异形,其病根不外热毒,热胜则肿,毒胜则烂。"

2. 邪毒深传营血,内陷心包。感邪轻者,邪在肺胃而外解。感邪重者,邪毒可深传营血分,出现气营(血)两燔重证,或传陷心包,闭塞机窍,甚至内闭外脱。

《疫痧草·辨论疫邪所由来》说:"疫毒直干肺脏,而喉烂气秽,盛者直陷心包,而神昏不救,瞬息之间人命遂夭殂,毒气传染枉死其众。"

此外,若喉关腐烂,阻塞气道,气郁胸中,窒滞不通,血行瘀滞,机窍瘀塞,症见闷瞀异常,神昏躁扰,丹痧紫赤重叠,舌色紫绛,病情重险,俗称闷证,或称闷疫。

3. 余毒未净,阴液耗伤:余毒未净,可见低热持续。肺胃阴伤者多见肌肤甲错,身体瘦削,口干喜饮,舌红而干等。

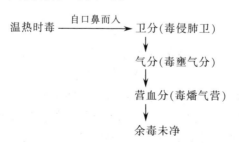

图15-1 烂喉痧病理示意图

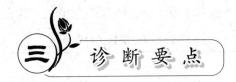

（一）发病季节

本病多发生于冬春季节。

（二）临床特点

本病以起病急骤，发热，咽喉红肿糜烂，肌肤痧疹密布，舌红绛起刺，状如杨梅为特点，为确立诊断的主要依据。

（三）有与烂喉痧病人密切接触的病史

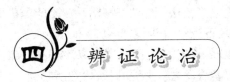

（一）证候辨析挈要

1. **辨初中末三期**　烂喉痧以外感温热时毒为病因，而时毒之邪不仅具有攻窜、壅滞之性，且远较一般温邪猛烈。故本病初起即可见到咽喉肿痛，肌肤丹痧隐现等时毒壅滞咽喉，窜及血络之证，并迅速发展为咽喉糜烂，丹痧密布。而其肺卫证候，也往往为时甚短，时毒迅即内传，壅遏肺胃，充斥内外，或为卫气同病，或为气营（血）两燔。所以对本病的辨析，固然当以卫、气、营、血为辨，但往往因其界限不甚清晰，而又有初、中、末三期之辨。初期，以肺卫证候或卫气同病为特征；中期，以气分证候或气营（血）两燔为特征；末期，以余毒未净，阴津大亏为特征。其中，以中期为本病之极盛时期，病情最为重笃，时毒内闭心包，甚至内闭外脱等险恶之证，也大多见于此期。

2. **辨顺逆**　烂喉痧起病骤急，病情重、传变快，若时毒甚剧者，尚可危及患者生命，所以为了掌握治疗的主动权，辨其证候之顺逆甚为重要。一般说来，当从察痧、视喉、观神、切脉及呼吸、热势六个方面予以辨识。凡痧疹颗粒分明，颜色红活，咽喉浅表糜烂，神情清爽，随着疹子的出齐而身热渐趋正常，呼吸亦归平稳，脉浮数有力者，系正气较盛，能使时毒透达，属于顺证；若痧疹稠密重叠，颜色紫赤，或急现急隐，咽喉糜烂较深，或大片糜烂，呼吸不利，神昏谵语，体温骤然降于正常之下，脉细数无力者，则为正不胜邪，邪毒内陷，属于逆证。

《疫痧草·辨论疫痧治法》说："医者当视其喉，喉烂宜浅不宜深；观其神，神气宜清不宜昏；按其脉，脉宜浮数有神，不宜沉细无力也；察其痧，痧宜颗粒分明,而缓达透表,不宜赤如红纸而急现忽隐约也,合而论之,以定吉凶。"

表15-1　辨吉凶顺逆表

项目	顺证	逆证
视喉	烂浅	烂深
观神	清	昏
按脉	浮数有力	沉细无力
察痧	颗粒分明	赤如红纸,融合成片,急现忽隐约

(二) 治疗要点及注意事项

古代医家论述本病治则治禁比较详细,如:

《疫痧草·辨论疫痧治法》说:"疫痧治法,全重乎清也,而始终法程不离乎清透、清化、清凉攻下,清热育阴之旨也。"

《疫喉浅论·疫喉痧论治》说:"首当辛凉,继用苦寒泄热,终宜甘寒救液,兼痰者清化之,兼湿者淡渗之。辛温升托,皆在所禁。"

综上,本病的治疗重在清泄热毒。随病程变化,清泄方法有异,即:

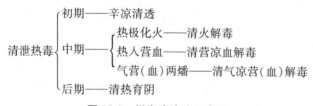

图15-2　烂喉痧治法示意图

(三) 分型论治

1. 毒侵肺卫证治

(1) 症状:初起憎寒发热,继则壮热烦渴,咽喉红肿疼痛,甚或溃烂,肌肤痧痧隐隐可见,舌红赤,见白色珠状突起,苔白而干,脉浮数。

(2) 辨证要点:具有以下两点:

① 有憎寒发热,身痛,苔白,脉浮数卫分表证。温热时毒由口鼻而入,外袭肌表,卫阳受郁,邪正相争,则憎寒发热,苔白而干,脉浮数。

② 有咽喉红肿,点状糜烂、肌肤痧痧隐现等热毒上冲咽喉及外窜血络之症。温热时毒内侵肺胃,咽喉为肺胃之门户,肺胃热毒上壅,则咽喉红肿疼痛;时毒逼及营血,外窜肌肤血络,则丹痧隐约。

(3) 证型病机:毒袭肺卫,上犯咽喉。

(4) 治疗及方药:疏表清肺,泄热解毒。内服清咽栀豉汤(《疫喉浅论》):荆芥、防风、桔梗、苦杏仁、甘草、枳壳、鲜浮萍、前胡、牛蒡子、白僵蚕、橄榄、薄荷),玉钥匙(引《证治准绳》:焰硝、硼砂、冰片、白僵蚕)吹喉。

$$毒侵肺卫\begin{cases}毒袭肺卫\begin{cases}畅汗透表:淡豆豉、薄荷、蝉蜕\\宣肺达邪:牛蒡子、桔梗\end{cases}\\毒犯咽喉——解毒利咽:水牛角、马勃、僵蚕、甘草\end{cases}清咽栀豉汤$$

本证的治疗以畅汗为第一要义。《疫喉浅论·疫喉痧论治》说:"疫喉治法,首重清透者,谓清宣透表,俾邪从汗泄也……治疫入手关头,惟在善取其汗,有汗则生,无汗则死,可不慎哉。若漫用寒凉,则外益闭而内火益炽,咽痛益剧,溃烂日甚。不明其理者,反认为如此凉药,尚不能清泄之,不察未予表散之误,还谓寒凉不足,于是愈凉愈遏,以致内陷而毙者有之。"

2. 毒壅气分证治

(1)症状:壮热,口渴,烦躁,咽喉红肿糜烂,肌肤桋痧显露,舌红赤有珠,苔黄燥,脉洪数。

(2)辨证要点:主要有两点:

① 卫分表证已解,而见壮热,烦躁,渴饮,苔黄燥,脉洪数等肺胃里热证。气分热盛,故见壮热、烦躁、渴饮;苔黄燥,脉洪数均为气分温热时毒壅盛之症。

② 咽喉红肿、腐烂、桋痧显露等热毒蕴结咽喉,窜扰血络的表现。肺胃热毒,继续上壅咽喉,膜腐肉败,则咽喉红肿糜烂;进一步内逼营血,外窜肌肤血络,则肌肤丹痧显露。

(3)证型病机:热毒充斥肺胃,上部咽喉。

(4)治疗及方药:疏表清肺,泄热解毒。内服清咽栀豉汤(《疫喉浅论》:栀子、豆豉、银花、薄荷、牛蒡子、粉草、蝉衣、白僵蚕、水牛角、连翘、桔梗、马勃、芦根、灯心、竹叶)。

$$毒侵肺卫\begin{cases}毒袭肺卫\begin{cases}畅汗透表:豆豉、薄荷、蝉衣\\宣肺达邪:牛蒡子、桔梗\end{cases}\\上焦邪热——清热于上,导热于下:金银花、连翘、栀子、灯心、竹叶\\毒犯咽喉——解毒利咽:水牛角、马勃、僵蚕、甘草\end{cases}清咽栀豉汤$$

3. 毒燔气营(血)证治

(1)症状:咽喉红肿糜烂,甚则气道阻塞,声哑气急,痧疹密布,红晕如斑,赤紫成片,壮热,汗多,口渴,烦躁,舌绛干燥,遍起芒刺,状如杨梅,脉细数。

(2)辨证要点:主要有以下两点:

① 具气分热毒亢极表现,如壮热,汗出,渴饮,烦躁,喉烂,甚则气阻声哑。气分时毒炽盛,则见壮热烦渴,汗出;营(血)分及咽喉热毒亦炽,故咽喉糜烂,

甚则气道阻塞。

② 具营血热毒燔灼,阴津耗伤的表现,如痧疹密布,红晕如斑,赤紫成片,舌红干燥,状如杨梅等。

(3) 证型病机:毒燔气营(血)。

(4) 治疗及方药:清气凉营,解毒救阴,凉营清气汤。

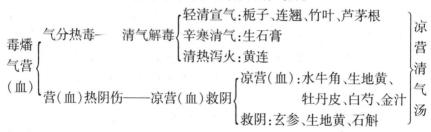

加减:

① 兼痰多者,加竹沥冲服,并另用珠黄散,以清热涤痰。

② 如发热不退,耳心疼痛,脓液外溢,腥臭异常,加龙胆、夏枯草、金银花、蒲公英以增强清热解毒。

③ 如颈项、颔下邪毒结聚,破溃流脓,可加蒲公英、紫花地丁、天花粉、象贝以解毒化脓。

④ 如兼热毒内陷心包,灼热神昏,肢冷脉沉,可加安宫牛黄丸或紫雪丹以清心窍。如见内闭外脱者,宜用参附龙牡汤固脱救逆,并用安宫牛黄丸清心开窍。

4. 余毒伤阴证治

(1) 症状:咽喉糜烂渐减,但仍疼痛,痧疹渐退,皮肤脱屑,壮热已去,惟午后低热,口干唇燥,舌红而干,脉细数。

(2) 辨证要点:主要有两点:

① 低热不退,午后为甚,咽喉轻度糜烂,为余邪未净征象。因其余邪未净,故咽喉仍有疼痛,腐烂仍未痊愈,午后还有低热。

② 皮肤干燥脱屑,口干唇燥,舌红而干,脉细数,为肺胃阴伤证候。因肺胃阴津已伤,故皮肤干燥脱屑,口干唇燥;舌红而干,脉细数,亦是余毒未净,阴津耗伤之明证。

(3) 证型病机:余毒未净,阴液已伤。

(4) 治法及方药:滋阴生津,清肃余毒,清咽养营汤(《疫喉浅论》:西洋参、生地黄、茯神、麦冬、白芍、天花粉、天冬、玄参、知母、炙甘草)。

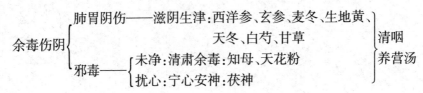

余毒伤阴 ⎰ 肺胃阴伤——滋阴生津:西洋参、玄参、麦冬、生地黄、
　　　　　 ⎱ 　　　　　　　　　 天冬、白芍、甘草　　　 ⎰ 清咽
　　　　　 ⎱ 邪毒 ⎰ 未净:清肃余毒:知母、天花粉　 ⎱ 养营汤
　　　　　　　　　 ⎱ 扰心:宁心安神:茯神

加减:

① 余毒尚盛者,加水牛角。

② 兼四肢酸楚,甚者关节难于屈伸,加丝瓜络、川牛膝、赤芍、桃仁等化瘀通络。

③ 兼尿血,为阴伤动血,加女贞子、墨旱莲、白茅根、小蓟、栀子仁等凉血止血。

小　　结

本病邪毒初袭,充斥肺胃,上攻咽喉而致红肿疼痛,甚则糜烂;毒窜血络则肌肤痧癍密布。病情轻者邪在肺胃而外解,重者邪毒深传营血,出现气营(血)两燔重证,或传陷心包,闭塞机窍,甚至内闭外脱。本病病程具有明显的阶段性。治疗重在清泄热毒。初期辛凉清透,以畅汗为第一要义;中期气分热极化火宜清火解毒,热入营血宜清营凉血解毒,气营(血)两燔宜清气凉营(血)解毒;后期余毒伤阴宜滋阴生津,兼清余邪。早期治疗,截断病变发展,一般预后良好。

烂喉痧 ⎧ 卫气——毒侵肺卫——透表泄热,清咽解毒:清咽栀豉汤、玉钥匙
　　　　⎨ 气分——毒壅气分——清气解毒:余氏清心凉膈散、锡类散
　　　　⎪ 营血分——毒燔气营(血)——清气凉营(血),解毒救阴:凉营清气汤
　　　　⎩ 后期——余毒伤阴——滋阴生津,兼清余邪:清咽养营汤

图 15-3　烂喉痧证候归纳表

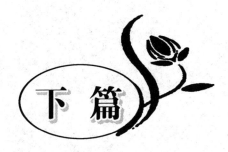

下 篇

第十六章
叶天士《温热论》选要

叶天士《温热论》是某日叶氏观赏十里荷花,三秋桂子,门人顾景文随之舟中,由叶氏口授,顾景文信笔录记而成的温病名著。收入于《临证指南医案》及唐大烈《吴医汇讲》,在前者中篇名为《温热论》,在后者中为《温症论治》。王孟英将其收入《温热经纬》书中,改名《叶香岩外感温热篇》。

实际上叶天士《温热论》学术内容受到吴又可《温疫论》的深刻影响,两者自有割不断的联系。如吴氏首次将温疫分为气分与血分两大病理层面。叶天士在其基础上,结合《难经·三十二难》"心者血,肺者气,血为荣,气为卫"的论述,提出肺主气属卫,心主血属营,细分为卫、气、营、血四个层次。由于气与卫、血与营本质相同,只有病变重与轻的差异,故举气可赅卫,举血而赅营。可见吴氏所论气分病变实际上包括了叶氏所说的卫与气,吴氏所论血分病变包含了叶氏所说的营与血。约而言之曰气与血,分而言之则为卫、气、营、血。又如吴又可提出的顺传与逆传规律,即"从外解者顺","从内陷者逆"。叶天士则提出邪自肺卫内陷于心包者为逆传,下行于胃肠者为顺传。在治疗方面,《温热论》汲取和发展了《温疫论》有关内容,如吴氏提出气属阳而轻清,邪留气分则易疏透,故可从战汗而顿解;而血属阴而重浊,邪留血分恒多胶滞,故当从斑解而图渐愈。总结出邪留气分解以战汗,邪留血分解以发斑的原则。叶氏紧续其意,指出其邪始终在气分流连者,可冀战汗透邪;若其邪陷入血分,则当急急透斑为要。邪结胃肠,吴氏提出急症则急攻,勿拘结粪,指出大便溏垢,如败酱、如藕泥,亦在攻下之列,甚至集数日之攻下,于一日内行之。称张仲景所训(大便)初头硬,后必溏,不可攻之句,诚为千古之弊。叶天士赞同吴氏之说,称其亦须用下法,但改峻下频下为轻下频下,避免了正伤邪恋。此外,疫邪内郁化火,阴津耗伤,吴氏制定的承气养营汤、清燥养荣汤、柴胡养营汤等方剂以及常用梨汁、藕汁、蔗浆汁、西瓜汁等以滋养阴津,对叶天士有较大影响,这可从《临证指南医案》一些案例的处方看出来。因此,在学习《温热论》时,还应联系《温疫论》有关内容。

本篇的基本内容主要有以下几个方面:①阐明温病的发生发展规律及与伤寒的区别。②创立卫气营血学说,作为温病学基础理论,指导温病的辨证论治,确定了温病的证治规律。③丰富和发展了温病的诊断方法,包括辨舌验齿,辨斑疹、白痦等。④有关妇人温病的诊治内容。学习该篇要求掌握证治总纲的基本内容。掌握有关卫气营血病机浅深层次及其证候类型的不同治法。掌握有关湿邪为病及其治法的有关论述。背诵或熟记1~10条原文。

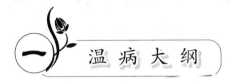

一 温病大纲

【原文】

温邪上受,首先犯肺,逆传心包。肺主气属卫,心主血属营,辨营卫气血虽与伤寒同,若论治法则与伤寒大异也。(1)

【解析】

(一) 挈要

本条为温病证治总纲,论述温病的病因发病、传变及其与伤寒的区别。

(二) 分析

1. 温病致病因素及致病途径——温邪上受

(1) "温邪"指致病原因,即温邪是温病致病因素的总称,其与"寒邪"作为伤寒的致病因素完全不同。从来温病隶属伤寒,病因与发病皆囿于伤寒成温之说,叶氏首次提出温病病因新概念"温邪",与寒邪对应为阴阳属性完全对立的两大类病原。在病因方面为温病区别伤寒提供了根据。

(2) "上受"指致病途径,即温邪从口鼻入侵,揭示了温病与伤寒感邪途径的不同。伤寒是寒邪从皮毛而入,首犯足太阳膀胱经;温邪从口鼻而入,首犯手太阴肺经。一足一手,一下一上,感邪途径有天壤之别。故后世有医家以手经病代指温病,以足经病代指伤寒。如吴鞠通指出:"病在手经徒伤足太阳无益。"所称手经,指温病病在手太阴肺经。即手经温病,不可用辛温解表而治疗足太阳,伤及无辜。

2. 温邪初犯部位及其传变——首先犯肺,逆传心包

(1) 首先犯肺:肺居上焦,开窍于鼻,外合皮毛,与卫气相通,故温邪从口鼻而入,而先犯肺而出现肺卫表证。吴鞠通扩展为:"凡病温者,始于上焦手太阴。"此与寒邪首犯足太阳经不同。

(2) 温邪犯肺的传变:有逆传与顺传两种:

① 逆传心包:温病传变顺逆的概念,最早由吴又可提出,指出表为顺,内陷为逆。叶氏仅指出逆传,顺传概念未点明。逆传心包指温邪自肺卫而径陷心营的过程,正如王孟英说:"自肺之心包,病机渐进而内陷,故曰逆"(《王孟英医案·风温》沈裕昆室案)。陈光淞在注解《温热论》说:"病以退为顺,进为逆,由内达外为顺,由外入内为逆"(《温热论笺证》)。由肺经传入心包,符合

由外入内的逆传途径。逆传概念还包含了病情严重程度,预后的好坏在内,逆传心包因其病情严重、凶险,故也称之为逆。

② 顺传气分胃肠:指温邪自肺卫传入气分胃肠,而病邪欲解的过程。因其预后较好,故称为顺。正如王孟英说:"肺胃大肠一气相通,温热究三焦以此一脏二腑为最要,肺开窍于鼻,吸入之邪先犯于肺,肺经不解,则传于胃,谓之顺传,不但脏病传腑为顺,而自上及中,顺流而下,其顺也有不待言者,故温热以大便之闭者易治,为邪有出路也"。温病顺传叶天士原文未直接点出,王孟英的注释供参考。

3. 心包及肺经病变与卫气营血的关系——肺主气属卫,心主血属营

肺与心包同居上焦,主卫气营血的运行,卫气属阳,气行则血行,营血属阴,血载气行。

(1)肺主气属卫:肺主一身之气,与卫相通而主表,故温邪犯肺,其病变与卫、气相关,病变轻浅者属卫分,病变较深者属气分。

(2)心主血属营:营血皆为心所主,应心之动而周行全身,以营养机体。其中营之奉心化赤则为血,可见营之化生在先,血的生成在后。温邪自肺卫逆传心包,必影响到营血,心包病变之轻者属营分,病变之重者属血分,故叶天士说:"心主血属营"。此源于《难经·三十二难》,称:"心者血,肺者气,血为荣,卫为气,相随上下谓之荣卫。"可见,血为心所主,气由肺所主,血与营相同,气与卫同类,故举气可以赅卫,举荣可以赅血。

由此可见,首先犯肺,逆传心包,实际上反映了卫气营血传变的全过程,即由卫传气,传营传血的过程为逆传。"温邪上受,首先犯肺,逆传心包"的过程,与叶氏所说:"大凡看法,卫之后,方言气,营之后,方言血。"是一致的。此与伤寒六经辨证迥然有别。

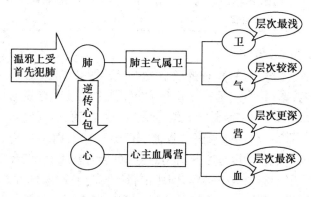

图 16-1　肺及心包病变与卫气营血的关系示意图

由此可知,首先犯肺,逆传心包,包含了由卫传气,由气传营,由营传血的病机变化。

4. 辨温病与伤寒异同——辨营卫气血虽与伤寒同,若论治法则与伤寒大异也。

(1)辨营卫气血与伤寒同:营卫气血皆为维持人体生命活动的精神物质,勿论是伤寒或温病,其病邪传变皆由表入里,由浅入深,均要伤及营卫气血,发生病机变化,故有共同之处,因而叶天士说:"辨营卫气血虽与伤寒同"。

(2)论治法温病与伤寒大异:温病由温邪上受而引起手太阴肺的病变,伤寒则为寒邪由毛窍而入,引致足太阳膀胱经的病变,两者初起的治疗方法迥异,故叶天士说:"若论治法则与伤寒大异也"。

【联系临床】

1. 外感热病初起应区别温病与伤寒

外感热病初起,虽属于表证,但有寒热属性不同,要鉴别是温邪引起的温病或寒邪导致的伤寒,不可以治疗伤寒的方法用治温病。

表 16-1 伤寒与温病初起证治区别表

	伤　　寒	温病(风温)
病因	寒邪	温邪
病机	寒邪从毛窍而入,先受于足太阳经,邪郁腠理,逐渐化热入里	温邪从口鼻而入,先受于手太阴肺经,热变迅速
初起证候	初起恶寒重,发热轻	初起发热重,恶寒轻
初起治疗大异	辛温解表,章虚谷说:"风寒先受于足经,当用辛温发汗。"方如麻黄汤、桂枝汤	辛凉解表,章虚谷说:"风温先受于手经,宜辛凉解表。"方如银翘散、桑菊饮

2. 警惕逆传心包

起病急骤,寒战发热,精神委顿,烦躁不安,四肢欠温,脉数,可能出现逆传。发热、神昏谵语,不一定都是逆传心包,要注意寻找与鉴别其导致原因,常见的有热结肠腑,邪热循胃之大络,上扰心神,而致发热神昏。但逆传心包的神昏谵语有舌蹇,而热结肠腑之昏谵,其语声重浊,而无舌蹇不利,这是重要的鉴别之处。前者治以清心开窍为急务,可予安宫牛黄丸、紫雪丹、至宝丹等,后者可用承气汤类,攻下逐邪,即所谓胃肠邪清而神志自清。要注意热陷心包之神昏谵语,因其夹痰、夹瘀的不同治疗有所区别。其夹痰浊者,患者除有高热、神昏、舌绛之外,往往伴有喉间痰鸣,苔腻,当予涤痰开窍;若夹瘀,舌质紫绛,唇绀,身厥和神志异常加重,当予化瘀开窍。

以陆九芝为代表的伤寒学派,认为温病即伤寒的阳明经腑二病,经证白虎汤,腑证承气汤。又称从来神昏悉属胃家,胃清神乃清,否认逆传心包,否认开窍治法。实际上温病热结肠腑与逆传心包的表现及病机不同,不能以攻下的承气汤替代开窍治疗方法。

【原文】

大凡看法,卫之后方言气,营之后方言血。在卫汗之可也,到气才可清气,入营犹可透热转气,如犀角、玄参、羚羊角等物,入血就恐耗血动血,直须凉血散血,如生地黄、牡丹皮、阿胶、赤芍等物。否则前后不循缓急之法,虑其动手便错,反致慌张矣。(8)

【解析】

(一) 挈要

论述卫气营血病机浅深层次及其证候类型的治疗。

(二) 分析

1. 卫气营血病机浅深

叶天士引申《黄帝内经》有关营卫气血理论,阐述温病病变浅深层次,提出"卫之后方言气,营之后方言血",指明卫分病变最浅,气分病变较深,营分病变更深,血分病变最深。王孟英称:"外感温病如此看法,此古人未达之旨,近惟王清任知之。"王氏肺称为气府,有卫总管相连;心称血府,有营总管相连。有卫气营血层次,与叶氏所论肺主气属卫,心主血属营相近。

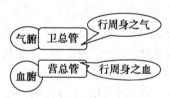

图 16-2 王清任对卫气营血
层次的论述示意图

有将卫之后方言气,营之后方言血为顺传看待,以顺沿卫气营血次第传变。曹炳章说:"在气分,在血分,温病最宜分别清楚,治法一乱,本在气分者,则引入血分矣,本在血分者,则深锢莫出矣。此无他,一言以蔽之曰:自内达外则为顺,由外入内则为逆。"(《增补评注温病条辨·上焦篇》第41条曹注)可见,自卫及气,由气入营,再从营入血的过程称为逆传更为合拍。

2. 卫气营血证候类型的基本表现

叶天士未明确指出,注家章虚谷作了补充,可作参考。其内容是:

发热而微恶寒者——卫分
不恶寒而恶热,小便色黄——气分
若脉数舌绛——营分
若舌深绛,烦扰不寐,或有谵语——血分

3. 卫分营血证候类型的治疗

叶天士提出了下列治疗原则:

(1) 在卫汗之可也:温邪侵犯卫分而出现表证,治宜透汗解表,令邪随汗解。因其病邪性质属温热,故大忌辛温消散,但也不能过于寒凉,使表邪冰伏,一般是辛凉解表。

(2) 到气才可清气:卫分表邪已解,气分里热已炽,是温邪已由卫分入气,治宜辛寒清气,透邪外达。只有温邪深入气分才用清气法,若未至气分,遽用寒凉清里,特别是过用苦寒沉降之品,必郁遏气机,使温邪不得外达,而使病情加重。

(3) 入营犹可透热转气:温邪入营,未见动血耗血之际,还可希冀透热外达气分而解,其方法是:在凉营养阴的基础上,伍以透泄之品,令邪转气分,这就是"透热转气"的治法,叶天士提出的药物是:"如犀角、玄参、羚羊角等物",然其意未全尽,因上述药品仅能凉泄营热、滋养营阴,而缺乏轻清透泄之品,如从风热陷者还可加入连翘、竹叶、金银花等。代表方是清营汤。

(4) 入血就恐耗血动血,直须凉血散血:温邪深入血分,一方面炼血为瘀,暗损阴血;同时迫血妄行,既离经为瘀,又使阴血耗伤。故脉络内形成广泛的瘀热。此时,瘀热互结,透泄治疗已无济于事,故叶天士提出"直须凉血散血,如生地、丹皮、阿胶、赤芍等物。"因血热不除而血不归经,故用生地黄凉解血热,使血宁而不妄行;又瘀血不去则新血妄行,故用牡丹皮、赤芍化瘀通络,疏通壅滞,导邪归经;阴津不复则新血不生,故用阿胶养阴生新,补充血耗。代表方如犀角地黄汤。

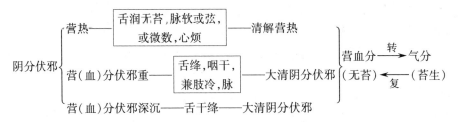

图16-3 王孟英有关伏气温病治疗原则示意图

【联系临床】

在临床上,应警惕温病"热变最速"这一特点,避免治疗跟不上传变的被动性,要灵活掌握在卫汗之可也,到气才可清气,入营透热转气,入血凉血散血等原则。其邪气盛者,传陷变化较多,不能刻舟求剑,机械地按卫气营血层次施治。治疗中要有超前意识,既要先安未受邪之地,又要注意切断病变传变。

卫分证必见发热恶寒,口微渴,舌边尖红赤,舌苔薄白,或有身形拘急,甚或痛,脉浮数等,其治疗叶氏提出汗之可也,应以辛凉解表透邪为主。华岫云称辛凉开肺便是汗剂,确实如此,因肺合皮毛,开泄肺气,即能透邪达表,而从汗解。但表邪重者,特别是有一身拘急,伴有疼痛者,单纯辛凉,犹嫌透邪之力不足,可用章虚谷所说的辛平表散。一般来说,温病禁用辛温发汗,但为了增强表散之力和避免凉遏冰伏之弊,常常于辛凉之中配用微辛微温之品,其效倍捷。王孟英批评章虚谷辛平表散治法的观点有片面性。气分证以发热不恶寒,口渴,舌红,苔黄,或为白厚苔等为基本表现。气分邪气不同,其清解之法有别,但未至气分,如表邪未解,邪热较盛,而不用辛凉开达,而骤用早用大剂清泄气热方药,以求抗菌解热,使表邪郁遏,而邪热羁留不退。营分证以身热夜甚,烦躁不安,舌红绛为要点。临床应区别阴伤程度和是否伴神昏谵语而分别施治。如患者出现昏谵,舌绛而润泽,往往以开窍为先,可予清宫汤配合安宫牛黄丸等;若发热持续不退,舌绛而干,口渴不甚饮,则以清营汤凉营为要,伴神昏谵语,辅以安宫牛黄丸等。血分证以高热不退,斑疹,急性出血,舌深绛为要点。治当以凉血为首,辅以化瘀、养阴血。临床上营分血分界限不是很清楚,二者均以实质损伤为主,血液瘀滞是其共有表现,其治疗在凉营凉血的基础上,配伍化瘀通络是十分重要的法则,不可忽视,清营汤与犀角地黄汤合用的情况比较多。

温病血分证以急性多部位、多窍道出血为特点,系血热迫血妄行所致,在治疗上不能见有出血即行止血,这与内科杂病血证以局部血络损伤的出血治疗方法不相同。血证出血按止、消、宁、补分阶段治疗,将止血置于首位。温病血热不除血不归经,瘀血不去,新血妄行,阴津不复新血不生,故将凉血、化瘀、生津熔于一炉,不直接止血而能达到止血。要注意观察出血量多导致的元气欲脱。元气将脱,其摄纳失职,血失敛纳,出血量越来越多,四肢欠温,继则变凉,面色苍灰,气息微弱,此时,应急急转手益气固脱,止血摄血。因其出血机制转变,不能死守凉血散血法则。

在临床上,面对出血,要依据出血时间长短,出血量,临床症状,准确判断是血热迫血妄行的出血或气脱而不司摄纳之出血,区别应用凉血散血、益气固脱摄血。凉血散血只宜施于热盛迫血妄行之初,不可用于气随血脱之后。邪热迫血妄行,失血过多,则气随血脱。气脱而不摄血,则血溢不止,面色苍白,肢体欠温,气短而急促,舌色转淡,脉细数无力,似有似无,血压下降,进入休克状态。此时出血病机发生转变(气不摄血),不可再用凉血散血方药,而耗散元气,加速败脱。只宜益气或温阳,阳气回复,而司摄纳,则阴血固摄而血溢自止。笔者在编写《温病学》高级参考丛书有关温病凉血散血治法时,提炼为一句话:只宜施于热盛迫血妄行之初,不可用于气随血脱之后。

在临床上感染性休克晚期可出现 DIC(弥散性血管内凝血),表现为顽固性低血压和皮肤、黏膜和内脏广泛出血。在治疗上西药使用抗凝药物,如肝素、双香豆素等治疗,后用止血,与中医的认识相近。西药抗凝药物副作用大,临床上较难掌握,而中医方犀角地黄汤加味(如加川芎、桃仁、红花、枳壳、牛膝、丹参)对 DIC 有一定的疗效。

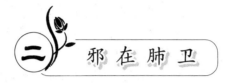

二　邪　在　肺　卫

【原文】

盖伤寒之邪留恋在表,然后化热入里,温邪则热变最速,未传心包,邪尚在肺,肺主气,其合皮毛,故云在表。在表初用辛凉轻剂。夹风则加入薄荷、牛蒡子之属,夹湿加芦根、滑石之流。或透风于热外,或渗湿于热下,不与热相搏,势必孤矣。(2)

【解析】

(一) 挈要

论述温邪未传心包尚在肺卫的治则,以及夹风夹湿的治疗方法。

(二) 分析

1. 重申伤寒与温病治法不同是因为病因病机有异

叶天士在第1条中提出“若论治法,则与伤寒大异也”,其理由是:

(1) 伤寒:伤寒之邪,留恋在表,然后化热入里,因寒属阴邪,最善收引,首郁足太阳膀胱经之阳气,故有恶寒甚而无汗,身体疼痛,故当温散,用麻桂之剂。迫至阳郁不伸,逐渐化热入里,恶寒已解,热势转甚,始可凉解。可见,上述治法与温病不同。

(2) 温病:温邪则热变最速,易伤阴津,首宜辛凉解表,传入气分方可清气,深入营血当清营凉血,治疗过程中要强调顾护阴津。上述治法与伤寒大异。

2. 邪在肺卫的治则

叶天士说:“未传心包,邪尚在肺,肺主气,其合皮毛,故云在表。在表初用辛凉轻剂。”肺为轻虚之脏,外合皮毛,若温邪犯肺,卫亦受邪,故应用辛温轻剂,能透散表邪,凉解邪热。轻剂,属十剂之一,轻有扬、升、散的作用,即所谓“轻可去实”之意。轻剂的属性有辛温、辛凉之别。辛凉轻剂包括辛凉解表一类方剂,如后世的银翘散、桑菊饮,而吴鞠通所称的辛凉轻剂是单指桑菊饮,是与辛凉平剂银翘散相对而言的,与叶天士所说的辛凉轻剂的概念是有所不同的。又温为阳热之邪,以手太阴肺为病数,易劫阴津,故禁用辛温表散,否则化热伤津,而有痉厥之变。但是,温邪犯肺虽忌辛温,也不可过用寒凉以遏伏表邪,反使不解。总之,邪在肺卫的治则是:初用辛凉轻剂,大忌辛温表散。

3. 温邪夹风的治疗:辛凉散风

叶天士说:"夹风则加薄荷、牛蒡之属"而透风于热外,不与热相搏,易使风热分解而愈。因风属阳邪,其性疏泄升散,故在凉泄邪热的药物中,加入薄荷、牛蒡子等升散之品,随其性表而出之,则使风热两分而解。代表方如银翘散。

4. 温邪夹湿的治疗:甘淡祛湿

叶天士说:"夹湿加芦根、滑石之流"以渗湿于热下,不与热相搏,使湿热两分而消解。温邪夹湿,既要凉解邪热,又要驱除湿邪,驱湿方法虽多,而淡渗利湿则为湿邪寻求出路的最基本的方法,故有所谓治湿之法不利小便非其治也的原则。芦根、滑石淡渗利湿,兼能凉解邪热,为常用之品。邪在肺卫而兼夹湿邪者,可予银翘散加入淡渗利湿之品。

【联系临床】

对于"在表初用辛凉轻剂",临床常以银翘散、桑菊饮等加减。风邪导致的卫分表证,有恶风寒,流涕,喷嚏,头痛,咽喉发痒等,常用薄荷、荆芥、牛蒡子、蝉蜕、僵蚕、苍耳子、辛夷等;恶风寒、头痛多用薄荷、荆芥等;咽喉发痒多用牛蒡子、蝉蜕、僵蚕等;流涕,喷嚏,多用苍耳子、辛夷等。凉泄肺热药如金银花、连翘、竹叶等,一般不用大苦大寒之品,勿犯药重而过病所之诫。应权衡表邪与肺热的偏重情况,合理选择解表药与清热药物的比例变化,既防止过于疏泄而汗出伤阴,又要避免过用寒凉而冰伏表邪。温邪夹风,肺失清肃的咳嗽,常常是风热已解,体温已降到正常,而咳嗽迁延难愈,除针对病因而采取透风清热外,还不能忽视宣肺止咳,如用苦杏仁、桔梗等。温邪夹湿的湿热病邪,郁遏表卫,一般有头重痛,恶寒发热而午后较甚,舌苔白腻,为湿郁气机,肺气不宣,可用杏、蔻、橘、桔轻苦微辛之品,宣通气滞以达归于肺,肺气宣泄,使表邪外散,方用三仁汤,其芳香宣散透表,疏利气机而渗湿,使湿热分解。

【原文】

不尔,风夹温热而燥生,清窍必干,为水主之气不能上荣,两阳相劫也。湿与温合,蒸郁而蒙蔽于上,清窍为之壅塞,浊邪害清也。其病有类伤寒,其验之之法,伤寒多有变证,温热虽久,在一经不移,以此为辨。(3)

305

【解析】

（一）挈要

论述温邪未传心包邪尚在肺的两种变证。

（二）分析

形成变证的因素

1. 温邪犯肺,未传心包,本应以辛凉轻剂透邪外达而解,如若不是这样,如误用辛温升散,而导致变证,其夹风者形成两阳相劫;夹湿者形成浊邪害清。

2. 两阳相劫

两阳,指温邪和风邪。温邪夹风,两阳相合,风火交炽,津液受劫,清窍失于濡养的病机变化称为"两阳相劫"。正如叶天士说:"风夹温热而燥生,清窍必干,谓水主之气不能上荣,两阳相劫也。"其症状除有肺卫表证之外,主要是鼻燥、口干等。叶天士说:"肺乏津上供,头目清窍徒为热气熏蒸,鼻干如煤,目瞑,或上窜无泪。"若辛温过剂,不仅燥伤津液,甚至可促使逆传心包。

3. 浊邪害清

浊邪指湿邪。浊邪害清是湿与热搏,湿热相蒸,蒸灼上焦,蒙蔽清窍,出现鼻塞、耳聋等,此即叶天士说:"湿与温合,蒸郁而蒙蔽于上,清窍为之壅塞,浊邪害清也"。温邪夹湿,初犯上焦肺经,症状类似风寒束表,若用辛温发汗,湿热随辛温之气蒸腾上逆,可蒙蔽清阳和心包,出现头目昏重,耳聋,目瞑,不欲言,甚则昏谵。因此,湿温初起禁用辛温发汗,避免"浊邪害清"。

4. 温邪夹湿与伤寒的鉴别

湿属阴邪,而温邪夹湿,蒙蔽清阳,初起某些症状则类似伤寒,仅是类似,绝非本质相同。故叶天士将两者的传变作了比较鉴别,以免混淆。湿邪黏腻淹滞,转化较慢,虽有较长的病程而证候无显著变化,这就是叶氏所称的"温热(按:指温邪夹温)虽久,在一经不移。"叶氏所言"在一经不移",也不是绝对之词,仅是与伤寒相对而言的。伤寒初起,寒邪留恋在表,然后化热入里,始自太阳,再传少阳、阳明,或传入三阴,在其过程中,证候性质也相随发生变化,即所谓"伤寒多有变证"。

【联系临床】

该条在于警示,不可将伤寒治法用治于温病,即辛温发散导致燥干清窍,或浊邪害清。风热袭表,不辨寒热,误用辛温销烁方药,而致肺津耗伤,症见发热、干咳、口干、鼻干等,故在疏风泄热的同时,辅以甘润,如于银翘散等方中增大芦根剂量,加入麦冬、花露、北沙参等,也可根据情况选择桑杏汤、沙参麦门冬汤之类。若将湿热郁表误认为寒邪伤表,而用辛温发汗,湿热蒸腾上逆,而蒙蔽清阳,成为浊邪害清证,症见恶寒发热、鼻塞、头重、身困,甚至耳聋等,当予芳香化湿宣窍为首要,可选用藿香、佩兰、石菖蒲、苦杏仁等味;若湿蒙心包,出现神志昏蒙,则病情更重,当予化湿开窍,可用藿朴夏苓汤加细辛、石菖蒲、郁金等。

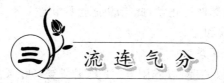

三 流连气分

【原文】

若其邪始终在气分流连者,可冀其战汗透邪,法宜益胃,令邪与汗并,热达腠开,邪从汗出。解后胃气空虚,当肤冷一昼夜,待气还自温暖如常矣。盖战汗而解,邪退正虚,阳从汗泄,故渐肤冷,未必即成脱证。此时宜令病者,安舒静卧,以养阳气来复,旁人切勿惊惶,频频呼唤,扰其元神,使其烦躁。但诊其脉,若虚软和缓,虽倦卧不语,汗出肤冷,却非脱证;若脉急疾,躁扰不卧,肤冷汗出,便为气脱之证矣。更有邪盛正虚,不能一战而解,停一二日再战汗而愈者,不可不知。(6)

【解析】

(一)挈要

论述气分邪解方式,以及邪气流连气分解以战汗的机制,战汗的转归及其处理原则。

(二)分析

1. 邪气始终流连气分可冀战汗透邪

叶天士根据吴又可关于温疫在气分汗解,在血分斑解,以及气属阳而轻清是以邪在气分解以战汗等论述,提出了邪气始终流连气分可冀战汗透邪。温邪由卫入气,既不外解,又不深传营分,始终在气分流连,说明邪正力量相当而相持,若此时正气奋起鼓邪外出,则可出现战汗,即寒战、肌肤粟起,继则高热、汗出。关于战汗含义,戴北山说:"战则邪正相争,汗则正逐邪出。"战汗是气分邪解的重要方式,故叶天士希冀战汗透邪。促进战汗则"法宜益胃","令邪与汗并,热达腠开,邪从汗出。"具体方法是:清气生津,宣展气机,并灌溉汤液,使气机宣通,腠理开泄,热达汗出,邪随汗解,此即王孟英所说:"可见益胃者,在疏瀹其枢机,灌溉汤水,俾邪气松达,与汗偕行,则一战可以成功也。"注意:益胃不是补益胃气。

2. 战汗的转归及处理

战汗的转归及处理如下:

(1)邪气消退,正气暂虚:其标志是:

①体温:战汗后体温复常,即叶天士说:"解后胃气空虚,当肤冷一昼夜,待气还自温暖如常矣。"战汗后体温骤然下降,甚至降至常温以下,出现全身肌肤厥冷,这是因为邪解过程中,胃气空虚,阳气随汗出外泄,暂失温煦之职,待阳气恢复,体温自然回复正常,此与脱证全不相同。

②脉象:脉虚软和缓。

③神态:倦卧,不语。

处理原则是加强护理,以养阳气,使健康恢复。叶天士说:"此时宜令病者安舒静卧,以养阳气来复,旁人切勿惊惶,频频呼唤,扰其元神,使其烦躁"。叶氏的论说,包括了两方面的措施:

①让患者静卧、温覆,以养生阳气。

②排除耗损阳气的不利因素,如禁止对患者频频呼唤及翻动其躯体等,以免使其烦躁,耗损元气。

(2)正不胜邪,元气外脱:其标志是:

①脉象:脉急疾。

②神志:躁扰不卧。

③体温:肤冷汗出。

其处理是:益气固脱,回阳救逆,方用独参汤、生脉散、参附龙牡汤等。

(3)邪盛正虚,不能一战而解:此即叶天士说:"更有邪盛正虚,不能一战而解,停一二日再战汗而愈者,不可不知。"其临床表现,章虚谷作了补充,即:"或汗已出而身仍热,其脉急疾而烦躁者,此正不胜邪,即《内经》所云阴阳交,交者死也。"其处理,是当期再战,战汗前仍须"益胃",益胃之法已如前述,不再重复。

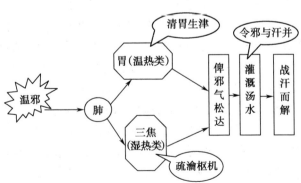

图16-4 温病战汗示意图

【联系临床】

叶天士关于战汗的表现及转归的认识,给今天许多提示,古代在没有体温表及血压计等基本设备的情况下,从发热、神情、脉搏等方面仔细观察,积累了判断生命指征的丰富经验,其客观性、准确性达到了相当的高度,难能可贵。在实现了医疗现代化的今天,虽然有先进的检测设备,但仍不能忽略临床经验的积累,古代医家有关战汗的理论,至今仍有借鉴意义。特别是处理战汗时,重视充养阴津,灌溉汤水,补充水分,滋助汗源,以维持生命,以及让患者保持安定,勿扰其元神,使其烦躁,至今实用。

【原文】

再论气病有不传血分,而邪留三焦,亦如伤寒中少阳病也。彼则和解表里之半,此则分消上下之势,随证变法,如近时杏、朴、苓等类,或如温胆汤之走泄。因其仍在气分,犹可望其战汗之门户,转疟之机括。(7)

【解析】

(一) 挈要

论述邪留三焦的治疗及转归。所论邪气指"湿热病邪",包括痰湿之邪。

(二) 分析

1. 邪留三焦的形成

邪留三焦的形成:即章虚谷说:"肺经之邪不入营而传心包,即传于三焦。"或气分温邪久羁,既不外解,又不深传营血分,而留滞于三焦,这就是叶天士说的:"再论气病有不传血分,而邪留三焦",并导致三焦的病机变化。

注意这里所称三焦是气化三焦,总括上焦肺气的肃降和水道的通调,中焦脾气的运化水谷、水湿,下焦小肠膀胱的分清泌浊和气化排尿等功能。

2. 邪留三焦的病机变化

三焦属少阳,司气机升降出入及水道通行,若邪留三焦,使气机郁滞,水道亦因气郁而失通调,故酿生痰湿。其临床见症是:寒热起伏,胸满腹胀,尿短少,苔垢腻等。正如章虚谷指出的:"凡表里之气,莫不由三焦升降出入,而水道由三焦而行,故邪初入三焦,或腹胁满闷,或小便不利。"上述临床症状,涉及上、中、下三部位,上则胸闷,中则腹胀,下则小便短少,皆为三焦病机变化所致。

3. 邪留三焦的治疗

三焦气郁水停,故以"消"法为治。"消"属八法之一,作用有消散及消导等。此处着眼宣展气机,消散气滞,以利水道通行,即叶天士所称分消上下。叶氏所说分消上下,实际包括分消上、中、下焦之邪,常用方药是:以苦杏仁开上,厚朴宣中,茯苓导下,或用温胆汤宣气化湿。章虚谷指出邪留三焦治疗的注意事项,有参考价值。他说:"此当展其气机,虽温邪不可寒凉遏之。但若临床症状确有热象偏重者,也不排除适当配伍清化之品。"

表16-2 湿热留连气分与风热郁阻气分宣展气机治法的比较表

比较项目	湿 热 痰 浊	风 热 病 邪
病机	湿热郁滞三焦气机	风热郁阻胸膈气机
治法	宣展气机,分消痰湿	轻清宣展胸膈气机
常用方药	杏朴苓或温胆汤	栀芩蒌苇或栀子豉汤
注意事项	虽有热邪不可寒凉遏之	既不可遽用寒凉郁滞气机,又不能以辛散温通助热化火。王孟英说虽不可遽用寒滞之药,而厚朴茯苓亦为禁忌

4. 邪留少阳的转归

叶天士指出:"因其仍在气分,犹可望其战汗之门户,转疟之机括。"指出了应用分消走泄,可使病邪或战汗而解,或转疟而解。

(1) 战汗而解:通过分消走泄,疏瀹三焦气机,再灌溉汤水,精气得以输布,正气鼓邪,水精化汗,邪与汗并,则战汗邪解。

(2) 转疟而解,有关"转疟"的注释多有分歧,此本转成疟状而邪解。

关于转疟,王孟英认为,风寒在少阳之重证为正伤寒,其轻证则为正疟;温热暑湿之邪在少阳之重证为时感,其轻证则为时疟。其时感在少阳由重转轻,即转为时疟。不能为转疟而转疟,盲目采取转疟措施,如误用柴胡、葛根、羌活、防风以提疟,而使病情危殆。

5. 温病邪留三焦与《伤寒论》少阳证的区别

(1) 病因:温病是温邪夹痰湿;伤寒是寒邪。

(2) 病机:温邪自口鼻而入,郁阻上中下三焦,导致气郁水停;伤寒是邪在半表半里,枢机不利。

(3) 症状:温病邪留三焦以胸满、腹胀、小便不利、舌苔垢腻等痰湿内阻,气机郁滞,水道不利的症状为主;伤寒则以寒热往来的半表半里证为主,而无痰湿或湿热导致的气滞胀满等症。

(4) 治疗:温病邪留三焦以分消走泄治法为主,常用温胆汤;伤寒少阳证,以和解表里为治,常用小柴胡汤。故叶天士说:"彼(指伤寒)则和解表里之半,此则分消上下之势。"二者治法不同,临床不得相混。

若将小柴胡汤施治于温病邪留三焦,其不当之处,正如王士雄说:"斯(按:指小柴胡汤)为补正托邪之用,故惟风寒正疟可以按法而投,则参甘姜枣补胃滋营,半夏利其枢,柴芩解其热,病无有不愈矣。即今人于疟发之先,饱啖羊肉酒饭,亦能取效。因风寒自表而受,胃腑空虚,仍能安谷,譬若边衅,可

310

发粮币而命将也。若温热暑湿之时疟，邪自口鼻而受，病从里发，肺胃之气窒塞，先即痞闷恶谷，譬诸内患，必清宫禁而搜伏也。病形虽似，证因迥殊，苟不辨别，而执小柴胡汤为治，则参甘姜枣之温补壅塞助邪，必致液涸神昏。"(《潜斋医学丛书·医砭·补剂》王士雄按)。王氏认为："风寒在少阳之重证为正伤寒，其轻证则为正疟；温热暑湿之邪在少阳之重证为时感，其轻证则为时疟。"二者治法不同。何廉臣重申王氏有关伤寒与温病邪在少阳治法的区别，他强调："若温热暑湿诸证，邪从口鼻而受，肺胃之气先已窒滞，病发即不饥恶谷，脘闷，苔黄，苟不分别，但执此汤(按:指小柴胡汤)奉为圣法，则参甘姜枣温补助邪，骤则液涸神昏，缓则邪留结痞，且有耗伤阴液而成疟痨者，此王孟英阅历有得之言也，用此方(按:指小柴胡汤)者，其审慎之。"(《重订通俗伤寒论·六经方药·和解剂》何廉臣勘语)。莫枚士《研经言》说："伤寒邪从表入，以柴胡提之则出；夏秋之病，新凉在外，而蕴暑在中，其里有根，若以柴胡提之，则外邪虽解，而内热即升，横流冲决，不可复制，往往有耳聋、目赤、谵语、神昏、汗漏体枯，延成不治者，不得不以徐说(按:指徐灵胎评《临证指南医案》)为淫辞之助也。噫！亦究古训而已矣。"(《研经言·疟论》)由此可见，伤寒与温病其邪在少阳，虽然均和解表里法，但伤寒和解表里方剂，除配伍和解表里之品以外，还配有补正托邪之药；而温病之邪在少阳，多有湿热(或痰湿、痰热)中阻，其和解表里处方，除配有和解之药外，必须配伍宣展、分消、开泄湿热或痰湿之品，同时，因中气不虚，故不得配用补中之药，以免助邪为患。

　　和解表里法方药一般不离柴胡，然叶桂有柴胡劫肝阴之说，影响到温病学派一些医家畏用。查叶氏《临证指南医案》处方基本不用柴胡，叶氏这一论说被徐灵胎所评论，徐氏说："古圣凡一病必有一主方，如疟疾小柴胡汤主方也，疟象不同，总以此方加减，或有别症，则不用原方亦可，盖不用柴胡汤而亦可愈者，固有此理，若以为疟而断不可用柴胡，则乱道矣。余向闻此老治疟，禁用柴胡，耳食之人，相传以为秘法，相戒不用，余以为此乃妄人传说，此老决不至此，今阅此案(按:指《临证指南医案》)，无一方用柴胡，乃知此语信然矣，则此老之离经叛道，真出人意表者矣。夫柴胡汤少阳经之主方，凡寒热往来之症，非此不可。"(《临指南医案·疟》徐灵胎评)。实际上，温病学派中一些医家是否用柴胡，依据病情而决定，如系暑湿、湿热之邪在少阳，多以青蒿易柴胡，正如何廉臣说："青蒿脑清芬透络，从少阳胆经领邪外出，虽较疏达腠理之柴胡力缓，而避秽宣络之功，比柴胡尤为胜也，故近世喜用青蒿而畏用柴胡也。"(《重订通俗伤寒论·六经方药·和解剂》何廉臣勘语)。

第十六章　叶天士《温热论》选要

【联系临床】

痰湿留滞少阳三焦,枢机不利,多见寒热起伏不退,腹胁胀满,小便不利,舌苔厚浊。治疗除以杏、朴、苓或温胆汤宣展气机泄化痰湿外,还应加入柴胡、青蒿等少阳经药,以领邪外出而使热解。临床上不可拘泥柴胡劫肝阴而畏用,其解热作用明确,与青蒿同用,其解热透邪之力尤为佳。另,痰湿留滞少阳三焦,枢机不利,以腹胁胀满,甚者水肿,小便不利,恶心呕吐为突出,若忽略展化气机,而过用寒凉,损其阳气,气机郁滞更甚,不能接纳汤药,反增胀满呕恶,应引起临床重视。

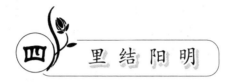

四 里 结 阳 明

【原文】

再论三焦不得从外解,必致成里结。里结于何? 在阳明胃与肠也。亦须用下法,不可以气血之分,就不可下也。但伤寒邪热在里,劫烁津液,下之宜猛;此多湿邪内搏,下之宜轻。伤寒大便溏为邪已尽,不可再下;湿温病大便溏为邪未尽,必大便硬,慎不可再攻也,以粪燥为无湿矣。(10)

【解析】

（一）挈要

论述湿热与积滞搏结肠腑的病机、治法及其与《伤寒论》阳明腑实证的区别。

（二）分析

1. 邪结肠腑的形成及病机

邪留三焦证不从外解(失于分消走泄),则进一步发展而致里结阳明,形成阳明腑实之证。此即叶天士所说:“再论三焦不得从外解,必致成里结。里结于何,在阳明胃与肠也。”

实际上湿热郁伏半表半里的膜原,其气溃散,亦可内陷胃肠。

病机变化是湿热与肠道糟粕积滞相搏,肠道传导失司。临床症状多见大便溏垢不爽,如败酱,如藕泥,身热不退,脘腹胀满,呕恶,舌苔黄浊或黄腻,脉滑数等。

2. 湿热积滞搏结肠腑的治疗

（1）必须攻下驱邪:综观叶天士《临证指南医案》,应用攻下治法极其谨慎,惟在此处提出:“亦须用下法”,湿热积滞搏结肠腑,多见腹痛,腹泻,大便溏垢不爽,如败酱,如藕泥。《伤寒论》指出:“腹微痛,初实硬,后必溏,不可攻

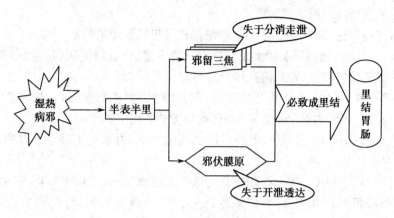

图 16-5 里结胃肠示意图

之。"可见此证在禁用攻下之列。而吴又可评其:"设引经论,初头硬,后必溏,不可攻之句,诚为千古之弊。"叶天士赞同吴氏观点,指出此证"亦须用下法"。惟叶氏禀性中和,语言含敛,不将锋芒指向医圣,而是模糊地以"气"代指温病,以"血"代指伤寒,强调不受《伤寒论》的约束,即不可以气血之分,就不可下也。温病肠腑邪结,若失攻下,正如王孟英所说:"否则浊垢熏蒸,神明蔽塞,腐肠灼液,莫可挽回,较比伤寒之下不嫌迟,去死更速。"

（2）轻下频下是湿热积滞搏结肠腑的基本治法:因湿热与积滞,相互搏结,黏滞于肠道,而非燥屎里结,故须消导积滞与泻下湿热并举,方药宜轻宜缓,使湿热积滞缓消渐散。此证若误用承气汤峻下,则正气徒伤,而湿热仍然胶结不去。章虚谷说:"湿热凝滞,大便本不干结,以阴邪瘀闭不通,若用承气猛下,其行速,而气徒伤,湿仍胶结不去,故当轻法频下。"石芾南《医原》也说:"设使大剂攻下,走而不守,则必宿垢不行,反行稀水,徒伤正气,变成坏症。所谓频下,是指湿热粘腻,非一下即已,常需再三下之,直至邪退热净,大便成形,舌苔转为正常为止。"常用方如枳实导滞汤。此外,《湿温时疫疗法》提出:"如舌苔黄厚而滑,脉息沉数,中脘按之微痛,不硬,大便不解,此粘垢湿热,与有形渣滓相搏,按之不硬,多败酱色溏粪,宜用小陷胸汤合朴黄丸,或枳实导滞丸,重者……陆氏润安丸等磨荡而行。"

附:

小陷胸汤合朴黄丸:瓜蒌仁、仙半夏、川黄连、川厚朴、广陈皮、制大黄、广木香。

陆氏润字丸(陆养愚《三世医验》):酒炒大黄、制半夏、前胡、山楂肉、天花粉、白术、广陈皮、枳实、槟榔。

3.《伤寒论》阳明腑实证与温病湿热积滞里结肠腑的区别

（1）病机：伤寒阳明腑实证是寒邪化热入里，而成腑实阴伤；温病邪结肠腑，是湿热积滞郁闭肠腑，而致传导失司。

（2）攻下目的："伤寒邪热在里，劫灼津液"而成腑实阴伤，故宜急下存阴；温病为"湿邪内搏"邪积肠道在于通导湿热积滞。

（3）攻下方法：伤寒阳明腑实用承气汤峻下，力求一下即已。温病湿热积滞内搏，宜轻下频下。

（4）攻下程度：伤寒阳明腑实，下至"大便溏为邪已尽，不可再下"；温病湿热积滞里结，"大便溏为邪未尽，必大便硬，慎不可再攻也，以粪燥为无湿矣。"

表16-3 伤寒阳明腑实与温病湿热积滞里结肠腑治疗比较表

比较项目	伤寒阳明腑实	温病湿热积滞里结肠腑
病机	伤寒化热入里，阳明腑实，腑气不通	湿热积滞里结肠腑，瘀闭不通
攻下目的	伤寒邪热在里，劫烁津液，急下存阴	通导湿热积滞
攻下方法	峻下	缓下
攻下次数	力求一下即已	频下
攻下程度	热退津复，大便变溏	热退，苔净，大便成形
备注	章虚谷说："伤寒化热，肠胃干结，故下宜峻猛。"	章虚谷说："暑湿黏腻，须化气缓攻。"

【联系临床】

临床湿热积滞博结肠腑常见于慢性肠炎，尤其是慢性结肠炎，出现大便不爽，可伴腹痛、腹胀，舌红苔黄腻，病情往往反复发作，因其属于慢性炎症性疾病，病程较长，多兼有脾虚，故须运脾导滞，与苦寒攻下并举。枳实导滞汤或枳实导滞丸均可选用，后者兼顾脾胃较好，临床常用，惟方中大黄以熟用为宜。生大黄苦寒伤中，对肠道刺激性较强，使肠黏膜充血水肿，其蠕动增强，腹泻腹痛加重。酒炒大黄并未炒熟，不能替代熟大黄。熟大黄能消能磨，消导缓下湿热积滞，无腹痛腹泻等不良反应。其应用剂量可视病情加大，也无大碍。

【原文】

再人之体，脘在腹上，其地位处于中，按之痛，或自痛，或痞胀，当用苦泄，以其入腹近也。必验之于舌：或黄或浊，可与小陷胸汤或泻心汤，随证治之；或白不燥，或黄白相兼，或灰白不渴，慎不可乱投苦泄。其中有外邪未解，里先结者,或邪郁未伸,或素属中冷者,虽有脘中痞闷,宜从开泄,宣通气滞,以达归于肺,如近俗之杏、蔻、橘、桔等,是轻苦微辛,具流动之品可耳。(11)

【解析】

(一) 挈要

论述邪结胃脘的主证、治法及相似证的辨别治疗。

(二) 分析

1. 湿热痰浊结于胃脘的表现

(1) 胃脘症状:胃脘按之痛,或自痛,或痞胀。湿热痰浊里结阳明,病变部位偏上,结于胃脘,郁阻气机,故胃脘部疼痛,压痛,或痞满、胀满。医生体察患者脘腹症状十分重要,不可忽视,故王孟英强调:"凡视温证,必察胸脘。"因为胸脘的证候,是辨别邪结部位、性质的重要依据。

(2) 舌象特征:叶天士重视对湿热痰浊结于胃脘的舌象诊查,强调"必验之于舌",可见不是可有可无的检查。只要见到舌苔黄浊有根,刮之不去,就表明湿热痰浊里结,且多系热邪偏盛,或湿热痰浊俱盛的征象。

2. 湿热痰浊结于胃脘的治疗

湿热痰浊结于胃脘,叶天士提出"当用苦泄"法治疗,因为脘腹相近,胃肠相通,若失于苦泄,则结于胃脘之邪必传于肠腑,而成里实之证,出现大腹的满、胀、痛(此属下一条论述的内容),这就是叶天士指出当用苦泄的原因是"以其入腹近也"。所谓苦泄,是与开泄相对而言的概念,又称苦辛通降,或辛开苦降,简称苦泄,即苦寒清降胃热,辛通泄化痰湿浊邪的治疗方法,由于苦辛并进,故能使湿热痰浊分解。叶天士在《临证指南医案》对苦泄法有过解释,即"苦以清降","辛以通阳"。苦泄法的代表方剂是小陷胸汤或泻心汤加减。

$$\text{湿热痰浊结于胃脘}\begin{cases}\text{邪热}\begin{cases}\text{苦寒清}\\\text{降胃热}\end{cases}\text{黄连}\\\text{湿浊痰结}\begin{cases}\text{辛通开泄}\\\text{湿浊痰结}\end{cases}\text{半夏、瓜蒌}\end{cases}\text{分解湿热痰结}$$

至于泻心汤是指泻心汤类,如半夏泻心汤去人参、干姜、大枣、甘草加枳实、生姜方(《温病条辨》)。

$$\text{加减半夏泻心汤}\begin{cases}\text{邪热——苦以清降:黄芩、黄连}\\\text{湿邪浊结——辛以通阳:半夏、生姜枳实}\end{cases}\text{分解湿热浊结}$$

3. 痰湿内阻与湿热痰浊内结证治不同

(1) 痰湿内阻的表现:

① 胃脘症状:脘中痞闷,一般无明显的疼痛。此与湿热痰浊结于胃脘而

有自痛、按痛不同。

② 舌象特征:舌苔或白不燥,或黄白相兼,或灰白不渴。其中苔白不燥为痰湿内阻而无热象;苔黄白相兼,为表邪未解而里先有结;苔灰白不渴是素禀中焦虚寒,阴邪内聚,阳气不化。此皆与湿热痰浊结于胃脘的黄浊苔有明显的区别。

(2) 痰湿内阻的治疗:叶天士提出"宜从开泄"。开泄与苦泄是相对的概念,是指以苦辛温之品宣展、开达气机,泄化湿浊的治疗方法。药如杏、蔻、橘、桔等,苦杏仁、桔梗开泄肺气,因为肺主一身之气,气化则湿浊俱化;豆蔻仁芳香化浊;橘皮疏理肺胃气机,使气行而湿化。此即叶天士所说:"宣通气滞以达归于肺"。开泄法重在化湿。苦泄法重在分解湿热,两者自是有别。王孟英的经验是:"凡视温证必察胸脘,如拒按者,必先开泄。若苔白不渴多夹痰湿,轻者橘蔻菖薤,重者枳实连夏。"

$$
胸中\atop 痞闷
\begin{cases}
痰湿内阻而无热象——舌苔或白不燥 \\
表邪未解里先结——舌苔黄白相兼 \\
或素中冷(阴邪内聚阳气不化)——舌苔灰白不渴
\end{cases}
\begin{cases}
慎不可乱投苦泄, \\
宜从开泄法
\end{cases}
$$

【联系临床】

开泄法和苦泄法在临床脾胃病、肺系疾病治疗中广泛应用。其要点在于把握两大治法的不同,主要在于湿浊与湿热之不同,若为单纯湿浊,可予开泄法,若为湿热互结,则需合以苦寒清热。痰湿郁阻胸中,胸闷脘痞,咳嗽痰多,或呈白色泡沫状,或黏涎量多,苔白厚腻多津,宜从开泄,可用豆蔻仁、橘红、苦杏仁、郁金、枳壳、桔梗等,也可视病情应用叶天士验方蒌杏橘贝汤,药如瓜蒌、苦杏仁、橘皮、浙贝母、冬桑叶、冬瓜子、枇杷叶等。若以脘痞为主,即上腹部不适,痞塞而不通,食少,咳吐白涎痰,且痰量较多,苔白厚多津,可用开泄而又燥化湿痰的枳桔二陈汤。使用苦泄法,舌苔黄浊黄腻是其主要依据,但必须质地附着有根,正如曹炳章说:"凡黄有质地,而起浊腐而粘者,邪已结里,黄浊愈甚,则入里愈深,热邪愈结。"临床确实如此,但要注意,不可将黄色染苔误认为真实黄苔,通过询问,可作出鉴别。对于苦泄法,可予吴鞠通小陷胸加枳实汤,也可予吴鞠通加减半夏泻心汤,即前述之半夏泻心汤去人参、干姜、大枣、甘草加枳实、生姜方用于湿阻中焦脘痞兼呕恶之候外,还可选择半夏泻心汤去人参、干姜、大枣、甘草加枳实、苦杏仁方用于湿阻中焦脘痞兼便秘之证。叶氏说可与小陷胸汤或泻心汤,临床上小陷胸汤与泻心汤用法是有区别的,前者表现苔黄而胸中痞闷,或胸痛,多伴有咳痰困难、咳黄痰而不爽等,利肺气治疗很重要,如吴鞠通小陷胸加枳实方,加枳壳、青皮、桔梗等可缓解胸闷气紧,咳痰困难等症;后者多表现心下痞满,即上腹部痞塞而不通,常伴有胃中灼热,按之疼痛,呕恶,口苦,尿赤等,常用半夏泻心汤去人参、干姜、大枣、甘草加枳实、生姜方。

临床上凡见痞胀,不审湿热偏重,盲目使用苦泄,损伤中阳,使其痞胀反增,腹满难忍,汤药难进,呕恶、腹泻,呕吐物及泻出粪便均为咖啡色药液,使后续治疗无法进行。本于此,笔者在编写五版教材湿温章时,强调了开泄法的适应证,并引用了章虚谷的告诫,章氏说:"三焦升降之气,由脾鼓运,中焦和则上下气顺,脾气虚弱则湿自内生,湿盛而脾不健运,浊湿不行,自觉闷极,虽有热邪,其内湿盛,而舌苔不燥,当先开泄其湿,而后清热,不可投寒凉,以闭其湿也。"

【原文】

再前云舌黄或浊,须要有地之黄,若光滑者,乃无形湿热中有虚象,大忌前法。其脐以上为大腹,或满或胀或痛,此必邪已入里矣,表证必无,或十只存一。亦要验之于舌,或黄甚,或如沉香色,或如灰黄色,或老黄色,或中有断纹,皆当下之,如小承气汤,用槟榔、青皮、枳实、元明粉、生何首乌等。若未见此等舌,不宜用此等法,恐其中有湿聚太阴为满,或寒湿错杂为痛,或气壅为胀,又当以别法治之。(12)

【解析】

(一) 挈要

重申湿热痰浊结于胃脘的舌苔特征对于治疗的指导意义;重点论述热结肠腑的证治。

(二) 分析

1. 非黄浊苔必大忌苦泄治法

前已申述,湿热痰浊结于胃脘,必见黄浊苔才能应用苦泄治法。黄浊苔指苔积较厚而色黄,且必须是垢浊有根,刮之不去,这就是叶天士所说的"须要有地之黄"。如此黄浊苔才是湿热痰浊里结的明证,方可应用苦泄治法。如黄而光滑,浮垢无根,刮之即去,乃湿热内阻,而中气已虚,大忌前述苦泄方药,以免损伤中气。

2. 热结肠腑的证治

(1) 腹部症状:大腹部位或满、或胀、或痛。结合临床实际,必须是满、胀、痛俱见。为热结肠腑,腑气不通的征象。此时热结在里,表证必无,或十只存一。

(2) 舌象特征:尽管大腹有满、胀、痛,亦要验之于舌,方可确定为腑实病变。舌苔或黄甚、或沉香色、或如灰黄色、或老黄色、或中有断纹,即为里结成实的征象。若未见此等舌苔,则说明病变非实邪内结,而是另有原因。

（3）热结肠腑的治疗：当用攻下,方如小承气汤,或用槟榔、青皮、枳实、元明粉、生何首乌等,以攻下热结。

3. 热结肠腑的类似证

热结肠腑以腹部的"满"、"胀"、"痛"为主要表现,然而这些症状不是热结肠腑所专具,也可出现于其他证候中,如：

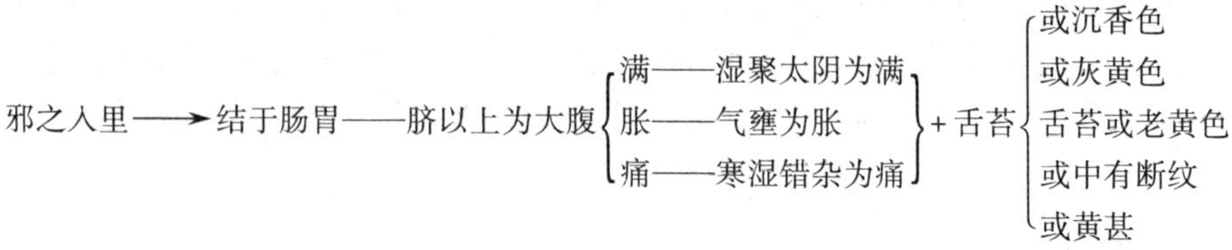

$$
\text{邪之入里} \longrightarrow \text{结于肠胃} \longrightarrow \text{脐以上为大腹}
\begin{cases}
\text{满} \text{——} \text{湿聚太阴为满} \\
\text{胀} \text{——} \text{气壅为胀} \\
\text{痛} \text{——} \text{寒湿错杂为痛}
\end{cases}
+ \text{舌苔}
\begin{cases}
\text{或沉香色} \\
\text{或灰黄色} \\
\text{舌苔或老黄色} \\
\text{或中有断纹} \\
\text{或黄甚}
\end{cases}
$$

图 16-6　热结肠腑的类似证示意图

上述证候中的"满"、"胀"、"痛",不具备热结肠腑的舌象特征(已如前述),故与热结肠腑有别。若未见热结肠腑的舌苔变化,虽然有大腹的胀满、疼痛,也不宜攻下治疗,又当以别法治之。如湿聚太阴不满,按之不坚,舌苔多白腻、白厚,滑润多津,治以扶脾燥湿为主。正如章虚谷说：湿为阴邪,脾为湿土,故脾阳虚则湿聚腹满,按之不坚,虽见各色舌苔而必滑,色黄为热,白为寒,总宜扶脾燥湿为主,热者佐以凉药,寒者非大温其湿不能去也。又如寒湿错杂为痛,指寒湿浊邪入侵盘踞中焦,中阳逊位于浊阴,两不相下,相争而痛,正如《温病条辨·中焦篇》48 条说："足太阴寒湿,舌白滑,甚则灰,脉迟,不食不寐,大便窒塞,浊阴凝聚,阳伤腹痛,痛甚则肢逆,椒附白通汤(附子、川椒、干姜、葱白、猪胆汁)主之。"气壅为胀,如《温病条辨·中焦篇》58 条说："三焦湿郁,升降失司,脘连腹胀,大便不爽,一加减正气散主之。"其他不一一列举。

【联系临床】

腹满便秘,非热结肠腑专有之症,不能一见其出现,即肆意攻下,除外舌苔或黄甚,或如沉香色,或如灰黄色,或老黄色,或中有断纹,还要观察全身情况,如发热较甚,烦躁,腹硬痛,腹满便秘难忍,脉数有力,应及时攻下,可予承气汤类方药,多用调胃承气汤;若伴口燥咽干,可予增液承气汤加减;若应下失下,热邪耗劫气阴,可予新加黄龙汤加减。对于热邪炽盛,虽未形成有形之燥结,根据病情需要也可攻下泄热,使热邪借肠道而下解。虚寒腹痛腹满,并非绝对禁用通下法,若其兼夹积滞不运,非用攻下不解者,必须温中扶脾,缓下积滞,方如《备急千金要方》温脾汤加减,可用参芪益气,理中汤温中扶阳,大黄攻下积滞。大黄生用耗气伤中,常致腹痛加重,腹泻难止,变生坏证,可改其为熟大黄。熟大黄能消能磨,推荡积滞,不伤正气。

五 论 湿

【原文】

且吾吴湿邪害人最广,如面色白者,须要顾其阳气,湿胜则阳微也,法应清凉,然到十分之六七,即不可过于寒凉,恐成功反弃,何以故耶?湿热一去,阳亦衰微也;面色苍者,须要顾其津液,清凉到十分之六七,往往热减身寒者,不可就云虚寒而投补剂,恐炉烟虽息,灰中有火也,须细察精详,方少少与之,慎不可直率而往也。又有酒客里湿素盛,外邪入里,里湿为合。在阳旺之躯,胃湿恒多;在阴盛之体,脾湿亦不少,然其化热则一。热病救阴犹易,通阳最难。救阴不在血,而在津与汗;通阳不在温,而在利小便,然较之杂证,则有不同也。(10)

【解析】

(一) 挈要

论述湿邪为病与体质的关系及其治疗的有关问题。

(二) 分析

1. 阳虚湿胜及其治疗

阳虚湿胜的治疗其原则是清热驱湿必兼顾阳气。湿为阴邪,其性重着,容易损伤人体阳气,为害最广,江南水乡地域湿邪为患尤多。湿邪为患与体质有关,凡体丰面白之人,大多阳气不足,易遭受湿邪入侵,而致湿胜阳微。阳虚湿胜的治疗:清热驱湿,兼顾阳气。清热驱湿要掌握分寸,寒凉之品的应用需适可而止,用至邪热渐退,就不可过用,以免造成阳气的衰亡,所以叶天士说:"然到十分之六七,即不可过于寒凉,恐成功反弃。"因为"湿热一去,阳亦衰微也。"这就是所谓的邪去正亡的后果。兼顾阳气的治则及药选,何廉臣的苦辛淡温法可供参考。他说:"观其体肥而面色白者,兼顾阳气,治用苦辛淡温法,或佐桂苓,或姜术。"苦,指苦泄邪热;辛,指辛通气机,使气化则湿化;淡,指淡渗利湿,为湿邪寻求出路;温,指温运脾阳,温运化湿,针对阳虚。

$$
阳虚湿盛\begin{cases} 病邪\begin{cases} 热邪——苦(寒) \\ 湿邪\begin{cases} 辛(开) \\ 淡(渗) \end{cases} \end{cases} \\ 体质——阳虚——温(运)如桂苓姜术 \end{cases}\left.\begin{array}{c} \\ \\ \\ \end{array}\right\}苦辛淡温法
$$

图 16-7 阳虚湿胜证治示意图

2. 阴虚夹湿及其治疗

阴虚夹湿的治疗,总的原则是清热化湿兼顾津液。阴虚火旺体质多面色苍白而形体瘦削,易动内火,使湿随热化,耗伤津液,形成阴虚夹湿之证,其治疗宜清热化湿,但须掌握治疗程度,并兼顾津液,切忌温补。即使在病之后期,出现热减身凉,也不可骤用温补,避免余邪未尽而致复发,这就是叶天士说的:"恐炉烟虽熄,灰中有火也。"方药的应用,何廉臣的苦辛淡凉法可供参考,他说:"体瘦面色苍者,兼顾津液,治宜苦辛淡凉法,或佐芦茅二根,或梨蔗二汁。"

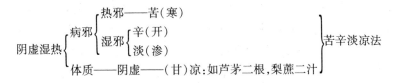

图16-8　阴虚夹湿证治示意图

3. 外邪入里,里湿为合是湿热病形成的主要机制

(1) 外感时令之湿与内蕴水谷之湿结合而发病:湿邪有内湿、外湿的区分。外湿即人外界感受的时令之湿邪。湿邪四时俱有,随时都有可能入侵人体,但以长夏季节为盛。内湿多由脾胃健运失司而内生,凡嗜好饮酒之人,大多有湿邪内蕴。外湿的入侵,与里湿相应合即酿成湿热病。故叶天士称湿热病的形成是:"酒客里湿素盛,外邪入里,里湿为合。"

(2) 湿热病以脾胃为病变重心,随体质不同,病机发生转化:由于脾为湿土之脏,胃为水谷之海,一属阴土,一属阳土,而湿为土之气,湿土之气同类相召,故湿邪为患,多以中焦脾胃为重心。中阳的盛衰不同,决定着病机的不同转化,在阳旺之人,湿邪多从热化,而归阳明,病为热重湿轻;在阴盛之体,则邪多从湿化,而留恋于太阴脾,成为湿重热轻证。这就是气分湿热的两大类型证候。勿论湿重热轻,或热重湿轻,其湿邪都有可能燥化及化热。故叶天士说:"在阳旺之驱,胃湿恒多;在阴盛之体,脾湿亦不少,然其化热则一。"

4. 关于热病救阴及湿病通阳的治疗问题

(1) 热病救阴易,湿病通阳最难:这里所说的难易,是指热病救阴与湿病通阳二者相对而言的。热病伤阴是温病的一般规律,养阴、救阴属正治之法,其治疗相对较易;湿中蕴热的湿热病既有湿邪郁滞气机,阻遏阳气而不能布达的一面,又有邪热伤阴的一面。通阳犹恐伤阴,若养阴不当,则恋湿助邪,更碍阳气通达。故叶天士说:"热病救阴犹易,通阳最难。"

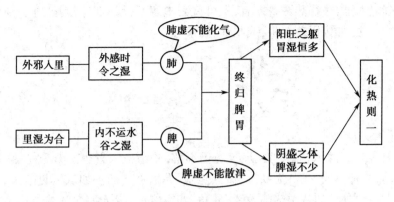

图 16-9　湿热病形成的主要机制示意图

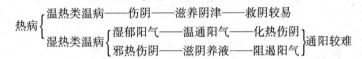

图 16-10　热病救阴及湿病通阳治疗示意图

（2）救阴不在血而在津与汗：救阴的目的不在于滋补阴血，而是在于生津充液，防止汗泄过多而损伤津液。

（3）通阳不在温而在利小便：湿为阴邪，容易闭郁气机，阳气因而不能布达，故治疗在于宣展气机，淡渗利尿，使湿邪尽从小便而去，湿去气通，阳气自然布达。这就是叶天士说的："通阳不在温而在利小便。"

（4）热病救阴、湿病通阳与内科杂病中养阴、通阳治法不相同：湿病邪热伤阴，其治疗在于撤热存阴，以及对被损耗的阴津予以充养，如甘寒生津，酸甘化阴等；内伤杂病多暗伤阴血，故治疗在于养血生血，即陈光淞说的："补血为养阴。"至于湿病通阳，在于驱除导致阳气郁阻的湿邪，而对湿邪的驱除，又重在利尿，在利尿的同时，还要注意宣展气机。湿去气通，阳气亦通。而内科杂病的通阳，在于温通，这是因为杂病的阳气不布，多源于阳气衰少，故其治疗重在温补阳气及振通阳气。所以叶天士说："然较之杂证，则有不同也。"

【联系临床】

湿热病邪感人，其阳虚湿盛者，容易转变为寒湿，故其治疗应慎用寒凉，以崇中温阳为主，脾阳振奋，运化转输，湿不停聚，其邪可解，若在温阳之中，助邪化热，即古人所说驱邪入胃，转手清化即可，未必见热即先行大剂清热解毒。非用清凉之时，除清凉到十分之六七，即不可过于寒凉外，处方原则上宜用苦辛淡温法，如佐以桂苓或姜术等。其阴虚湿热者，除按叶氏提出的清凉到十分之六七,往往热减身寒者,不可就云虚寒而投补剂外,其处方法则可拟苦辛淡凉法,如佐以芦茅根,或梨汁、蔗浆等。

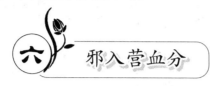

六　邪入营血分

【原文】

前言辛凉散风,甘淡驱湿,若病仍不解,是渐欲入营也。营分受热,则血液受劫,心神不安,夜甚无寐,或斑点隐隐,即撤去气药。如从风热陷入者,用犀角、竹叶之属;如从湿热陷入者,犀角、花露之品,参入凉血清热方中。若加烦躁,大便不通,金汁亦可加入,老年或平素有寒者,以人中黄代之,急急透斑为要。(4)

【解析】

(一) 挈要

论述温邪传入营分的证治。

(二) 分析

1. 营分证的形成及主要症状

(1) 营分证是由卫气分病变传变所致:温邪犯肺,首用辛凉轻剂,夹加薄荷、牛蒡子之属,谓之辛凉散风;夹湿加芦根、滑石之流,称为甘淡驱湿。经用如此治疗,病邪仍然不解者,即可逐渐传入营分,即:

温邪上受 →首先犯肺——辛凉轻剂 { 辛凉散风:夹风加入薄荷、牛蒡子之属 / 甘淡驱湿:夹湿加芦根、滑石之流 } 病仍不解 ↓ 渐欲入营

图 16-11　营分证形成示意图

(2) 营分证的主要病机及症状:有以下几方面:

① 营分受热,则血液受劫:血为营之奉心化赤而成,营与血均为人体精微物质,起着营养机体的作用,二者关系密切,难于分割,故营分受热,营阴物质受到耗伤,阴血也受到损害,出现身热夜甚,舌绛,脉细数等。其中绛舌是热入营分的标志,故章虚谷说:"热入于营,舌色必绛。"

② 营分受热,心神受扰:心主营血,营分受热,心必受扰,而见心神不安,夜深不寐。

③ 营分受热,血络受扰:营热窜络,则现斑点隐隐。

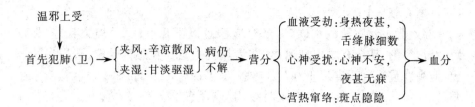

图 16-12 营分病机示意图

2. 邪入营分的治疗

营分证的基本治则是:凉血(营)清热,急急透斑为要。视风热或湿热陷入营(血)分不同,治法有差异。

(1) 从风热陷入营分者:凉营清热,透邪外达。将水牛角、竹叶之类加入凉血(营)清热方中,既能凉解营热,又能将营分之热透转至气分而解。

(2) 从湿热陷入者:宜清营(血)化湿,将水牛角、银花露参入凉血(营)清热方中,水牛角能凉解营血分之邪热,银花露芳香化湿,透邪外达。

(3) 营分火毒壅盛的治疗:营分火毒壅盛而内结者,则见烦躁,大便不通,凉血(血)清热方中加入金汁或人中黄以清火解毒,迨至火毒败泻,则壅结通解,内壅一通,则卫气亦从而疏畅,而邪从斑解。金汁过于寒凉,对于阳气不足的老年患者或素体阳虚的患者不宜,可代之以寒凉之性稍逊的人中黄。陈光淞说:"透斑之法,不外凉血清热,甚者下之,去其壅塞,光焰自透,若金汁、人中黄所不能下者,大黄、元(玄)明粉亦宜加入。"

上述凉血(营)清热,透邪外达,能使热随斑解,这就是"急急透斑为要"的本义。

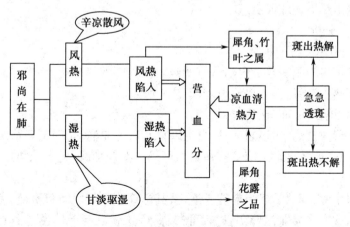

图 16-13 邪传营血分病机证治示意图

【联系临床】

邪入营血分病情危重,临床观察应注意以下几点,一是神志状态,如烦躁、意识模糊,甚至有时出现谵语,即为热扰心营。凡心神受扰,皆属病情严重,应高度重视。若辨其证为心营热盛,宜及时清心开窍,如牛黄、黄连、水牛角、天竺黄、石菖蒲、郁金等宜及时投用,或径直给予安宫牛黄丸。二是皮肤斑点,叶天士称皮疹为斑点,实际是出血点。要仔细观察胸腹部、四肢、颜面是否有出,即使斑点隐隐可见,也有重要临床意义,可视为邪热进入了营分,应把住时机,急急早期救治,其中凉血解毒最要紧,如大青叶、水牛角、紫草、赤芍、牡丹皮等应随证加入。金汁、人中黄古代医籍记载是作用很强的凉血解毒药,现已不见使用。三是舌象观察要结合临床实际,灵活看待,许多患者在就诊前已应用抗生素,或纠正了水和电解质的失常,微循环也得到改善,因此,即使病变进入了营血分,未必有营血分舌象的表现(其热入营舌色必绛)。要全面综合临床资料,判断邪热是否进入了营分,不能把舌象的变化作为唯一标准,否则贻误病机的把握,使治疗延迟,使病情危殆。另外,初入营分的治疗,叶氏虽提出急急透斑为要,但不是辛温升提,只能凉血解毒化瘀,以清营汤和犀角地黄汤为常用方。犀角以水牛角替代。

【原文】

若斑出热不解者,胃津亡也,主以甘寒,重则如玉女煎,轻者如梨皮、蔗浆之类。或其人肾水素亏,虽未及下焦,先自彷徨矣。必验之于舌,如甘寒之中加入咸寒,务在先安未受邪之地,恐其陷入易易耳。(5)

【解析】

(一) 挈要

论斑出热不解的证治。

(二) 分析

1. 斑出热不解的机制

病发斑多为阳明热毒内陷营血所致。斑出则邪热外透,而邪热渐解。若斑出而邪热不解者,为胃津消灼,水不济火所致。

2. 斑出热不解的治疗

由于胃津消灼,水不制火,故当主以甘寒以生津清热,即王孟英所说:"以清未尽之热,而救已亡之液。"病情重的可用玉女煎加减;轻者用梨皮、蔗浆之类即可。

肾水素亏,邪热易于乘虚传入下焦,其治疗非单纯甘寒可奏效,可于甘寒之中加入咸寒之品兼滋肾阴,以杜邪热深入,这就是叶天士说:"务在先安未受邪之地,恐其陷入易易耳。"

【联系临床】

叶氏提出斑出热解,源于吴又可《温疫论》。此说未必可信。临床凡见斑块或出血点均为病情严重的表现,需要小心提高警惕。斑出热不解,多为必然,斑出热解也许为偶然。斑出热不解不仅责之胃阴亡或肾水枯竭,其营血分热毒炽盛也是不可忽略的因素,临床上要审其证而明其机制,辨证用药,方可不脱离实际。

小 结

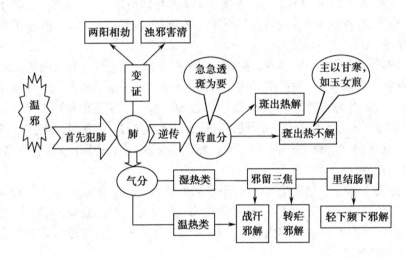

图16-14 外感温热篇小结图

第十七章

薛生白《湿热病篇》选要

薛雪(1661—1750 年),字生白,号一瓢,又号扫叶山人、磨剑道人、牧牛老朽、槐云山人,江苏吴县人。与叶天士同邑,出生时代同,并与之齐名。薛氏博学多才,初习诗文,所著诗文很多,因母病而钻研医学,博览群书,精于医术。现传说《湿热条辨》一书为其所作。另著有《医经原旨》、《扫叶庄医案》、《温疟论》及《日讲杂记》等。

《湿热条辨》版本有多种,条文数目互有出入,每条均有薛氏自注。舒松摩重刻《医师秘笈》只载前 35 条,江白仙木与吴了音《温热赘言》于 35 条中仅采收 20 条,而又另增补 11 条。章虚谷曾加注释。王孟英根据该书吴人陈秋坨的传抄本内容曾予补订,并另加按语,辑入《温热经纬》卷四,名为《湿热病篇》。其他如《陈修园医书七十二种》、《医门棒喝》、《南病别鉴》都有收录,但编次互异。

薛氏立湿热为专论,系统论述湿热病的病因、病机、发病规律及各种证候类型的辨证论治。条分缕析,言简意赅,说理透彻。《湿热病篇》的问世,进一步丰富和充实了温病学的内容。该篇为温病学家所宗。被世人认为传世之作,医家必读之书。

薛氏推崇叶天士,《湿热条辨》虽以论湿热为主,但无不有叶氏《温热论》烙印,如卫气营血之化分,开泄法与苦泄法之应用等,特别是中气实病在阳明,中气虚病在太阴等经典语言,直接源于叶氏在阳旺之躯胃湿恒多,在阴盛之体脾湿亦不少。故在学习本篇时要联系叶氏《温热论》。

对本篇的学习要掌握本篇关于湿热病的病因、病理、证候、辨证规律、用药特点的论述;理解背诵《湿热病篇》原文 1、2、3、8、9、10、11、13 条的内容。

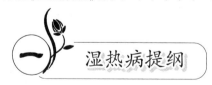

一　湿热病提纲

【原文】

湿热证,始恶寒,后但热不寒,汗出,胸痞,舌白,口渴不引饮。(1)

自注:此条乃湿热证之提纲也。湿热病属阳明太阳经者居多,中气实则病在阳明,中气虚则病在太阴。病在二经之表者,多兼少阳三焦;病在二经之里者,每兼厥阴风木。以少阳厥阴同司相火,阳明太阴湿热内郁,郁甚则少火皆成壮火,而表里上下充斥肆逆,故是证最易耳聋、干呕、发痉、发厥。而提纲中不言及者,因以上诸证,皆湿热病兼见之变局,而非湿热病必见之正局也。始恶寒者,阳为湿遏而恶寒,终非若寒伤于表之恶寒,后但热不寒,则郁而成热,反恶热矣。热盛阳明则汗出,湿蔽清阳则胸痞,湿邪内盛则舌白,湿热交蒸则舌黄,热则液不升而口渴,湿则饮内留而不引饮。然所云表者,乃太阴、阳明之表,而非太阳之表。太阴之表四肢也,阳明之表肌肉也,胸中也。故胸痞为湿热必有之证,四肢倦怠、肌肉烦疼,亦必并见。其所以不干太阳者,以太阳为寒水之腑,主一身之表,风寒必自表入,故属太阳。湿热之邪,从表伤者十之一二,由口鼻入者十之八九。阳明为水谷之海,太阴为湿土之脏,故多阳明、太阴受病。膜原者,外通肌肉,内近胃腑,即三焦之门户,实一身之半表半里也。邪由上受,直趋中道,故病多归膜原。要之湿热之病,不独与伤寒不同,且与温病大异。温病乃少阴太阳同病,湿热乃阳明太阴同病也。而提纲中不言及脉者,以湿热之证,脉无定体,或洪或缓,或伏或细,各随证见,不拘一格,故难以一定之脉,拘定后人眼目也。

湿热之证,阳明必兼太阴者,徒知脏腑相连,湿土同气,而不知当与温病之必兼少阴比例。少阴不藏,木火内燔,风邪外袭,表里相应,故为温病。太阴内伤,湿饮停聚,客邪再至,内外相引,故病湿热。此皆先有内伤,再感客邪,非由腑及脏之谓。若湿热之证,不夹内伤,中气实者,其病必微。或有先因于湿,再因饥劳而病者;亦属内伤夹湿,标本同病。然劳倦伤脾为不足,湿饮停聚为有余,所以内伤外感,孰多孰少,孰实孰虚,又在临证时权衡矣。

【解析】

(一) 挈要

本条论述湿热病的初起典型见证、发病因素、感邪途径及病机转变等,故为湿热病之提纲。

(二) 分析

1. 湿热病提纲症

(1) 提纲症的基本内容(典型表现,或特异症):始恶寒,后但热不进,汗出,胸痞,舌白,口渴不引饮。

(2) 提纲症必须是典型的必见之症,即薛生白说:"湿热病必见之正局也。"章虚谷说:必见之证,标于提纲,使人辨识,不致与他病混乱。同时,提纲症的内容必须有不同病程阶段的典型症状。

① 卫分必见症:始恶寒。

② 气分必见症:后但热不寒。

③ 突出气分湿热症:汗出、胸痞、舌白、口渴不引饮。

④ 营血分症状阙如:湿热化燥深入营血分,与不夹湿的温热类温病相同,不具特殊性,故薛氏不予列出。

（3）对提纲症的解释:

① 始恶寒:湿遏卫阳则恶寒,不若伤寒在表之恶寒甚,即薛氏说:"阳为湿遏而恶寒,终非若寒伤于表之恶寒。"并每有身热不扬,头痛身困等湿郁之象。

② 后但热不寒:郁久化热,传入气分,恶寒消失,反有恶热,即薛氏说:"郁而成热,反恶热矣。"

③ 汗出:邪传气分,病变部位在阳明与太阴,邪热蒸湿为汗,故有汗出,即薛氏说:"热盛阳明则汗出。"章虚谷也说:"热在湿中,蒸湿为汗。"

④ 胸痞:湿邪蔽阻气机则胸痞,即薛氏说:"湿蔽清阳则胸痞。"吴鞠通称胸痞为"湿闭清阳道路。"其义相同。

⑤ 舌白:指舌苔白腻或白厚等,为湿邪偏盛的征象。薛生白说:"湿邪内盛则舌白。"若湿渐化热,则舌苔变黄,故薛氏称:"湿热交蒸则舌黄。"

⑥ 口渴不引饮:津液为湿浊所阻,不能上潮于口,故口渴;然而湿邪内停,格拒所纳,故不欲引饮。即如薛氏所说:"热则液不升而口渴;湿则饮内留而不引饮。"

⑦ 脉象:湿热证脉无定体,各随症见,不拘一格,故不列出。章虚谷说:阳明热盛则见阳脉,太阴湿盛则见阴脉。

2. 湿热病变局症

（1）变局症与正局症是相对而言的,是指湿热病必见之症以外,常出现的兼见症。即薛氏所说:"提纲中不言及者,因以上诸症,皆温热病兼见之变局,而非湿热病必见之正局也。提出变局,在于让人知常亦知变,勿使眩惑。"

（2）变局症:耳聋、干呕、发痉、发厥等。

① 耳聋:湿热相蒸,浊邪蒙蔽清窍。

② 干呕:湿热中阻,脾胃升降失司,浊气上逆。

③ 痉厥:湿热化火,引动肝风。

3. 湿热病的病因病机

（1）病因——湿热病邪。薛生白称:"热为天之气,湿为地之气……湿热两合(湿热病邪),其病重而速。"

（2）入侵途径

① 从肌表而入:从肌表感邪者较少,故薛氏称:"从表伤者十之一二。"

② 从口鼻而入:为主要入侵途径,故薛氏称:"从口鼻入者十之八九。"

（3）病变以脾胃为中心：

① 以脾胃为病变中心的缘由：脾胃属土，湿为土之气，同类相从，故脾胃易受湿热入侵，并以其为病变中心。正如薛氏称："阳明为水谷之海，太阴为湿土之脏，故多阳明太阴受病。"章虚谷也说："胃为戊土属阳，脾为己土属阴，湿土之气同类相召，故湿热之邪始虽外受，终归脾胃。"

② 邪传脾胃途径：始受膜原，终归脾胃。膜原，又作募原，《素问·疟论》称募原，而《素问·举痛论》则称膜原。《内经》全元起本，俱作膜原，称本书概以膜原称。薛生白说："膜原外通肌肉，内近胃腑，为三焦之门户，实一身之半表半里也。"章虚谷称："外经络，内脏腑，膜原居其中，为内外交界之地，凡口鼻、肌肉所受之邪，皆归于此也。"章虚谷说："其（膜原）为三焦之门户，而近胃口，故膜原之邪，必由三焦而入脾胃也。"

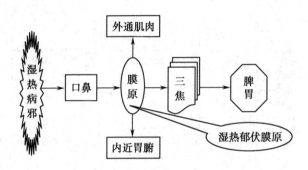

图 17-1　邪传脾胃示意图

③ 发病机制：外感时令之湿邪与内蕴水谷之湿相结合而发病。薛生白说："太阴内伤，湿饮停聚，客邪再至，内外相引，故病湿热。"

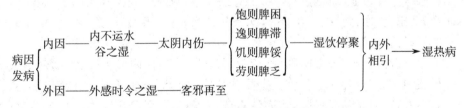

图 17-2　湿热病发病示意图

④ 中焦湿热病的病机转化：外邪伤人必随人身之气而变。湿热病邪的转化也随中气的盛衰而变，故薛氏指出：湿热病属阳明太阴经者居多，中气实则病在阳明，中气虚则病在太阴。指明了中焦湿热病的病机转化，即中气实者病变部位在阳明胃，阳气偏旺湿随热化，症见热重湿轻；中气虚者，病变部位在太阴脾，邪郁湿化，症见湿重热轻。薛氏受叶天士学术思想的影响较深，此

论述即源于叶氏在阳旺之躯胃湿恒多,在阴盛之体脾湿亦不少。其湿热燥化,即深入营血分,其病机变化与不夹湿热类温病相同。

4. 湿热病发病与温病(春温)不同

薛氏说:"要之湿热之病,不独与伤寒不同,且与温病大异。"二者发病皆先有内伤,再感客邪,但是感邪因素、内伤性质及病变部位均不相同。薛氏所称温病实指春温。春温因于少阴不藏(冬不藏精),邪伏化热,木火内燔,消灼津液,再因风邪外袭太阳之表,引动伏热,表里相应。可见湿温与温病(春温)的发病,内因起着极重要的作用,前者因于太阴内伤,后者为少阴不藏。湿热病病情的轻重,与内伤程度密切相关,薛氏说:"若湿热之证不夹内伤,中气实者其病必微。"反之,其病必甚。临床上要辨别内伤、外感孰多孰少,孰实孰虚,正确施治,方可奏良效。

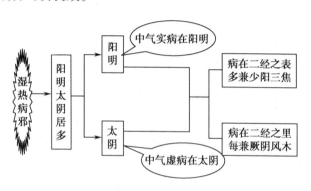

图 17-3 湿热病病机示意图

【联系临床】

临床上湿热证症状复杂多变,但总以脾胃为病变中心,其始恶寒,后但热不寒,汗出,胸痞,舌白,口渴不引饮是其证候反映,临床上要记住这些提纲症。同时,要根据体质类型,确定湿与热的偏重不同,其阳虚湿胜者,多面白体肥,病变部位偏于太阴脾,临床表现湿重热轻;而阴虚火旺者,病变偏重于阳明胃,临床表现热重湿轻。证候类型不同,治疗方法有异,临床上必须抓住这一关键。权衡湿热的轻重固然重要,但还要注意湿热轻重的相互转化,其转化趋势及程度受治疗左右。湿重热轻者以开泄法治疗为主,而热重湿轻者以苦泄为主。若失于把握,以为"热"乃"感染"引起,将清热治法当成"抗感染",而忽视祛湿,肆意清热解毒,使中气受伤,阳气耗损,脾气下陷,衍变为寒湿,症见疲倦,畏寒,腹胀,腹泻,恶心,呕吐,饮食难进,汤药格拒。这种教训案例较多,应予引起重视。

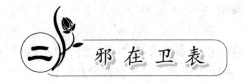

二　邪 在 卫 表

【原文】

湿热证,恶寒无汗,身重头痛,湿在表分。宜藿香、香薷、羌活、苍术皮、薄荷、牛蒡子等味。头不痛者,去羌活。(2)

自注:身重恶寒,湿遏卫阳之表证,头痛必夹风邪,故加羌活,不独胜湿,且以祛风。此条乃阴湿伤表之候。

【解析】

（一）挈要

本条论述湿邪伤表尚未化热的证治,也就是薛氏自注所说的"阴湿伤表"之候。

（二）分析

1. 湿热证的阴湿特点

湿热证具有在表、里湿不著的特点,即所谓"阴湿",正如章虚谷所说,"以其恶寒而不发热,故为阴湿。"

（1）恶寒、无汗:湿热初起,湿热之邪初犯机体,以湿邪为主,热象不显著,故主要表现为湿困卫表,卫阳郁闭,机体失于温煦,故见恶寒;湿邪阴凝,郁闭肌腠,故无汗。

另外,此处仅提恶寒,不及发热,有恶寒为主之意,也反映湿重尚未化热之特点。

（2）身重头痛:湿性重着,郁于肌表,故身重;"因于湿,首如裹"（《素问·生气通天论》）,头为诸阳之会,湿邪蒙蔽清阳,阻遏气机,则见头痛且沉重。

2. 湿热证初起的治疗

本证湿重而热不甚,邪在卫表,故当以芳香辛散,透表化湿为法。用藿香、苍术皮、香薷等芳香辛散之品,疏表化湿。薄荷、牛蒡子宣透卫表;此处羌活能走上,祛风胜湿,正如王孟英所说,"阴湿故可用薷、术、羌活以发其表"。湿热病头重头胀者为多,而头痛乃夹风之症,故头不痛者去羌活。

如暑热偏甚,则禁用苍术皮等温燥之品,正如王孟英所说,"设暑胜者,三味皆为禁药。"

【联系临床】

阴湿伤表,实际是指但湿不热之证,其症状主要有二,一是恶寒无汗,二

331

是头身重痛,近似寒湿,应遵风能胜湿的基本理论,采用风药升散化湿,结合临床,该方可加薏苡仁利尿除湿,李时珍称:利小便可以引湿。湿家身烦疼,可与麻黄加术汤,麻黄得术虽发汗而不致过汗,术得麻黄,能引行表里之湿,取微汗似汗而解。头身较甚者,可与羌活胜湿汤。

【原文】

湿热证,恶寒发热,身重,关节疼痛,湿在肌肉,不为汗解,宜滑石、大豆黄卷、茯苓皮、苍术皮、藿香叶、鲜荷叶、白通草、桔梗等味。不恶寒者,去苍术皮。(3)

自注:此条外候与上条同,惟汗出独异。更加关节疼痛,乃湿邪初犯阳明之表。而即清胃脘之热者,不欲湿邪之郁热上蒸,而欲湿邪之淡渗下走耳。此乃阳湿伤表之候。

【解析】

(一) 挈要

本条论述湿邪伤表湿已化热的证治,即自注所谓"阳湿伤表"之候。是与上条"阴湿伤表"相对而言。

(二) 分析

薛生白说,此条乃湿邪初犯阳明之表。湿邪化热,初犯阳明之表谓之阳湿伤表。章虚谷说:以其恶寒少而发热多,故为阳湿也。阳明之表指胸中也,肌肉也。

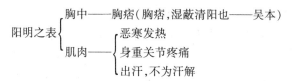

图 17-4　阳湿伤表示意图

1. 关于阳湿与阴湿

湿为阴邪,本不能再分阴阳,薛氏于此乃是依据湿热之多少而把湿热之邪初犯人体时所出现的表证划分为两类:其湿邪偏胜,尚未化热,见症以湿象偏著者为"阴湿";湿已化热,见症以热象明显者则为"阳湿。"

2. 阳湿与阴湿辨别

从原文看,二者的辨别及阳湿治疗应注意三点:

(1) 汗之有无:上条阴湿为无汗,乃因湿邪郁闭肌腠;而本条说"不为汗解",说明有汗出,乃湿热郁蒸,蒸液外达,故有汗。正如薛氏自注所说:"此条外候与上条同,唯汗出独异。"可见,汗之有无是反映湿邪是否化热的重要标志之一。

（2）关节疼痛：湿热初犯阳明之表，故见关节疼痛，与上条所表现的身重有所不同，所以治疗除仍取上条藿香、苍术皮以芳化辛散外，还配合滑石、大豆黄卷、茯苓皮、通草、荷叶等淡渗凉泄之品以渗湿泄热。如薛氏所言，"即清胃脘之热者，不欲湿邪之郁热上蒸，而欲湿邪之淡渗下走耳。"

（3）发热：本条蕴热已成，故有发热，与前条不同。去辛温燥烈的香薷、羌活等。若热重，则去温燥之苍术皮，如薛氏所言，"不恶寒者，去苍术皮。"

对以上症状，临床还应结合其他证候综合分析，如脉象、舌象等，才能较好地判别湿热之轻重，确定治法。

【联系临床】

所谓阳湿伤表，实际是湿邪化热，湿热郁滞肌表，而未影响脾胃，使气血周行受阻，症见恶寒发热，肌肉关节疼痛，治疗宜清化肌表湿热，薛氏所列方药，对于湿热轻证尚可，而症状较重者，可用吴鞠通中焦宣痹汤，如药用连翘、汉防己、半夏、苦杏仁、栀子、蚕砂、滑石、薏苡仁、赤小豆、或加姜黄、海桐皮等。

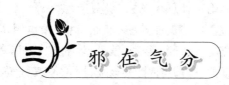

三 邪在气分

【原文】

湿热证，初起壮热口渴，脘闷懊恼，眼欲闭，时谵语，浊邪蒙蔽上焦。宜涌泄，用枳壳、桔梗、淡豆豉、生栀子，无汗者加葛根。(31)

自注：此与第九条宜参看，彼属余邪，法当轻散；此则浊邪蒙蔽上焦，故懊恼脘闷。眼欲闭者，肺气不舒也。时谵语者，邪郁心包也。若投轻剂，病必不除。《黄帝内经》曰："高者越之。"用栀豉汤涌泄之剂，引胃脘之阳而开心胸之表，邪从吐散。

【解析】

（一）挈要

本条论述湿热蒙蔽上焦的证治。

（二）分析

1. 湿热蒙蔽上焦的表现

（1）浊邪上蔽清阳症：眼欲闭、脘闷、懊恼。湿热蒙蔽，清阳不升，肺气不舒则眼欲闭；胸中大气因湿浊阻隔，失于宣展则脘闷、懊恼。

（2）湿邪内蒙心包症：时有谵语，即薛氏所说邪郁心包也。湿蒙心包或称邪郁心包，与邪陷心包病机不同。前者系湿邪在气分蒙蔽心包，未深入包络机窍内,尚在气分,神昏而时有谵语,时清时寐,舌苔厚腻,舌色不绛;后者是邪热内闭心包机窍,逼乱神明,神昏谵语而舌蹇,舌色红绛。

2. 湿热蒙蔽上焦的治疗

薛氏引《素问·阴阳应象大论》"其高者因而越之"。张景岳说:"越,发扬也,谓升散之,吐涌之。"结合临床实际,不作吐法理解,应为轻清开泄,化湿开闭。方用枳桔栀豉汤。

$$湿热蒙蔽上焦 \begin{cases} 湿邪——宣泄湿郁:枳壳、桔梗(引脘之阳开胸中之表) \\ 热邪——清泄郁热:栀子、淡豆豉 \end{cases}$$

图 17-5　湿热蒙蔽上焦证治示意图

【联系临床】

栀子豉汤一般不作为吐法应用,加枳壳、桔梗以开泄胸膈气机,泄化上焦湿热浊邪。该方体现了治疗湿热蒙蔽上焦的一种法度,示人以规矩,而对于湿热蒙蔽出现神志症状者,不仅有病重药轻之嫌,且无开蔽苏神功效。若湿重热轻,蒙蔽心包,可用藿朴夏苓汤去蔻(豆蔻)朴(厚朴),加细辛、白芥子、芦笋、滑石。如热象较盛,舌苔黄浊黄腻,厚而有根,须重用辛开苦降法,可用昌阳泻心汤(黄芩、黄连、石菖蒲、半夏、紫苏叶、枇杷叶、紫菀、竹茹、芦根等)。方用石菖蒲、半夏、紫苏叶等开泄上焦湿蔽;用黄芩、黄连苦泄湿中之热,并送服苏合香丸。

【原文】

湿热证,寒热如疟。湿热阻遏膜原,宜柴胡、厚朴、槟榔、草果、藿香、苍术、半夏、干菖蒲、六一散等味。(8)

自注:疟由暑热内伏,秋凉外束而成。若夏月腠理大开,毛窍疏通,安得成疟。而寒热有定期,如疟证发作者,以膜原为阳明之半表半里,湿热阻遏,则营卫气争,证虽如疟,不得与疟同治,故仿吴又可达原饮之例。盖一由外凉束,一由内湿阻也。

【解析】

(一)挈要

本条论述湿热阻遏膜原的证治。

(二)分析

1. 关于膜原

吴又可指出,膜原实为半表半里。如其在《温疫论》中所说:"邪自口鼻而入,则其所客,内不在脏腑,外不在经络,舍于伏膂之内,去表不远,附近于胃。乃表里之分界,是为半表半里。凡邪在经为表,在胃为里,今邪在募原者,正当经胃交关之所,故为半表半里。"

而薛氏在第 1 条自注中已指出膜原实一身之半表半里,其说:"膜原者,外通肌肉,内近胃腑,即三焦之门户,实一身之半表半里也。邪由上受,直趋中道,故病多归膜原。"本条又言膜原为阳明之半表半里。意在强调此证既非阳明里证,又与少阳半表半里证不尽相同,乃属邪伏半表半里而兼阻脾胃,究其病位还是偏于少阳,并兼有湿热秽浊阻遏脾胃,主要并不在阳明。

2. 临床表现

(1) 寒热往来如疟:本证表现寒热如疟,但不似疟疾之寒热发作有定期,而是寒热交替或寒热起伏。其发作是因湿热阻遏,营卫气争,亦其如章虚谷所说,"膜原在半表半里,正如少阳之在阴阳交界处相同,而营卫之气内出于脾胃,脾胃邪阻,则营卫不和,而发寒热之疟也。"

(2) 注意其他兼症合参:由于湿热阻遏,必见舌苔白腻甚或满布垢浊,苔如积粉,脘腹满闷,口渴不欲饮等湿浊内盛的症状。

3. 治疗

证虽如疟,但不与疟同治,治当疏利透达膜原湿浊之邪,仿吴又可达原饮。

方中厚朴、槟榔、草果为吴氏达原饮主药,苦温辛燥,疏化中焦湿浊;去达原饮原方中知母、芍药、黄芩,则是针对本证湿浊偏甚,重在治湿;加藿香、苍术、半夏、干菖蒲,亦为增强芳化燥湿之力;六一散为利湿泄热;柴胡和解半表半里,入膜原透达祛邪。诸药合用,可奏宣透膜原,辟秽化浊之功效。

自注中提出本证与疟疾相类而有别,但以"一由外凉束,一由内湿阻"进行区别似欠妥,因疟疾亦有兼内湿者。故应从临床表现、病因、病机等进行全面比较。

【联系临床】

本方是在吴又可达原饮基础上化裁出来的,与达原饮比较,无白芍、知母之敛邪,有柴胡之领邪外达,还有六一散之渗湿导邪外出,更有藿香、苍术、半夏、干菖蒲之开泄,更适合临床应用。如寒热往来,高热不退者,可加青蒿领膜原之邪达表,一身尽痛者,为湿邪着表,肌肉为湿邪所困,气血周行郁阻,可加羌活、独活、姜黄胜湿通络止痛。湿郁热阻,熏灼胆腑,胆汁不循常道,外溢肌肤而发黄者,可加茵陈、虎杖利湿退黄。湿浊阻隔胃口,胃气上逆,浊气不降,与糟粕相搏,腑气不通,可加大黄,泄热通腑,也可选用吴又可三消饮。

【原文】

湿热证,初起发热,汗出胸痞,口渴舌白,湿伏中焦。宜藿梗、蔻仁、杏仁、枳壳、桔梗、郁金、苍术、厚朴、半夏、干菖蒲、佩兰叶、六一散等味。(10)

335

自注:浊邪上干则胸闷,胃液不升则口渴。病在中焦气分,故多用开中焦气分之药。此条多有夹食者,其舌根见黄色,宜加瓜蒌、楂肉、莱菔子。

【解析】

(一) 挈要

本条论述湿伏中焦,始见化热,湿重于热者的证治。

(二) 分析

1. 关于本证的临床表现和病机

本证为湿热病较常见的证候,其临床表现与温热提纲中所述初起的典型证候相似,但无恶寒,说明湿邪已不在表,而是内阻于中焦。所以本证虽称"初起",实际上是强调本证多由初起的邪遏卫气发展而来。湿热遏阻中焦气机,上干于肺,不得宣通,故胸脘痞满;湿阻津液,不得上升,则口渴不欲饮;湿重则见白滑白腻之苔,湿热交结蕴蒸则汗出而热不减。可见,本证为湿渐化热,湿重热轻之候。对于本证,脉象多濡滑。

2. 本证的治疗

本证系湿邪偏重,始有化热之象,故治宜辛开化湿为主,少佐清热。所用苦杏仁、桔梗、枳壳轻苦微辛,宣开肺气,取其气化则湿化;藿香、佩兰、石菖蒲、豆蔻仁、郁金芳香运脾化湿;苍术、厚朴、草果、半夏辛苦而温,可理气燥湿化浊;因湿已化热,用六一散淡渗清热利湿。由于邪在中焦,故药物以入中焦之品为主,正如薛氏所言:"病在中焦气分,故多开中焦气分之药。"虽有淡渗之品,仍为佐剂。

但需要注意的是,本证虽有热邪,然不可寒凉之。以免郁遏气机,湿浊反而难于化解。

本条所列的宣湿、化湿、燥湿、利湿四法体现了薛氏治湿的基本大法,对临床颇具指导意义。

自注中尚提出若夹食滞而舌根黄者加瓜蒌、山楂肉、莱菔子,乃湿热夹滞,佐以消导化湿之品。

$$
\text{湿伏中焦}\left\{\begin{array}{l}\text{浊邪上干——宣肺化湿:苦杏仁、豆蔻、桔梗}\\[2mm]\text{脾失运化——温运化湿}\left\{\begin{array}{l}\text{燥湿:苍术、草果、半夏}\\\text{理气:枳实、厚朴}\\\text{芳化:藿香梗、石菖蒲、郁金、佩兰}\end{array}\right.\end{array}\right.
$$

图 17-6　中焦湿重热轻证治示意图

【联系临床】

本证为中焦湿重热轻之证,所列方药属于以化湿为主的开泄之法。临床上本证以中焦为要,虽有热邪,不可寒凉遏之,以防闭其湿邪而无从宣化。临床上常见以为发热之证,而以清热治疗为常法,甚者将清热解毒药当成抗生素应用,殊不知一味清热而忽略祛湿,使脾阳受伤,升运失司,则湿浊不化,故有愈清体愈虚,而发热羁留不退,故湿重热轻之湿热证虽有发热,不可骤用寒凉,当先开泄其湿而后清热。吴鞠通说:"三焦湿郁,升降失司,脘连腹胀,大便不爽—加减正气散主之。"此方可选用,如药用如藿香、厚朴、茯苓、陈皮、茵陈、神曲、大腹皮、麦芽、苦杏仁等。

【原文】

湿热证,舌遍体白,口渴,湿滞阳明,宜用辛开,如厚朴、草果、半夏、干菖蒲等味。(12)

自注:此湿热邪极盛之候。口渴乃液不升,非有热也。辛泄太过即可变而为热,而此时湿邪尚未蕴热故重用辛开,使上焦得通,津液得下也。

【解析】

(一)挈要

本条论述中焦湿邪极盛的证治。所言"湿滞阳明"实为太阴湿盛,湿滞阳明气机。

(二)分析

1. 本证临床表现

(1)舌遍体白:指舌苔白厚满布,滑腻多津。为湿浊偏重的重要征象。

(2)口渴:易误认为热盛伤津,实为湿邪极盛,津液被阻隔,不能上升所致。其鉴别在于便尿不热。

此外,当有胸闷、呕恶等阳明气机郁滞的表现。

2. 本证的治疗

中焦湿邪极盛,当重用辛开(开泄)化湿。所用药味皆苦辛温,即苦燥,辛香芳化,辛散理气,共凑温运中焦湿邪之效。如用草果、半夏以苦温燥湿,脾苦湿,急以苦以燥之;用厚朴疏理气机,使气化湿化;用石菖蒲芳香化浊,使秽浊之邪得芳香以化之。中焦湿浊透散开泄,脾气散津,上归于肺,上焦得通,津液得下,则湿有出路,一般不用利湿之品。

【联系临床】

中焦湿邪极盛,舌体白,口渴,易误认为热邪偏重,而重用清热解毒,其辨认之法,在于便尿不热。临床上舌苔变化与症状表现不一致者较多见,当综合所有症状,作出正确判断。薛氏于12条、13条分别以舌体白及舌根白舌尖红指明湿热偏重情况,即湿邪极盛及湿热参半在舌象上的反映,以及治法、所用方药的区别。对于湿邪极盛,虽有热邪不可寒凉遏之,除薛氏所列方药外,也可用吴鞠通四加减正气散,如药用藿香梗、厚朴、茯苓、广陈皮、草果、山楂肉、神曲等。

【原文】

湿热证,舌根白,舌尖红。湿渐化热,余湿犹滞,宜辛泄佐清热,如蔻仁、半夏、干菖蒲、大豆黄卷、连翘、绿豆衣、六一散等味。(13)

自注:此湿热参半之证。而燥湿之中,即佐清热者,亦所以存阳明之液也。上二条凭验舌以投剂,为临证时要诀,盖舌为心之外候,浊邪上熏心肺,舌苔因而转移。

【解析】

(一) 挈要

本条论述中焦湿渐化热,湿热参半的证治。

(二) 分析

1. 本证临床表现

舌根白,指白腻,说明为湿邪征象。舌尖红,表明湿渐化热。合参为"湿热参半之证"。舌诊为临床辨别湿热轻重的重要指征之一,正如薛氏所说:"凭验舌以投剂,为临证时要诀。"除舌象外,临床还可见胸痞、恶心呕吐、身热有汗不解、脉濡数等表现。

2. 本证的治疗

由于本证湿渐化热,用药尤其要注意祛湿不助热,清热不碍祛湿。不得独以辛开,宜开泄与清热并施,湿热两解。以豆蔻仁、半夏、石菖蒲辛散开泄,配合大豆黄卷、连翘清热,六一散、绿豆衣清热利湿,较上条增加了清热药。

湿渐化热,热邪和温燥之品的运用都易耗伤津液,故需存阴津。而保津之法非独滋阴,此处湿邪内蕴,若予养阴,必会助湿而致病深不解。故佐以清热,保存津液,薛氏自注言:"即佐清热者,亦所以存阳明之液也。"

表 17-1　湿邪极盛、湿热参半、湿热俱盛的比较

病　证	比　较　项　目			备　注
	舌苔特点	治　则	方　药	
湿邪极盛	舌遍体白	辛开化湿	厚朴、草果、半夏、石菖蒲	
湿热参半	舌根白舌尖红	辛泄佐清	豆蔻仁、半夏、干石菖蒲、大豆黄卷、连翘、绿豆衣、六一散	
湿热俱盛	舌苔黄腻黄浊	辛开苦降	半夏、生姜、枳实、黄芩、黄连	见《温病条辨》加减半夏泻心汤

【联系临床】

临床上湿热证凭验舌以投剂最为直观实用,其湿热参半,湿热俱不甚者,薛氏方颇为对证及实用,但湿热俱重者,其舌苔多表现黄浊黄腻,而舌质色红,当用辛开苦降法,如药用半夏、生姜、枳实、黄芩、黄连等,方如半夏泻心汤加减,治疗中焦湿热互结,锢结不通,呕而兼痞等。

【原文】

湿热证,壮热口渴,自汗,身重,胸痞,脉洪大而长者,此太阴之湿与阳明之热相合。宜白虎加苍术汤。(37)

自注:热渴自汗,阳明之热也;胸痞身重,太阴之湿兼见矣。脉洪大而长,知湿热滞于阳明之经,故用苍术白虎汤以清热散湿,然乃热多湿少之候。白虎汤仲景用以清阳明无形之燥热也,胃汁枯涸者,加人参以生津,名曰白虎加人参汤;身中素有痹气者,加桂枝以通络,名曰桂枝白虎汤,而其实意在清胃热也。是以后人治暑热伤气身热而渴者,亦用白虎加人参汤;热渴、汗泄、肢节烦疼者,亦用白虎加桂枝汤;胸痞身重兼见,则于白虎汤加入苍术以理太阴之湿;寒热往来兼集,则于白虎汤中加入柴胡,以散半表半里之邪。凡此皆热盛阳明,他证兼见,故用白虎清热,而复各随证以加减。苟非热渴汗泄,脉洪大者,白虎便不可投。辨证察脉,最宜详审也。

【解析】

(一)挈要

本条论述阳明热炽兼太阴脾湿的证治。

(二)分析

1. 阳明热炽兼太阴脾湿的表现

一是阳明热盛的表现,即壮热、口渴,自汗,身重,脉洪大而长;二是太阴脾湿的表现,即胸痞身重,结合临床当有舌红苔黄而厚。

2. 阳明热炽兼太阴脾湿的治疗

薛氏说清热散湿,清热指辛透寒泄,大清阳明经热;散湿即燥化太阴之脾湿,薛氏称其理太阴之湿。方用白虎加苍术汤。朱肱称白虎加苍术汤出自《伤寒微旨论》,叶批许叔微《普济本事方》载叶天士之评说:"此(白虎加苍术汤)治暑湿相搏而为湿温病者,以苦寒(知母)母子辛寒(石膏)之药清其暑,以辛温雄烈之药(苍术)燥其湿,而以甘平之药(粳米、甘草)缓其中,则贼邪正邪皆却,正自安矣。""贼邪"指外感之邪,于此则指湿热病邪;"正邪"见于《难经·五十难》,意指本脏所生之邪,于本条指太阴脾气不运所生之湿邪。

339

$$\text{阳明热炽}\atop\text{太阴脾湿}\left\{\begin{array}{l}\text{知母、石膏:苦寒辛寒之药清其暑（贼邪）}\\\text{苍术——辛温雄烈之药燥其湿（正邪）}\\\text{粳米、甘草——甘平之药缓其中}\end{array}\right\}\text{白虎加苍术汤}$$

图 17-7　阳明热炽兼太阴脾湿证治示意图

【联系临床】

夏季暑热病邪径犯阳明,而盛暑之季,脾之运化呆滞,湿从内生,阻于中焦,症见脘中痞满,一身重着,乃阳明热炽兼太阴脾湿之证,白虎加苍术汤为的对之方。若表有风寒外束,一身拘急疼痛,无汗,可加紫苏、桂枝、香薷等。少阳阳明合病,时冷时热,寒热往来,高热不退,可加青蒿脑、柴胡芳香避秽,和解表里,从少阳领邪外出而退热。此外,本证临床更多见于热病治疗之失误,如过用苦寒伤中,或服用某些西药,出现胃肠反应。若体温不退,仍热渴汗泄,脘腹痞胀,除加苍术外,还可加芳化和胃的砂仁、厚朴等。若脘痞、恶心欲吐,腹痛腹泻等,可加黄连、木香,兼清肠道湿热,调理肠道气机。

白虎加苍术汤的禁忌,与白虎汤相同,即薛氏所说苟非热渴汗泄,脉洪大者,白虎便不可投。辨证察脉,最宜详审也。临床应用要灵活掌握,详见各论风温白虎汤证。

【原文】

湿热证,四五日,口大渴,胸闷欲绝,干呕不止,脉细数,舌光如镜,胃液受劫,胆火上冲。宜西瓜汁、金汁、鲜生地汁、甘蔗汁,磨服郁金、木香、香附、乌药等味。(15)

自注:此营阴素亏,木火素旺者。木乘阳明,耗其津液,幸无饮邪,故一清阳明之热,一散少阳之邪。不用煎者,取其气全耳。

【解析】

(一) 挈要

本条论述湿热证营阴素亏,木火素旺,湿邪化燥,木乘阳明,胃液受劫的证治。

(二) 分析

1. 胃液受劫的形成

体质因素是其前提,素体阴虚,肝胆火旺,即薛氏所说营阴素亏,木火素旺,易促使湿邪燥化。湿热一经化燥,邪热极易伤阴,常成燎原之热势。胆火肆逆,冲逆犯胃,胃阴因而耗竭。

2. 木乘阳明,胃液受劫的脉证

一是胃阴耗竭的表现,如口大渴,舌光绛如镜,脉细数。口大渴为胃阴耗竭引水自救的表现,但仅欲饮而不欲食;舌光绛如镜是胃阴耗竭的特有表现;

脉细数是阴虚内热征象。二是胆火犯胃,胃气郁滞,胃气上逆的表现,胸闷欲绝,干呕不止。胃阴耗竭,胃气不降而干呕;胃气失降,肝胆之气上逆,气机郁滞至极而胸闷欲绝。

表17-2　湿热证木乘阳明胃气上逆与湿热中阻胃气上逆的比较

项目	木乘阳明胃气上逆	湿热中阻胃气上逆
胸闷	有	有
口渴	有	口不渴,或渴不欲饮,或饮下不舒
舌苔	舌光绛如镜	舌苔黄而厚腻
脉象	细数	弦数

3. 木乘阳明,胃液受劫证治疗

薛氏称一清阳明之热,一散少阳之邪。清阳明之热,含清热救阴,用西瓜汁、金汁、鲜生地黄汁、甘蔗汁;所谓散少阳之邪指疏理肝胆之气滞,药用郁金、木香、香附、乌药等磨服。养阴而不碍气滞,理气而不伤阴,正如王孟英说:凡治阴虚气滞者可以仿用此药。

【联系临床】

胃阴虚而气机郁滞,症见腹胀,但欲饮,不欲食,舌绛如镜,甘寒救胃,而有碍气机舒展,治疗有茅盾,而薛氏方法,磨服芳香之品,而不使有效成分散失,可谓巧思妙用。在临床上还可在甘寒养胃的基础上,加用甘淡实脾,以助脾运,庶免阴柔而滞脾气,务使胃阴复而脾气健。另外,若有余湿未尽,舌虽光绛如镜,但口中黏涎,舌面或有似苔非苔之涎唾,可佐以芳化,如荷叶、花露、扁豆花等可酌加一二。

【原文】

湿热证,数日后,自利,溺赤,口渴,湿流下焦,宜滑石、猪苓、茯苓、泽泻、萆薢、通草等味。(11)

自注:下焦属阴,太阴所司。阴道虚故自利,化源滞则溺赤,脾不转津则口渴。总由太阴湿盛故也。湿滞下焦,故独以分利为治,然兼证口渴胸痞,须佐入桔梗、杏仁、大豆黄卷,开泄中上,源清则流自洁,不可不知。以上三条,俱湿重于热之候。

湿热之邪不自表而入,故无表里可分,而未尝无三焦可辨,犹之河间治消渴亦分三焦者是也。夫热为天之气,湿为地之气,热得湿而愈炽,湿得热而愈横。湿热两分,其病轻而缓;湿热两合,其病重而速。湿多热少则蒙上流下,当三焦分治,湿热俱多则下闭上壅而三焦俱困矣。犹之伤寒门二阳合病、三阳合病也。盖太阴湿化,三焦火化,有湿无热止能蒙蔽清阳,或阻于上,或阻于中,或阻于下,若湿热一合,则身中少火悉化为壮火,而三焦相火,有不起而为虐者哉?所以上下充斥,内外煎熬,最为酷烈。兼之木火同气,表里分司,再引肝风,痉厥立至。胃中津液几何,其能供此交征乎?至其所以必属阳明者,以阳明为水谷之海,鼻食气,口食味,悉归阳明。邪从口鼻而入,则阳明为必由之路。其始也,邪入阳明,早已先伤其胃液,其继邪盛三焦,更欲资取于胃液,司命者可不为阳明顾虑哉?或问木火同气,热盛生风,以致痉厥,理固然矣。然有湿热之证,表里极热,不痉不厥者何也?余曰:风木为火热引动者,原因木气素旺,肝阴先亏,内外相引,两阳相煽,因而动张。若肝肾素优,并无里热者,火热安能招引肝风也!试观产妇及小儿,一经壮热便成瘛疭者,以失血之后,与纯阳之体,阴气未充,故肝风易动也。

或问曰:亦有阴气素亏之人,病患湿热,甚至斑疹外见,入暮谵语,昏迷而不痉不厥者,何也?答曰:病邪自盛于阳明之营分,故由上脘而熏胸中,则入暮谵妄。邪不在三焦气分,则金不受囚,木有所畏,未敢起而用事,至于斑属阳明,疹属太阴,亦二经营分热极,不与三焦相干,即不与风木相引也。此而痉厥,必胃中津液尽涸,耗及心营,则肝风亦起,而其人已早无生理矣。

【解析】

(一) 挈要

本条论述湿流下焦,泌别失职的证治。

(二) 分析

1. 临床表现

以自利、溺赤等二便异常为主症。湿热之邪流注下焦,影响大小肠、膀胱,导致大肠传导失司,小肠泌别失职,膀胱气化不利,而表现为大小便的异常,出现下利、小便短少。本证所出现的自利因湿邪偏胜所致。薛氏自注中所说"阴道虚故自利"。"阴道虚"、"阳道实"出自《素问·太阴阳明论》。阳道为天,阴道为地。轻清之气外旋而为天,天为阳道,包举地;重浊之资内凝而成地,地为阴道,气弛则地陷。其在人生阴道为脾,阴道虚指脾气不足,湿邪偏胜,肠道功能失司,湿胜则濡泄,即《灵枢·口问》说:中气不足,溲便为之变。下焦病变与中焦脾密切相关,故说:"下焦属阴,太阴所司。"因而有胸痞,为湿邪内阻之证。吴子音《温热赘言》于本条,"数日后"下有"胸痞",王孟英认为"据此则本条胸痞二字,当从吴本增入为是。"这些论述十分有道理。口渴为湿邪内阻,津不上承所致,正如薛氏自注所言:"脾不转津则口渴"。

第十七章　薛生白《湿热病篇》选要

2. 治疗

因湿流下焦,当治以分利湿邪为主,用淡渗之品,如滑石、猪苓、茯苓、泽泻、萆薢、通草等味,渗利湿邪,使湿邪从小便而去,则便泄自止;湿邪得去,则口渴自愈,此所谓"治湿不利小便非其治也。"

本证虽以湿阻于下为主要病理,然肺与大肠相表里,肺为水之上源,肺气宣化有利于下焦水道的通利,有助于湿邪的祛除。故薛氏指出,出现口渴,胸痞,须佐入桔梗、苦杏仁、大豆黄卷开泄中上,源清则流自洁。

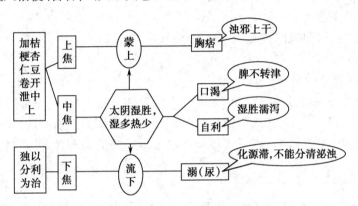

图17-8 湿流下焦,泌别失职证治示意图

3. 论述湿热致病病理特点和三焦分治的方法

自注中对湿热致病的特点进行了较为详细的论述,是对首条提纲内容的扩充。如对于感邪途径,首条提纲自注中提出湿热之邪多从口鼻而入,而本条又提出:"湿热之邪不自表而入,故无表里之分。"即湿热之邪致病,初起就见里证,甚少单纯的表证。且因为湿热的多少不同,而有不同病理:湿热俱多,可下闭上壅,三焦俱困;湿多热少,可蒙上流下;有湿无热,可蒙蔽清阳,或阻于上,或阻于中,或阻于下。

4. 湿热相合化火,可致痉厥,或斑疹、神昏

湿热相合化火,可上下充斥,内外煎熬,甚则引动肝风,出现痉厥。肝肾阴亏,也可致痉。热盛阳明,营分热极,可致斑疹、神昏。

【联系临床】

湿流下焦,源于中焦湿热,其湿多热少者则蒙上流下,临床上常见三大症状:一是中焦湿盛,浊邪上泛而呕吐;二是小肠不能分清泌浊,小便不通;三是湿浊蒙上所致神志异常。由于浊便不通湿无出路,而加重病情,故始终以淡渗利湿为急。此证颇似西医急性肾衰竭。方药也可选用吴鞠通茯苓皮汤,或何廉臣导赤散合加味虎杖散,如药用虎杖、麝香、芫荽子、琥珀、生地黄、竹叶、甘草梢等。

【原文】

湿热证,数日后,脘中微闷,知饥不食,湿邪蒙绕三焦,宜藿香叶、薄荷叶、鲜荷叶、枇杷叶、佩兰叶、芦尖、冬瓜仁等味。(9)

自注:此湿热已解,余邪蒙蔽清阳,胃气不舒。宜用极轻清之品,以宣上焦阳气。若投味重之剂,是与病情不相涉矣。

【解析】

(一)挈要

本条论述湿热证后期余湿蒙绕上焦、中焦的证治。

(二)分析

1. 病机分析

"湿热证,数日后",指湿热证已进入恢复期。脘中微闷,乃余湿未净,蒙蔽上中焦,胃气不舒,气机不畅。"知饥"进一步说明为余邪不甚,未净之象;"不食"说明胃气未醒。本证当还有湿热未净的其他表现,如可低热不退,苔薄腻等。

2. 治疗

宜用轻清之品,轻透湿邪,醒脾苏胃。本证虽病变主要在中焦,然余湿可蒙绕三焦。宣上渗下有利于中焦湿邪的清除,故薛氏用五叶轻清芳化中上焦之余邪,宣通气机,醒脾苏胃;芦尖、冬瓜仁甘淡渗泄,湿从下去。宣上畅中渗下,气机调畅,余湿自得清除。

全方用药极轻清,不用味重之品,故其说:"若投味重之剂是与病情不相涉矣。"

【联系临床】

该方于临床常用,也可选用吴鞠通清络饮。吴氏原用该方治疗暑热余邪未尽之证,取其轻灵之性,正如叶霖称其治暑病余邪,此方轻清可服。此处可取其轻清之性,用于余湿未尽,轻透芳化湿邪,药用如鲜荷叶边、鲜金银花、西瓜翠衣、鲜扁豆花、丝瓜皮、鲜竹叶心等。

小　结

薛生白《湿热病篇》系统论述了湿热病的病因为湿热病邪,其病变部位以中焦脾胃为中心。先有太阴内伤,再感时令之湿热病邪,内外相引而发病,其中气实,阳气偏旺者,病变偏于阳明胃,表现热重湿轻,中气虚者,阳气相对较虚,病变偏于太阴脾,表现湿重热轻。中焦湿热有蒙上流下的特点。其治疗以分解湿热为大法,因为湿热两分其病轻而缓,湿热相合其病重而速。初感在表未化热者为阴湿伤表,治以芳香辛散,透表化湿,其化热在表者,为阳湿伤表,宜芳香宣化,渗湿泄热。中焦湿邪偏重以辛开(开泄)治疗为主,虽有热邪不可寒凉遏之。湿热参半不得独以辛开,宜开泄与清热并施,使湿热两解。湿流下焦,泌别失司,独以分利为治。湿邪黏滞,后期余邪未尽,蒙蔽清阳,胃气不舒,宜用极轻清之品,以宣上焦阳气,如五叶芦根汤。

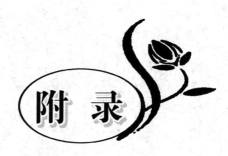

附　录

方剂汇编

一　画

一加减正气散(《温病条辨》):藿香梗　厚朴　杏仁　茯苓皮　广皮　神曲　麦芽　绵茵陈　大腹皮

一甲复脉汤(《温病条辨》):炙甘草　干地黄　白芍药　麦冬　阿胶　牡蛎　麻仁

二　画

七味葱白汤(《通俗伤寒论》):淡豆豉　生葛根　鲜生地　麦冬　葱白　生姜　百劳水

七鲜育阴汤(《重订通俗伤寒论》):鲜生地　鲜石斛　鲜茅根　鲜稻穗　鲜鸭梨汁　鲜蔗汁　鲜枇杷叶去毛

二甘散(《通天奥旨》):黄连　胆草　葳蕤　白芍　天麻　荆芥　甘菊花　甘草

二加减正气散(《温病条辨》):藿香梗　广皮　厚朴　茯苓皮　木防己　大豆卷　川通草　苡仁

二甲复脉汤(《温病条辨》):炙甘草　干地黄　白芍药　麦冬　阿胶　麻仁　牡蛎　生鳖甲

十全苦寒救补丹(《重订广温热论》):石膏　清子芩　生大黄　黄连　白犀角(现已禁用)　厚朴　枳实　芒硝　生黄柏　知母

八珍汤(《正体类要》):人参　熟地　白芍药　白术　茯苓　当归　川芎　甘草

陆氏润字丸(《三世医验》):酒大黄　半夏　前胡　山楂　天花粉　白术　陈皮　枳实　槟榔

三　画

三一承气汤(《宣明论方》):大黄　芒硝　厚朴　甘草　生姜

三才汤(《温病条辨》):人参　天冬　干地黄

三才封髓丹(《卫生宝鉴》):天门冬　熟地黄　人参　黄柏　砂仁　炙甘

349

草　肉苁蓉

三石汤(《温病条辨》):飞滑石　生石膏　寒水石　杏仁　竹茹　银花金汁　白通草

三黄二香散(《温病条辨》):黄连　黄柏　生大黄　乳香　没药

三黄丸(《千金翼方》):黄芩　黄连　大黄

三黄石膏汤(《证治准绳》):黄芩　黄连　黄柏　石膏　栀子　知母　玄参　甘草

三黄汤(《备急千金要方》):大黄　黄芩　栀子　甘草　芒硝

三黄泻心汤(《杂病源流犀烛》):大黄　黄连　黄芩　麻沸汤

三甲复脉汤(《温病条辨》):炙甘草　地黄　白芍　麦冬　阿胶　牡蛎鳖甲　龟板

三甲散(《湿热病篇》):醉地鳖虫　醋炒鳖甲　土炒穿山甲　生僵蚕　柴胡　桃仁泥

三仁汤(《温病条辨》):杏仁　飞滑石　白通草　白蔻仁　竹叶　厚朴生薏仁　半夏

三消饮(《温疫论》):厚朴　槟榔　草果仁　黄芩　白芍　知母　葛根柴胡　大黄　甘草

三加减正气散(《温病条辨》):藿香(连梗叶)　茯苓皮　厚朴　广皮杏仁　滑石

大黄黄连泻心汤(《伤寒论》):大黄　黄连　麻沸汤

大橘皮汤(《宣明论方》):橘皮　茯苓　木香　滑石　槟榔　猪苓　泽泻白术　官桂　甘草　生姜

大柴胡汤(《伤寒论》):柴胡　黄芩　白芍　半夏　生姜　大枣　枳实大黄

大复苏饮(《伤寒瘟疫条辨》):白僵蚕　蝉蜕　当归　生地　黄连　黄芩知母　人参　茯神　麦冬　滑石　天麻　犀角(现已禁用)　丹皮　栀子甘草

大承气汤(《伤寒论》):生大黄　枳实　厚朴　芒硝

大陷胸汤(《伤寒论》):大黄　芒硝　甘遂

大定风珠汤(《温病条辨》):生白芍　干地黄　麦冬　生龟板　生牡蛎生鳖甲　炙甘草　阿胶　麻仁　五味子　生鸡子黄

大清凉饮(《伤寒瘟疫条辨》):白僵蚕　蝉蜕　全蝎　当归　黄芩　栀子五味子　麦冬　生地　金银花　泽兰　泽泻　木通　车前子　黄连　龙胆草　丹皮　知母　甘草

万氏牛黄丸(《痘疹世医心法》):牛黄　朱砂　黄连　郁金　黄芩　栀子仁　腊雪水　灯心草

小柴胡汤(《伤寒论》):柴胡　黄芩　半夏　人参　甘草　生姜　大枣

小复苏饮(《伤寒瘟疫条辨》):白僵蚕　蝉蜕　神曲　生地　桔梗　丹皮　木通　车前子　黄芩　黄柏　黄连　栀子　知母

小承气汤(《伤寒论》):生大黄　枳实　厚朴

小陷胸加枳实汤(《温病条辨》):黄连　瓜蒌　枳实　半夏

小定风珠(《温病条辨》):生鸡子黄　阿胶　生龟板　童便　淡菜

小清凉饮(《伤寒瘟疫条辨》):白僵蚕　蝉蜕　银花　泽兰叶　当归　生地　石膏　黄连　黄芩　栀子　丹皮　紫草

千金生地黄汤(《备急千金要方》):鲜生地　生大黄　生甘草　红枣　芒硝

千金生地黄煎(《备急千金要方》):生玉竹　天花粉　地骨皮　茯神　生石膏　知母　生地汁　麦冬汁　竹沥　姜汁白蜜

千金麦门冬汤(《备急千金要方》):门冬　桑根白皮　半夏　生地黄　紫菀茸　淡竹茹　麻黄　甘草　五味子　生姜

卫分宣湿饮(《暑病证治要略》):杏仁　香薷　青蒿　滑石　茯苓　通草　淡竹叶　鲜冬瓜皮　鲜荷叶

351

四　画

王氏连朴饮(《霍乱论》):川黄连(姜汁炒)　制厚朴　石菖蒲　制半夏　淡豆豉　炒山栀　芦根

王氏清暑益气汤(《温热经纬》):西洋参　石斛　麦冬　黄连　竹叶　荷梗　知母　西瓜翠衣　粳米　甘草

王氏身痛逐瘀汤(《医林改错》):羌活　秦艽　川芎　红花　香附　当归　淮牛膝　酒炒地龙　桃仁　没药　炙甘草　陈酒　童便

王氏急救回阳汤(《医林改错》):人参　附子　干姜　白术　甘草　桃仁　红花

天水散(六一散、益元散)(《宣明论方》):滑石　炙甘草

太乙紫金锭(玉枢丹)(《百一选方》):山慈菇　文蛤　千金子仁　大戟　麝香　雄黄

五仁橘皮汤(《通俗伤寒论》):甜杏仁　松子仁　郁李仁　桃仁　柏子仁　橘皮

五加减正气散(《温病条辨》):藿香梗　广皮　茯苓皮　厚朴　大腹皮

谷芽　苍术

五汁饮(《温病条辨》):梨汁　荸荠汁　鲜苇根汁　麦冬汁　藕汁(或用蔗浆)

水仙膏(《温病条辨》):水仙花根

六味地黄丸(《小儿药证直诀》):熟地　山萸肉　干山药　丹皮　白茯苓泽泻

牛黄丸(《太平圣惠方》):牛黄　炒蝉蜕　大黄　黄芩　龙齿　金、银、薄荷煎汤送下

牛黄承气汤(《温病条辨》):安宫牛黄丸　生大黄

牛黄膏(《河间六书》):西牛黄　郁金　丹皮　梅片　辰砂　生甘草

牛乳饮(《温病条辨》):牛乳

升降散(《伤寒温疫条辨》):僵蚕　蝉蜕　姜黄　大黄

升麻拓丹汤(《千金翼方》):升麻　漏芦　芒硝　黄芩　栀子

化斑汤(《温病条辨》):石膏　知母　粳米　甘草　犀角(现已禁用)玄参

双解散(《伤寒六书》):防风　川芎　当归　芍药　薄荷叶　大黄　麻黄连翘　芒硝　石膏　桔梗　滑石　白术　山栀　荆芥叶　甘草　黄芩　葱白　豆豉　生姜

五　　画

玉女煎(《景岳全书》):石膏　熟地　麦冬　知母　牛膝

玉女煎去牛膝、熟地加细生地、玄参方(《温病条辨》):生石膏　知母　玄参　细生地　麦冬

玉竹麦门冬汤(《温病条辨》):玉竹　麦冬　沙参　生甘草

玉钥匙(《三因极一病证方论》):焰硝　硼砂　脑子(冰片)　白僵蚕

甘露消毒丹(《温热经纬》):藿香　白蔻仁　石菖蒲　薄荷　连翘　射干黄芩　滑石　茵陈　木通　川贝母

右归丸(《景岳全书》):熟地　制附子　枸杞　菟丝子　杜仲　当归　肉桂　山茱萸　鹿角胶　山药

东垣清暑益气汤(《脾胃论》):黄芪　苍术　升麻　人参　炒曲　橘皮白术　麦门冬　当归身　炙甘草　青皮　黄柏　葛根　泽泻　五味子

叶氏新加栀子豉汤(《重订广温热论》):焦栀皮　淡香豉　杏仁　鲜枇杷叶　浙苓皮　苡仁　飞滑石　白通草

叶氏蒌杏橘贝汤(《重订广温热论》):瓜蒌皮　杏仁　蜜炙橘红　川贝

桔梗　枇杷叶　冬瓜子　冬桑叶

四逆汤(《伤寒论》):附子　干姜　甘草

四加减正气散(《温病条辨》):藿香梗　厚朴　茯苓　广皮　草果　楂肉(炒)　神曲

四逆散(《伤寒论》):甘草　枳实　柴胡　白芍

加味导痰汤(引《重订通俗伤寒论》):枳实　茯苓　陈皮　栝蒌皮　马兜铃　川贝母　石菖蒲根叶　枇杷叶　通草　安宫牛黄丸

加味栀子豉汤(《重订广温热论》):焦山栀　淡豆豉　生甘草　桔梗　生枳壳　苏薄荷　葱白

加味桔梗汤(《医学心悟》):桔梗　甘草　贝母　橘红　银花　苡仁　葶苈子　白芨

加味凉膈散(《伤寒温疫条辨》):僵蚕(酒炒)　连翘　薄荷　大黄　芒硝(冲)　蝉蜕　姜黄　黄连　黄芩　栀子　甘草　竹叶　蜜　酒

加减玉女煎(《温病条辨》):生石膏　知母　细生地　玄参　麦冬

加减葳蕤汤(《通俗伤寒论》):玉竹　葱白　桔梗　白薇　豆豉　薄荷　炙甘草　大枣

加减千金麦门冬汤(《经验方》):麦冬　生地　白芍药　桑白皮　桔梗　银花　黄芩　炙麻黄　紫菀　甘草

加减复脉汤(《温病条辨》):炙甘草　干地黄　生白芍　麦冬　阿胶　麻仁

加减半夏泻心汤(《温病条辨》):黄芩　黄连　半夏　生姜　枳实

冯氏《锦囊》全真一气汤(引《重订通俗伤寒论》):别直参　麦冬　五味子　熟地　白术　熟附片　酒蒸淮牛膝

半夏泻心汤(《伤寒论》):半夏　黄芩　干姜　人参　甘草　黄连　大枣

半夏泻心汤去人参甘草大枣干姜加枳实生姜方(《温病条辨》):黄芩　黄连　半夏　枳实　生姜

生脉散(《内外伤辨惑论》):人参　麦冬　五味子

白英丹(《四圣悬枢》):玄参　麦冬(连心)　细生地　大黄　芒硝　枳实　厚朴　白芍

白虎加人参汤(《伤寒论》):生石膏　知母　粳米　甘草　人参

白虎加术汤(《类证活人书》):知母　石膏　甘草　粳米　苍术

白虎汤(《伤寒论》):生石膏　知母　甘草　粳米

白虎承气汤(《重订通俗伤寒论》):生石膏　大黄　芒硝　甘草　竹叶　知母　鲜荷叶

白头翁汤(《伤寒论》):白头翁　黄柏　黄连　秦皮

冬地三黄汤(引《温病条辨》):麦冬　黄连　苇根汁(冲)　银花露(冲)　细生地　黄芩　元参　黄柏　生甘草

龙脑鸡苏散(《太平惠民和剂局方》):柴胡　木通　阿胶珠　炒蒲黄　人参　麦门冬　黄芪　薄荷　炙甘草　生地黄

六　画

至宝丹(《温病条辨》):犀角(现已禁用)　朱砂　琥珀　玳瑁　牛黄　麝香　安息香

刘氏桔梗散(引《河间六书》):薄荷　黄芩　甘草　山栀仁　桔梗　连翘　竹叶

安宫牛黄丸(《温病条辨》):牛黄　郁金　犀角(现已禁用)　黄连　朱砂　冰片　珍珠　山栀　雄黄　黄芩　麝香　金箔衣

达原饮(《温疫论》):槟榔　厚朴　知母　芍药　黄芩　草果　甘草

竹叶石膏汤(《伤寒论》):竹叶　石膏　半夏　泡参　甘草　粳米　麦门冬

行军散(《温病条辨》):西牛黄　麝香　珍珠　冰片　硼砂　雄黄　火硝　金箔

导赤承气汤(《温病条辨》):赤芍　生地　大黄　黄连　黄柏　芒硝

导赤泻心汤(《重订广温热论》):黄连　黄芩　生山栀　知母　洋参　辰茯神　益元散　麦冬　先用犀角(现已禁用)　灯心草

导赤清心汤(《通俗伤寒论》):鲜生地　辰茯神　木通　麦冬　辰砂　丹皮　益元散　淡竹叶　莲子心　灯心　童便

导赤散(《小儿药证直诀》):生地　木通　生甘草梢　竹叶

导赤散合加味虎杖散(《重订广温热论》):鲜生地　淡竹叶　生甘草　木通　杜牛膝　茺蔚子　琥珀末　麝香

防风通圣散(《宣明论方》):防风　荆芥　连翘　薄荷　川芎　当归　白芍(炒)　炒白术　栀子　酒大黄　芒硝　生石膏　黄芩　桔梗　甘草　滑石

七　画

麦冬麻仁汤(《温病条辨》):麦冬　麻仁　白芍　首乌　乌梅肉　知母

苏合香丸(《太平惠民和剂局方》):白术　青木香　犀角(现已禁用)　香附　朱砂　诃黎勒　檀香　安息香　沉香　麝香　丁香　荜茇　龙脑

苏合香　熏陆香

更衣丸(《先醒斋医学广笔记》):朱砂　芦荟

护胃承气汤(《温病条辨》):生大黄　元参　生地　丹皮　知母　麦冬

时氏解毒承气汤(《时氏处方学》):忍冬蕊　蒲公英　川黄柏　大黄　丹皮　细木通　酒黄芩　净芒硝　连翘壳　炒山栀　小川连

吴坤安经验方(引《伤寒指掌》):南沙参　麦冬　地骨皮　知母　贝母　石斛　茯苓　杏仁　桑皮　蔗浆汁　梨汁

何氏验方(引《重订通俗伤寒论》):栀子　淡豆豉　连翘　薄荷　通草　滑石　青蒿　淡竹叶　枇杷叶　西瓜翠衣　荷叶边

何氏验方(引《重订通俗伤寒论》):青蒿　佩兰　白蔻　苦杏仁　连翘　滑石　郁金　菖蒲　薏苡仁　白薇　茵陈

余氏清心凉膈散(《温热经纬》):连翘　黄芩　山栀　薄荷　石膏　桔梗　甘草　竹叶

连梅汤(《温病条辨》):黄连　乌梅　麦冬　生地　阿胶

沙参麦冬汤(《温病条辨》):沙参　麦冬　玉竹　桑叶　生甘草　天花粉　生扁豆

补中益气汤(《脾胃论》):黄芪　党参　白术　甘草　陈皮　当归　升麻　柴胡

阿胶鸡子黄汤(《通俗伤寒论》):阿胶　白芍　石决明　钩藤　生地　甘草　牡蛎　络石藤　茯神　鸡子黄

阿胶黄芩汤(《通俗伤寒论》):阿胶　黄芩　甜杏仁　生桑皮　生白芍　生甘草　鲜车前草　甘蔗梢　糯米

陆氏润字丸(《三世医验》):酒大黄　半夏　前胡　山楂　天花粉　白术　陈皮　枳实　槟榔

陈氏清肺饮(《疫痧草》):桑叶　鲜沙参　羚羊角　连翘壳　桔梗　生甘草　川贝母　橘红

附子理中汤(《伤寒论》):人参　附子　白术　炮姜　炙甘草

张氏银翘散加减黄方(《春温三字诀》):薄荷　荆芥　淡豆豉　银花　连翘　牛蒡子　竹叶　桔梗　苇茎　麻黄

八　画

青蒿鳖甲汤(《温病条辨》):青蒿　鳖甲　知母　花粉　丹皮　桑叶

杨氏解毒承气汤(《伤寒温疫条辨》):白僵蚕　蝉蜕　黄连　黄芩　栀子　枳实　厚朴　大黄　黄柏　芒硝

拔萃犀角地黄汤(《重订通俗伤寒论》):犀角(现已禁用)　生地黄　生大黄　川黄连　黄芩

炙甘草汤(复脉汤)(《伤寒论》):甘草　生姜　桂枝　人参　生地黄　阿胶　麦门冬　麻仁　大枣　清酒

泻脾散(泻黄散)(《小儿药证直诀》):藿香叶　栀子　石膏　甘草　防风　蜜　酒

参苓白术散(《太平惠民和剂局方》):人参　白术　山药　薏苡仁　白扁豆　茯苓　莲子肉　黄芪　砂仁　甘草

参附龙牡汤(《方剂学》全国高等中医药院校规划教材第五版):熟附子　人参　龙骨　白芍　炙甘草

参附汤(《校注妇科良方》):人参　熟附子　生姜　大枣

通关散(《丹溪心法附余》):细辛　猪牙皂角

九　画

卧龙丹(《清太医院配方》):麝香　冰片　猪牙皂　细辛　闹羊花　灯草

荆防败毒散(《外科理例》):荆芥　防风　羌活　独活　柴胡　前胡　川芎　枳壳　茯苓　桔梗　甘草

茵陈蒿汤(《伤寒论》):茵陈蒿　山栀　大黄

茯苓皮汤(《温病条辨》):茯苓皮　生苡仁　猪苓　大腹皮　白通草　淡竹叶

玳瑁郁金汤(《重订通俗伤寒论》):玳瑁　木通　生栀子　竹沥(冲)　郁金　连翘(不去心)　牡丹皮　生姜汁(冲)　鲜菖蒲(冲)　紫金片(烊冲)　野菰根　鲜竹叶卷心　灯心草

枳实导滞丸(《内外伤辨惑论》):大黄　枳实　神曲　茯苓　黄芩　黄连　白术　泽泻

枳实导滞汤(《通俗伤寒论》):枳实　生大黄　山楂　槟榔　川朴　川连　六曲　连翘　紫草　木通　甘草

枳实栀子汤(《伤寒论》):炙枳实　栀子　豆豉

栀子甘草豉汤(《伤寒论》):栀子　甘草(炙)　香豉(绵裹)

栀子柏皮汤(《伤寒论》):肥栀子　甘草　黄檗

栀子豉汤(《伤寒论》):栀子　豆豉

栀子豉汤加地黄麦冬汤(《金匮心典》):栀子　豆豉　生地黄　麦冬

保和丸(《丹溪心法》):山楂　神曲　半夏　茯苓　陈皮　连翘　萝卜子

俞氏加减葳蕤汤(《通俗伤寒论》):生葳蕤　生葱白　桔梗　东白薇　淡

豆豉　苏薄荷　炙甘草　红枣

　　俞氏清燥救肺汤(《重订通俗伤寒论》)：冬桑叶　杏仁　冰糖　石膏　麦冬　柿霜　南沙参　生甘草　鸡子白　秋梨皮

　　俞氏解毒承气汤(《重订通俗伤寒论》)：银花　栀子　黄连　黄柏　连翘　黄芩　枳实　大黄　西瓜硝　金汁　白头蚯蚓　生绿豆　雪水

　　香砂枳术丸(《医方集解》)：白术　枳实　制半夏　陈皮　木香砂仁

　　养营承气汤(《温疫论》)：知母　当归　芍药　生地黄　大黄　枳实　厚朴

　　宣白承气汤(《温病条辨》)：生石膏　生大黄　杏仁　瓜蒌皮

　　宣清导浊汤(《温病条辨》)：猪苓　茯苓　寒水石　晚蚕砂　皂荚子

　　神犀丹(《温热经纬》)：水牛角　石菖蒲　黄芩　生地　银花　金汁　连翘　板蓝根　香豉　玄参　花粉　紫草

　　神解散(《伤寒瘟疫条辨》)：白僵蚕　蝉蜕　神曲　银花　生地　木通　车前子　黄连　黄芩　黄檗　桔梗

　　洗心散(《太平惠民和剂局方》)：白术　麻黄（和节）　当归　荆芥穗　芍药　甘草　煨大黄

　　除湿胃苓汤(《医宗金鉴》)：厚朴　苍术　陈皮　猪苓　泽泻　赤茯炭　牛黄

357

十　画

　　真武汤(《伤寒论》)：附子　茯苓　白术　芍药　生姜

　　桂枝汤(《伤寒论》)：桂枝　芍药　生姜　大枣　甘草

　　桂苓甘露饮(《宣明论方》)：茯苓　泽泻　炙甘草　石膏　寒水石　白术　肉桂　猪苓　滑石

　　桔梗散(《素问病机气宜保命集》)：薄荷　黄芩　甘草　山栀仁　桔梗　连翘　竹叶

　　桃仁承气汤(《温病条辨》)：大黄　芒硝　桃仁　芍药　丹皮　当归

　　桃核承气汤(《伤寒论》)：桃核　大黄　桂枝　甘草　芒硝

　　荷杏石甘汤(《通俗伤寒论》)：苏薄荷　光杏仁　石膏　知母　生甘草　细辛　鲜竹叶

　　蚕矢汤(《霍乱论》)：晚蚕砂　木瓜　苡仁　大黄豆卷　川连　醋炒半夏　黄芩　通草　吴茱萸　炒山栀

　　珠黄散(《太平惠民和剂局方》)：珍珠　西牛黄

　　柴胡饮子(《症因脉治》)：柴胡　黄芩　陈皮　人参　甘草　大黄

凉营清气汤(《丁甘仁医案》):犀角尖(现已禁用)　连翘壳　鲜竹叶　丹皮　鲜生地　薄荷叶　川雅连　赤芍　玄参　生石膏　茅芦根　金汁　鲜石斛　黑山栀　生甘草

凉膈散(《太平惠民和剂局方》):薄荷叶　黄芩　大黄　朴硝　甘草　山栀仁　连翘

益胃汤(《温病条辨》):沙参　麦冬　细生地　玉竹　冰糖

通关散(《丹溪心法附余》):皂角　细辛

调胃承气汤(《伤寒论》):大黄　芒硝　甘草

通脉四逆汤(《伤寒论》):甘草　附子　干姜

通窍活血汤(《医林改错》):赤芍　川芎　桃仁　红花　老葱　生姜　麝香　红枣

通络蠲痰汤(《王氏医案三编》):羚羊角　石菖蒲　丝瓜络　冬瓜子　薏苡仁　桑枝　旋覆花　橘络　钩藤　胆南星　安宫牛黄丸

桑杏汤(《温病条辨》):桑叶　杏仁　沙参　浙贝母　豆豉　山栀　桑皮

桑菊饮(《温病条辨》):薄荷　连翘　桔梗　杏仁　芦根　桑叶　菊花　甘草

十 一 画

菖蒲郁金汤(《温病全书》):石菖蒲　广郁金　山栀　连翘　灯心　竹叶　丹皮　竹沥　木通　玉枢丹(送服)

葳蕤汤(《备急千金要方》):葳蕤　白薇　麻黄　独活　杏仁　芎䓖　甘草　青木香　石膏

救逆汤(《温病条辨》):炙甘草　阿胶　麦冬　干地黄　白芍　生龙骨　生牡蛎

雪梨浆(《温病条辨》):以甜水梨大者一枚　薄切　新汲凉水内浸半日　时时频饮

雪羹加味煎(引《重订广温热论》):淡海蜇　大荸荠　鲜地黄汁　元参　栝蒌仁　鸭梨汁　白蜜　姜汁　鲜冬瓜皮子

黄土汤(《金匮要略》):灶心黄土　干地黄　附子　阿胶　白术　黄芩　甘草

黄龙汤(《温疫论》):人参　当归　芒硝　大黄　枳实　厚朴　甘草

黄芩汤(《伤寒论》):黄芩　甘草　芍药　大枣

黄芩汤加豆豉玄参方(《温热逢源》):黄芩　芍药　大枣　甘草　淡豆豉　玄参

黄连阿胶汤(《温病条辨》):黄连　黄芩　阿胶　白芍　鸡子黄

黄连香薷饮(《类证活人书》):黄连　香薷　扁豆　厚朴

黄连解毒汤(《外台秘要》):黄连　黄芩　黄柏　栀子

麻子仁丸(《伤寒论》):麻子仁　芍药　枳实　大黄　厚朴　杏仁　炼蜜

麻杏石甘汤(《伤寒论》):麻黄　杏仁　甘草　石膏

麻黄汤(《伤寒论》):麻黄　桂枝　杏仁　甘草

清化汤(《寒温条辨》):炒僵蚕　蝉蜕　金银花　泽兰　黄芩　炒栀子　连翘　龙胆草　玄参　桔梗　橘皮　白附子　甘草

清宫汤(《温病条辨》):犀角尖(现已禁用)　玄参心　莲子心　连心麦冬　竹叶卷心　连翘心

清营汤(《温病条辨》):犀角(现已禁用)　黄连　丹参　生地　麦冬　玄参　银花　连翘　竹叶心

清咽养营汤(《疫喉浅论》):洋参　大生地　茯神　大麦冬　大白芍　嘉定花粉　天冬　玄参　肥知母　甘草

清咽栀豉汤(《疫喉浅论》):山栀　豆豉　银花　苏薄荷　牛蒡子　粉甘草　蝉衣　僵蚕　犀角(现已禁用)　连翘　苦桔梗　马勃　芦根　竹叶　灯心

清络饮(《温病条辨》):鲜荷叶边　鲜银花　丝瓜皮　西瓜翠衣　鲜扁豆花　鲜竹叶心

清瘟败毒饮(《疫疹一得》):石膏　知母　黄连　黄芩　栀子　连翘　犀角(现已禁用)　丹皮　生地　赤芍　玄参　竹叶　桔梗　甘草

清燥救肺汤(《医门法律》):冬桑叶　杏仁　枇杷叶　党参　麻仁　麦冬　阿胶　石膏　甘草

羚角钩藤汤(《通俗伤寒论》):羚羊角　桑叶　贝母　钩藤　生地　菊花　白芍　茯神　竹茹　生甘草

羚羊镇痉汤(《冷庐医话》):犀角(现已禁用)　羚羊角　鲜生地　银花　连翘　菊花　莲子　甘草

羚羊清营汤(《重订通俗伤寒论》):羚羊角　金银花　生栀子　鲜生地　青连翘　淡竹沥

猪苓汤(《伤寒论》):猪苓　茯苓　泽泻　阿胶　滑石

银翘散(《温病条辨》):银花　连翘　牛蒡子　生甘草　竹叶　苇根　豆豉　荆芥　薄荷

银翘散去豆豉加细生地、丹皮、大青叶、玄参方(《温病条辨》):银花　连翘　牛蒡子　生甘草　竹叶　苇根　荆芥　薄荷　细生地　丹皮　大青叶

玄参

银翘散加生地、丹皮、赤芍、麦冬方(《温病条辨》):银花　连翘　牛蒡子　生甘草　竹叶　苇根　豆豉　荆芥　薄荷　生地　丹皮　赤芍　麦冬

十 二 画

翘荷汤(《温病条辨》):连翘　薄荷　生甘草　黑栀皮　桔梗　绿豆衣

葛根芩连汤(《伤寒论》):葛根　黄芩　黄连　甘草

葛根橘皮汤(《证治准绳》):葛根　麻黄　橘皮　杏仁　知母　黄芩　炙甘草

葱豉白虎汤(《通俗伤寒论》):鲜葱白　豆豉　石膏　知母　细辛　生甘草　粳米　荷叶

葱豉汤(《肘后方》):葱白　淡豆豉

葱豉葛根汤(《通俗伤寒论》):葱白　淡豆豉　生葛根

葳蕤汤(《千金翼方》):葳蕤　黄芩　干姜　生姜　豉　芍药　升麻　黄连　柴胡栀子　石膏　芒硝

黑膏方(《肘后备急方》):生地黄　豆豉　猪脂

椒附白通汤(《温病条辨》):附子　川椒　干姜　葱白　猪胆汁

紫雪丹(《温病条辨》):滑石　石膏　寒水石　磁石　羚羊角　木香　犀角(现已禁用)　沉香　丁香　升麻　玄参　炙甘草　朴硝　辰砂　麝香

普济消毒饮(《东垣十书》):黄芩　黄连　玄参　陈皮　生甘草　连翘　板蓝根　马勃　牛蒡子　薄荷　僵蚕　桔梗　升麻　柴胡

温胆汤(《备急千金要方》):法夏　陈皮　茯苓　甘草　竹茹　枳实　生姜　大枣

滋肾丸(《兰室秘藏》):黄柏　知母　肉桂

犀角地黄汤(《备急千金要方》):犀角(现已禁用)　生地黄　牡丹皮　芍药

犀地桑丹汤(引《重订广温热论》):青蒿脑　黄芩　桑叶　丹皮　栀子　犀角(现已禁用)　生地黄　连翘　紫草　玄参心　菊花　知母　芦根　茅根　嫩桑枝　鲜竹叶

犀地三汁饮(《重订通俗伤寒论》):犀角(现已禁用)　连翘　白薇　皂刺　羚羊角　郁金　竺黄　丹皮　竹沥　石菖蒲　藕汁

犀角玄参汤(《瘟疫论补注》):犀角(现已禁用)　玄参　升麻　射干　黄芩　甘草

犀地清络饮(《通俗伤寒论》):犀角汁(现已禁用)(冲)　粉丹皮　青连

翘(带心) 淡竹沥(和匀) 鲜生地 生赤芍 原桃仁(去皮) 生姜汁(同冲) 鲜茅根 灯心 鲜石菖蒲汁

犀珀至宝丹(《重订广温热论》):犀角(现已禁用) 羚羊角 广郁金 琥珀 炒山甲 连翘 石菖蒲 蟾酥 辰砂 玳瑁 麝香 血竭 藏红花 桂枝 丹皮 猪心血

犀羚白虎汤(《重订通俗伤寒论》):生石膏 知母 菊花 钩藤 生甘草 生粳米(荷叶包) 犀角(现已禁用) 羚羊角

犀羚镇痉汤(《重订广温热论》):鲜生地 青连翘 元参心 银花 滁菊花 甘中黄 生甘梢 莲心 犀角(现已禁用) 羚羊角

翕大生膏(《温病条辨》):人参 茯苓 龟板 乌骨鸡 鳖甲 牡蛎 鲍鱼 海参 白芍 五味子 麦冬 羊腰子 猪脊髓 鸡子黄 阿胶 莲子 芡实 熟地黄 沙苑蒺藜 白蜜 枸杞子

集灵膏(《温热经纬》):人参 枸杞 二冬 二地 怀牛膝

猴枣散(《上海市中药成药制剂规范》):猴枣 羚羊角 月石 沉香 青礞石 川贝母 天竺黄 麝香

十 三 画

雷氏芳香化浊法(《时病论》):藿香叶 佩兰叶 陈皮 制半夏 大腹皮 厚朴 鲜荷叶

雷氏宣透膜原法(《时病论》):厚朴 槟榔 草果仁 黄芩 甘草 藿香叶 半夏 生姜

雷氏清凉涤暑法(《时病论》):青蒿 滑石 白扁豆 连翘 白茯苓 通草 西瓜翠衣 甘草

雷氏清离定巽法(《时病论》):连翘 竹叶 生地黄 玄参 菊花 桑叶 钩藤 木瓜

蒿芩清胆汤(《通俗伤寒论》):青蒿 黄芩 赤苓 碧玉散 竹茹 半夏 枳壳 陈皮

新加木贼煎(《重订通俗伤寒论》):木贼 淡豆豉 夏枯草 焦栀子 桑叶 制香附 牡丹皮 炙甘草 鲜葱白 鲜荷梗

新加白虎汤(《重订通俗伤寒论》):薄荷 生石膏 鲜荷叶 陈仓米 白知母 益元散 鲜竹叶 桑枝 芦根 灯心

新加香薷饮(《温病条辨》):香薷 鲜扁豆花 厚朴 金银花 连翘

新加黄龙汤(《温病条辨》):生地 麦冬 玄参 生大黄 芒硝 甘草 人参 当归 海参 姜汁

镇逆白虎汤(《医学衷中参西录》):生石膏 知母 粳米 甘草 清半夏 竹茹

解毒承气汤(《伤寒瘟疫条辨》):白僵蚕 蝉蜕 黄连 黄芩 栀子 枳实 厚朴 大黄 黄柏 芒硝

锡类散(《金匮翼方》):象牙屑 珍珠 青黛 冰片 壁钱 牛黄 人指甲

十 四 画

缩泉丸(《校注妇人良方》):乌药 益智仁

十 五 画

增损三黄石膏汤(《伤寒温疫条辨》):石膏 僵蚕 豆豉 蝉蜕 薄荷 黄芩 黄连 黄柏 栀子 知母 米酒 蜜

增损大柴胡汤(《伤寒温疫条辨》):柴胡 薄荷 陈皮 黄芩 黄连 黄柏 栀子 白芍 枳实 大黄 姜黄 僵蚕 蝉蜕

增损双解散(《伤寒瘟疫条辨》):僵蚕 蝉蜕 姜黄 防风 薄荷 荆芥 当归 白芍 黄连 栀子 芒硝

增损普济消毒饮(《伤寒温疫条辨》):玄参 黄连 黄芩 连翘 栀子 牛蒡子 板蓝根 桔梗 陈皮 甘草 蝉蜕 僵蚕 大黄 蜜 酒 童便

增液汤(《温病条辨》):玄参 麦冬 生地黄

增液承气汤(《温病条辨》):生地 玄参 麦冬 大黄 芒硝

十六画及以上

燃照汤(《重订霍乱论》):滑石 炒豆豉 焦山栀 黄芩 厚朴 白蔻仁 制半夏 佩兰

薛氏五叶芦根汤(《湿热病篇》):藿香叶 薄荷叶 鲜荷叶 佩兰叶 枇杷叶 芦根尖 冬瓜仁

薛生白《湿热病篇》方:人参 麦冬 石斛 木瓜 生甘草 生谷芽 鲜莲子

薛生白《湿热病篇》方:鲜生地 芦根 生首乌 鲜稻根

薛氏扶阳逐湿汤(《温热经纬》):人参 附子 益智仁 白术 茯苓

薛氏参麦汤(《湿热病篇》):人参 麦冬 石斛 木瓜 生甘草 生谷芽 鲜莲子

藿朴夏苓汤(《医原》):藿香 淡豆豉 姜半夏 赤苓 蔻仁 厚朴 杏

仁　生薏苡仁　猪苓　泽泻

　　藿朴夏苓汤去白蔻、厚朴加细辛、白芥子、芦荀、滑石方(《医原》)：藿香　淡豆豉　姜半夏　赤苓　杏仁　生薏苡仁　猪苓　泽泻　细辛　白芥子　芦荀　滑石方

　　藿香正气散(《太平惠民和剂局方》)：藿香　紫苏　白芷　桔梗　白术　厚朴　半夏曲　大腹皮　茯苓　橘皮　甘草　大枣

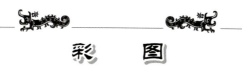

彩　图

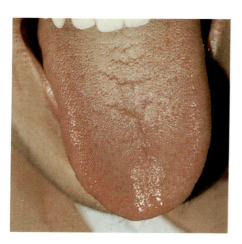

彩图 1　白苔/苔薄白欠润,舌边尖略红

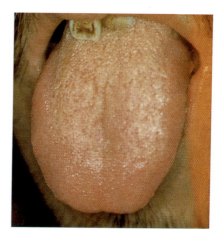

彩图 2　白苔/苔薄白而干,舌边尖红

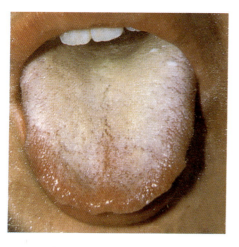

彩图 3　白苔/苔白厚而黏腻

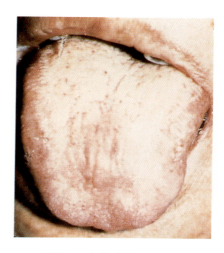

彩图 4　白苔/苔白厚而干燥

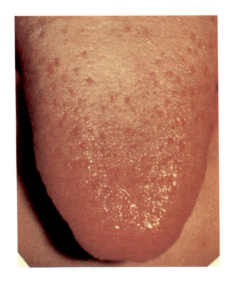

彩图 5　白苔/苔白腻而舌质红绛

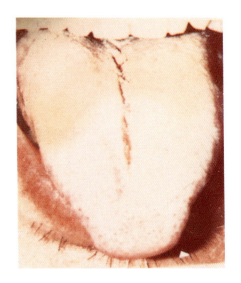

彩图 6　白苔/白苔滑腻厚如积粉而
舌质紫绛

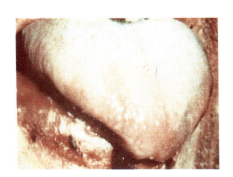

彩图 7　白苔/白苔质如碱状

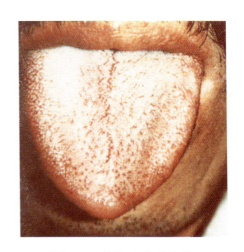

彩图 8　白苔/白砂苔(水晶苔)

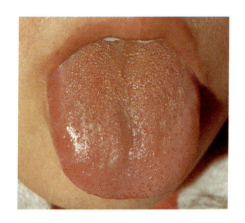

彩图 9 黄苔/薄黄不燥

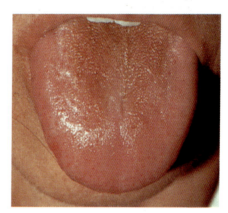

彩图 10 黄苔/薄黄干燥

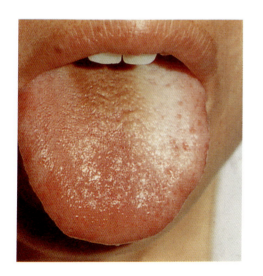

彩图 11 黄苔/黄白相兼苔

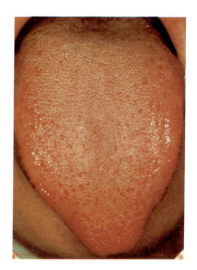

彩图 12 黄苔/苔黄干燥

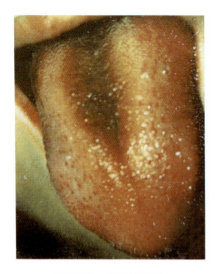

彩图 13　黄苔/老黄苔

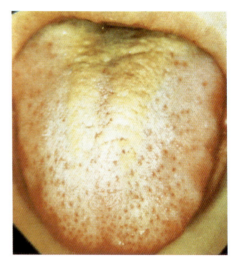

彩图 14　黄苔/黄腻苔

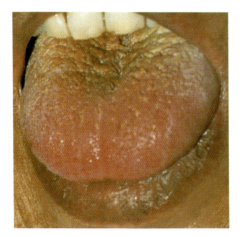

彩图 15　黄苔/黄浊苔

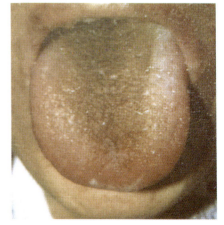

彩图 16　灰苔/灰燥苔

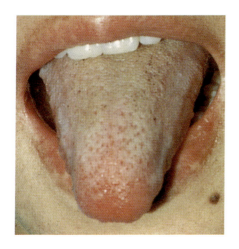

彩图 17　灰苔/灰苔黏腻

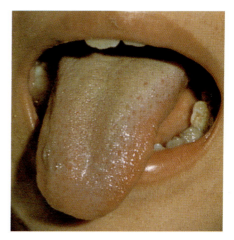

彩图 18　灰苔/灰滑苔

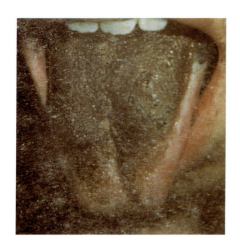

彩图 19　黑苔/黑苔焦燥起刺,质地
干涩苍老

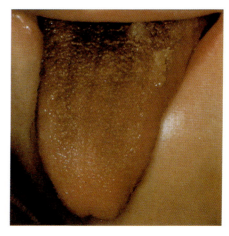

彩图 20　黑苔/苔黑而干燥

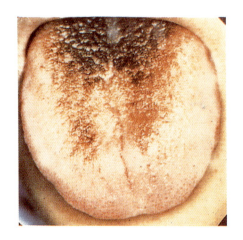

彩图 21　黑苔/舌苔干黑,舌质淡白无华

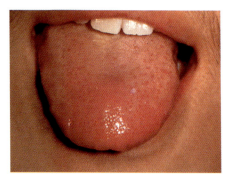

彩图 22　红舌/舌尖红赤起刺

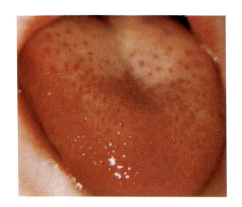

彩图 23　红舌/舌中有红点

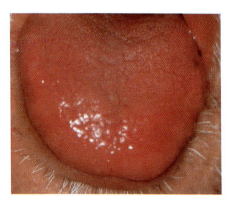

彩图 24　红舌/舌质光红柔嫩

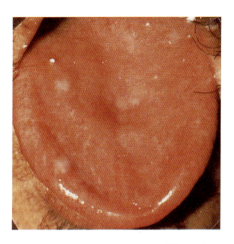

彩图 25　红舌/舌淡红而干,其色不荣

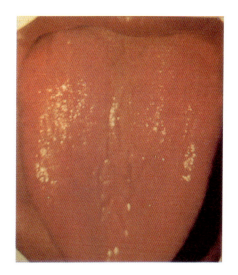

彩图 26　绛舌/纯绛鲜泽

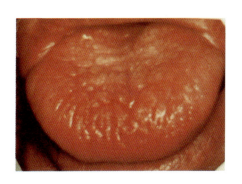

彩图 27　绛舌/舌绛而干

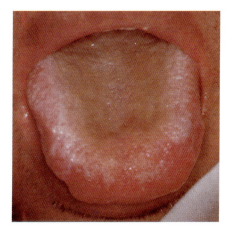

彩图 28　绛舌/舌绛兼有黄白苔

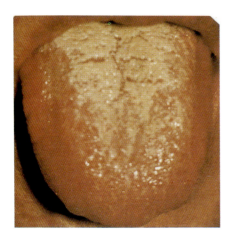

彩图 29　绛舌/舌绛上罩黏腻或霉酱苔垢

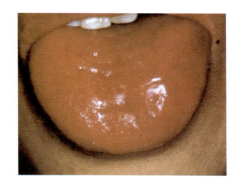

彩图 30　绛舌/舌绛而光亮——镜面舌

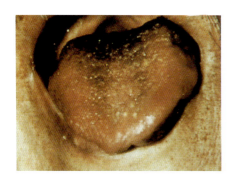

彩图 31　绛舌/舌绛不鲜,干枯而萎

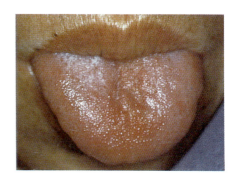

彩图 32　绛舌/舌中心绛干

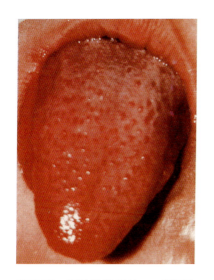

彩图 33　紫舌/焦紫起刺——杨梅舌

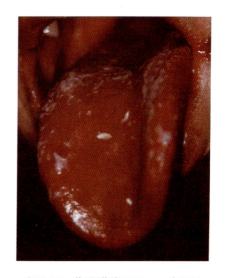

彩图 34　紫舌/紫晦而干——猪肝舌

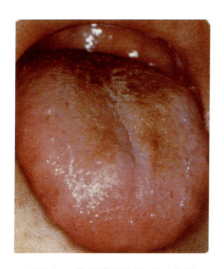

彩图 35　紫舌/紫而瘀黯,扪之潮湿

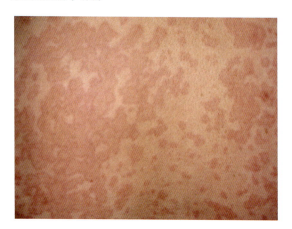

彩图 36　斑的特征

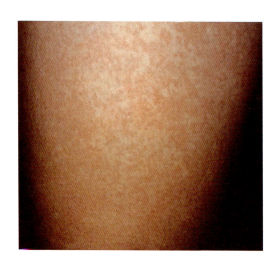

彩图 37　疹的特征

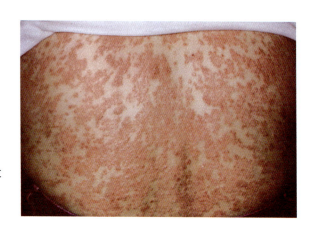

彩图 38　斑疹并发